呼吸内科
诊疗基础与临床处置要点

（下）

刘　莹等◎主编

吉林科学技术出版社

第十六章　支气管扩张症

支气管扩张症（bronchiectasis）是指由多种原因引起的支气管扩张和与之相关的咳嗽、咳痰和咯血等临床表现，其名称来源于病理解剖改变，但临床特征具有一定的共性。支气管扩张可以是局限性的，仅涉及局部气道，也可以是弥漫性的，涉及更广泛的气道。临床上引起支气管扩张的疾病较多，但支气管扩张症通常指的是特发性的，多与早年的反复气管支气管感染有关。自从抗生素和疫苗问世以来，该病的发病率已有明显下降。在我国和其他发展中国家，特发性支气管扩张症在临床上并非少见疾病，而相关的研究却相当缺乏。

典型的特发性支气管扩张症临床表现为慢性咳嗽、咳大量痰和反复咯血。有些患者的支气管扩张并不出现大量咳痰，以咯血为主要表现，此类支气管扩张被称为“干性支气管扩张症”。

一般认为，支气管扩张是一种持久的病理过程。但有些支气管扩张可有部分、甚至是大部分的逆转，如：单纯支气管阻塞、感染、和其他可以纠正的基础疾病引起的支气管扩张。在特发性支气管扩张症，支气管扩张是一种永久的病理改变。

第一节　病因及发病机制

一、病因

支气管扩张症可与很多疾病相关（表 16 - 1）。可分为三组：与囊性肺纤维化（cystic fibrosis）相关、与其他肺部疾病相关和特发性支气管扩张症。在与其他肺部疾病相关的支气管扩张的病因中，各种感染、气管支气管先天或获得性的异常改变、气道纤毛功能异常、先天或获得性免疫功能低下等，均可导致支气管扩张。

表 16 - 1　支气管扩张及相关疾病

第一组：囊性肺纤维化
第二组：感染后并发症［结核、非典型分枝杆菌、百日咳、细菌、病毒（麻疹、流感、腺病毒）］
免疫缺陷（低丙种球蛋白、IgG 亚型缺乏、HIV 感染、移植后）
黏液纤毛清除障碍（Kartegener 综合征、原发性纤毛不动症、Young 综合征）
吸入性肺炎后
气道吸入性损伤
变态反应性支气管肺曲菌病（ABPA）
机械性支气管阻塞（异物、狭窄、肿瘤、淋巴结）
风湿病（类风湿性关节炎、干燥综合征等）
胃食管反流症

续　表

炎症性肠病
支气管哮喘和慢性阻塞性肺疾病
α_1 糜蛋白缺乏
弥漫性泛细支气管炎（DPB）
结节病
特发性肺纤维化（IPF）及其他间质性肺炎
气道软骨发育不全
黄甲综合征
第三组：特发性支气管扩张症

二、发病机制

支气管扩张症存在含软骨的近段支气管部分异常扩张。其发病机制主要与以下因素有关：①最初的病因可能多样，在慢性期出现气道的反复感染和慢性炎症是导致支气管扩张的主要机制；②在巨噬细胞和气道上皮细胞释放细胞因子（白细胞介素 8 和白三烯 B_4）的作用下，中性粒细胞聚集到肺部并释放弹性蛋白酶和胶原酶等导致支气管管壁的破坏；③支气管壁破坏后周围相对正常组织收缩力将受损气道牵张导致特征性的气道扩张改变；④在病程较长的支气管扩张中，支气管周围的肺组织也会受到炎症破坏，从而导致弥漫的支气管周围纤维化。

常见的受累部位与以下因素相关。①由于气管支气管是一种倒置的数形结构，因为重力引流的关系，双肺下叶的后基底段及下叶其他部位是病变最常累及的部位；②上叶支扩通常发生在后段和尖段，通常原因是支气管内膜结核、变态反应性支气管肺曲霉菌病和囊性纤维化；③根据引起支气管扩张症的原因不同，支气管扩张可以发生在肺内任何部位。支气管扩张患者气道解剖学的改变所引起的最重要的功能改变是气管支气管清除能力的下降，使细菌容易在气道内生长。而气道内的反复感染加重了原有的支气管扩张，致使病情不断反复和进展。重症患者可以出现肺动脉高压，与肺循环血容量增加和肺泡低氧等因素有关。

支气管扩张症可导致肺功能异常。大多数患者肺功能检查提示不同程度的阻塞性的改变，也可能会有轻度的限制性通气功能障碍和弥散功能可以减低。由于通气－血流失衡和肺内分流的存在，大多数患者会存在轻度的低氧血症。少数患者会发展成为肺心病。

（杨秀青）

第二节　病理

Reid 根据支气管扩张症的病理和支气管造影的发现，将支气管扩张症分为柱状支气管扩张、囊柱型支气管扩张和囊状支气管扩张三种基本类型。

支气管扩张症可以表现为弥漫性病变，或局限性病变。支气管扩张多发生于双肺下叶，且左肺多于右肺，左下肺和左舌叶常同时发生支气管扩张。左肺上叶一般很少发生。支气管扩张症常发生于中等大小的支气管，更小的支气管则形成瘢痕而闭塞。

支气管扩张形成的过程中，受损支气管壁由于慢性炎症而遭到破坏，包括软骨、肌肉和弹性组织被破坏，纤毛细胞受损或消失，黏液分泌增多。此外，支气管壁的正常张力丧失，受累支气管向外突出，或形成囊状。黏液分泌增多有利于细菌滋生，局部感染进一步损害支气管壁。炎症亦可扩展至肺泡，引起支气管肺炎，瘢痕形成，以及正常肺组织减少。

（杨秀青）

第三节　临床表现

支气管扩张可发生于任何年龄，常见于青少年，在中老年也不少见。很多支气管扩张患者在幼年曾有麻疹、百日咳或支气管肺炎的病史，一些支气管扩张患者可能伴有慢性鼻窦炎或家族性免疫缺陷病史。临床表现分为 4 种类型：快速进展型、缓慢进展型、惰性无症状型和咯血为主型。

支气管扩张症患者的症状可以分为由支气管扩张本身引起的和由原发病变引起的两组症状。支气管扩张本身可以引起的症状有：慢性咳嗽、脓痰、发热、乏力和体重下降。咳痰的量和性状取决于病情轻重及是否合并感染。咳嗽通常发生于早晨和晚上，患者晨起时由于体位变化，痰液在气道内流动而刺激气道黏膜引起咳嗽和咳痰，痰液为脓性或黏液脓性。当合并急性感染时，咳嗽和咳痰量明显增多，痰液常呈黄绿色脓性，有厌氧菌感染者，常有臭味和呼出气恶臭。收集全日痰量并静置于玻璃瓶中，数小时后痰液可分离成四层：上层为黏液泡沫，下层为脓液，中层为混浊浆液，最下层为坏死沉淀组织，此为典型支气管扩张的痰液改变，但现在已较少见。部分支气管扩张症患者中会出现呼吸困难。在支气管扩张患者中，如果反复发作者，常可出现咯血症状，通常咯血程度不重，表现为脓痰中带血丝，随病情的发展，咯血量由少到多，可出现反复大量咯血，咯血间隔时间由长到短。一些患者以咯血为首发表现，另一些患者无咳嗽和咳痰，而以咯血为唯一表现，称为干性支气管扩张症。

支气管扩张症如果反复继发感染，患者可有发热、咳嗽、咳痰、气急和咯血等症状。支气管扩张迁延不愈而反复发作者，可有食欲减退、消瘦和贫血。此外，重症支气管扩张患者由于支气管周围肺组织化脓性炎症和广泛的肺组织纤维化，可并发阻塞性肺气肿，亦可产生上述症状。极其严重者，可导致心脏负担加重，甚或右心功能衰竭而发生下肢水肿、腹腔积液形成和呼吸困难加重等。

支气管扩张患者的肺部体检可发现啰音，有时可闻及哮鸣音。部分患者有杵状指、发绀和多血质。可能会有鼻息肉或慢性鼻窦炎。体重下降和肺心病的体征多提示病情进展。

支气管扩张常见的并发症有反复的肺部感染、脓胸、气胸和肺脓肿等，小部分患者可出现肺心病。

（杨秀青）

第四节　辅助检查及诊断

一、辅助检查

1. 胸部 X 线检查　胸部 X 线检查对支气管扩张的敏感性较差。胸部前后位 X 线片在支气管扩张早期常无特殊发现。以后胸片可显示一侧或双侧下肺叶肺纹理明显粗乱增多，边缘模糊，在增多的纹理中可有管状透亮区，为管壁明显增厚的支气管影，称为“轨道征”。严重病例肺纹理可呈网状，其间有透亮区，类似蜂窝状。囊性支气管扩张时，较为特征性的改变为卷发样阴影，表现为多个圆形薄壁透亮区，直径 0.5～3cm，有时囊底有小液平面。继发感染时可引起肺实质炎症，胸片显示多数小片或斑点状模糊影，或呈大片非均匀性密度增高影。炎症消散缓慢或在同一部位反复出现。

2. 支气管碘油造影术　支气管碘油造影可明确支气管扩张的部位、性质和范围，为外科手术提供重要的资料。随着胸部 CT，尤其是高分辨 CT（HRCT）的应用的普及，支气管碘油造影的应用已逐渐被 HRCT 取代。因此，目前该项检查已很少应用。

3. 胸部 HRCT 扫描　胸部 HRCT 诊断支气管扩张症的敏感性和特异性均达到了 90%，是支气管扩张症的首选检查手段图 16－1。普通胸部 CT 扫描也可以诊断支气管扩张，但敏感性仅有 66%。支气管扩张在 HRCT 上的特征性的表现包括：支气管扩张，支气管管壁增厚，支气管由中心向外周逐渐变细的特点消失以及扩张气管内气液平的存在。当支气管内径大于相伴行支气管动脉时，可以考虑支气管扩张的诊断。囊状支气管扩张的临床严重程度较其他两种类型的支气管扩张重。HRCT 显示的支气管扩张的程度除了与肺功能相关，也与肺动脉高压的发生有相关性。

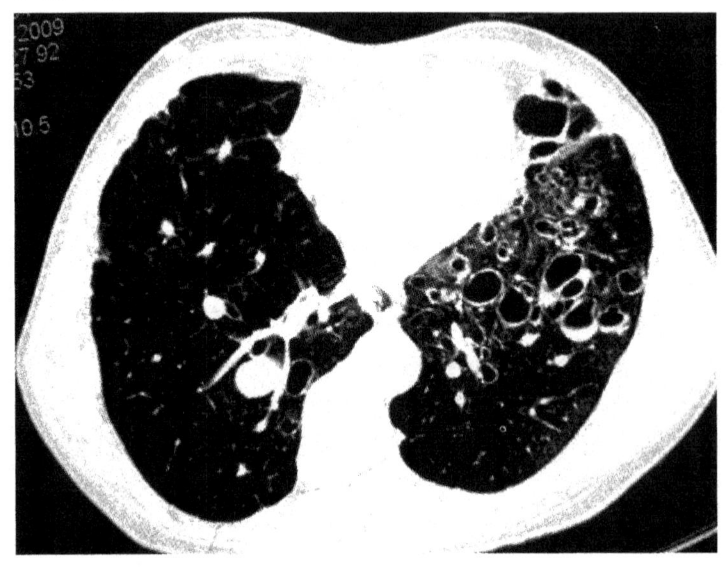

图 16－1　支气管扩张症患者的胸部 HRCT

显示扩张的气道和管壁增厚、多发囊状阴影，部分含有分泌物

4. 肺功能检查　由于肺脏具有极大的通气储备能力，病变比较局限的支气管扩张，患者的肺功能可无明显改变。柱状支气管扩张对肺功能影响较小，囊状支气管扩张因对支气管管壁破坏严重，可并发肺纤维化和慢性阻塞性肺疾病，肺功能可有明显改变。支气管扩张的肺功能损害主要表现为阻塞性通气功能障碍，FEV_1、最大通气量、FEV_1/FVC 及小气道用力呼气流速（FEE 25%～75%）均降低，而残气量/肺总量比增高。支气管扩张发展至广泛性肺组织纤维化时，肺功能可出现弥散功能障碍。最近有研究证实，部分支气管扩张患者存在可逆性气流阻塞或气道高反应，主要表现为 FEV_1 和最大呼气流速降低。

5. 支气管镜检查　支气管镜检查对支气管扩张的诊断价值不大，但可明确支气管扩张患者的支气管阻塞或出血部位。此外，经保护性刷检和冲洗检查对确定支气管扩张感染的病原学有重要价值，且经支气管冲洗可清除气道内分泌物，对支气管扩张的病情控制有一定帮助，并可帮助发现支气管肿瘤、支气管内异物等病因。

6. 一氧化氮呼气测定　与支气管哮喘等其他慢性气道炎症性疾病不同，支气管扩张症患者的呼出气一氧化氮没有明显增高，研究报告的结果不一致，提示其应用价值有限。在肺囊性纤维化患者，呼出气一氧化氮的浓度常正常或偏低。在原发性纤毛不动症中，呼出气一氧化氮浓度降低。

7. 其他检查　周围血常规检查：白细胞计数和分类升高提示支气管扩张患者存在急性细菌感染。痰培养及药敏试验可判断致病微生物，并对抗生素的选择具有重要的指导意义。最常见的病原菌为流感嗜血杆菌和铜绿假单胞菌。非结核分枝杆菌见于 2 ~ 10% 的患者。血气分析可助于评价支气管扩张患者肺功能的受损程度。鼻窦片检查有助于明确支气管扩张患者是否合并鼻窦炎。汗液氯离子的测定对囊性纤维化患者具有诊断价值。疑有免疫缺陷者应进行免疫球蛋白定量测定。若怀疑纤毛不动综合征，需进行鼻和支气管黏膜活检的电镜检查以及精液检查。

诊断不应只局限于支气管扩张的诊断，应注意除外有无与支气管扩张相关的基础疾病存在。

二、诊断

支气管扩张症的诊断来自两个线索，一是有提示性的临床表现，如反复咳痰和咯血，病变部位湿性啰音；一是胸部平片、CT 或 HRCT 提示。胸片可显示在粗乱肺纹理中多个不规则环状透亮阴影或沿支气管的卷发状阴影。确诊支气管扩张的辅助诊断包括胸部 HRCT 或支气管造影显示支气管扩张改变。

支气管扩张症的诊断需要通过病史和相应的检查了解有无相关的基础疾病，同时和其他呼吸道疾病相鉴别。

（杨秀青）

第五节　治疗

1. 病因治疗　由于引起支气管扩张症的原因较多，发现并治疗基础疾病是很重要的环节。虽然特发性支气管扩张症的气道结构改变是不可逆的，但在一些继发性支气管扩张症，如变态反应性支气管肺曲菌病，通过有效的治疗后支气管扩张可以明显改善。对于一些相关联的疾病或症状，如鼻窦炎，需要得到有效的处理。下面的讨论主要针对特发性支气管扩张症。

2. 支持和对症治疗　一般性的支持治疗包括戒烟、营养支持、康复治疗、和对有氧疗指征的患者给予氧疗。针对常见的咳痰、咯血和呼吸困难，可分别给予祛痰剂、止血药物和支气管扩张剂。

气道黏液高分泌是支气管扩张症的一个显著特征。支气管解黏剂常用于急性和慢性期支气管扩张的应用。重组人 DNase Ⅰ 吸入未证明对特发性支气管扩张症有帮助。甘露醇吸入是一种比较有前景的新的治疗方法。研究显示，甘露醇吸入后，黏液清除显著改善。临床常用的祛痰药均可用于治疗支气管扩张症的气道黏液高分泌，如：氯化铵、溴己新、盐酸氨溴索、乙酰半胱氨酸、羧甲司坦和厄多司坦等。

尽管缺乏临床研究支持，对于有气流阻塞和气道高反应性的支气管扩张患者，常使用支气管扩张剂来帮助患者。

3. 抗生素的应用　支气管扩张症患者常继发支气管慢性感染和急性加重，不仅导致很多症状，也导致支气管结构的进一步破坏。由于支气管扩张症常发生反复呼吸道感染，抗生素使用非常普遍，各种耐药菌也比较常见。急性感染时使用抗生素有以下注意事项：①轻中度感染病原菌在治疗后可被清除，但重症感染的病原菌很难被清除，临床上有不少患者的慢性期有病原菌定植于气道；②耐药菌以铜绿假单胞菌最为常见；③选用组织通透性高的抗生素：如大环内酯类和喹诺酮类抗生素；④重症患者选用静脉制剂，轻中度可选用口服制剂；⑤通过痰培养监测痰病原学。

对于经常反复感染发作的患者，可以考虑预防性使用抗生素。常用的方法有：长时间使用口服抗生素（每个周期至少四周），雾化吸入抗生素，或定期间断使用静脉抗生素。长时间使用口服抗生素在小规模的临床观察中没有发现可以减少发作、改善肺功能或减少病死率。但确实观察到能够减少病原菌负荷、炎症指标和改善痰的颜色和量。雾化吸入的治疗方法可能更容易被医生和患者接受，文献中使用的药物有庆大霉素和妥布霉素等。总体来说，在决定是否需要在非急性期使用抗生素时，需要考虑到可能产生的耐药菌、治疗费用和潜在不良反应等。另外，可能需要更多地考虑使用非抗生素的治疗方法来预防复发。

4. 抗炎症治疗　慢性气道炎症是支气管扩张症很重要的一个致病机制。抗炎症治疗有可能减轻气道炎症，帮助受损气道黏膜和纤毛功能的修复。有三种药物有潜在研究价值：吸入皮质激素、大环内酯类药物和白三烯受体阻断剂。除了白三烯受体阻断剂，前两者已有一些临床研究报道（表 16－2）。吸入皮质激素虽然对改善肺功能和减轻发作没有显著作用，但可以改善痰液的黏性和产生量。氟替卡松吸入剂的推荐量为 500g bid。大环内酯类药物具有抗炎症的作用，同时对减轻气道黏液分泌有作用，对破坏铜绿假单胞菌的生物膜有效。小剂量红霉素在弥漫性泛细支气管有效，但在特发性支气管扩张症没有经验。新一代大环内酯类药物，如阿奇霉素、克拉霉素和罗红霉素对支气管扩张症均有一定的效果。

表 16－2　吸入皮质激素和大环内酯类药物随机临床研究一览表

研究者（年）	例数	研究设计	治疗	发现
吸入皮质激素				
Elborn 等（1992）	20	DB，交叉，PC	丙酸培氯米松 1 500g/d，6wk	↓痰量
Tsang 等（1998）	24	DB，PC	氟替卡松 500g/d，52wk	↓痰炎症指标（IL－1，11－8，LTB4）
Tsang 等（2005）	86	DB，PC	氟替卡松 1 000g/d，52wk	↓痰量 ↓铜绿假单胞菌感染者痰量
Martinez－Garcia 等（2006）	93	DB（剂量）	氟替卡松 500，1 000g/d，6mo	↓1 000g/d： ↓痰量、咳嗽、呼吸困难 ↑生命质量

续 表

研究者（年）	例数	研究设计	治疗	发现
大环内酯类				
Koh 等（1997）	25	DB，PC	罗红霉素 8mg/（kg·d），12wk	↓气道反应性
Tsang 等（1999）	21	DB，PC	红霉素 1 000mg/d，8wk	↓痰量 ↑FEV1，FVC
Cymbala 等（2005）	12	交叉	阿奇霉素 1 000mg/wk，6mo	↓痰量 ↓急性加重
Yalcin 等（2006）	34	PC	克拉霉素 15mg/kg·d，3mo	↓痰量↓痰炎症指标

注：缩写：DB：双盲，PC：安慰剂对照，wk：周，mo：月。

5. 体位引流和物理治疗　综合性的物理治疗方法包括体位引流、胸部叩击和机械呼吸治疗等。体位引流是改善痰液引流的简单有效的手段，其效果与需要引流的部位所对应的体位很有关系（图 16－2）。一般根据扩张支气管所在的部位选择不同的引流体位，其原则为将病变部位抬高，引流支气管开口向下，使痰液流入大气道而咳出，一般在饭前进行每次引流 15～30 分钟，每日 2～3 次。在体位引流时，辅以祛痰药物和胸部叩击则效果更佳。随机临床试验显示振荡正压呼气压力仪的有效性。对于选择性患者，也可通过纤维支气管镜帮助排痰。

对于大多数支气管扩张患者来说，体位引流不存在禁忌。尤其是坐位、半卧位和角度较小的倾斜位。但在头低脚高位和某些倾斜角度较大的体位，一些年老体弱，心血管功能不全及有明显呼吸困难者可能难以耐受，应慎重考虑。此类体位对于严重心脏病，心衰明显及呼吸困难伴发绀者不宜采用。对于体位引流后，可能会污染或危及置于低位的正常肺和支气管者也不宜采用。

体位引流的注意事项：①明确需要引流病灶的部位；②根据病变部位采取相应的引流体位：在一些危重患者，尤其是重症监护室的患者，往往仅能获得正位胸片，难以确定病变的叶段分布，如有引流的必要，可采用以下体位，如果病变在上肺，可采取坐位或半卧位；如果病变在中下肺，一般可采用角度较小的健侧卧位，在病情允许的条件下，也可健侧卧位，甚至加小角度的头低脚高位；③体位引流在早晨清醒后立即进行效果最好，头低脚高位引流时，为了预防胃食管反流、恶心和呕吐，应在饭后 1～2 小时在进行，尤其是留置胃管患者；④有支气管痉挛的患者，在体位引流前可先给予支气管扩张剂，痰液干燥的患者应注意气道湿化，在引流过程中可进行叩拍，并嘱患者作深呼气，促进痰液排出，引流后应进行有意识的咳嗽或用力呼气，廓清留于大气道的分泌物；⑤体位引流：每天 2～3 次，总治疗时间 30～45 分钟，每种体位维持 5～10 分钟，也可根据效果调整时间长度，如果有多个体位需要引流，可先从病变严重或积痰较多的部位开始，逐一进行。

6. 手术治疗　适合于局限性的支气管扩张。对于弥漫性支气管扩张的治疗价值还不清楚。

7. 肺移植　适合于呼吸功能严重下降的支气管扩张症患者。

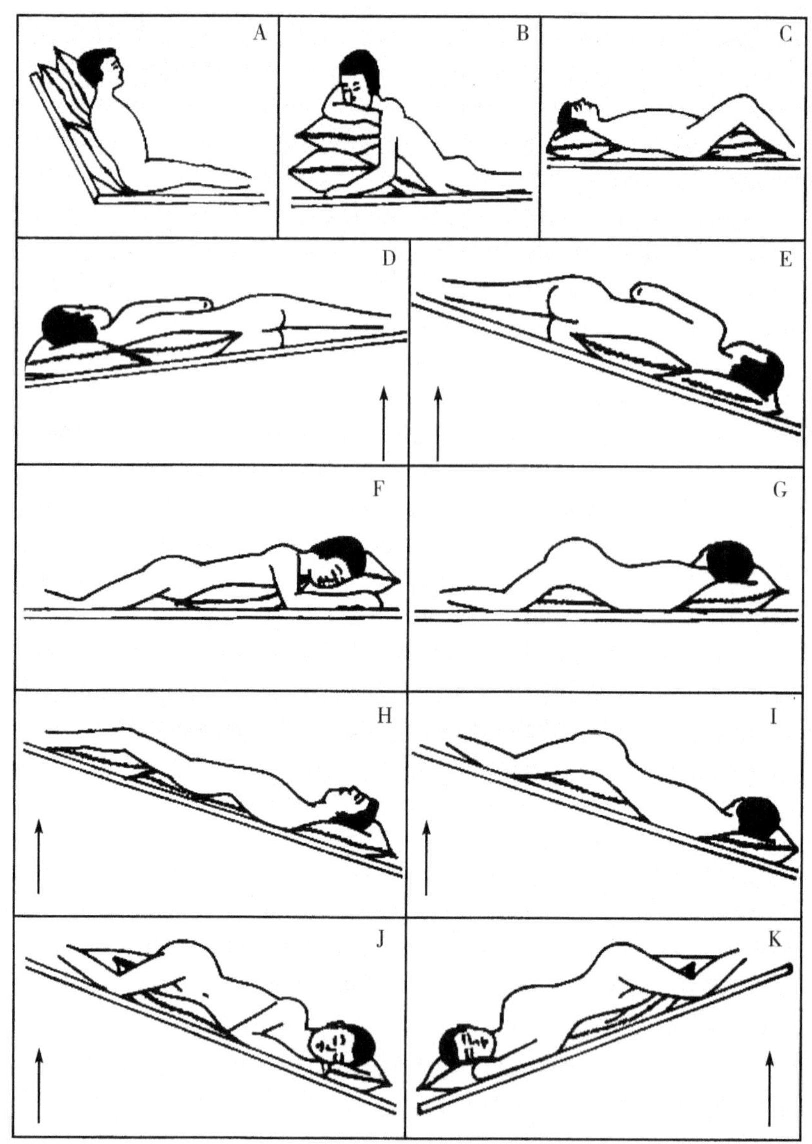

图 16－2　体位引流示意图

A. 上叶尖段；B. 左上叶后段；C. 上叶前段；D. 右中叶；E. 左舌叶；F. 右上叶后段；G. 下叶背段；H. 下叶前基底段；I. 下叶后基底段；J. 下叶外基底段；K. 下叶内基底段；未标明左右者适用于双侧

8. 预防感染　针对麻疹和百日咳的儿童免疫有助于减少支气管扩张的发生。对于容易发生呼吸道感染的人群，通过每年的流感疫苗接种可以有效减少流感所致的继发性感染。肺炎疫苗可预防特定类型的肺炎及其严重并发症。免疫球蛋白缺乏者，应用免疫球蛋白可预防复杂的反复感染。对于已经发生支气管扩张症的患者，预防感染可以得到事半功倍的作用，必须将预防感染纳入治疗计划之中。通过规律的康复锻炼来增强体质和增加活动耐力对支气管扩张症有益。有吸烟习惯者必须戒烟。建议患者注射流感疫苗和肺炎球菌疫苗。含有多种常见呼吸道感染菌的口服疫苗（如：泛福舒）可能对支气管扩张症的感染预防也有效。

总之，支气管扩张症在临床并不少见，但相关研究和治疗状况相当的令人不满意，高质量的大样本随机对照研究严重缺乏。由于支气管扩张与支气管壁的反复感染和慢性炎症相关，急性期有效的抗感染治疗和缓解期的抗炎症治疗可能同样重要。

（杨秀青）

第十七章　肺不张

第一节　概述

肺不张（atelectasis）是指一侧肺或其一个或多个叶、段及亚段的容量及含气量减少，肺组织塌陷。肺不张可分为先天性或后天获得性两种。先天性肺不张是指婴儿出生时肺泡内无气体充盈，常见原因为新生儿呼吸窘迫综合征，又称肺透明膜病。由于早产等原因，患儿缺乏肺表面活性物质，呼气末肺泡萎陷，临床表现为出生不久即有进行性加重的呼吸窘迫和呼吸衰竭。临床绝大多数肺不张为后天获得性，又可根据起病时间分为急性肺不张及慢性肺不张，是本章讨论的重点。

肺的主要功能是进行气体交换，从外界环境摄取新陈代谢所需要的 O_2，排出代谢过程中产生的 CO_2。当肺组织塌陷时，影响肺通气和（或）肺换气两个环节，导致外界吸入的气体不能进入肺泡，流经病变区域的血流不能得到充分的气体交换，进一步导致低氧血症等病理生理改变。

（夏　伟）

第二节　病因和发病机制

导致肺不张的病因很多，根据其发生机制分为阻塞性（吸收性）和非阻塞性，后者包括压迫性、被动性、粘连性、瘢痕性及盘状肺不张等。而根据气道阻塞部位的不同，可将阻塞性肺不张进一步分为大气道阻塞及小气道阻塞（表 17－1）。

表 17－1　肺不张分类及常见原因

Ⅰ. 阻塞性肺不张：大气道阻塞
1. 肿瘤
支气管肺癌
支气管类癌
腺样囊性瘤
转移性肿瘤
淋巴瘤
其他较少见肿瘤（脂肪瘤，颗粒细胞瘤）
2. 炎症
结核和真菌感染（支气管内肉芽肿、结石、支气管狭窄）
结节病，支气管内肉芽肿型（罕见）

续 表

3. 其他

左心房增大

吸入异物、食物或胃内容物

气管导管移位

支气管切开

淀粉样变

Wegener 肉芽肿

Ⅱ. 阻塞性肺不张：小气道阻塞

1. 黏液栓

胸腔或腹腔剧烈疼痛（如手术、创伤）

使用呼吸抑制药物（如吗啡）

哮喘

囊性纤维化

2. 炎症

支气管肺炎

支气管炎

支气管扩张

Ⅲ. 压迫性肺不张：肺疾病

1. 外周性肺肿瘤

2. 弥漫性间质性肺疾病（如结节病，淋巴瘤）

3. 邻近肺组织过度充气（如肺大疱、严重肺气肿及气流受限）

Ⅳ. 被动性肺不张：肺外疾病

1. 气胸

2. 胸腔积液，血气胸

3. 膈疝

4. 胸腔肿瘤（如间皮瘤，胸膜转移肿瘤）

Ⅴ. 粘连性肺不张

1. 新生儿呼吸窘迫综合征

2. 肺栓塞

3. 静脉注射碳氢化合物

Ⅵ. 瘢痕性肺不张

1. 肺结核

2. 组织胞浆菌病

3. 矽肺

4. 胶原沉着病

5. 特发性肺间质纤维化（寻常型间质性肺炎，脱屑性间质性肺炎）

6. 放射性肺炎（末期）

续　表

Ⅶ. 医源性肺不张
经支气管镜肺减容术治疗肺大疱
支气管内单向活瓣
堵塞物或生物蛋白胶支气管堵塞

大多数肺不张由叶或段的支气管内源性或外源性的阻塞所致，阻塞支气管远端的肺段或肺叶内的气体被吸收，使肺组织塌陷，因此又称为吸收性肺不张。压迫性肺不张系因邻近肺组织出现病变，对其周围正常肺组织的推压所致，常见原因包括肿瘤、弥漫性间质性肺疾病肺气囊以及肺大疱。被动性（松弛型）肺不张是由胸腔内积气、积液、纵隔肿瘤、膈疝等原因导致胸腔压力变化，进而压缩肺组织导致肺不张。粘连性肺不张指肺泡壁内膜表面相互粘连，导致周围气道与肺泡的塌陷，形成机制尚未完全明确，可能与缺乏表面活性物质有关，此类肺不张主要出现在以下两种疾病：新生儿呼吸窘迫综合征（透明膜病）以及肺栓塞。瘢痕性肺不张多来自慢性炎症，常伴有肺实质不同程度的纤维化。此种肺不张通常继发于支气管扩张、结核、真菌感染或机化性肺炎。盘状（线状）肺不张较为少见，其发生与横膈运动减弱（常见于腹腔积液时）或呼吸动度减弱有关。另外，最近有研究通过封堵器、单向活瓣以及生物蛋白胶封堵人为造成肺大疱组织塌陷，从而达到治疗肺大疱作用。

（一）阻塞性肺不张

叶、段支气管部分或完全性阻塞可引起多种放射学改变，其中之一为肺不张。阻塞的后果与阻塞的程度、病变的可变性、是否有侧支气体交通等因素有关。引起阻塞的病变可在管腔内、外或管壁内。当气道发生阻塞后，受累部分肺组织中的血管床开始吸收空气使肺泡逐渐萎陷。在既往健康的肺脏，阻塞后 24 小时空气将完全吸收。因为氧气的弥散速率远远高于氮气，吸入 100% 纯氧的患者在阻塞后 1 小时即可发生肺不张。空气吸收后使胸腔内负压增高，促使毛细血管渗漏，液体潴留于不张肺的间质与肺泡中，此种情况类似“淹溺肺”。但支气管的阻塞并非一定引起肺不张。如果肺叶或肺段之间存在良好的气体交通，阻塞远端的肺组织可以保持正常的通气，甚至在少见情况下还可发生过度膨胀。

1. 肿瘤性支气管狭窄　支气管肺癌是导致气道阻塞的重要原因之一。完全性支气管阻塞主要见于鳞癌和大细胞未分化癌，而腺癌和小细胞癌较为少见。典型的患者为中老年男性，有多年重度吸烟史，常有呼吸道症状如咳嗽、咯血、咳痰、胸痛和气短。胸片可见肺门增大，纵隔增宽。在某些病例肿瘤体积较大，形成“S”征。支气管抽吸物或刷片做细胞学检查或支气管活检对于明确肿瘤所致的肺不张有极高的诊断价值，支气管肺癌经皮肺穿刺或纵隔镜检查亦可得到阳性结果，特别是有肺门增大或锁骨上淋巴结肿大时，后者还可直接活检。肺内转移性肿瘤偶亦侵及支气管使其阻塞，但不易与支气管肺癌鉴别诊断，肾上腺样瘤为支气管内转移的常见原因。肿瘤转移时亦可因肿大的淋巴结压迫支气管而致肺不张。淋巴瘤亦可引起支气管阻塞和肺不张。Hodgkin 淋巴瘤可在支气管内浸润引起肺不张，同时常伴有其他部位的病变如纵隔淋巴结肿大、空洞形成、肺内结节或粗大的弥漫性网状浸润。通过纤维支气管镜活检、冲洗或痰的细胞学检查常可做出诊断。一些非 Hodgkin 淋巴瘤亦可引起肺不张，但一般见于疾病的晚期。肺泡细胞癌一般不会引起支气管阻塞。

良性支气管肿瘤比较少见，约有 10% 的畸胎瘤表现为孤立性支气管内肿瘤，除非引起阻塞性肺不张或阻塞性肺炎，一般无临床症状。其他支气管内良性肿瘤如支气管腺瘤、平滑肌瘤、纤维瘤、神经鞘瘤、软骨瘤、血管瘤、脂肪瘤等也可引起阻塞性肺不张。支气管腺瘤恶性程度相对较低，90%的支气管腺瘤为类癌。支气管腺瘤常常较大部分位于支气管外，故在胸片上可见邻近肺门的中等大小的不透光阴影伴远端肺不张。大多数腺瘤起源于较大的主支气管，故易在纤维支气管镜下窥见肿瘤并取活检。通常腺瘤表面的支气管黏膜保持完整，纤维支气管镜下活检偶可引起大量出血。细胞学检查或支气管冲洗常无阳性发现。

2．感染与炎症　支气管结核是引起良性支气管狭窄的最主要原因。大多数病例肺不张发生于纤维空洞型肺结核，由结核性肉芽组织及溃疡引起狭窄，病变愈合期也可出现纤维性狭窄。在原发性肺结核，支气管阻塞和肺不张主要由肿大的淋巴结在管外压迫所致。结核性支气管狭窄的X线征象为迅速长大的薄壁空洞，伴有肺不张或支气管扩张。支气管镜检查及痰培养可以明确诊断。有时仅从纤维支气管镜下所见即可明确狭窄的性质为结核性，结核性肺不张还可由肺实质的瘢痕所致。肺真菌病特别是变应性支气管肺曲霉菌病（ABPA）亦可引起支气管狭窄。大多数慢性炎症所致的支气管狭窄其原发病因常不明了，有时可能是由于管腔外的压迫所致。Wegener肉芽肿也可引起支气管狭窄和肺不张，但支气管镜下活检通常不易明确诊断。

3．其他原因　临床上黏液栓或黏液脓性痰栓引起的支气管阻塞和随后的肺叶、段或全肺不张较为常见。痰栓多位于中央气道，形成均一的肺叶段透光度降低。如果周围气道痰栓嵌塞则中央气道可出现支气管空气征。手术患者在术后24～48小时出现发热、心动过速与呼吸急促咳嗽有痰声但咳嗽无力，受累区域叩呈浊音，呼吸音降低需要考虑黏液栓导致的肺不张，特别是慢性支气管炎、重度吸烟或手术前呼吸道感染的患者，以及患者麻醉时间过长、上腹部手术、术中和术后气道清洁较差，更容易发生。纤维支气管镜检查常可见相应支气管有散在的黏液栓。神经疾患患者及胸部外伤患者由于呼吸肌无力、胸廓活动能力受限或昏迷状态，肺清除分泌物能力下降，也易形成黏液栓而致肺不张。慢性呼吸道疾病如慢性化脓性支气管炎、支气管哮喘急性发作、支气管扩张以及肺囊性纤维化病患者细支气管内形成黏稠的黏液栓亦可引起段或叶的不张。一般通过胸部理疗常可奏效，但有时可能需要紧急的支气管镜吸出痰栓。成年哮喘患者若发生肺不张，需注意是否有变应性支气管肺曲霉菌病所致黏液嵌塞的可能性。

异物吸入主要见于婴幼儿，常见吸入物为花生、瓜子、糖果、鱼刺、笔帽等等，偶见于戴义齿或昏迷、迟钝的老年人。面部创伤，特别是车祸伤，可吸入碎牙。有明确的异物吸入史往往能明确诊断，但如果吸入异物及症状出现时间间隙期太长，以及婴幼儿异物吸入时周围无陪伴，往往不能提供吸入史，此时诊断往往比较困难。胸部影像有相当大的诊断价值，如果异物不透X线，胸片即可明确诊断并定位。若为透过X线异物，则X线片上的阻塞性病变或其他的放射学改变亦可提示异物所在。支气管内活瓣性病变所致的阻塞性肺过度充气是婴幼儿异物吸入最常见的放射学改变，而成人往往表现为肺不张。如果临床上初步考虑为支气管内异物，应通过支气管镜检查证实，通过支气管镜检常常也能达到治疗的目的。大多数异物在镜下可以看到，某些植物性异物由于引起明显的炎症反应，可隐藏于水肿的黏膜下而不易发现。

支气管结石较为少见，系由支气管周围的钙化淋巴结穿破支气管壁形成，常见的病因为肺结核和组织胞浆菌病。临床症状有咳嗽、反复咯血与胸痛，咳出沙粒状物或钙化物质的病史极有诊断价值。造成阻塞的主要原因为围绕突出管腔的结石形成大量的肉芽肿组织。典型的胸片表现为肺不张与近端的多数钙化影，断层摄片和 CT 对于明确结石的存在及评价结石与支气管壁的关系更有价值，纤维支气管镜检查可以明确诊断。

邻近结构异常压迫支气管也可引起肺不张，如动脉瘤、心腔扩大（特别是左心房）、肺门淋巴结肿大、纵隔肿瘤、纤维化性纵隔炎及纵隔囊肿。外源性压迫最常见为支气管周围肿大的淋巴结，其中右侧中叶最常受累。引起淋巴结肿大的疾病主要为结核，其次为真菌感染、淋巴瘤、转移性肿瘤。普通胸片可见与肺不张同时存在的肺门肿大与血管异常，从而提示外源性压迫的可能性。胸部断层摄影和 CT 可进一步明确诊断。纤维支气管镜下在阻塞部位作黏膜活检有时可获得原发疾病的组织学资料，但在活检前必须排除动脉瘤。受压的支气管可能存在非特异性的炎症。类癌的淋巴结肿大罕有压迫支气管，而淋巴瘤和转移性肿瘤亦极少引起肺门淋巴结肿大，此种情况下的肺不张通常由支气管内的直接侵犯而非外源性压迫所致。

右肺中叶特别易于发生慢性或复发性感染以及肺不张。可能与中叶支气管解剖特点有关，其较为细长，周围有多组淋巴结环绕；另一原因是中叶与其他肺叶缺乏侧支通气。各种原因引起的中叶慢性或反复的不张称为中叶综合征，最常见的原因为非特异性感染，而此种肺不张多为非阻塞性的，肿瘤也是常见原因之一，另外，结核、支气管结石、支气管扩张等也可导致中叶肺不张。

（二）非阻塞性肺不张

1. 压迫性肺不张（compressive atelectasis） 压迫性肺不张是指因肺组织受其邻近的肺部扩张性病变的推压所致，包括肺内肿瘤、肺大疱、肺气囊肿。压迫性肺不张往往较局限，较轻微或为不完全性，不张部位位于肺部病变周围。

2. 被动性肺不张（passive atelectasis） 胸腔内占位性病变可推移挤压肺组织使其不张，此种不张一般较轻微或为不完全性，但偶可为完全性肺萎陷。胸腔内病变有胸腔积液、脓胸、气胸及胸腔内肿瘤。腹部膨隆亦可使膈肌上抬挤压肺脏如过度肥胖、腹腔内肿瘤、肝脾长大、大量腹水、肠梗阻以及怀孕等。

3. 粘连性肺不张（adhesive atelectasis） 粘连性肺不张是由于表面活性物质不足而致肺容量减少，表面活性物质产生不足或活性下降常见于透明膜病、急性呼吸窘迫综合征。肺栓塞也可能导致肺不张。其产生机制目前还不明确，目前认为是肺动脉栓塞发生后数小时内肺泡表面活性物质耗竭，结果肺容积和肺顺应性降低，从而继发肺不张或肺梗死。

4. 瘢痕性肺不张（cikatricial atelectasis） 大多数瘢痕性肺不张继发于慢性炎症过程，如结核、真菌感染、矽肺、煤尘肺石棉肺、支气管扩张、矿物油肉芽肿和慢性非特异性肺炎（机化性肺炎），其中结核导致的瘢痕性肺不张最为常见，慢性炎症伴有明显的纤维化，可引起受累肺叶的皱缩和容量减少，此种情况下肺容量的减少较其他类型的肺不张更为严重。硬皮病和其他结缔组织疾病亦可引起肺内的纤维化和瘢痕性肺不张。

5. 圆形肺不张（rounded atelectasis） 圆形肺不张为一种特殊类型肺不张，一般位于胸膜下肺基底部呈圆形或椭圆形，其下方有支气管或血管影延伸到肺门，形似“彗星尾”常可见邻近的胸膜与叶间裂增厚。产生机制为脏层胸膜或小叶间隔纤维变性及增厚，胸膜内陷，肺组织不能充分复张，常见于石棉性胸膜炎。

6. 盘状肺不张 盘状或碟状肺不张为局部亚段肺不张，呈线状，位于横膈上方，几乎总是延伸到胸膜，常呈水平方向，但有时可呈斜或垂直的方向，这种肺不张的厚度自数毫米至1cm以上，宽2～6cm，表现为盘状或碟状阴影，随呼吸上下移动。常见于腹腔积液或过度肥胖时横膈运动减弱，或各种原因引起的呼吸动度减弱时。

7. 坠积性肺不张（hypostatic atelectasis） 肺脏存在重力依赖部分和非重力依赖部分，重力依赖部分的减少提示有肺组织灌注增加与肺泡通气下降。直立位时呼吸末肺尖与肺底肺泡容积梯度约为4 ∶ 1，平卧时其比例约为2.5 ∶ 1，重力梯度可在某些情况下参与肺不张的形成，如长期卧床的患者，呼吸过于表浅，黏液纤毛输送系统受损，以及肺重量增加的疾病如肺炎、肺水肿与肺充血等。

（夏 伟）

第三节 临床表现

肺不张的症状和体征主要取决于原发病因，阻塞的程度发生的速度、受累的范围以及是否合并感染。由肺不张自身导致的症状只有呼吸困难。短期内形成的阻塞伴大面积的肺组织萎陷，特别是合并感染时，除了突发的呼吸困难、发绀以外，患侧可有明显的疼痛，甚至出现血压下降、心动过速、发热。而缓慢形成的肺不张可以没有症状或只有轻微的症状。而中叶综合征多无症状，但常有剧烈的刺激性干咳。

既往病史可提示支气管阻塞和肺不张的可能性。若病史中有肺结核、肺真菌感染、异物吸入或慢性哮喘，应注意有无支气管狭窄。以前有胸部创伤史应注意排除有无未发现的支气管裂伤和支气管狭窄。某些哮喘患儿若持续发作喘息，可能因黏液嵌塞发生肺不张，此时如有发热，则需考虑是否合并变态反应性肺曲霉菌病；外科手术后48小时出现发热和心动过速（手术后肺炎）常由肺不张引起。继发于支气管结石的肺不张患者约有50%有咳出钙化物质的历史，患者常常未加以注意，需要医生的提示。部分患者比较容易发生肺不张，如重症监护病房的患者、全身麻醉手术患者，当此类患者出现不明原因呼吸急促、血氧饱和度下降等表现时，需要考虑是否发生肺不张。儿童出现呼吸系统症状时均应想到异物吸入的可能。继发于支气管肺癌的肺不张主要见于有吸烟史的中年或老年男性并常有慢性咳嗽史。

阻塞性肺不张的典型体征有肺容量减少的证据（触觉语颤减弱膈肌上抬、纵隔移位）、叩浊、语音震颤和呼吸音减弱或消失如果有少量的气体进入萎陷的区域，可闻及湿啰音。手术后发生肺不张的患者可有明显的发绀和呼吸困难，较有特征的是反复的带痰声而无力的咳嗽。如果受累的区域较小，或周围肺组织充分有效地代偿性过度膨胀此时肺不张的体征可能不典型或缺如。非阻塞性肺不张其主要的支气管仍然通畅，故语音震颤常有增强，呼吸音存在。上叶不张因其邻近气管，可在肺尖闻及支气管呼吸音。下叶不张的体征与胸腔积液和单侧膈肌抬高的体征相似。体检时发现与基础疾病有关的体征，可提供诊断线索。

（夏 伟）

第四节 辅助检查

血液常规检查对肺不张的鉴别诊断价值有限。哮喘及伴有黏液嵌塞的肺曲霉菌感染，血嗜酸性粒细胞增多，偶尔也可见于Hodgkin淋巴瘤、非Hodgkin淋巴瘤、支气管肺癌和结节病。阻塞远端继发感染时有中性粒细胞增多、血沉增快。慢性感染和淋巴瘤多有贫血。结节病淀粉样变、慢性感染和淋巴瘤可见 γ 球蛋白增高。血清学试验检测抗曲霉菌抗体对诊断变应性支气管肺曲霉菌感染的敏感性与特异性较高，组织胞浆菌病和球孢子菌病引起支气管狭窄时，特异性补体结合试验可为阳性。血及尿中检出 5 - 羟色胺对支气管肺癌引起的类癌综合征有诊断价值。

（夏　伟）

第五节　诊断

肺不张不是一种疾病而是众多疾病的一种共同的临床表现，因此，对肺不张的诊断主要包括两个部分：明确肺不张的诊断；寻找导致肺不张的基础病因（病因诊断）。

1. 明确肺不张的诊断　存在容易发生肺不张基础疾病的患者，出现呼吸困难或者呼吸困难程度迅速加重，需考虑是否在基础疾病基础上发生肺不张，而影像学检查常常能够建立诊断，在胸部平片上，除了肺部实变影，更具有诊断意义的是由于肺不张导致的不张肺容量降低而导致的影像学改变，如叶间裂移位，肺门、气管、膈以及心脏移位，肋间隙变窄，以及邻近肺代偿性气肿等。

2. 病因诊断　当通过临床症状及胸部 X 线明确肺不张诊断后，不论患者年龄大小，均需寻找阻塞原因。借助纤维支气管镜检查，可以窥视到段支气管和亚段支气管内病变，胸部 CT 则可帮助澄清发生肺不张的原因。

（夏　伟）

第六节　治疗和预防

一、治疗

1. 急性肺不张（acute atelectasis）　急性肺不张（包括手术后急性大面积的肺萎陷）需要尽快去除基础病因。如果怀疑肺不张由阻塞所致而咳嗽、吸痰、24 小时的胸部理疗仍不能缓解时或者患者不能配合治疗时，应当考虑行纤维支气管镜检查。支气管阻塞的诊断一旦确定，治疗措施即应针对阻塞病变以及合并的感染。纤维支气管镜检查时可吸出黏液栓或浓稠的分泌物而使肺脏得以复张。如果怀疑异物吸入，应立即行支气管镜检查，较大的异物可能需经硬质支气管镜方能取出。

肺不张患者的一般处理包括：①卧位时头低脚高患侧向上，以利引流。②适当的物理治疗。③鼓励翻身咳嗽、深呼吸。如果在医院外发生肺不张，例如由异物吸入所致而又有感染的临床或实验室证据，应当使用广谱抗生素。住院患者应根据病原学资料和药敏试验选择针对性强的抗生素。神经肌肉疾病引起的反复发生的肺不张可试用 5 ~ 15cmH_2O 的经鼻导管持续气道正压（CPAP）通气可能有一定的帮助。

2. 慢性肺不张（chronic atelectasis）　肺萎陷的时间越久，则肺组织毁损纤维化或继发支气管扩张的可能性越大。任何原因的肺不张均可继发感染，故若有痰量及痰中脓性成分增加应使用适当的抗生素。部分结核性肺不张通过抗结核治疗也可使肺复张。以下情况应考虑手术切除不张的肺叶或肺段：①缓慢形成或存在时间较久的肺不张，通常继发慢性炎症使肺组织机化挛缩，此时即使解除阻塞性因素，肺脏也难以复张。②由于肺不张引起频繁的感染和咯血。如系肿瘤阻塞所致肺不张，应根据细胞学类型，肿瘤的范围与患者的全身情况，决定是否进行手术治疗以及手术的方式，放射治疗与化疗亦可使部分患者的症状得以缓解。对某些管腔内病变可试用激光治疗。

二、预防

重度吸烟与 COPD 患者是手术后肺不张的主要易患因素，因此应在术前戒烟并训练咳嗽与深呼吸。应避免使用作用时间过长的麻醉方式，术后尽量少用镇静剂，以免抑制咳嗽反射。麻醉结束时不应使用 100% 的纯氧。患者应每小时翻身一次，鼓励咳嗽和深呼吸。必要时可雾化吸入支气管扩张剂，雾化吸入生理盐水也可达到湿化气道，促进分泌物排出的目的。由胸廓疾患神经肌肉疾病或中枢神经疾病所致通气不足，或呼吸浅快，以及长期进行机械通气的患者，均有发生肺不张的可能，应予以特别注意并进行严密的监护。

（夏　伟）

第十八章　呼吸衰竭

第一节　急性呼吸衰竭

呼吸衰竭（respiratory failure）是由于外呼吸功能严重障碍，机体不能维持足够的气体交换出现缺氧或/和二氧化碳潴留，导致一系列生理功能和代谢紊乱的临床综合征。其诊断依赖于动脉血气分析：在海平面静息状态呼吸空气的条件下，动脉血氧分压（PaO_2）低于60mmHg（8kPa）或伴有动脉血二氧化碳分压（PaO_2）高于50mmHg（6.67kPa），排除心内解剖分流和原发于心排出量降低等致的低氧因素。呼吸为气体交换过程，完整的呼吸功能包括外呼吸、内呼吸和气体运输功能。外呼吸的主要功能是保证氧合和二氧化碳的排出，包括肺通气（肺泡气与外界气体交换）和肺换气（肺泡气与血液之间气体交换）。任何引起肺通气和（或）肺换气功能障碍的因素，均可导致呼吸衰竭。呼吸衰竭系临床常见危重症之一，直接危及生命。必须做出早期诊断，并采取及时有效的抢救措施，为原发病的治疗争取时间和创造条件，才能降低病死率。

急性呼吸衰竭患者既往无呼吸道基础病，因突发因素如溺水、喉水肿、创伤、药物中毒等，在数分钟、数小时甚至数日内发生，病情发展迅速，需及时抢救。

一、病因

正常外呼吸功能的完成依赖于调节灵敏的呼吸中枢和神经传导系统、完整且扩张良好的胸廓、健全的呼吸肌、畅通的气道、正常的肺组织及与之相匹配的肺循环。按照病变的部位，临床常见以下几类。

（一）呼吸中枢驱动受抑制

镇静药中毒、酗酒、脑干受损（颅脑外伤、脑血管意外、脑肿瘤等）、代谢性脑病（缺氧、败血症、低血糖等）、中枢神经系统感染（脑炎、脑膜炎等）、一氧化碳中毒等。

（二）脊髓及神经肌肉疾患

高位颈部脊髓损伤、急性感染性多发性神经炎、重症肌无力、多发性神经病、脊髓灰质炎、破伤风、有机磷中毒、肌营养不良、肌炎、低钾周期性瘫痪等。

（三）呼吸道疾患

呼吸道烧伤、会厌炎、喉水肿、扁桃体脓肿、双侧声带麻痹或痉挛、阻塞性睡眠呼吸暂停综合征、气管异物或狭窄、溺水、支气管哮喘、急性毛细支气管炎、慢性阻塞性肺疾病（COPD）等。

（四）肺脏疾患

各种原因所致的肺炎、肺结核、肺纤维化、矽肺、肺水肿（包括心源性、非心源性如

ARDS）等，肺血管疾患如肺栓塞、肺血管炎等。

（五）胸廓疾患

胸廓畸形、胸壁外伤、手术创伤、大量胸腔积液、气胸及胸膜增厚等。

（六）其他

肥胖低通气综合征、影响膈肌功能的腹部病变如肠梗阻、大量腹水等。

二、分类

根据动脉血气分析，若 PaO_2 低于 8kPa，$PaCO_2$ 正常或低于正常时即为Ⅰ型呼吸衰竭；若 PaO_2 低于 8kPa，$PaCO_2$ 大于 6.67kPa 时即为Ⅱ型呼吸衰竭。Ⅰ型呼吸衰竭提示呼吸功能的障碍是以氧合功能不全为主，有时称之为急性低氧性呼吸衰竭，以急性呼吸窘迫综合征为主要代表；Ⅱ型呼吸衰竭相当于通气功能衰竭或通气与氧合衰竭共存，在短时间发生者称之为急性通气功能衰竭。

按病变所累及的部位不同，又将呼吸衰竭分为泵衰竭和肺衰竭。

通气泵包括呼吸肌、胸廓和呼吸中枢等。泵衰竭主要因呼吸驱动力不足或呼吸运动受限制而引起，其呼吸功能障碍主要为通气量下降，常表现为缺氧和 CO_2 潴留。由脑、脊髓、神经肌肉和胸廓疾患所引起的呼吸衰竭，均属于泵衰竭。

主要因气道、肺脏、肺血管疾患引起的呼吸衰竭属肺衰竭。因上呼吸道阻塞引起的呼吸衰竭与泵衰竭相似，主要表现为通气量下降。因肺疾患本身引起的呼吸衰竭，其呼吸功能变化既有通气量下降，又有氧合功能障碍，通气/血流比值失调是后者的主要原因。因而，低氧血症是肺衰竭的共同表现，只有当通气量明显下降时才伴有 CO_2 潴留。

也有根据呼吸功能的障碍是偏重于氧合功能不全、还是通气功能不全，将呼吸衰竭分为氧合衰竭与通气衰竭。所有的泵衰竭均属于通气衰竭，上呼吸道阻塞引起的呼吸衰竭也属此类。肺疾患引起的呼吸衰竭主要表现为氧合衰竭，或与通气衰竭共存。

三、临床表现

急性呼吸衰竭多有突发的病史，有呼吸困难、发绀等表现。神经精神症状较慢性明显，急性严重缺氧可出现谵妄、抽搐、昏迷。如果患者缺 O_2 或和 CO_2 潴留严重或持续时间长，则可能引起机体心、肝、肾等重要脏器功能的障碍。现简要介绍下列病因所致急性呼吸衰竭的临床表现。

（一）呼吸中枢驱动受抑制引起的呼吸衰竭

多数镇静剂和催眠剂能抑制中枢呼吸驱动。全身麻醉可引起膈肌和肋间肌张力立即丧失，出现膈肌上抬、胸腔容积缩小。术后因麻醉剂的滞留效应、术后疼痛、体质虚弱等使患者不能有效咳嗽，造成呼吸道分泌物阻塞气道，容易发生肺不张，出现相应的肺部体征。麻醉所致的意识障碍、气管插管对咽喉部的刺激、药物及腹部手术对胃肠动力学影响，容易引起患者恶心、呕吐，导致胃内容物的误吸。误吸胃酸早期以化学性炎症为主，随后多数患者继发细菌性感染，严重者出现急性肺损伤。

临床常用的硝西泮和氟西泮容易引起呼吸抑制，COPD 伴轻度高碳酸血症的患者因精神兴奋而失眠，服用常规剂量的该类药物后常表现缺氧和高碳酸血症的进一步加重，出现昏迷甚至死亡。应用重复剂量或大剂量的苯唑西泮类可导致组织中的药物浓度过高，对呼吸的抑制作用可长于镇静作用，部分患者在没有意识障碍的情况下出现中枢性呼吸衰竭。过量的抗精神病药和 H_1 受体拮抗剂也可引起中枢性肺泡低通气。此外，药物性肺水肿：海洛因、水杨酸盐、苯妥英钠、氢氯噻嗪、右旋糖酐、美沙酮、甲氨蝶呤等可引起非心源性肺水肿。也有西咪替丁、可乐定和利多卡因等引起呼吸暂停的报道。

脑血管疾病导致呼吸衰竭与呼吸中枢受到直接损害、颅内压增高、神经源性肺水肿、继发肺部感染等因素有关。病变损害的部位不同，对呼吸功能的影响也各异。间脑和中脑以上的病变，可影响呼吸的频率，常出现潮式呼吸即 Cheyne – Stokes 呼吸。丘脑下部视前核病变可诱发急性肺水肿。脑桥受损时，对延髓呼吸中枢的调节作用减弱，呼吸变浅而慢。脑桥和中脑的下端损害时，出现过度通气，呈喘息样呼吸。延髓受损主要影响呼吸节律，出现间停呼吸即 Biots 呼吸，甚至呼吸暂停。

（二）脊髓及神经肌肉疾患引起的呼吸衰竭

周围神经系统病变包括脑神经核、脊髓、神经根、神经干和神经末梢疾病所致的呼吸衰竭以急性感染性多发性神经根炎为代表；神经肌肉接头部位病变所致的呼吸衰竭以重症肌无力危象和有机磷中毒为代表；肌肉本身所致的呼吸衰竭，急性起病者以周期性瘫痪为代表，慢性起病者以多发性肌炎为代表。

急性感染性多发性神经根炎主要以四肢对称性迟缓性瘫痪为主要表现，重症患者可出现呼吸衰竭。发生机制主要为呼吸肌麻痹和脑神经受累。以膈肌麻痹为主者表现为腹式呼吸减弱或消失，可出现腹式矛盾呼吸；以肋间肌麻痹为主者可表现为胸式矛盾呼吸。脑神经受累者可出现吞咽困难、呛咳、咳痰无力，分泌物在气道蓄积，诱发呼吸衰竭。

（三）呼吸道、肺及胸廓疾患引起的呼吸衰竭

患者常出现呼吸困难，辅助呼吸肌多参与呼吸运动，出现点头或提肩呼吸。有时可见鼻翼扇动、端坐呼吸。上呼吸道疾患常表现为吸气性呼吸困难，可有三凹征。呼气性呼吸困难多见于下呼吸道不完全阻塞如 COPD 等。胸廓疾患、重症肺炎等表现为混合性呼吸困难。呼吸肌疲劳时会出现呼吸浅快、腹式反常呼吸，如吸气时腹壁内陷。

不同的基础疾病常表现有特征性肺部体征，如支气管哮喘急性发作期听诊呼气延长、双肺可闻及以呼气相为主的哮鸣音。

四、诊断

动脉血气分析是反映外呼吸功能的一项重要指标，也是诊断呼吸衰竭的主要手段。由于静脉血液的气体成分随各组织、器官的代谢率、血流灌注量不同而异，通常采用动脉血气分析。血气分析仪仅能直接测定 pH、PaO_2 和 $PaCO_2$，其他指标均通过计算获得。目前仍采用 $PaO_2 < 60mmHg$ 和/或 $PaCO_2 > 50mmHg$ 作为诊断指标。临床上应注意以下几点：

（1）正常情况下，只要呼吸平稳，$PaCO_2$ 比较稳定，而 PaO_2 则随年龄、海拔高度、体位等变化而有较大差异。

（2）对于无血气分析的基层医疗单位，可根据 PaO_2 与 SaO_2 的对应关系，通过 SaO_2 大致推算出。PaO_2。从氧解离曲线的特征，60mmHg 对应于 SaO_2 为 90%；PaO_2 为 50 ~ 60mmHg 时，SaO_2 在 85% ~90% 之间；在 40 ~50mmHg 时，SaO_2 在 75% ~85% 。

(3) 一般认为，低氧血症是氧合功能障碍的共同表现，只有当通气量明显下降时才伴有 CO_2 潴留。由于 CO_2 的弥散能力较 O_2 强 20 倍，弥散障碍时常以低氧血症为主。故临床观察到 PaO_2 降低者 $PaCO_2$ 可降低、正常或升高，但 $PaCO_2$ 升高者常有 PaO_2 降低，仅在氧疗过程中出现 $PaCO_2$ 升高伴 PaO_2 正常。

(4) 慢性高碳酸血症因肾脏的代偿，pH 值常趋于正常。通常可根据 pH 值判定 $PaCO_2$ 是否为急性增加，急性呼吸衰竭时，$PaCO_2$ 每升高 10mmHg，pH 下降 0.08，慢性呼吸衰竭时，$PaCO_2$ 每升高 10mmHg，pH 下降 0.03。如无代谢性酸中毒，任何水平的高碳酸血症伴有 $pH<7.30$，均应考虑急性呼吸衰竭的诊断。

五、治疗

急性呼吸衰竭的病程因不同的病因而异，从数分钟、数小时至数日不等。危急者如呼吸骤停，需现场复苏抢救。肺内气体交换中断 4～5min，即可造成心、脑、肾等脏器的严重缺氧，出现不可逆性损害。急性呼吸衰竭的治疗原则：首先是保持呼吸道通畅、吸氧并维持适宜的肺泡通气，其次为明确病因、治疗原发病及严密监测病情的发展。

（一）保持呼吸道通畅

1. 治疗方法　通畅的呼吸道是实施各种呼吸急救措施的必要条件。呼吸骤停患者常因体位不当、舌后坠、口咽部肌肉松弛、呼吸道分泌物等导致上呼吸道形成阻塞。呼吸急救的要点是使患者取仰卧位，头后仰、下颌向前，迅速清除呼吸道分泌物或异物。口对口呼吸是一种简便有效的临时急救措施。若患者牙关紧闭，则可改为口对鼻呼吸。当上气道阻塞不能解除时，可行紧急环甲膜切开术开放气道。

若经上述处理，仍难以维持呼吸道通畅，或因病情需要长时间维持肺泡通气者，则需及时建立人工气道。一般有简便人工气道、气管插管、气管切开三种方法。简便人工气道主要有口咽通气道、鼻咽通气道和喉罩。气管插管和气管切开是重建呼吸道最为可靠的方法。紧急情况下多选择经口插管，其操作速度快于经鼻插管。气管插管位置正确时，双肺可闻及呼吸音（一侧肺不张等例外），而胃内无气泡声。可摄胸片证实导管位置。判断气管内导管位置最可靠的方法是监测呼气末 CO_2，若无法探测到 CO_2 则表明误插入食道。

2. 治疗矛盾　建立人工气道的目的是保持患者气道通畅，有助于呼吸道分泌物的清除及进行机械通气。对接受机械通气治疗的患者，选择经鼻气管插管、经口气管插管还是气管切开，尚有一定的争议。经鼻气管舒适性优于经口气管插管，患者较易耐受，但管径较小不利于气道及鼻旁窦分泌物的引流，较容易发生医院获得性鼻窦炎，结果导致呼吸机相关性肺炎的发生增加。而经口气管插管对会厌的影响较明显，患者耐受性也较差，常需要使用镇静药。与气管插管比较，气管切开术所选择的管腔较大，气道阻力及通气无效腔量较小，有助于气道分泌物的清除，减少呼吸机相关性肺炎的发生率。但气管切开可引起皮肤出血和感染等相关并发症。

3. 对策　目前主张机械通气患者建立人工气道可首选经口气管插管，经口气管插管的关键在于声门的暴露，在未窥见声门的情况下，容易失败或出现较多并发症。对不适于经口气管插管的患者，或操作者对经鼻气管插管技术熟练者仍可考虑先行经鼻气管插管。短期内不能撤除人工气道的患者应尽早行气管切开。尽管有研究表明早期选择气管切开术，可减少机械通气天数、ICU 住院天数及呼吸机相关性肺炎的发生率，但目前认为对气管插管超过

10～14 天者可考虑实施气管切开术。

目前使用的气管插管或气管切开内套管的气囊多为低压高容型，对气管黏膜的损伤较小，不再推荐定期气囊放气。一般认为，气囊的压力维持在 25～30cmH_2O 之间既可有效封闭气道，又不高于气管黏膜的毛细血管灌注压，可预防气道黏膜缺血性损伤及气管食管瘘等并发症。应注意气道峰压过高仍可造成气道黏膜缺血性损伤。

建立人工气道后，应注意在无菌条件下行气道内分泌物的吸引和气道的湿化。机械通气时应在管路中常规应用气道湿化装置，但不推荐在吸痰前常规进行气道内生理盐水湿化，后者可导致患者的血氧在吸痰后短期内显著下降，特别多见于肺部感染的患者。临床可参照痰液的性质调整湿化液量。若痰液黏稠结痂，提示湿化不足；痰液稀薄，容易吸出，表明湿化满意。对呼吸机的管路可每周更换一次，若有污染应及时更换，管路中冷凝水应及时清除。

（二）氧气治疗（氧疗）

1. 治疗方法　氧疗是改善机体缺氧的重要手段，临床常用的方法如下。

（1）鼻导管或鼻塞给氧：为常用吸氧工具。鼻导管经鼻孔缓慢插入，直达软腭水平（离鼻孔 8～10cm）。导管前段应有 4～6 个小孔，使氧气流分散，减少气流对黏膜的刺激，并可避免分泌物堵塞。鼻塞一端与输氧管连接，另端塞入鼻前庭约 1cm 即可，该法较鼻导管舒服。吸入氧浓度（FiO_2）的计算可参照经验公式：FiO_2（%）＝21＋4×氧流量（L/min）。该法简便实用，无重复呼吸，无碍咳嗽、咳痰、进食等，患者易接受。其缺点是：①FiO_2 不稳定，随着患者呼吸深度和频率的变化而异；②易于堵塞，需经常检查；③对局部有刺激性，可致鼻黏膜干燥、痰液黏稠。

（2）面罩给氧：适用于 PaO_2 明显降低，对氧流量需求较大的患者。①普通面罩：固定在鼻或口部的面罩有多种规格，一般借管道连接储气囊和氧源（中心供氧或氧气筒）。有部分重复呼吸面罩、无重复呼吸面罩、带 T 型管的面罩几种。一般吸入氧浓度达 40% 以上，适用于缺氧严重且无 CO_2 潴留的患者。②空气稀释面罩（Venturi 面罩）：据 Venturi 原理制成，氧气以喷射状进入面罩，而空气从面罩侧面开口进入面罩。因输送氧的喷嘴有一定的口径，以致从面罩侧孔进入空气与氧混合后可保持固定比例，比例大小决定吸入氧浓度的高低。因高流速气体不断冲洗面罩内部，呼出气中的 CO_2 难以在面罩中滞留，故基本为无重复呼吸。Venturi 面罩适用于Ⅱ型呼吸衰竭患者。该法的缺点为影响患者饮食、咳痰，体位变换时面罩容易移位或脱落。

（3）正压给氧：适用于主要因肺内分流量增加引起的缺氧患者。通过间歇正压通气（IPPV）、呼气末正压通气（PEEP）或持续气道正压通气（CPAP）给氧。此法不仅限于提高吸入氧浓度，而且有维持一定的肺泡通气量及改善肺换气功能的作用。

（4）氧帐：用于儿童或不能合作的患者。患者头部置于氧帐内，氧帐内氧浓度、温度、湿度和气体滤过等可根据需要调整。吸入气为无尘的滤过空气和纯氧混合气。通常氧流量设定为 12～15L/min，使帐内最大氧浓度维持在 45%～50%。

（5）高压氧治疗：系指在超过 1atm 的高压情况下给氧，利用氧分压与血液氧溶解度呈正比的关系以增加血氧含量，最终达到缓解组织缺氧的目的。通常需将患者送入高压氧舱内，在 1.2～3.0atm 下吸氧。高压氧适用于急性一氧化碳及其他有毒气体中毒、急性减压病、急性气体栓塞等。

2. 治疗矛盾　人体内氧的储备极少，仅有 1.5L 左右，机体每分钟耗氧量却在 250ml 以上。因此，缺氧可给机体造成严重危害，其程度超过 CO_2 潴留。但长时间吸高浓度氧可致呼吸系统、中枢神经系统、视网膜的毒性作用。研究表明，患者吸纯氧持续 6h 以上或 FiO_2 大于 60% 持续 48h，即可出现呼吸道黏膜及肺损伤。氧中毒也是 ARDS 的诱因之一。早产儿吸入高浓度氧，可发生视网膜病变，严重者甚至出现失明。

3. 对策　吸氧初始阶段，可给高浓度（100%）以迅速纠正严重缺氧，一般认为，FiO_2 越高，纠正缺氧的效果越好。一旦病情缓解，即应及时降低 FiO_2 在 50% 以下，使 SaO_2 在 90% 以上。必要时通过调整呼吸机参数如提高 PEEP、增加平均气道压等维持目标 PaO_2。在常压下 FiO_2 为 25% ~40% 的长期氧疗较为安全。由于氧解离曲线的 S 状特点，PaO_2 > 80mmHg 后不会再显著增加血氧含量，故应选择能保持合适 PaO_2 的最低 FiO_2。

氧疗对不同原因所致低氧血症的效果有所差异，单纯因通气不足引起的缺氧对氧疗较敏感；其次为轻、中度通气血流比例失调和弥散障碍所致缺氧；效果最差的为重度肺换气功能障碍如肺内分流所致缺氧。氧疗的最终目的是通过提高 PaO_2 改善组织缺氧。若循环功能不全，即使 PaO_2 正常，因氧运输障碍也可能出现组织缺氧。此外，氧的运输主要以氧与血红蛋白结合的方式进行，严重贫血患者也会出现氧运输障碍。故一般要求血红蛋白的水平不低于 100 ~120g/L。

（三）机械通气

机械通气不仅用于治疗不同病因所致的呼吸衰竭，而且也用于预防呼吸衰竭的发生或加重。对心胸大手术后和严重胸部创伤患者，利用呼吸机帮助患者度过呼吸负荷加重阶段。关于机械通气治疗适应证选择的标准，目前尚无严格的规定。临床上需要综合考虑疾病的种类、患者的具体情况、对保守治疗的反应等。

1. 无创通气　无创正压通气（NPPV）是通过鼻/面罩等方法连接患者与呼吸机的正压通气。它可减少急性呼吸衰竭的气管插管或气管切开的需要，由于无需建立人工气道，NPPV 可以避免相应的并发症如气道损伤、呼吸机相关性肺炎等，同时减少患者的痛苦和医疗费用，提高生活质量，改善预后。近 20 年来，随着临床应用经验的积累和鼻/面罩制作技术的改进，NPPV 已成为治疗呼吸衰竭的常规手段。

（1）治疗方法：患者经常规氧疗后 SaO_2 仍低于 90% 时，应当考虑使用 NPPV。通常选择可提供较高流量、人 - 机同步和漏气补偿功能较好、专用于 NPPV 的无创呼吸机。由于 NPPV 的局限性，它不适用于呼吸或心跳停止、自主呼吸微弱、昏迷、无力排痰、严重的脏器功能不全（血流动力学不稳定、上消化道大出血等）、上气道或颌面部损伤/术后/畸形等。

临床常用持续气道正压和双水平正压通气两种通气模式。开始使用较低的压力，待患者耐受后再逐渐上调，尽量达到满意的通气和氧合水平，或调至患者可能耐受的最高水平。在 NPPV 的初始阶段，可首先选用口鼻面罩，患者病情改善后若还需较长时间应用则可换为鼻罩。

（2）治疗矛盾：自 NPPV 应用于临床后，最大的争议是对呼吸衰竭患者首选 NPPV 治疗是否一定优于有创正压通气。实践证明，不同的基础疾病显著影响 NPPV 的疗效。目前仅证实 NPPV 治疗 COPD 急性加重和急性心源性肺水肿并发呼吸衰竭的疗效，大量的证据表明 NPPV 可用于前者的一线治疗，能降低气管插管率，减少住院时间和病死率。对重症哮喘和肺炎并发的呼吸衰竭，有部分报道使用 NPPV 有效，但其有效性和安全性尚缺乏循证医学依据。

（3）对策：于呼吸衰竭患者，若无使用 NPPV 的禁忌证可首先试用 NPPV，但在使用过程中应注意及时、准确地判断 NPPV 的疗效。后者对于是继续应用 NPPV，还是转换为有创通气具有重要意义，既可提高 NPPV 的有效性，又可避免延迟气管插管，从而提高 NPPV 的安全性。如使用 NPPV 后患者经皮血氧饱和度能明显改善，呼吸频率下降，辅助呼吸肌收缩减轻或消失，胸腹矛盾运动消失，血气指标提示氧合改善、二氧化碳潴留减轻，则表明治疗有效。反之，应用 NPPV 1～4h 病情不能改善者，应及时转为有创通气。应用 NPPV 可能失败的相关因素为：基础疾病较重、意识障碍或昏迷、初始治疗反应不明显、呼吸道分泌物多、高龄、营养不良等。

2. 有创通气　传统机械通气强调维持正常的动脉血气，因而常需要较高的通气压力和较大的潮气量，容易出现呼吸机相关性肺损伤。为克服传统机械通气的局限性，近年来提倡应用一些新的机械通气策略，如压力限制通气（pressure limited ventilation）、容许性高碳酸血症（permissive hyperecapnia）等。前者指呼吸机按照设置的气道压力目标输送气体，其特点一是吸气早期肺泡迅速充盈，有利于气体交换；二是人－机协调性好，表现为吸气流速或压力上升时间可根据患者的需要加以调整。

容许性高碳酸血症是指采用小潮气量（5～7ml/kg）通气，容许 $PaCO_2$ 有一定程度升高。一般要求 $PaCO_2$ 上升的速度应小于 10mmHg/h，以便细胞内 pH 得到适当调整，关于 $PaCO_2$ 可以升高到何种水平，目前尚无统一标准，有认为机体可以耐受 $PaCO_2$ 在 80～90mmHg 范围内。文献报道容许性高碳酸血症可应用于 ARDS、支气管哮喘及 COPD 患者，因 CO_2 升高可扩张脑血管、增加交感神经兴奋性，故慎用于颅内压升高及心功能不全患者。应当指出，容许性高碳酸血症并不是机械通气治疗的目的，而是为了减少呼吸机相关性肺损伤采用小潮气量通气后所出现的后果。

对于大多数接受气管插管、机械通气的患者，均主张给予低水平的 PEEP（3～5cmH_2O），以补偿因仰卧体位和经喉插管引起的容量下降。对于氧合不满意的患者，可提高 PEEP 水平。调节 PEEP 的水平应在最合适的吸入氧浓度（小于 0.6）条件下达到较好地动脉血氧合，通常不超过 15cmH_2O。有条件者根据 P－V 曲线选择，PEEP 应高于低拐点 2cmH_2O。

以下介绍对不同基础疾病所致呼吸衰竭实施机械通气治疗的特点。

（1）外科手术后的机械通气治疗：外科手术特别是胸腹部手术后，对此类患者可积极行机械通气治疗，帮助患者顺利度过手术后数日内呼吸功能明显下降这一关键阶段。因胸腹部手术切口对呼吸运动有一定影响，机械通气时，可设置相对较小潮气量及较快通气频率。一般可选用 PSV 或 CPAP 等通气模式，采用 3～5cmH_2O 的 PEEP，有助于防治肺不张和低氧血症。

（2）神经肌肉性疾病的机械通气治疗：神经肌肉疾病导致的呼吸衰竭特点是通气泵衰竭，由呼吸肌无力所致，患者的中枢呼吸驱动及肺换气功能基本正常。由于呼吸肌无力使肺不能充分膨胀，易发生肺不张，机械通气时可采用较大的潮气量（12～15ml/kg），必要时加用呼气末正压（5～10cmH_2O）或叹息（sigh）功能，以防止肺不张。一般根据患者自主呼吸力量的强弱，选择通气模式。若患者尚有部分自主呼吸能力，则选用辅助或支持通气模式；如果患者的呼吸肌已无力触发通气机，则选用控制或辅助－控制通气模式。

估计短期内有可能脱离机械通气者，可行气管插管，若机械通气超过 2 周以上者，则应考虑行气管切开。

(3) 中枢神经病变的机械通气治疗：临床常见由脑血管意外、颅脑外伤、脑炎等所致的中枢性呼吸衰竭。该类患者接受机械通气时，原则上与神经肌肉性疾病的机械通气治疗类似。当伴有颅内高压时，在纠正缺氧的前提下，可采用控制性过度通气，使 $PaCO_2$ 保持在 3.3 ~4.0kPa 范围内，使脑血管处于轻度收缩状态，以利于降低颅内压。颅内高压改善后，应逐渐减低分钟通气量，使 $PaCO_2$ 恢复正常。部分患者的咳嗽反射减弱甚至消失，容易并发下呼吸道感染，应注意人工气道的护理。

（四）病因治疗

急性呼吸衰竭多有突发的病因，通常根据病史、体检、胸片及动脉血气即可做出诊断。针对不同病因，采取相应的措施是治疗急性呼吸衰竭的根本所在。上述各种治疗的目的也在于为原发病的治疗争取时间和创造条件。

（五）一般治疗

呼吸道感染既可诱发或加重呼吸衰竭，同时也是呼吸衰竭的常见并发症。应根据病情选用适宜的抗生素控制感染。使用抗生素的同时应注意及时清除呼吸道的分泌物。

急性呼吸衰竭患者多数有酸碱失衡，应予以及时纠正。还需要注意维护心血管、脑、肾等重要脏器的功能。

（陈永彪）

第二节 慢性呼吸衰竭

慢性呼吸衰竭多继发于 COPD、严重肺结核、间质性肺疾病等。胸廓和神经肌肉病变如胸廓畸形、脊髓侧索硬化症、肌营养不良、皮肌炎等也可导致慢性呼吸衰竭。目前关于急、慢性呼吸衰竭尚无严格的时间区分，由于后者起病缓慢，机体通常产生相应的一系列代偿性改变如血 HCO_3^- 增高，动脉血 pH 可在正常范围（7.35 ~7.45）。临床还可见到部分慢性呼吸衰竭患者，因合并呼吸道感染、气胸等情况，病情在短时间内加重，出现 PaO_2 进一步下降和/或 $PaCO_2$ 显著升高，此时可表现出急性呼吸衰竭的特点。

一、临床表现

呼吸衰竭的临床表现因原发病的影响而有很大差异，但均以缺氧和/或 CO_2 潴留为基本表现，出现典型的症状和体征。

（一）呼吸困难

是呼吸衰竭的早期重要症状。患者主观感到空气不足，客观表现为呼吸用力，伴有呼吸频率、深度与节律的改变。呼吸衰竭并不一定有呼吸困难，如镇静药中毒，可出现呼吸匀缓、表情淡漠或昏睡。

（二）发绀

是缺氧的典型体征，表现为耳垂、口唇、口腔黏膜、指甲呈现青紫色的现象。因发绀是由血液中还原血红蛋白的绝对值增多引起，故重度贫血患者即使有缺氧并不一定有发绀。

（三）神经精神症状

急性严重缺氧可出现谵妄、抽搐、昏迷。慢性者则可有注意力不集中、智力或定向功能障碍。CO_2 潴留出现头痛、肌肉不自主的抽动或扑翼样震颤，以及中枢抑制之前的兴奋症状如失眠、睡眠习惯的改变、烦躁等，后者常是呼吸衰竭的早期表现。

（四）循环系统症状

缺氧和 CO_2 潴留均可导致心率增快、血压升高。严重缺氧可出现各种类型的心律失常，甚至心脏停搏。CO_2 潴留可引起表浅毛细血管和静脉扩张，表现为多汗、球结膜充血和水肿、颈静脉充盈等。长期缺氧引起肺动脉高压、慢性肺心病、右心衰竭，出现相应体征。

（五）其他脏器的功能障碍

严重缺氧和 CO_2 潴留可导致肝肾功能障碍。临床出现黄疸、肝功能异常、上消化道出血；血尿素氮、肌酐增高，尿中出现蛋白、管型等。

（六）酸碱失衡和水、电解质紊乱

CO_2 潴留则表现为呼吸性酸中毒。严重缺氧多伴有代谢性酸中毒及电解质紊乱。

二、诊断

慢性呼吸衰竭的诊断同急性呼吸衰竭一样，主要依据动脉血气分析。除上述临床表现外，可出现相应原发病的表现，如 COPD 患者可见桶状胸、叩诊呈过清音、双肺呼吸音减弱等。

三、治疗

慢性呼吸衰竭的治疗原则是改善和纠正缺氧、CO_2 潴留以及代谢功能紊乱，提高生活质量；预防或减轻并发症的发生及其程度；积极治疗基础疾病中的可逆性病变成分。

（一）保持呼吸道通畅

原则与急性呼吸衰竭相似。对于 COPD 特别是合并有气道高反应性的患者，应考虑使用支气管扩张剂治疗。呼吸道分泌物过多或不易排出常加重通气障碍，使患者病情进一步恶化。可选用溴己新（必嗽平）16mg，3 次/d；或氨溴索（溴环己胺醇）30mg，3 次/d；稀化黏素（桃金娘油）0.3g，3 次/d。氨溴索和稀化黏素的祛痰作用较溴己新强，二者不仅降低痰液黏度，而且增强黏膜纤毛运动，促进痰液排出。另可选用中药鲜竹沥液，或使用 α－糜蛋白酶雾化吸入。对于神志清楚的患者，应鼓励咳嗽，或拍击背部，促使痰液排出。对无力咳嗽者，可间断经鼻气管吸引痰液。呼吸衰竭患者经呼吸道蒸发的水分高于常人，应注意保持体液平衡。

（二）氧疗

严重缺氧患者可在短时间内吸入高浓度氧，随后应及时将吸氧浓度调节至纠正缺氧的最低水平。一般使 PaO_2 上升至 50～60mmHg，SaO_2 接近 85%～90% 即可。对于Ⅱ型呼吸衰竭患者强调控制性氧疗，因为吸氧可能会加重 CO_2 潴留和呼吸性酸中毒。

（三）抗感染治疗

呼吸道感染是诱发或加重慢性呼吸衰竭的常见原因。应选择有效的抗菌药物，采用适当的剂量和疗程控制感染，并尽可能防止药物不良反应、二重感染及细菌耐药性的产生。慢性呼吸衰竭患者因住院时间久、年老体弱、免疫功能低下或缺陷、接受机械通气治疗等因素的影响，易发生医院获得性感染。

（四）机械通气治疗

1. 无创通气　无创通气的有效性、安全性及可依从性已得到临床认可，与有创通气比较，对饮食、谈话影响小，减少了气管插管或气管切开的并发症，从而缩短住院时间，节省医药开支。

接受无创通气的患者需要具备一些基本条件：①意识清醒能够合作；②血流动力学稳定；③无面部和上呼吸道外伤；④无严重心律失常、消化道出血、误吸等。

临床常用双水平气道正压通气（BiPAP）辅助通气。BiPAP 可以对吸气相和呼气相气道压分别进行调节，在吸气时提供较高的压力（$10\sim20cmH_2O$），帮助患者克服肺-胸廓弹性回缩力和气道阻力；在呼气时提供较低的压力（$4\sim8cmH_2O$）防止小气道闭塞，以减轻气道阻力和促进气体在肺内均匀分布。一些拥有 BiPAP 功能的无创呼吸机由于较好地解决了人机同步和漏气补偿，用于治疗 COPD 取得了明显疗效。经鼻或鼻面罩无创通气的主要作用是辅助通气泵功能，减轻呼吸肌疲劳，因而适用于慢性呼吸衰竭的长期和家庭治疗。

无创通气失败的常见原因有：患者不合作或不能耐受面罩或有恐怖感；鼻（面）罩不合适，漏气大；气道内存在大量分泌物或不能有效咳嗽。常见并发症有漏气、胃胀气、鼻梁及面部皮肤损伤、刺激性结膜炎、误吸等。

2. 有创通气　目前对慢性呼吸衰竭尚无明确、统一的标准来决定是否使用有创机械通气。对于不同原因所致的呼吸衰竭，选择上机的标准应有所差异。在建立人工气道实施机械通气之前，应充分估计原发病是否可逆、有无撤机的可能，并综合考虑医疗、社会、经济等诸多因素。

对 COPD 所致的慢性呼吸衰竭，经积极抗感染、氧疗、扩张支气管、祛痰等综合处理后，病情未缓解或加重时应考虑使用机械通气。临床主要根据患者的一般情况（神志、呼吸频率及节律、自主排痰能力）及动脉血气指标的动态变化来判定。当出现神志障碍、呼吸频率过快或过慢、呼吸节律不规则、无力咳痰、吸氧条件下：$PaO_2<45mmHg$、$PaCO_2>75mmHg$、$pH<7.20\sim7.25$ 时，提示需及时使用有创通气。由于此类患者长期存在低氧血症，选择上机的 PaO_2 值一般较急性呼吸衰竭为低。此外，患者发病前动脉血气指标的水平对于决定是否上机有重要参考价值。

根据患者的呼吸情况，选择控制性或辅助性通气模式。前者适用于自主呼吸不规则、减弱或消失，后者适用于自主呼吸存在并与呼吸机协调良好的呼吸衰竭患者。有气道阻塞或存在肺部疾患时，宜选用同步性能好的呼吸机，以减少人机对抗并确保肺泡通气量的稳定。脑部及神经肌肉疾患所致的慢性呼吸衰竭，因肺功能正常，各种类型的呼吸机均可选用。

对于不同病因所致的慢性呼吸衰竭，机械通气参数的调节应有所区别，如 COPD 患者因病情反复发作，需多次接受机械通气治疗，原则上选择气管插管，尽量避免气管切开。由于 COPD 急性发作期患者几乎均存在内源性呼气末正压（PEEPi），故可在呼气末加用一定的正压（通常为 3 ~ 5cmH_2O），以减少呼吸肌克服 PEEPi 做功，促进人机协调。慢性呼吸衰竭患者多伴有慢性呼吸性酸中毒，因肾脏的代偿，体内 HCO_3^- 增加，若 CO_2 排出过快，容易从酸中毒转变为代谢性碱中毒。故机械通气时原则上使 $PaCO_2$ 逐渐下降，在 1 ~ 2 天达到或稍低于患者急性发作前的水平即可。

对 COPD 所致的慢性呼吸衰竭，一般采用辅助通气模式，以压力支持通气（PSV）较为常用，PSV 时，每次吸气的潮气量、吸气流量、呼吸频率和吸气时间皆受患者的自主呼吸调节，同步性好，易被患者接受。压力支持从低压（10cmH_2O）开始，逐渐增加压力，最高压力以≤30cmH_2O 为妥。PSV 的主要缺点是没有通气量的保证，临床可采用同步间歇指令通气（SIMV）+PSV，必要时设置指令性分钟通气（MMV）功能以保障机械通气的安全。

（五）呼吸兴奋剂

1. 用药方法　呼吸兴奋剂通过刺激呼吸中枢和/或外周化学感受器，增强呼吸驱动，进而增加呼吸频率和潮气量，改善肺泡通气。因使用方便、经济，目前仍被广泛应用。尼可刹米（可拉明）仍是目前国内常用的呼吸兴奋剂，能直接兴奋呼吸中枢，增加通气量，并有一定的苏醒作用。常规用量为先用 0.375 ~ 0.75g 静脉注射，再以 1.875 ~ 3.75g 加入 500ml 液体中，按1 ~ 2ml/min 静脉滴注。多沙普仑（Doxapram）既可刺激颈动脉体化学感受器，又能直接作用于呼吸中枢。一般每次用量为 0.5 ~ 2mg/kg 静脉滴注，起始速度为 1.5mg/min，每日总量不超过 2.4g。

2. 治疗矛盾　呼吸兴奋剂因增加呼吸频率和潮气量，改善通气，患者氧耗量和二氧化碳产生量亦相应增加，并与通气量成正比。若存在气道阻塞、胸肺顺应性降低等因素时，反而增加呼吸功，加重呼吸困难。故对 COPD 引起的慢性呼吸衰竭，应用呼吸兴奋剂尚存在争议。

3. 对策　因呼吸中枢抑制而引起肺泡通气不足如镇静药中毒等，适宜用呼吸兴奋剂。脊髓及神经肌肉疾患、肺水肿、ARDS、肺间质纤维化等以换气障碍为特征的呼吸衰竭，应用呼吸兴奋剂弊大于利，应列为禁忌。COPD 引起的慢性呼吸衰竭，应用呼吸兴奋剂的疗效取决于气道阻力、胸肺顺应性、中枢反应性低下的程度等因素。当气道阻力增加、胸肺顺应性降低时，呼吸兴奋剂增加通气量的益处可能被氧耗量的增加所抵消，甚至得不偿失。对该类患者应用呼吸兴奋剂时可适当增加吸入氧浓度，须注意呼吸道分泌物的引流，特别是当患者接受呼吸兴奋剂治疗后神志转清时，应鼓励咳嗽、排痰，以保持呼吸道通畅。

（六）纠正酸碱失衡

1. 呼吸性酸中毒　在慢性呼吸衰竭中最常见。主要因通气不足，CO_2 在体内潴留产生高碳酸血症所致。对于呼吸性酸中毒失代偿患者，补充碱剂（5% $NaHCO_3$）可有效纠正 pH 值，但常引起通气量减少，加重 CO_2 潴留。原则上不应常规补充碱剂。仅当 pH < 7.20 时，可少量补充 5% $NaHCO_3$（40 ~ 50ml）。然后复查血气，再酌情处理。保持呼吸道通畅，增加肺泡通气量是纠正此型失衡的关键。

2. 呼吸性酸中毒合并代谢性碱中毒　常见于呼吸性酸中毒的治疗过程中，多为医源性因素所致。补充碱剂过量；应用利尿剂、糖皮质激素等药物致排钾增多，出现低血钾；呕吐或利尿剂使用引起低血氯；应用机械通气致 CO_2 排出过快等。碱中毒使组织缺氧加重、抑制呼吸中枢而对机体危害较大。处理原则为纠正呼吸性酸中毒的同时，只要每日尿量在 500ml 以上，可常规补充氯化钾 3 ~ 5g。若 pH 过高，可静脉滴注盐酸精氨酸 10 ~ 20g（加入

5%葡萄糖液500ml中）等。

3. 呼吸性酸中毒合并代谢性酸中毒 由于严重缺氧、休克、感染、肾功能障碍，出现体内大量有机酸、磷酸盐、硫酸盐增加，肾脏保留 HCO_3^- 能力下降。发生此型失衡者常提示病情危重、预后差。处理包括增加肺泡通气量、纠正 CO_2 潴留；治疗引起代谢性酸中毒的病因；适当使用碱剂，补碱的原则同单纯性呼吸性酸中毒，一次可补充5% $NaHCO_3$（80～100ml），以后根据血气，再酌情处理。

4. 呼吸性碱中毒 多见于Ⅰ型呼吸衰竭患者因缺氧引起 CO_2 排出过多所致。一般不需特殊处理，以治疗原发病为主。

（七）合理应用脱水剂和镇静剂

1. 脱水剂 脑部疾患所致的中枢性呼吸衰竭常与脑水肿有关，对此类患者应尽早使用脱水剂，一般常用20%甘露醇，按1.0g/（kg·次）做快速静脉滴注，每8h一次。

严重缺氧和 CO_2 潴留可导致脑血管扩张、脑细胞水肿，出现神经精神症状和颅内高压的表现，原则上以改善呼吸功能、纠正缺氧和 CO_2 潴留为主，仅当脑水肿症状明显或有脑疝时可短期使用20%甘露醇，按0.5～1.0g/（kg·次）做快速静脉滴注，每日1～2次，心功能不好的患者，用量宜少。使用脱水剂时，应注意电解质的变化，并防止痰液变黏稠不宜排出。

2. 镇静剂

（1）用药方法：镇静剂因抑制呼吸中枢、加重缺氧和 CO_2 潴留，抑制咳嗽反射使痰液引流不畅，原则上应避免使用。对脑水肿患者出现明显烦躁、抽搐时，可酌情使用地西泮5mg或氟哌啶醇2mg肌内注射，但仍需密切观察呼吸情况，并做好人工机械通气的准备。

（2）治疗：近期国外对5 183例接受12h以上机械通气患者的多中心前瞻性研究发现，镇静剂的应用可延长机械通气时间、撤机时间和ICU入住时间。由于镇静过度不仅引起血管扩张和心排出量降低，导致血压下降，而且可抑制咳嗽反射，使气道分泌物易发生潴留而导致肺不张和肺部感染。目前对于有创通气过程中使用镇静剂的种类、剂量和时机尚存在争议。

3. 对策 对于接受有创通气的患者，如出现不耐受气管插管、人机对抗影响氧合时，实施控制通气模式为主时，可使用镇静剂。但应对镇静效果进行评价，而且，无论是间断还是持续静脉给药，每天均需中断或减少持续静脉给药的剂量，以评价患者的神志和呼吸功能，并重新调整剂量。

（八）营养支持

慢性呼吸衰竭患者因能量代谢增高、蛋白质分解加速、摄入不足，可出现营养不良。结果降低机体防御机能、感染不易控制，呼吸肌易疲劳，影响通气驱动力，降低呼吸中枢对氧的反应等，不利于患者的康复。故需注意对患者的营养支持。一般认为，接受机械通气治疗患者的能量需求为25～35kcal/（kg·d），肠内营养配方通常含较低的碳水化合物（27%～39%）和较高的脂肪（41%～55%），蛋白质为15%～20%。胃肠外营养适用于病情危重不能进食者，或胃肠功能欠佳者。一旦病情许可，应及时给予胃肠营养，可经口或鼻饲给予。研究表明，胃肠营养对保持胃肠黏膜的屏障功能及防止肠道菌群失调具有十分重要的作用，而且可增强患者免疫功能，提高生存率。胃肠营养时特别需注意防止吸入性肺炎的发生，它常常危及患者的生命，对昏迷、吞咽困难及反流性食管炎患者应加强护理。

（董　燕）

第十九章　急性呼吸窘迫综合征

第一节　概述与发病机制

一、概述

急性呼吸窘迫综合征（acute respiratory distress syndrome，ARDS）是以低氧血症为特征的急性起病的呼吸衰竭。病理基础是各种原因引起的肺泡－毛细血管损伤，肺泡膜通透性增加，肺泡表面活性物质破坏，透明膜形成和肺泡萎陷，肺顺应性降低、通气血流比例失调和肺内分流增加是 ARDS 典型的病理生理改变，进行性低氧血症和呼吸窘迫为 ARDS 特征性的临床表现。

1967 年 Ashbaugh 首先描述并提出 ARDS。4 年以后，“成人呼吸窘迫综合征”被正式推广采用。根据病因和病理特点不同，ARDS 还被称为休克肺、灌注肺、湿肺、白肺、成人肺透明膜病变等。1992 年欧美危重病及呼吸疾病专家召开 ARDS 联席会议，以统一概念和认识，提出了 ARDS 的现代概念和诊断标准。①急性而非成人：ARDS 并非仅发生于成人，儿童亦可发生。成人并不能代表 ARDS 的特征，急性却能反映 ARDS 起病的过程。因此，ARDS 中的“A”由成人（adult）改为急性（acute），称为急性呼吸窘迫综合征。②急性肺损伤与 ARDS 是连续的病理生理过程：急性肺损伤是感染、创伤后出现的以肺部炎症和通透性增加为主要表现的临床综合征，强调包括从轻到重的较宽广的连续病理生理过程，ARDS 是其最严重的极端阶段。这一认识反映了当前 ARDS 概念的转变和认识的深化，对早期认识和处理 ARDS 显然是有益的。③ARDS 是多器官功能障碍综合征的肺部表现：ARDS 是感染、创伤等诱导的全身炎症反应综合征（SIRS）在肺部的表现，是 SIRS 导致的多器官功能障碍综合征（MODS）的一个组成部分，可以肺损伤为主要表现，也可继发于其他器官功能损伤而表现为 MODS。④推荐的诊断标准包括：急性发病；X 线胸片表现为双肺弥漫性渗出性改变；氧合指数（PaO_2/FiO_2）小于 300mmHg；肺动脉嵌顿压（PAWP）≤18mmHg，或无左心房高压的证据，达上述标准为急性肺损伤（ALI），PaO_2/FiO_2 小于 200mmHg 为 ARDS。

创伤是导致 ARDS 的最常见原因之一。根据肺损伤的机制，可将 ARDS 病因分为直接性和间接性损伤。创伤后 ARDS 病因复杂，常有多因素交叉作用。早期主要是直接损伤，包括肺钝挫伤，吸入性损伤和误吸，后期主要为间接性损伤，主要是持续的创伤性休克，挤压综合征和急性肾损伤，积极的液体复苏以及创面的反复感染和菌血症。由于这些因素的长期作用，导致创伤后 ARDS 病程持续时间较长，而且可以出现多次反复，临床上必须高度重视。

时至今日，虽然 ARDS 治疗策略不断改进和更新，但与 1967 最初提出 ARDS 相比，ARDS 的病死率没有显著改善，仍高达 30%～40%。患者年龄、病变严重程度、导致 ARDS 病因以及是否发展为 MODS 均是影响 ARDS 预后的主要因素。其中，感染导致的 ARDS 患者病死率高于其他原因引起的 ARDS。研究表明，发病早期低氧血症的程度与预后无相关性；而发病后 24～72 小时之间低氧血症的变化趋势可反映患者预后；另外，肺损伤评分（LIS）（表 19－1）也有助于判断预后，有研究显示，LIS＞3.5 患者生存率为 18%，2.5＜LIS＜3.5 生存率为 30%，1.1＜LIS＜2.4 生存率为 59%，LIS＜1.1 生存率可达 66%。

表 19－1　LIS 评分表

	胸片	低氧血症（PaO_2/FiO_2）（mmHg）	PEEP 水平（mmHg）	呼吸系统顺应性（ml/cmH_2O）
0 分	无肺不张	≥300	≤5	≥80
1 分	肺不张位于 1 个象限	225～299	6～8	60～79
2 分	肺不张位于 2 个象限	175～224	9～11	40～59
3 分	肺不张位于 3 个象限	100～174	12～14	20～39
4 分	肺不张位于 4 个象限	＜100	≥15	≤19

注：上述 4 项或 3 项（除肺顺应性）评分的总和除以项目数（分别为 4 或 3），得到肺损伤评分结果。

二、发病机制

虽然 ARDS 病因各异，但发病机制基本相似，不依赖于特定病因。大量研究表明，感染、创伤等各种原因引发的全身炎症反应综合征（SIRS）是 ARDS 的根本原因。其中炎症细胞如多形核白细胞（PMN）的聚集和活化、花生四烯酸（AA）代谢产物以及其他炎症介质为促进 SIRS 和 ARDS 发生发展的主要因素，彼此之间错综存在，互为影响。

（一）炎症细胞的聚集和活化

1. 多形核白细胞　多形核白细胞（PMN）介导的肺损伤在 ARDS 发生发展中起极为重要的作用。研究显示，ARDS 早期，支气管肺泡灌洗液（BALF）中 PMN 数量增加，PMN 蛋白酶浓度升高，两者与 ALI 的程度和患者的预后直接相关。由脓毒血症导致 ARDS 而死亡的患者 BALF 中，PMN 及其蛋白酶浓度持续升高。

正常情况下，PMN 在肺内仅占 1.6%，PMN 包括中性、嗜酸性和嗜碱性粒细胞，其中中性粒细胞所占比例最高，对 ARDS 的发生和发展的作用也最大。机体发生脓毒血症后数小时内，肺泡巨噬细胞产生白介素（ILs）和肿瘤坏死因子 α（TNF－α），同时上调肺毛细血管内皮细胞和中性粒细胞表面黏附分子的表达，均促进 PMN 在肺内积聚和活化，通过释放蛋白酶、氧自由基、花生四烯酸（AA）代谢产物等损伤肺泡毛细血管膜。另外 PMN 还可通过释放上述炎症介质激活补体、凝血和纤溶系统，诱发其他炎症介质的释放，产生瀑布级联反应，形成恶性循环，进一步促进和加重肺损伤。在 ARDS 发生和发展的过程中，PMN 发挥着中心作用。

2. 巨噬细胞　为多功能细胞，主要来自骨髓内多核细胞，在机体的防御中起重要作用。根据所在部位不同，巨噬细胞分为不同亚型，包括肺泡巨噬细胞、肺间质和肺血管内巨噬细胞、胸膜巨噬细胞、血管巨噬细胞和支气管巨噬细胞等。肺泡巨噬细胞主要分布在肺泡膜表面的一层衬液中，是体内唯一能与空气接触的细胞群，组成肺组织的第一道防线。受到毒素等的刺激后产生炎症介质如肿瘤坏死因子（TNF）－α、白细胞介素（IL）－1 等细胞因子和白三烯等，有助于杀灭病原体；同时在肺泡局部释放大量氧自由基、蛋白溶解酶，强烈趋化 PMN 在肺内聚集，进一步促进炎症介质大量释放，导致肺泡 - 毛细血管损伤。肺间质巨噬细胞与间质内其他细胞及细胞外基质密切接触，具有较强的调节功能，形成肺组织防御的第二道防线。该细胞产生和释放炎症介质的能力明显低于肺泡巨噬细胞，但有较强的分泌 IL - 1 和 IL - 6 的功能。肺血管内巨噬细胞受到毒素等刺激后，也可产生氧自由基、溶酶体酶、前列腺素和白三烯等炎症介质，参与 ALI 的发病。

3. 淋巴细胞　耗竭绵羊的 T 淋巴细胞可缓解内毒素诱导的肺动脉高压，提示 T 淋巴细胞可能释放 TXA_2，参与 ARDS 发生。

4. 上皮细胞和内皮细胞　有害气体吸入后，首先损伤肺泡上皮细胞。而创伤或感染等产生的有害物质首先损伤肺毛细血管内皮细胞，释放氧自由基，并表达黏附分子。黏附分子诱导粒细胞和巨噬细胞黏附于血管内皮，损伤内皮细胞。研究表明，肺毛细血管内皮细胞损伤 2 小时后可出现肺间质水肿，严重肺损伤 12 ~ 24 小时后可出现肺泡水肿。

（二）炎症介质合成与释放

1. 花生四烯酸代谢产物　花生四烯酸（AA）存在于所有的细胞膜磷脂中，经磷脂酶 A_2（PLA_2）催化后通过两个途径代谢产生氧化产物。经脂氧酶催化，最终转化为白三烯 A_4（LTA_4）、LTB_4、LTC_4 和 LTD_4 等物质。LTB_4 具有强大的化学激动和驱动作用，PMN 的趋化活性几乎全部来源于 LTB_4。LTC_4 和 LTD_4 具有支气管平滑肌和毛细血管收缩作用，增加血管渗透性。另外经环氧合酶途径代谢为前列腺素 $F_{2\alpha}$（$PGF_{2\alpha}$）、PGE_2、PGD_2、血栓素 A_2（TXA_2）和前列环素（PGI_2）。TXA_2 显著降低细胞内环磷酸腺苷（cAMP）水平，导致血管的强烈收缩和血小板聚集。PGI_2 主要来自血管内皮细胞，可刺激腺苷酸环化酶，使细胞内 cAMP 水平升高，因此具有对抗 TXA_2 的作用。

脓毒血症、休克、弥散性血管内凝血等导致 TXA_2 与 PGI_2 的产生和释放失调，是引起肺损伤的重要因素。ARDS 动物的血浆和肺淋巴液中 TXA_2 水平明显升高，布洛芬、吲哚美辛等环氧化酶抑制剂能部分缓解 ARDS，ARDS 患者及动物血浆中 LT 亦明显升高。AA 代谢产物是导致 ARDS 的重要介质。

2. 氧自由基　氧自由基（OR）是诱导 ARDS 的重要介质。PMN、肺泡巨噬细胞等被激活后，细胞膜上 NADPH 氧化酶活性增强，引起呼吸爆发，释放大量 OR。OR 包括超氧阴离子（O_2^-）、羟自由基（OH^-）、单线态氧（$^1O_2$）和过氧化氢（H_2O_2）。OR 对机体损伤广泛，损伤机制主要包括：①脂过氧化：主要作用于生物膜磷脂的多不饱和脂肪酸，形成脂过氧化物，产生大量丙二醛及新生 OR。该反应一旦开始，则反复发生。细胞膜上的多不饱和脂肪酸的损失及丙二醛的作用可使细胞膜严重损伤，导致细胞功能改变。细胞线粒体膜受损伤后，失去正常氧化磷酸化过程，导致三羧酸循环障碍和细胞呼吸功能异常。溶酶体膜损伤导致溶酶体酶释放和细胞自溶。核膜的破坏可造成 DNA 等物质损伤。②蛋白质的氧化、肽链断裂与交联：OR 可氧化 α_1 - 抗胰蛋白酶等含巯基的氨基酸，使该类酶和蛋白质失活。③OR可导致 DNA 分子的断裂，从而影响细胞代谢的各个方面。④与血浆成分反应生成大量趋化物质，诱导粒细胞在肺内聚集，使炎症性损伤扩大。

3. 蛋白溶解酶　蛋白溶解酶存在于白细胞的颗粒中，白细胞、巨噬细胞等炎症细胞激活时可释放大量蛋白溶解酶，直接参与 ARDS 的发生发展。主要包括中性粒细胞弹性蛋白酶、胶原酶和组织蛋白酶等，其中中性粒细胞弹性蛋白酶具有特异性水解弹性蛋白的作用，破坏力最强。弹性蛋白是构成气血屏障细胞外基质的主要成分，被分解后上皮细胞之间的紧密连接破坏，大量蛋白和活性物质渗透至肺间质。中性粒细胞弹性蛋白酶还分解胶原蛋白和纤维连接蛋白等结构蛋白；降解血浆蛋白；激活补体；诱导细胞因子表达，分解表面活性蛋白，降低表面活性物质的作用。可见中性粒细胞弹性蛋白酶的多重效应构成一个级联网络而形成恶性循环。正常肺组织有 α_1 - 抗胰蛋白酶（α_1 - AT）等抑制物对抗中性粒细胞弹性蛋白酶的破坏作用。但随着病情的发展，机体 α_1 - AT 保护性作用受到破坏，导致急性肺损伤。

4. 补体及凝血和纤溶系统　补体激活参与 ARDS 发生。ARDS 发病早期，首先补体系统被激活，血浆补体水平下降，而降解产物 C3a 和 C5a 水平明显升高，导致毛细血管通透性增加。脓毒血症导致的细菌毒素或细胞损伤等可直接激活凝血因子Ⅻ，引起凝血系统的内源性激活，导致高凝倾向和微血栓形成，是导致 ARDS 的重要原因；Ⅻa 可使激肽释放酶原转化为激肽释放酶，引起缓激肽的大量释放，诱导肺毛细血管扩张和通透性增高，导致肺损伤。

5. 血小板活化因子　血小板活化因子（PAF）主要来自血小板、白细胞和血管内皮细胞。血小板受到血循环中的致病因子或肺组织炎症的刺激，在肺内滞留、聚集，并释放，TXA_2、LTC_4、LTD_4 和 PAF 等介质。PAF 引起肺 - 毛细血管膜渗透性增加的机制为：①PAF 是很强的趋化因子，可促使 PMN 在肺内聚集，释放炎症介质。②PAF 作用于肺毛细血管内皮细胞膜受体，通过第二信使磷酸肌醇的介导，使内皮细胞中 Ca^{2+} 浓度升高，使微丝中的肌动蛋白等收缩成分收缩，内皮细胞连接部位出现裂隙，通透性增加。

6. 肿瘤坏死因子　肿瘤坏死因子（TNF - α）是肺损伤的启动因子之一。主要由单核 - 巨噬细胞产生。TNF - α 可使 PMN 在肺内聚集、黏附、损伤肺毛细血管内皮细胞膜，并激活 PMN 释放多种炎症介质；刺激 PCEC 合成前凝血质和纤溶酶原抑制物；刺激血小板产生 PAF；导致凝血 - 纤溶平衡失调，促使微血栓形成。TNF - α 还能抑制肺毛细血管内皮细胞膜增生，增加血管的渗透性。

7. 白细胞介素　与 ARDS 关系密切的白细胞介素（IL）包括 IL - 1、IL - 8 等。IL - 1 主要由单核 - 巨噬细胞产生，是急性相反应的主要调节物质，亦为免疫反应的始动因子，具有组织因子样促凝血作用。IL - 1 与 IL - 2 和 γ 干扰素同时存在时可显著增强 PMN 趋化性。IL - 1 还诱导单核 - 巨噬细胞产生 IL - 6、IL - 8、PGE_2 等。IL - 8 是 PMN 的激活和趋化因子，IL - 8 不能被血清灭活，在病灶内积蓄，导致持续炎症反应效应。

（三）肺泡表面活性物质破坏

表面活性物质的异常是 ARDS 不断发展的主要因素之一。表面活性物质由肺泡Ⅱ型上皮细胞合成，为脂质与蛋白质复合物，其作用包括：降低肺泡气液界面的表面张力，防止肺泡萎陷；保持适当的肺顺应性；防止肺微血管内液体渗入肺泡间质和肺泡，减少肺水肿的发生。脓毒血症、创伤等导致Ⅱ型肺泡上皮细胞损伤，表面活性物质合成减少；炎症细胞和介质使表面活性物质消耗过多、活性降低、灭活增快。表面活性物质的缺乏和功能异常，导致大量肺泡陷闭，使血浆易于渗入肺间质与肺泡，出现肺泡水肿和透明膜形成。

（四）神经因素

脓毒血症、休克和颅脑外伤等都通过兴奋交感神经而收缩肺静脉，导致肺毛细血管充血、静水压力升高和通透性增加，导致 ALI。动物实验显示使用 α－肾上腺能阻断剂，可防止颅脑外伤导致的肺水肿，提示交感神经兴奋在 ARDS 发病机制中的作用。颅内压增高常伴随周围性高血压，使肺组织血容量骤增，也是诱发 ALI 的原因。

（五）肝脏和肠道等器官在 ALI 发生中的作用

1. 肝功能　正常人大约 90% 的功能性网状内皮细胞存在于肝脏，主要为 Kupffer 细胞，能够清除循环中的毒素和细菌。肝脏功能损害可能加重 ARDS，主要机制如下：①肝功能不全时，毒素和细菌可越过肝脏进入体循环，诱导或加重肺损伤。②肝脏 Kupffer 细胞受内毒素刺激时，释放大量 TNF－α、IL－1 等炎症介质，进入循环损伤肺等器官。③Kupffer 细胞具有清除循环中的毒性介质的功能，肝功能不全时炎症介质作用时间会延长，可能使 ARDS 恶化。④肝脏是纤维连接蛋白的主要来源，肝功能损害时，纤维连接蛋白释放减少，将导致肺毛细血管通透性增高。α_1－抗胰蛋白酶主要也来源于肝脏，对灭活蛋白酶具有重要作用。

2. 肠道功能　胃肠黏膜的完整性是机体免受细菌和毒素侵袭的天然免疫屏障。胃肠黏膜对缺血、缺氧以及再灌注损伤的反应非常敏感，脓毒血症、创伤、休克等均可导致胃肠黏膜缺血缺氧性损伤，造成肠道黏膜对毒素和细菌的通透性增高，毒素和细菌移位入血，诱导或加重肺损伤。

（六）炎症反应在 ARDS 发病机制中的地位

目前认为，ARDS 是感染、创伤等原因导致机体炎症反应失控的结果。外源性损伤或毒素对炎症细胞的激活是 ARDS 的启动因素，炎症细胞在内皮细胞表面黏附及诱导内皮细胞损伤是导致 ARDS 的根本原因。代偿性炎症反应综合征（CARS）和 SIRS 作为炎症反应对立统一的两个方面，一旦失衡将导致内环境失衡，引起肺内、肺外器官功能损害。

感染、创伤等原因导致器官功能损害的发展过程常表现为两种极端。一种是大量炎症介质释放入循环，刺激炎症介质瀑布样释放，而内源性抗炎介质又不足以抵消其作用，结果导致 SIRS。另一种极端是内源性抗炎介质释放过多，结果导致 CARS。SIRS/CARS 失衡的后果是炎症反应扩散和失控，使其由保护性作用转变为自身破坏性作用，不但损伤局部组织细胞，同时打击远隔器官，导致 ARDS 等器官功能损害。就其本质而言，ARDS 是机体炎症反应失控的结果，也就是说是 SIRS/CARS 失衡的严重后果。

总之，感染、创伤、误吸等直接和间接损伤肺的因素均可导致 ARDS。但 ARDS 并不是细菌、毒素等直接损害的结果，而是机体炎症反应失控导致的自身破坏性反应的结果。ARDS 实际上是 SIRS/CARS 失衡在具体器官水平的表现。

（杨耀峰）

第二节　病理和病理生理

一、病理学改变

各种原因所致 ARDS 的病理变化基本相同，分为渗出期、增生期和纤维化期，三个阶段相互关联并部分重叠（图 19－1）。

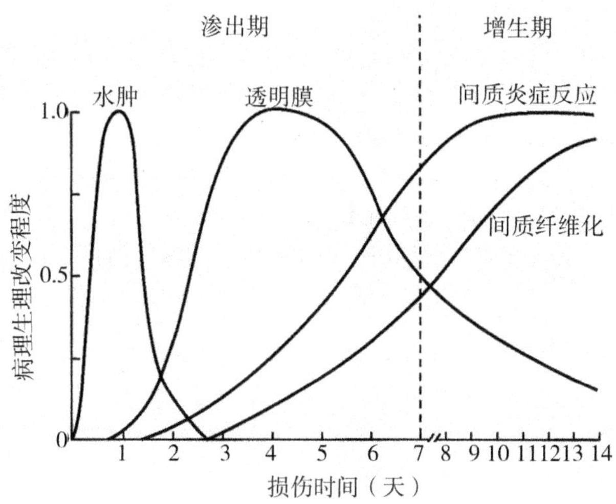

图 19－1 ARDS 病理分期

1. 病理分期

（1）渗出期（early exudative phase）：发病后 24～96 小时，主要特点是毛细血管内皮细胞和Ⅰ型肺泡上皮细胞受损。毛细血管内皮细胞肿胀，细胞间隙增宽，胞饮速度增加，基底膜裂解，导致血管内液体漏出，形成肺水肿。由于同时存在修复功能，与肺水肿的程度相比，毛细血管内皮细胞的损伤程度较轻。肺间质顺应性较好，可容纳较多水肿液，只有当血管外肺水超过肺血管容量的 20% 时，才出现肺泡水肿。Ⅰ型肺泡上皮细胞变性肿胀，空泡化，脱离基底膜。Ⅱ型上皮细胞空泡化，板层小体减少或消失。上皮细胞破坏明显处有透明膜形成和肺不张，呼吸性细支气管和肺泡管处尤为明显。肺血管内有中性粒细胞扣留和微血栓形成，有时可见脂肪栓子，肺间质内中性粒细胞浸润。电镜下可见肺泡表面活性物质层出现断裂、聚集或脱落到肺泡腔，腔内充满富蛋白质水肿液，同时可见灶性或大片性肺泡萎陷不张。

（2）增生期（proliferative phase）：发病后 3～7 天，显著增生出现于发病后 2～3 周。主要表现为Ⅱ型肺泡上皮细胞大量增生，覆盖脱落的基底膜，肺水肿减轻，肺泡膜因Ⅱ型上皮细胞增生、间质多形核白细胞和成纤维细胞浸润而增厚，毛细血管数目减少。肺泡囊和肺泡管可见纤维化，肌性小动脉内出现纤维细胞性内膜增生，导致管腔狭窄。

（3）纤维化期（fibrotic phase）：肺组织纤维增生出现于发病后 36 小时，7～10 天后增生显著，若病变迁延不愈超过 3～4 周，肺泡间隔内纤维组织增生致肺泡隔增厚，Ⅲ型弹性纤维被Ⅰ型僵硬的胶原纤维替代。有研究显示，死亡的 ARDS 患者其肺内该胶原纤维的含量增加至正常的 2～3 倍。电镜下显示肺组织纤维化的程度与患者死亡率呈正相关。另外可见透明膜弥漫分布于全肺，此后透明膜中成纤维细胞浸润，逐渐转化为纤维组织，导致弥漫性不规则性纤维化。肺血管床发生广泛管壁增厚，动脉变性扭曲，肺毛细血管扩张。肺容积明显缩小。肺泡管的纤维化是晚期 ARDS 患者的典型病理变化。进入纤维化期后，ARDS 患者有 15%～40% 死于难以纠正的呼吸衰竭。

2. 病理学特征　ARDS 肺部病变的不均一性是其特征性、标志的病理变化，这种不均一性导致 ARDS 机械通气治疗策略实施存在困难。不均一性主要包括：病变部位的不均一性、病例过程的不均一和病理改变的不均一。

（1）病变部位的不均一性：ARDS 病变可分布于下肺，也可能分布于上肺，呈现不均一分布的特征。另外病变分布有一定的重力依赖性，即下肺区和背侧肺区病变重，上肺区和前侧肺区病变轻微，中间部分介于两者之间。

（2）病理过程的不均一性：不同病变部位可能处于不同的病理阶段，即使同一病变部位的不同部分，可能也处于不同的病理阶段。

（3）病因相关的病理改变呈多样性：不同病因引起的 ARDS，肺的病理形态变化有一定差异。全身性感染和急性胰腺炎所致的 ARDS，肺内中性粒细胞浸润十分明显。创伤后 ARDS 肺血管内常有纤维蛋白和血小板微血栓形成。而脂肪栓塞综合征则往往造成严重的肺小血管炎症改变。

二、病理生理改变

1. 肺容积减少　ARDS 患者早期就有肺容积减少，表现为肺总量、肺活量、潮气量和功能残气量明显低于正常，其中以功能残气量减少最为明显。严重 ARDS 患者实际参与通气的肺泡可能仅占正常肺泡的三分之一。因此，ARDS 的肺是小肺（small lung）或婴儿肺（baby lung）。

2. 肺顺应性降低　肺顺应性降低是 ARDS 的特征之一。主要与肺泡表面活性物质减少引起的表面张力增高和肺不张、肺水肿导致的肺容积减少有关。表现为肺泡压力 - 容积（P - V）曲线与正常肺组织相比有显著不同，需要较高气道压力，才能达到所需的潮气量。

以功能残气量（FRC）为基点，肺泡压力变化为横坐标，肺容量变化为纵坐标绘制的关系曲线为肺顺应性曲线（肺 P - V 曲线）。正常肺 P - V 曲线呈反抛物线形，分为二段一点，即陡直段和高位平坦段，二段交点为高位转折点（upper inflection point，UIP）。曲线陡直段的压力和容量的变化呈线性关系，较小的压力变化即能引起较大的潮气量变化，提示肺顺应性好；而在高位平坦段，较小的容量变化即可导致压力的显著升高，提示肺顺应性减低，发生肺损伤的机会增加。正常情况下，UIP 为肺容量占肺总量 85% ~ 90% 和跨肺压达 35 ~ 50cmH_2O 的位置。

ARDS 患者由于肺泡大量萎陷，肺顺应性降低，故肺 P - V 曲线呈现“S”形改变，起始段平坦，出现低位转折点（lower inflection point，LIP），同时 FRC 和肺总量下降，导致中间陡直段的容积显著减少。低位平坦段显示随着肺泡内压增加，肺泡扩张较少，提示肺顺应性低；随着肺泡内压的进一步升高，陷闭肺泡大量开放，肺容积明显增加，肺 P - V 曲线出现 LIP，代表大量肺泡在非常窄的压力范围内开放；随着肺泡内压的进一步增加，正常肺组织和开放的陷闭肺组织的容积增加，出现陡直段；同正常肺组织相似，肺容积扩张到一定程度，曲线也会出现 UIP 和高位平坦段，提示肺泡过度膨胀，肺顺应性降低。

在 ARDS 的纤维化期，肺组织广泛纤维化使肺顺应性进一步降低。

3. 通气/血流比例失调　通气/血流比值失调是导致低氧血症的主要原因。ARDS 由于肺部病变的不均一性，通气/血流比值升高和通气/血流比值降低可能同时存在于不同的肺部病变区域中。

（1）通气/血流比值降低及真性分流：间质肺水肿压迫小气道、小气道痉挛收缩和表面活性物质减少均导致肺泡部分萎陷，使相应肺单位通气减少，通气/血流比值降低，产生生理性分流。另外，广泛肺泡不张和肺泡水肿引起局部肺单位只有血流而没有通气，即出现真性分流或解剖样分流。ARDS 早期肺内分流率（Qs/Qt）可达 10% ~20%，甚至更高，后期可高达 30% 以上。

（2）通气/血流比值升高：肺微血管痉挛或狭窄、广泛肺栓塞和血栓形成使部分肺单位周围的毛细血管血流量明显减少或中断，导致无效腔样通气。ARDS 后期无效腔率可高达 60%。

4. 对 CO_2 清除的影响　ARDS 早期，由于低氧血症致肺泡通气量增加，且 CO_2 弥散能力为 O_2 的 20 倍，故 CO_2 排出增加，引起低碳酸血症；但到 ARDS 后期，随着肺组织纤维化，毛细血管闭塞，通气/血流比值升高的气体交换单位数量增加，通气/血流比值降低的单位数量减少，无效腔通气增加，有效肺泡通气量减少，导致 CO_2 排出障碍，动脉血 CO_2 分压升高，出现高碳酸血症。

5. 肺循环改变

（1）肺毛细血管通透性明显增加：由于大量炎症介质释放及肺泡内皮细胞、上皮细胞受损，肺毛细血管通透性明显增加。通透性增高性肺水肿是主要的 ARDS 肺循环改变，也是 ARDS 病理生理改变的特征。

（2）肺动脉高压：肺动脉高压，但肺动脉嵌顿压正常是 ARDS 肺循环的另一个特点。ARDS 早期，肺动脉高压是可逆的，与低氧血症和缩血管介质（TXA_2、TNF - α 等）引起肺动脉痉挛以及一氧化氮生成减少有关。ARDS 后期的肺动脉高压为不可逆的，除上述原因外，主要与肺小动脉平滑肌增生和非肌性动脉演变为肌性动脉等结构性改变有关。值得注意的是，尽管肺动脉压力明显增高，但 ARDS 肺动脉嵌顿压一般为正常，这是与心源性肺水肿的重要区别。

（杨耀峰）

第三节　诊断和鉴别诊断

一、诊断

1. 诊断依据　具有脓毒血症、休克、重症肺部感染、大量输血、急性胰腺炎等引起 ARDS 的原发病；疾病过程中出现呼吸频速、呼吸窘迫、低氧血症和发绀，常规氧疗难以纠正缺氧；血气分析示肺换气功能进行性下降；胸片示肺纹理增多，边缘模糊的斑片状或片状阴影，排除其他肺部疾病和左心功能衰竭。

2. 诊断标准

（1）Murray 评分法诊断标准：1988 年 Murray 等提出了 ARDS 的评分法诊断标准，对 ARDS 作量化诊断。评分内容包括 3 方面内容：①肺损伤程度的定量评分。②具有 ARDS 患病的危险因素。③合并肺外器官功能不全。

根据 PaO_2/FiO_2、PEEP 水平、X 线胸片中受累象限数及肺顺应性变化的评分评价肺损伤程度。0 分无肺损伤，0. 1 ~2. 5 分为轻度 ~ 中度肺损伤，评分 >2. 5 分为重度肺损伤，即 ARDS。

Murray 评分法 ARDS 诊断标准强调了肺损伤从轻到重的连续发展过程，对肺损伤作量化评价。Owens 等研究显示肺损伤评分与肺脏受累范围呈显著正相关（$r=0.75$，$P<0.01$），而且也与肺血管通透性密切相关（$r=0.73$，$P<0.01$）。可见，该标准可较准确地评价肺损伤程度。

（2）欧美联席会议诊断标准：尽管 Murray 标准有利于临床科研，但应用于临床就显得过于烦琐，难以推广。1992 年欧美 ARDS 联席会议提出新标准（表 19－2），被广泛推广采用。

表 19－2　急性肺损伤与 ARDS 的诊断标准

	起病	氧合障碍程度	X 线胸片	肺动脉嵌顿压
急性肺损伤	急性	$PaO_2/FiO_2 \leq 300mmHg$	双肺有斑片状阴影	肺动脉嵌顿压≤18mmHg，或无左心房压力增高的临床证据
ARDS	急性	$PaO_2/FiO_2 \leq 200mmHg$	双肺有斑片状阴影	肺动脉嵌顿压≤18mmHg，或无左心房压力增高的临床证据

急性肺损伤：①急性起病。②$PaO_2/FiO_2 \leq 300mmHg$（不管 PEEP 水平）。③正位 X 线胸片显示双肺均有斑片状阴影。④肺动脉嵌顿压≤18mmHg，或无左心房压力增高的临床证据。诊断 ARDS 除要满足上述急性肺损伤的诊断标准外，PaO_2/FiO_2 需≤200mmHg，反映肺损伤程度更严重。

该标准与以往标准有很大区别：①PEEP 改善氧合的效应具有时间依赖性，而且其水平的提高与氧合改善并不呈正相关，因此不考虑 PEEP 水平。②医师的经验及指征掌握等许多因素均影响机械通气应用，可因未及时采用机械通气，而使患者延误诊断，因此，也不把机械通气作为诊断条件。③肺动脉嵌顿压≤18mmHg 作为诊断条件，有助于排除心源性肺水肿。④与以往诊断标准中的 $PaO_2/FiO_2 \leq 100 \sim 150mmHg$ 相比，$PaO_2/FiO_2 \leq 200mmHg$ 作为诊断条件能使 ARDS 患者更早的得到诊断和治疗。

Moss 等将欧美 ARDS 标准与 Murray 的评分标准作比较，结果显示对于具有明确 ARDS 危险因素的患者来说，特异性分别为 96% 和 94%，灵敏度分别为 100% 和 81%，诊断准确率分别为 97% 和 90%，显然前者优于后者。对于无明确 ARDS 危险因素患者来说，欧美 ARDS 标准也略优于 Murray 的评分标准。因此，欧美 ARDS 诊断标准对临床更有价值，目前已被广泛采用。

二、鉴别诊断

ARDS 突出的临床征象为肺水肿和呼吸困难。在诊断标准上无特异性，因此需要与其他能够引起和 ARDS 症状类似的疾病相鉴别。

1. 心源性肺水肿　见于冠心病、高血压性心脏病、风湿性心脏病和尿毒症等引起的急性左心功能不全。其主要原因是左心功能衰竭，致肺毛细血管静水压升高，液体从肺毛细血管漏出，至肺水肿和肺弥散功能障碍，水肿液中蛋白含量不高。而 ARDS 的肺部改变主要是由于肺泡毛细血管膜损伤，致通透性增高引起的肺间质和肺泡性水肿，水肿液中蛋白含量增高。根据病史、病理基础和临床表现，结合 X 线胸片和血气分析等，可进行鉴别诊断（表 19－3）。

表 19－3 ARDS 与心源性肺水肿的鉴别诊断

	ARDS	心源性肺水肿
发病机制	肺实质细胞损害、肺毛细血管通透性增加	肺毛细血管静水压升高
起病	较缓	急
病史	感染、创伤、休克等	心血管疾病
痰的性质	非泡沫状稀血样痰	粉红色泡沫痰
痰内蛋白含量	高	低
痰中蛋白/血浆蛋白	>0.7	<0.5
体位	能平卧	端坐呼吸
胸部听诊	早期可无啰音	湿啰音主要分布于双肺底
	后期湿啰音广泛分布，不局限于下肺	
肺动脉嵌顿压	<18mmHg	>18mmHg
X 线		
心脏大小	正常	常增大
血流分布	正常或对称分布	逆向分布
叶间裂	少见	多见
支气管血管袖	少见	多见
胸膜渗出	少见	多见
支气管气像	多见	少见
水肿液分布	斑片状，周边区多见	肺门周围多见
治疗		
强心利尿	无效	有效
提高吸入氧浓度	难以纠正低氧	低氧血症可改善

2. 其他非心源性肺水肿　ARDS 属于非心源性肺水肿的一种，但其他多种疾病也可导致非心源性肺水肿，如肝硬化和肾病综合征等。另外还可见于胸腔抽液、抽气过多、过快或抽吸负压过大，使胸膜腔负压骤然升高形成的肺复张性肺水肿。其他少见的情况有纵隔肿瘤、肺静脉纤维化等引起的肺静脉受压或闭塞，致肺循环压力升高所致的压力性肺水肿。此类患者的共同特点为有明确的病史，肺水肿的症状、体征及 X 线征象出现较快，治疗后消失也快。低氧血症一般不重，通过吸氧易于纠正。

3. 急性肺栓塞　各种原因导致的急性肺栓塞，患者突然起病，表现为剧烈胸痛、呼吸急促、呼吸困难、烦躁不安、咯血、发绀和休克等症状。动脉血氧分压和二氧化碳分压同时下降，与 ARDS 颇为相似。但急性肺栓塞多有长期卧床、深静脉血栓形成、手术、肿瘤或羊水栓塞等病史，查体可发现气急、心动过速、肺部湿啰音、胸膜摩擦音或胸腔积液、肺动脉第二音亢进伴分裂、右心衰竭和肢体肿胀、疼痛、皮肤色素沉着、深静脉血栓体征。X 线胸片检查可见典型的三角形或圆形阴影，还可见肺动脉段突出。典型的心电图可见Ⅰ导联 S 波加深、Ⅲ导联 Q 波变深和 T 波倒置（即 $S_{I}QT_{III}$ 改变）、肺性 P 波、电轴右偏、不完全或完全性右束支传导阻滞。D－二聚体（+）。选择性肺动脉造影和胸片结合放射性核素扫描可确诊本病。

4. 特发性肺间质纤维化　此病病因不明，临床表现为刺激性干咳、进行性呼吸困难、发绀和持续性低氧血症，逐渐出现呼吸功能衰竭，可与 ARDS 相混淆。但本病起病隐袭，多属慢性经过，少数呈亚急性；肺部听诊可闻及高调的、爆裂性湿性啰音，声音似乎非常表浅，如同在耳边发生一样，具有特征性；血气分析呈Ⅰ型呼吸衰竭（动脉血氧分压降低，二氧化碳分压降低或不变）；X 线胸片可见网状结节影，有时呈蜂窝样改变；免疫学检查示 IgG 和 IgM 常有异常；病理上以广泛间质性肺炎和肺间质纤维化为特点；肺功能检查可见限制性通气功能障碍和弥散功能降低。

5. 慢性阻塞性肺疾病并发呼吸衰竭　此类患者既往有慢性胸、肺疾患病史，常于感染后发病；临床表现为发热、咳嗽、气促、呼吸困难和发绀；血气分析示动脉血氧分压降低，多合并有二氧化碳分压升高。而 ARDS 患者既往心肺功能正常，血气分析早期以动脉低氧血症为主，二氧化碳分压正常或降低；常规氧疗不能改善低氧血症。可见，根据病史、体征、X 线胸片、肺功能和血气分析等检查不难与 ARDS 鉴别。

（杨耀峰）

第四节　治疗

ARDS 是 MODS 的一个重要组成部分，对 ARDS 的治疗是防治 MODS 的一部分。其原因为纠正缺氧，提高全身氧输送，维持组织灌注，防止组织进一步损伤，同时尽可能避免医源性并发症，主要包括液体负荷过高、氧中毒、容积伤和院内感染。在治疗上可分为病因治疗和支持治疗。调控机体炎症反应和以纠正病理生理改变为基础的肺保护性通气策略始终是 ARDS 主要的研究方向。目前对于 ARDS 肺毛细血管通透性增加、肺泡上皮受损以及失衡的炎症反应而言，缺乏特异且有效的治疗手段。主要限于器官功能支持及全身支持治疗，呼吸支持治疗为缓解肺损伤的发展创造时间、为促进肺组织恢复和减轻炎症反应提供可能，肺保护性通气是近十多年来 ARDS 机械通气策略的重大突破，但大量阴性结果的 RCT 使得肺保护性机械通气策略面临前所未有的争议和挑战。

一、病因治疗

病因治疗仍是治疗、控制 ARDS 的关键。

1. 控制致病因素　原发病是影响 ARDS 预后和转归的关键，及时去除或控制致病因素是 ARDS 治疗最关键的环节。主要包括充分引流感染灶、有效的清创和使用合理的抗生素。当然，腹腔、肺部感染的迁延，急性胰腺炎的发展等都使病因治疗相当困难。

2. 调控机体炎症反应　ARDS 作为机体过度炎症反应的后果，SIRS 是其根本原因，调控炎症反应不但是 ARDS 病因治疗的重要手段，而且也可能是控制 ARDS、降低病死率的关键。近年来，国内外学者对 SIRS 的调控治疗进行了大量研究：①糖皮质激素：糖皮质激素是 ARDS 治疗中最富有争议的药物。前瞻性、多中心、安慰剂对照试验显示，ARDS 早期应用大剂量激素，不能降低病死率，同时可能增加感染的发生率。1998 年 Meduri 进行的临床研究显示，糖皮质激素可明显改善 ARDS 肺损伤，降低住院病死率，但该研究样本量较小，需进一步扩大样本量，进行多中心的对照研究。近几年有研究显示 ARDS 晚期应用糖皮质激素有助于阻止肺纤维化的进展，可改善患者生存率。但应用的同时必须监测患者病情，防止并发或加重感染；其作用也有待于进一步大规模临床、前瞻、对照研究进行验证。②环氧化酶抑制剂及前列腺素 E_1：布洛芬、消炎痛等环氧化酶抑制剂对炎症反应有强烈抑制作用，可改善 ARDS 炎症反应，降低体温和心率。前列腺素 E_1 具有扩张血管、抑制血小板聚集和调节炎症反应、降低肺动脉和体循环压力、提高心排血量、氧合指数和组织供氧量的作用。但有关前列腺素 E_1 对 ARDS 的治疗作用尚不肯定，需进一步研究明确其作用。③酮康唑：酮康唑是强烈的血栓素合成酶抑制剂，对白三烯的合成也有抑制作用。初步的临床研究显示，对于全身性感染等 ARDS 高危患者，酮康唑治疗组 ARDS 患病率明显降低；而对于 ARDS 患者，酮康唑能明显降低病死率。④己酮可可碱：己酮可可碱是一种磷酸二酯酶抑制剂。在全身性感染和 ARDS 的动物实验研究中，已酮可可碱能明显抑制白细胞趋化和激活，对肿瘤坏死因子等炎症性细胞因子的表达具有明显抑制效应。但已酮可可碱对 ARDS 的临床疗效尚不肯定，需进一步临床研究证实。⑤内毒素及细胞因子单抗：内毒素单克隆抗体、细菌通透性增高蛋白可阻断内毒素对炎性细胞的激活，而 TNF、IL－1 和 IL－8 等细胞因子单克隆抗体或受体拮抗剂（IL－1Ra）可直接中和炎症介质，在动物实验中均能防止肺损伤发生，降低动物病死率，结果令人鼓舞。但针对细胞因子等炎症介质的免疫治疗措施在感染及 ARDS 患者的临床试验均未观察到肯定疗效。

二、呼吸支持治疗

纠正低氧血症是 ARDS 治疗的首要任务，早期有力的呼吸支持是 ARDS 治疗的主要手段，其根本目的是保证全身氧输送，改善组织细胞缺氧。氧疗是最基本的纠正 ARDS 低氧血症、提高全身氧输送的支持治疗措施。

临床上有多种氧疗装置可供选择和应用，在选择氧疗装置时需考虑到患者低氧血症的严重程度，装置给氧浓度的精确性，患者的舒适度及对氧疗的依从性等。Beers 将氧疗装置依据流速的高低分为两大类（表 19－4）：低流速系统和高流速系统。低流速系统给氧的流速较低，一般 <6L/min，患者每次吸入的为氧疗装置送出氧与室内空气混合的气体，因此吸入的氧浓度是可变化的，它取决于氧气流速、患者呼吸的频率和潮气量。高流速系统则以高流速给氧，通常超过患者每分钟通气量的 4 倍，患者的呼吸方式对吸入氧浓度没有影响。

表 19－4 低流速系统和高流速氧疗系统氧流速与吸入氧浓度关系

氧疗系统	氧疗装置	氧流速（L/min）	吸入氧浓度（%）
低流速氧疗系统	鼻导管或鼻塞	1	25
		2	29
		3	33
		4	37
		5	41
		6	45
	简单面罩	0.5～4	24～40
		5～6	40
		6～7	50
		7～8	60

续　表

氧疗系统	氧疗装置	氧流速（L/min）	吸入氧浓度（%）
	附贮袋面罩	6	60
		7	70
		8	80
		9	90
		10	>99
	非重复呼吸面罩	4～10	60～100
高流速氧疗系统	Venturi 面罩	3（80）*	24
		6（68）	28
		9（50）	40
		12（50）	0.40
		15（41）	0.50

注：* 括号内数值表示进入面罩的空气流量。

当常规氧疗不能纠正低氧血症和缓解呼吸窘迫时，应早期积极进行气管插管实施机械通气，使患者不致死于早期严重的低氧血症，为治疗赢得时间。近年来，呼吸支持治疗取得长足的进步，并系统地提出机械通气治疗的新策略，主要包括以下内容。

1. 小潮气量　避免高潮气量、限制气道平台压。

小潮气量通气是 ARDS 病理生理改变的要求和结果：“小肺”或“婴儿肺”是 ARDS 的特征，ARDS 参与通气的肺容积显著减少，大量研究显示，常规或大潮气量通气易导致肺泡过度膨胀和气道平台压力过高，激活炎症细胞，促进炎症介质释放增加，引起或加重肺泡上皮细胞和肺泡毛细血管内皮细胞损伤，产生肺间质或肺泡水肿，导致呼吸机相关肺损伤以及肺外器官如肠道、肾脏损伤，诱发多器官功能障碍综合征。因此，ARDS 患者应避免高潮气量和高气道平台压，应尽早采用小潮气量（6ml/kg 理想体重，参见表 19－5 公式计算理想体重）通气，并使吸气末气道平台压力不超过 30cmH_2O。

目前 5 个多中心、随机、对照试验比较了常规潮气量与小潮气量通气对 ARDS 病死率的影响（表 19－5）。其中 3 项研究显示患者病死率均无显著改变。Amato 和 NIH ARDS Net 的研究则表明，与常规潮气量通气组比较，小潮气量通气组 ARDS 患者病死率显著降低。进一步对比分析各项研究显示，阴性结果的研究中常规潮气量组和小潮气量组的潮气量差别较小，可能是导致阴性结果的主要原因之一。可见，ARDS 患者应采用小潮气量通气。

潮气量个体化的选择和实施：ARDS 患者由于病因、病变类型和病变累及范围不同，塌陷肺泡区域大小、分布不同，导致肺的不均一性，患者正常通气肺泡的数量和容积存在显著差异。尽管 ARDS Net 的研究发现 6ml/kg 的小潮气量可以降低 ARDS 患者的病死率，但随后的研究和临床工作中均发现不是所有 ARDS 患者都适合 6ml/kg 的潮气量，如何实现潮气量的个体化选择呢？

表 19－5 MH ARDS Net 机械通气模式和参数设置方法

NIH ARDS Net 机械通气模式和参数设置方法
通气模式——容量辅助/控制通气
潮气量 6ml/kg（理想体重*）
保持气道平台压 <30cmH_2O
潮气量 6ml/kg 时气道平台压 >30cmH_2O，减少潮气量至 4ml/kg（理想体重）
动脉血氧饱和度或经皮血氧饱和度 88% ~95% 之间
不同 FiO_2 对应的预期 PEEP 水平
FiO_2 0.3 0.4 0.4 0.5 0.5 0.6 0.7 0.7 0.7 0.8 0.9 0.9 0.9 1.0
PEEP 5 5 8 8 10 10 10 12 14 14 14 16 18 20~24

注：＊理想体重的计算公式
男性 =50 +2.3［身高（英尺）－60］或 50 +0.91［身高（cm）－152.4］；
女性 =45.5 +2.3［身高（英尺）－60］或 45.5 +0.91［身高（cm）－152.4］。

结合平台压设置潮气量较合理：ARDS 机械通气期间肺泡内压过高是产生呼吸机相关肺损伤的重要原因之一，气道平台压能够客观反映肺泡内压。Amato 对上述 5 项多中心、随机、对照研究进行综合分析，结果显示 4 项研究（NIH ARDS Net 研究除外）中小潮气量通气组气道平台压力低于 30cmH_2O，而常规潮气量通气组高于 30cmH_2O。然而进一步研究发现随着平台压的降低（ >33cmH_2O、27 ~33cmH_2O、23 ~27cmH_2O、 <23cmH_2O 四组），患者的病死率显著下降，即使平台压已经小于 30cmH_2O，仍需考虑是否可进一步降低潮气量，降低平台压，改善患者预后。对于应用 6ml/kg 潮气量，平台压仍在 28 ~30cmH_2O 以上的患者，提示肺顺应性差，病情较重，需要逐步降低潮气量，降低平台压。Terragni 等的研究中以控制气道平台压在 25 ~28cmH_2O 为目标，减小潮气量至 4ml/kg，减轻肺的炎症反应，减轻肺损伤。因此，结合患者的平台压设置潮气量较合理，限制平台压在 28cmH_2O 以下，甚至更低。提示 ARDS 机械通气时应限制气道平台压力，以防止肺泡内压过高，这可能比限制潮气量更为重要。

肺顺应性指导潮气量的设定：顺应性差的患者给予较小的潮气量，控制其平台压，减轻肺损伤。Deans 对 ARDS Net 的研究分析发现，对于基础肺顺应性下降不明显、顺应性较好的患者，若仍给予 6ml/kg 潮气量，病死率是增加的；而肺顺应性差的患者给予 6ml/kg 潮气量预后会改善。Brander 等研究发现：肺顺应性越好，患者所需潮气量越大；肺顺应性越差，所需潮气量越小。但由于患者胸腔肺容积和胸壁顺应性的差异，潮气量与顺应性之间暂无明确的换算关系，限制了临床的实施。

根据肺组织应力和应变选择潮气量更为科学：目前认为引起 VILI 的始动因素是肺组织整体和局部异常的应力和应变（stress/strain）。ARDS 患者可以根据不同的 FRC 设置潮气量，以控制应力和应变在安全范围内（目前认为应力上限为 27cmH_2O、应变上限为 2cmH_2O）。即低 FRC 患者需要小潮气，而相对较高的 FRC 患者则可能应给予较大潮气量。可见，依据肺组织应力和应变有助于潮气量的个体化设置。与平台压相比，肺组织应力更为直接地反映了肺组织力学改变。由于去除了胸壁顺应性的影响，肺组织应力直接反映了克服肺组织弹性阻力所需要的压力。与平台压相比，依据肺组织应力和应变设置潮气量的方法更为合理。目前 FRC 和跨肺压的床旁监测已成为可能，依据肺组织应力和应变设定潮气量为临床医生提供新的途径。

ARDS 患者机械通气时应采用小潮气量（6ml/kg 以下）通气，同时限制气道平台压力不超过 30cmH_2O，以避免呼吸机相关肺损伤和肺外器官损伤，防止多器官功能障碍综合征，最终能够降低 ARDS 病死率。

高碳酸血症不再是限制小潮气量实施的主要原因：高碳酸血症是小潮气量通气最常见的并发症。虽然有研究发现 ARDS 患者可以耐受一定程度的 $PaCO_2$ 升高，但急性二氧化碳升高导致包括脑及外周血管扩张、心率加快、血压升高和心排血量增加等一系列病理生理学改变。颅内压增高是应用允许性高碳酸血症的禁忌证，而某些代谢性酸中毒的患者合并允许性高碳酸血症时，严重的酸血症可能抑制心肌收缩力，降低心脏和血管对儿茶酚胺等药物的反应性。$PaCO_2$ 升高至 80mmHg 以上时，需考虑增加呼吸频率（40 次/分），补充碳酸氢钠（最高剂量 20mEq/h）等方法处理，若 $PaCO_2$ 仍高时可用体外膜肺清除 CO_2，随着科学技术和医疗水平的提高，体外膜肺清除 CO_2 逐渐成为小潮气量通气顺利实施的有力保障。

2. 积极、充分肺复张　ARDS 广泛肺泡塌陷和肺水肿不但导致顽固的低氧血症，而且导致可复张肺泡反复吸气复张与呼气塌陷产生剪切力，导致呼吸机相关肺损伤。大量临床和实验研究均表明，适当水平呼气末正压（PEEP）防止呼气末肺泡塌陷，改善通气/血流比值失调和低氧血症。另一方面消除肺泡反复开放与塌陷产生的剪切力损伤。另外还可减少肺泡毛细血管内液体渗出，减轻肺水肿。因此，ARDS 患者应在充分肺复张的前提下，采用适当水平的 PEEP 进行机械通气。

充分肺复张是应用 PEEP 防止肺泡再次塌陷的前提。PEEP 维持塌陷肺泡复张的功能依赖于吸气期肺泡的充张程度，吸气期肺泡充张越充分，PEEP 维持塌陷肺泡复张的程度越高。

（1）肺复张手法（recruitment maneuver，RM）：是在可接受的气道峰值压范围内，间歇性给予较高的复张压，以期促使塌陷的肺泡复张进而改善氧合。目前常用的 RM 方式主要包括控制性肺膨胀（sustained inflation，SI）、PEEP 递增法（incremental PEEP，IP）及压力控制法（PCV 法）（图 19-2）。

控制性肺膨胀：控制性肺膨胀的实施是在机械通气时采用持续气道正压的方式，一般设置正压水平 30～45cmH_2O，持续 30～40 秒，然后调整到常规通气模式。

PEEP 递增法：PEEP 递增法的实施是将呼吸机调整到压力模式，首先设定气道压上限，一般为 35～40cmH_2O，然后将 PEEP 每 30 秒递增 5cmH_2O，气道高压也随之上升 5cmH_2O，为保证气道压不大于 35cmH_2O，高压上升到 35cmH_2O 时，可每 30 秒递增 PEEP 5cmH_2O，直至 PEEP 为 35cmH_2O，维持 30 秒。随后每 30 秒递减 PEEP 和气道高压各 5cmH_2O，直到实施肺复张前水平。

压力控制法：压力控制法的实施是将呼吸机调整到压力模式，同时提高气道高压和 PEEP 水平，一般高压 40～45cmH_2O，PEEP 15～20cmH_2O，维持 1～2 分钟，然后调整到常规通气模式。

临床上肺复张手法的实施应考虑到患者的耐受性，可予以充分的镇静以保证 RM 的顺利实施。由于 ARDS 患者存在程度不等的肺不张，因此，打开塌陷肺泡所需的跨肺压也不同。实施 RM 时临床医师需结合患者具体情况选择合适的肺复张压力。

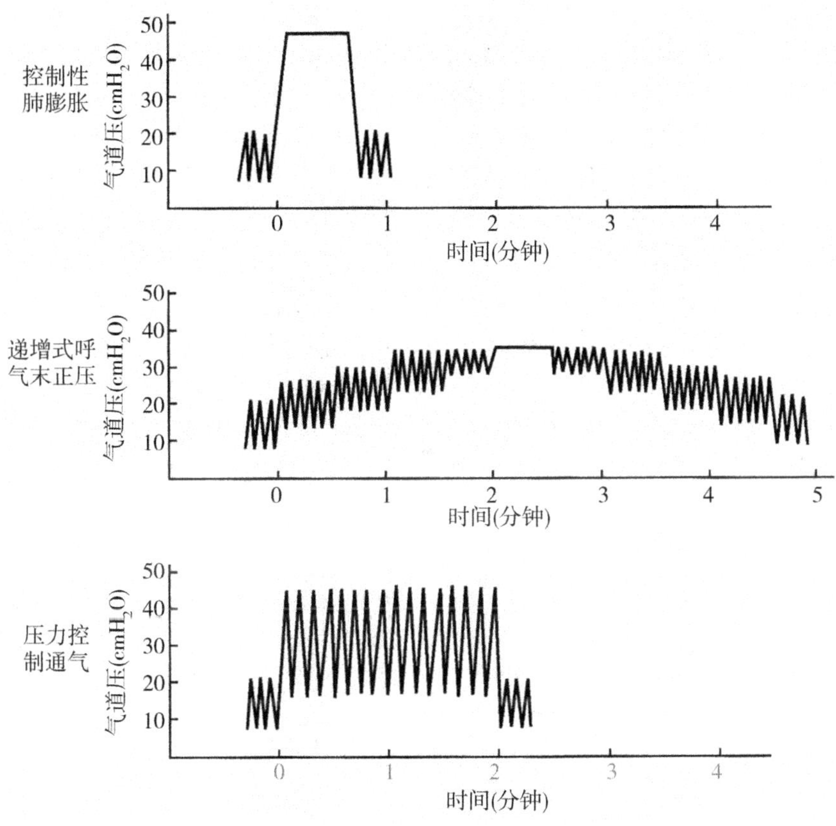

图 19－2　肺复张手法实施过程压力－时间波型

（2）肺复张效果的评价：如何评价肺泡复张效果，目前还无统一认识。CT 是测定肺复张容积的金标准，但无法在床边实时开展。目前临床上常用肺复张后氧合指数≥400mmHg 或反复肺复张后氧合指数变化＜5%，来判断是否达到完全复张。也可用 $PaO_2+PaCO_2\geq$ 400mmHg（吸入氧浓度 100%）评价肺复张的效果，Borges 等通过观察复张后氧合和胸部 CT 的关系，发现 $PaO_2+PaCO_2\geq400$mmHg（吸入氧浓度 100%）时，CT 显示只有 5% 的肺泡塌陷，而且 $PaO_2+PaCO_2\geq400$mmHg 对塌陷肺泡的预测 ROC 曲线下面积 0.943，说明 $PaO_2+PaCO_2\geq400$mmHg 是维持肺开放可靠指标。此外，电阻抗法评价肺开放效果尚处于实验阶段。目前临床上还可根据 P－V 曲线和呼吸力学的变化判断肺复张效果。

（3）肺复张的影响因素：肺复张对 ARDS 预后影响的不确定性可能与多种因素有关，以下因素影响患者对肺复张的反应性：导致 ARDS 的病因、肺损伤的严重程度、患者的病程、实施肺复张的压力、时间和频率、不同的肺复张方法、患者的体位、肺的可复张性等。

3. 最佳 PEEP 的滴定　ARDS 最佳 PEEP 的水平目前存在争议。尽管如此，Barbas 等通过荟萃分析比较了不同 PEEP 对 ARDS 患者生存率的影响，结果表明 PEEP＞12cmH_2O 尤其是高于 16cmH_2O 明显改善患者生存率。通过胸部 CT 观察 PEEP 肺泡复张效应的研究也显示，PEEP 水平为肺静态压力－容积曲线低位转折点对应的压力（Pflex）＋2cmH_2O 通气条件下仍有大量肺泡塌陷。2003 年由 Slutsky 等进行的一项临床研究显示，NIH ARDS Net 研究中小潮气量通气组呼吸频率较快，导致呼气不完全，产生一定水平的内源性 PEEP（5.8 ± 3.0）cmH_2O，使得总 PEEP 水平升高，可达（16.3 ± 2.9）cmH_2O，而常规潮气量组呼吸频率较慢，内源性 PEEP 仅（1.4 ± 1.0）cmH_2O，总 PEEP 为（11.7 ± 0.9）cmH_2O，显著低于小潮气量通气组，故小潮气量通气组患者病死率的降低可能部分源于高水平 PEEP 的维持塌陷肺泡复张效应。提示，ARDS 需要设置较高水平 PEEP 防止呼气末肺泡塌陷。

ARDS 患者 PEEP 的设置方法目前缺乏大规模、前瞻、随机、对照研究，无统一标准，实验和临床研究的设置方法各不相同。目前主要有以下几种方法：①上述 NIH ARDS Net 关于小潮气量的对比研究中，依赖氧合障碍的严重程度以及维持足够氧合所需的吸入氧浓度（FiO_2）来设置 PEEP，从表 19－5 中可见，该方法以维持一定动脉血氧饱和度为目标，所需 FiO_2 越高，设置的 PEEP 水平也越高。故 PEEP 的设置基于患者氧合障碍的严重程度，但 PEEP 维持肺泡复张的效应如何不明确。②一些专家认为依据床边测定的肺顺应性来滴定 PEEP 水平，即设置为获得最大顺应性所需的 PEEP 水平，但最大顺应性并不代表最佳的肺泡复张。③以 Pflex 作为设置 PEEP 的依据（Pflex + 2cmH_2O），该方法综合考虑 PEEP 对动脉氧合和心排出量的影响，但 Pflex 对应的压力仅代表塌陷肺泡开始复张，随着气道压力的升高，塌陷肺泡的复张仍在继续，故 Pflex + 2cmH_2O 也不能反映充分的肺泡复张。

上述方法各有利弊，近来有学者提出新的 PEEP 设置方法。①Lahhaman 和 Amato 等学者提出肺泡充分复张后依据 PEEP 变化引起的动脉血氧分压变化来选择 PEEP。即 PEEP 递增法复张塌陷肺泡后逐步降低 PEEP，当动脉氧分压较前一次 PEEP 对应的值降低 5% 以上时提示肺泡重新塌陷，则动脉氧分压显著降低前的 PEEP 为最佳 PEEP。②Slutsky 和 Ranieri 等提出通过测定恒定流速、容量控制通气条件下气道压力，时间曲线吸气支的应激指数（stress index）来确定 ARDS 患者的 PEEP 水平，应激指数位于 0.9 和 1.1 之间时，提示塌陷肺泡充分复张，该指数对应的 PEEP 为最佳 PEEP。可见，上述两种方法从维持塌陷肺泡复张的角度设置 PEEP，更加符合 ARDS 的病理生理改变，可能成为设置 PEEP 的主要方法，但其临床实用和可靠性需要循证医学的证据加以证实。③2010 年 Zhao 等在床边利用 EIT，通过观察塌陷和复张肺组织容积分布的变化及肺组织均一性的改变来滴定最佳 PEEP，EIT 法来滴定 PEEP 不再局限于既往单纯呼吸力学和氧合的变化，而是着眼于使用合适 PEEP 后，ARDS 肺病理生理、组织形态学的改善，并且 EIT 可以在床旁即时反映整体及局部肺的容积变化，从而直观、快速反映肺复张和 PEEP 的效果、指导肺开放策略的实施，具有一定的优势和临床应用前景。④2010 年 Sinderby 等利用单次潮气量和膈肌电活动电位（Edi）比值来滴定最佳 PEEP，为 PEEP 选择提供全新的视角和理念。

4. 调整吸呼比　吸呼比影响肺内气体分布和通气/血流比值。对于 ARDS 患者，采用反比通气，有助于传导气道与肺泡之间气体的均匀分布；延长气体交换时间；升高平均肺泡压力，改善通气/血流比值，纠正低氧血症；降低气道峰值压力，减少气压伤的可能性；形成内源性 PEEP（PEEPi），有助于时间常数长的肺泡保持复张状态，改善通气/血流比值。当然，通过延长吸气时间而产生的 PEEPi 与外源性 PEEP 不同，PEEPi 有助于稳定时间常数长的肺泡，而外源性 PEEP 主要使时间常数短的肺泡趋于稳定；辅助通气时，患者触发吸气需额外做功克服 PEEPi，增加呼吸负荷；PEEPi 难以监测和调节，且 ARDS 肺单位以时间常数短的肺泡为主，因此，临床多采用外源性 PEEP 治疗 ARDS。

5. 保留自主呼吸　采用保留部分自主呼吸的通气模式是 ARDS 呼吸支持的趋势。部分通气支持模式可部分减少对机械通气的依赖，降低气道峰值压，减少对静脉回流和肺循环的影响，从而可能通过提高心排出量而增加全身氧输送；有助于使塌陷肺泡复张，而改善通气/血流比值；可减少镇静剂和肌松剂的使用，保留患者主动运动能力和呼吸道清洁排痰能力，减少对血流动力学和胃肠运动的干扰，同时，有助于早期发现合并症。当然，部分通气支持尚存在一些问题，例如自主呼吸引起胸腔内压降低，可能使肺泡的跨肺压增大，有可能增加气压伤的危险性，需进一步研究观察。

压力预设通气为减速气流，吸气早期的气流高，有助于塌陷肺泡复张，也有助于低顺应性肺泡的充气膨胀，改善肺内气体分布和通气/血流比值；吸气期气道压力恒定，使肺泡内压不会超过预设压力水平，可防止跨肺压过高，同时气道压力恒定，防止气道峰值压力过高，均可降低气压伤发生的可能性；气道平均压力较恒流高，有利于肺泡复张，改善氧合；减速气流与生理条件下的气流类似，患者易耐受，减少人机对抗。由此可见，ARDS 患者采用减速气流的通气模式更为有益。常用的支持自主呼吸的压力预设通气主要包括压力支持通气（PSV）、容量支持通气（VSV）、气道压力释放通气（APRV）及双相气道压力正压通气（BIPAP）等。

双相气道正压通气（BIPAP）是一种定时改变 CPAP 水平的通气模式，可支持患者的自主呼吸。高水平 CPAP 促使肺泡扩张，CPAP 的压力梯度、肺顺应性、气道阻力及转换频率决定肺泡通气量。在无自主呼吸情况下，BIPAP 实际上就是压力控制通气，但有自主呼吸时，自主呼吸可在高、低两个水平 CPAP 上进行。目前认为 BIPAP 是实施低潮气量通气的最佳模式之一。容量支持通气（VSV）是 PSV 的改进模式，通过自动调节 PSV 支持水平，使潮气量保持恒定，具有较好的应用前景。另外，成比例通气（PAV）是一种新型的通气模式，吸气期呼吸机提供与患者吸气气道压力成比例的辅助压力，而不控制患者的呼吸方式。该通气模式需要患者具有正常的呼吸中枢驱动。采用 PAV 时，患者较舒适，可减少人机对抗和对镇静剂的需求量；同时利于恢复和提高患者的呼吸控制能力，适应自身通气的需求。可见，PAV 是根据患者自主呼吸设计的通气模式，更接近于生理需求，或许是治疗 ARDS 的更有前途的通气模式。

6. 俯卧位通气　ARDS 病变分布不均一，重力依赖区更易发生肺泡塌陷和不张，相应地塌陷肺泡的复张较为困难。俯卧位通气降低胸膜腔压力梯度，减少心脏的压迫效应，促进重力依赖区肺泡复张，有利于通气/血流失调和氧合的改善，同时还有助于肺内分泌物的引流，利于肺部感染的控制。俯卧位通气是 ARDS 肺保护性通气策略的必要补充。既往研究显示即使已经采用小潮气量肺保护性通气和积极肺复张，仍有 10% ~16% 的重症 ARDS 患者死于严重低氧血症。可见严重、顽固性低氧血症仍是十分棘手的临床难题。俯卧位时通过体位改变改善肺组织压力梯度，改变重力依赖区和非重力依赖区的分布，明显减少背侧肺泡的过度膨胀和肺泡反复塌陷 - 复张，减小肺组织应力、改善肺均一性，改善氧合，并且减少肺复张时的压力和 PEEP 水平，避免或减轻呼吸机相关肺损伤。另外，俯卧位后体位的改变有利于气道分泌物的引流。因此，俯卧位不仅有利于氧合改善，减轻肺损伤，还有助于气道分泌物的引流，有利于肺部炎症的控制。早期的研究发现俯卧位通气虽然能够改善 ARDS 患者氧合，对病死率影响不大。新近的 meta 分析发现对于严重 ARDS 患者（氧合指数低于 100mmHg）俯卧位通气不仅可以改善氧合，还可以明显改善患者预后。

俯卧位的持续时间及病情严重程度影响俯卧位的效果。俯卧位的持续时间长短与患者病情的严重程度及导致 ARDS 原因有关，肺损伤越严重，需要俯卧位时间越长，有研究发现对于重症 ARDS 患者，俯卧位的时间甚至需要长达 20 小时/天；另外，肺内原因的 ARDS 对俯卧位反应慢，需要时间长，肺外原因的 ARDS 患者俯卧位后氧合改善较快，需时间相对较短。一般建议看到氧合不再升高时应该停止俯卧位通气。

俯卧位通气可通过翻身床来实施，实施过程中避免压迫气管插管，注意各导管的位置和连接是否牢靠。没有翻身床的情况下，需在额部、双肩、下腹部和膝部垫入软垫。防止压迫性损伤和胸廓扩张受限。

俯卧位通气伴随危及生命的潜在并发症，包括气管内插管及中心静脉导管的意外脱落。但予以恰当的预防，这些并发症是可以避免的。对于合并有休克、室性或室上性心律失常等的血流动力学不稳定患者，存在颜面部创伤或未处理的不稳定性骨折的患者，为俯卧位通气的禁忌证。

7. 45°半卧位　机械通气患者平卧位易于发生院内获得性肺炎。研究表明，由于气管内插管或气管切开导致声门的关闭功能丧失，机械通气患者胃肠内容物易于反流误吸进入下呼吸道，是发生院内获得性肺炎的主要原因。前瞻性、随机、对照试验观察了机械通气患者仰卧位和半卧位院内获得性肺炎的发生率，结果显示平卧位和半卧位（头部抬高 45°以上）可疑院内获得性肺炎的发生率分别为 34% 和 8% （$P=0.003$），经微生物培养确诊后发生率分别为 23% 和 5% （$P=0.018$）。可见，半卧位显著降低机械通气患者院内获得性肺炎的发生。进一步相关分析显示，仰卧位和肠内营养是机械通气患者发生院内获得性肺炎的独立危险因素，哥拉斯格评分低于 9 分则是附加因素，进行肠内营养的患者发生院内感染肺炎的概率最高。因此，机械通气患者尤其对于进行肠内营养或（和）昏迷患者，除颈部术后、进行操作、发作性低血压等情况下保持平卧位外，其余时间均应持续处于半卧位，以减少院内获得性肺炎的发生。

8. 每日唤醒、进行自主呼吸测试　机械通气一方面纠正低氧血症，改善肺泡通气，促进肺泡复张，降低患者呼吸做功，另一方面可产生呼吸机相关肺炎、呼吸机相关肺损伤、呼吸机依赖等并发症。因此，机械通气期间应客观评估患者病情，相应作出合理的临床决策，每日唤醒、适时进行 SBT，尽早脱机拔管，尽可能缩短机械通气时间。

自主呼吸测试（SBT）的目的是评估患者是否可终止机械通气。因此，当患者满足以下条件时，应进行 SBT，以尽早脱机拔管。需要满足的条件包括：①清醒。②血流动力学稳定（未使用升压药）。③无新的潜在严重病变。④需要低的通气条件及 PEEP。⑤面罩或鼻导管吸氧可达到所需的 FiO_2。如果 SBT 成功，则考虑拔管。SBT 可采用 5cmH_2O 持续气道压通气或 T 管进行（图 19－3）。

最近前瞻、随机、多中心、对照研究表明，对达到上述条件的机械通气患者每日进行 SBT，可缩短机械通气时间，提高脱机拔管成功率。SBT 方式包括 T 管、5cmH_2O 持续气道正压通气（CPAP）或低水平（依据气管插管的内径采用 5～10cmHg）的压力支持通气。另外，有研究对比了 SBT 持续 30 分钟与 120 分钟对患者的影响，结果显示两种 SBT 时间对患者成功脱机拔管和再插管率均无显著差异，而 SBT 持续 30 分钟组 ICU 停留时间和总住院时间均显著缩短（表 19－6）。故 SBT 推荐持续 30 分钟。需要指出的是该方法也适用于 ALI/ARDS 以外的机械通气患者。

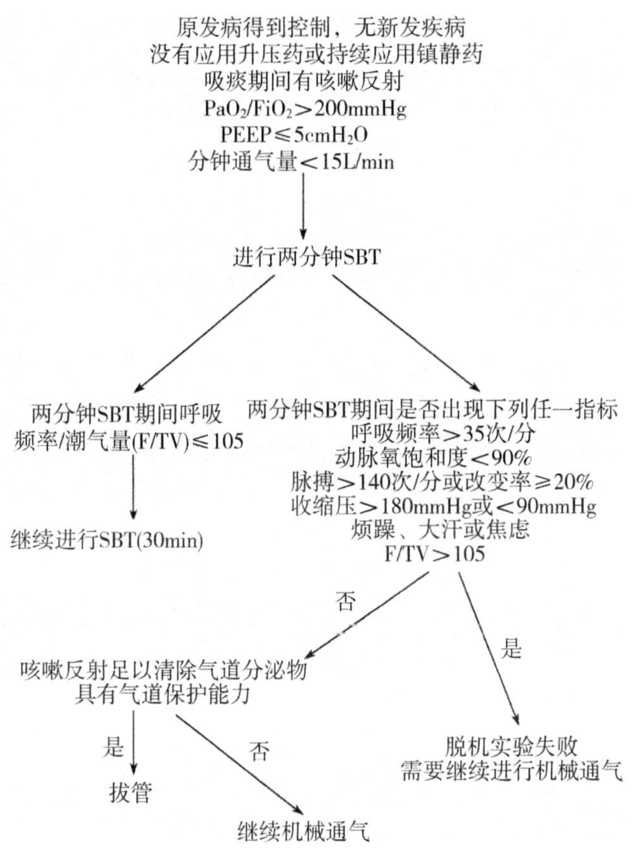

图 19－3　自主呼吸试验流程

表 19－6　SBT 持续时间（30 分钟和 120 分钟）对患者的影响

	SBT 时间（分钟）		P
	30	120	
病人数（例）	270	256	
脱机拔管率（%）	87.8	84.4	0.32
SBT 失败率（%）	12.2	15.6	0.32
48 小时无再插管率（%）	13.5	13.4	0.91
ICU 病死率（%）	13	9	0.18
住院病死率（%）	19	18	0.96
ICU 停留时间（天）	10	12	0.005
总住院时间（天）	22	27	0.02

9. 一氧化氮吸入　近年来一氧化氮在 ARDS 中的作用受到重视。其生理学效应主要表现为以下几方面：①调节肺内免疫和炎症反应：主要通过杀灭细菌、真菌及寄生虫等病原体而增强非特异性免疫功能，同时可抑制中性粒细胞的趋化、黏附、聚集和释放活性物质，减少炎性细胞释放 TNF－α、IL－1、IL－6、IL－8 等炎症性细胞因子，减轻肺内炎症反应。②减轻肺水肿：吸入一氧化氮可选择性扩张肺血管、降低肺动脉压力，减轻肺水肿。③减少

肺内分流：一氧化氮吸入后进入通气较好的肺泡，促进肺泡周围毛细血管的扩张，促进血液由通气不良的肺泡向通气较好的肺泡转移，从而改善通气/血流失调，降低肺内分流，改善气体交换，改善氧合。可见，吸入一氧化氮不仅对症纠正低氧，而且还具有病因治疗作用。吸入的一氧化氮很快与血红蛋白结合而失活，可避免扩张体循环血管，对动脉血压和心排出量无不良影响。一般认为，吸入低于 20ppm 的一氧化氮就能明显改善气体交换，而对平均动脉压及心排出量无明显影响。由于一氧化氮吸入改善顽固性低氧血症，能够降低呼吸机条件和吸入氧浓度，对需高通气条件和高吸入氧浓度的重度 ARDS 患者，可能减少医源性肺损伤，并赢得宝贵的治疗时间。

10. 补充外源性肺泡表面活性物质　肺泡表面活性物质有助于降低肺泡表面张力，防止肺泡萎陷和肺容积减少，维持正常气体交换和肺顺应性，阻止肺组织间隙的液体向肺泡内转移。ARDS 时，肺泡Ⅱ型上皮细胞损伤，表面活性物质合成减少；肺组织各种非表面活性蛋白如免疫球蛋白、血清蛋白、纤维蛋白、脂肪酸、溶血卵磷脂以及 C 反应蛋白等浓度大大增加，竞争表面活性物质在气液界面的作用，稀释表面活性物质的浓度，并且抑制磷脂和表面活性物质合成和分泌；导致肺泡表面活性物质明显减少和功能异常。补充外源性肺泡表面活性物质在动物试验和小儿患者取得了良好效果，能够降低肺泡表面张力，防止和改善肺泡塌陷，改善通气/血流比例失调、降低气道压力以及防止肺部感染。另外，有研究认为外源性补充肺泡表面活性物质还具有抑制微生物生长和免疫调节的作用。

目前关于表面活性物质对成人 ARDS 治疗的时机、使用方法、剂型（人工合成或来源于动物）、使用剂量、是否需要重复使用以及应用所采取的机械通气模式和参数设置等均需进行进一步的研究和探讨。

11. 液体通气　液体通气，特别是部分液体通气明显改善 ARDS 低氧血症和肺功能，可能成为 ARDS 保护性通气策略的必要补充。目前液体通气多以 Perflubron（有人译为潘氟隆，PFC）为氧气和二氧化碳的载体。其有效性机制包括以下几方面：①促进肺下垂部位和背部肺泡复张；PFC 的比重较高，进入肺内位于下垂部位或背部，使该区域肺内压升高，有效对抗由重力引起的附加静水压，促进肺泡复张。可见，PFC 的作用类似于 PEEP 的作用，但可避免 PEEP 引起的非下垂区域肺泡过度膨胀引起的气压伤以及心排出量下降的副作用。②改善肺组织病变：PFC 可减轻血浆向肺泡内渗出，促进肺泡复张；PFC 比重较大，作为灌洗液将肺泡内渗出物及炎症介质稀释清除。③类表面活性物质效应：PFC 的表面张力低，进入肺泡可作为表面活性物质的有效补充。促进肺泡复张，改善通气/血流失调，纠正低氧血症。

尽管液体通气用于动物 ARDS 模型的研究已经取得相当成功的经验，但用于人类的研究尚处于初级阶段。由于液体通气的作用机制是针对 ARDS 的病理生理过程，故成为 ARDS 治疗的新途径。但液体通气需较强镇静甚至肌松抑制自主呼吸，循环易发生波动；PFC 的高放射密度，可能影响观察肺部病理改变；PFC 剂量和效果维持时间的进一步探讨均是应用液体通气需关注的方面。

12. 体外膜肺氧合　部分重症 ARDS 患者即使已经采用最优化的机械通气策略，仍然难以改善氧合，继而出现严重低氧血症和继发性器官功能障碍。体外膜肺氧合（extra corporeal membrane oxygenation，ECMO）是通过体外氧合器长时间体外心肺支持，也就是通过体外循环代替或部分代替心肺功能的支持治疗手段。重症低氧血症患者通过 ECMO 保证氧合和二氧化碳清除，同时积极治疗原发病，是重症 ARDS 患者的救援措施，可有效纠正患者气体交换障碍，改善低氧血症。2009 年 CESAR 和澳大利亚、新西兰用 ECMO 治疗重症甲型（H_1N_1）流感并发 ARDS 患者的多中心研究显示，若病因可逆的严重 ARDS 患者，通过 ECMO 保证氧合和二氧化碳清除，同时采用较低机械通气条件，等待肺损伤的修复，能明显降低患者病死率。由此可见，对充分肺复张、俯卧位通气、高频震荡通气和 NO 吸入等措施仍然无效的 ARDS，ECMO 可能是不错的选择。

13. 神经电活动辅助通气　神经电活动辅助通气（neurally adjusted ventilatory assist，NAVA）是一种新型的机械通气模式。NAVA 通过监测膈肌电活动信号（electrical activity ofdiaphragm，EAdi)，感知患者的实际通气需要，并提供相应的通气支持。越来越多的研究显示 NAVA 在肺保护方面有下列突出优势：①改善人机同步性，NAVA 利用 EAdi 信号触发呼吸机通气，不受内源性 PEEP 和通气支持水平的影响，与自身呼吸形式相匹配。②降低呼吸肌肉负荷：由于 NAVA 能保持良好的人机同步性，并且滴定合适的 NAVA 水平，从而提供最佳的压力支持，使得患者呼吸肌肉负荷显著降低。③有利于个体化潮气量选择，避免肺泡过度膨胀：NAVA 采用 EAdi 信号触发呼吸机送气和吸/呼气切换，通过患者自身呼吸回路反馈机制调节 EAdi 强度，从而实现真正意义的个体化潮气量选择。④增加潮气量和呼吸频率变异度，促进塌陷肺泡复张：动物实验证实潮气量的变异度增加能够促进塌陷肺泡复张，改善呼吸系统顺应性，同时降低气道峰压，减少肺内分流及无效腔样通气，改善肺部气体分布不均一性。研究表明 NAVA 潮气量大小的变异度是传统通气模式的两倍，更加接近生理变异状态。⑤有利于指导 PEEP 选择：由于 ARDS 大量肺泡塌陷和肺泡水肿，激活迷走神经反射，使膈肌在呼气末不能完全松弛，以维持呼气末肺容积，防止肺泡塌陷，这种膈肌呼气相的电紧张活动称为 TonicEAdi。若 PEEP 选择合适，即在呼气末维持最佳肺容积、防止肺泡塌陷，Tonic EAdi 也应降至最低。在 ALI 动物实验中发现当 Tonic EAdi 降至最低的 PEEP 水平即为 EAdi 导向的最佳 PEEP，还需进一步临床研究证实 Tonic EAdi 选择 PEEP 的可行性和价值。

14. 变异性通气　变异性通气（variable mechanical ventilation）呼吸频率和潮气量按照一定的变异性（随机变异或生理变异）进行变化的机械通气模式。这种通气模式不是简单通气参数的变化，而是符合一定规律的通气参数的变异，可能更符合患者生理需要。临床及动物研究均发现变异性通气能改善 ARDS 氧合和肺顺应性，促进肺泡复张，减轻肺损伤。Suki 等研究发现，变异性通气可以促进重力依赖区塌陷肺泡的复张，增加相应区域血流分布，有肺保护作用。可能的原因为：变异性通气过程中产生与患者需要相匹配的不同的气道压力和吸气时间，从而使得不同时间常数的肺泡达到最大限度的复张和稳定。Gama 等在动物实验中发现 PSV 变异性通气可以明显改善 ALI 动物氧合。变异性通气的肺保护作用还需要进一步研究。

15. ARDS 机械通气策略的具体实施步骤　机械通气是 ARDS 重要的治疗手段，经过大量的临床研究和具体实践，小潮气量肺保护性通气、肺开放策略和针对重症 ARDS 的救援措施均逐步应用于临床。面对重症 ARDS，尤其是严重、顽固性低氧血症的患者，临床医生对于机械通气治疗措施的选择和实施需要有正确的判断和清晰的思路。有学者根据文献及实践经验初步拟订 ARDS 机械通气治疗流程图（图 19－4），以使 ARDS 机械通气治疗更加规范、有序，为临床医生提供清晰的治疗临床思路。

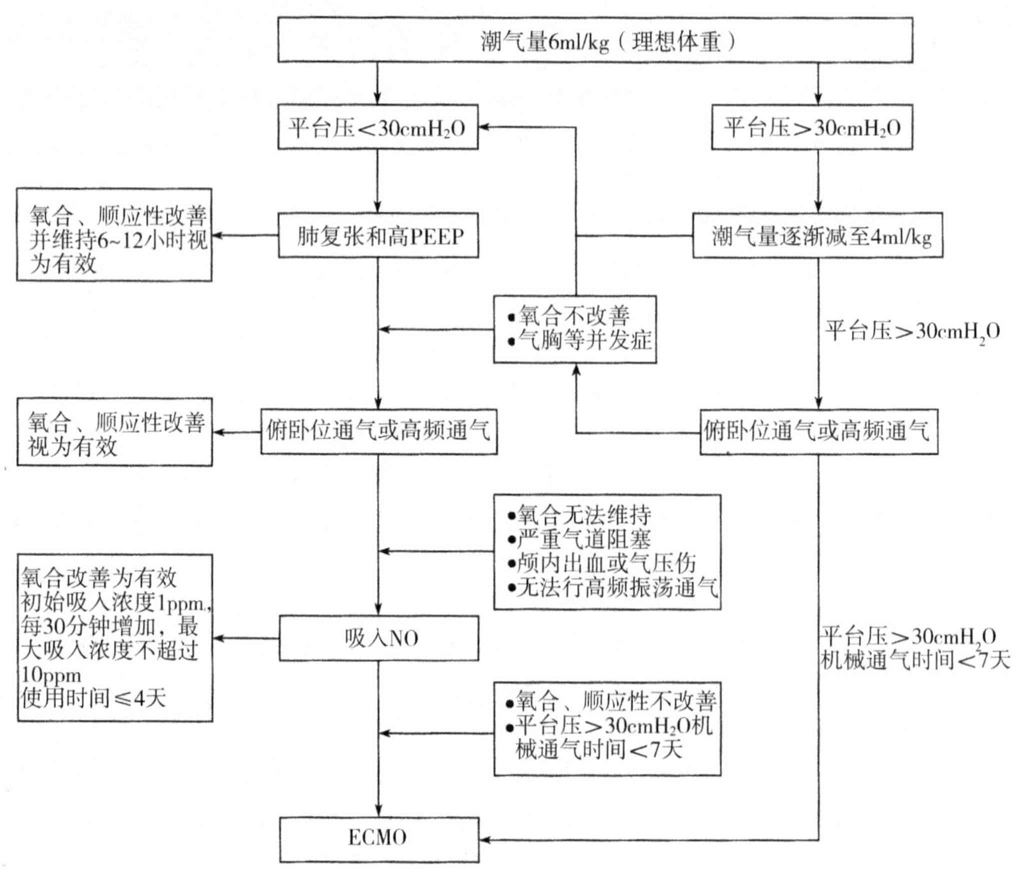

图 19－4　ARDS 患者在脱机过程中自主呼吸试验（SBT）的实施程序

三、药物治疗

1. 糖皮质激素　全身和局部炎症反应是 ARDS 发生和发展的重要机制，调控炎症反应是 ARDS 的根本治疗措施。利用糖皮质激素的抗炎作用预防和治疗 ARDS 一直存在争议。大剂量糖皮质激素不能起到预防 ARDS 发生和发展的作用，反而增加感染等并发症已普遍被临床医生接受。小剂量糖皮质激素治疗 ARDS 的起始时间、剂量、疗程与适用人群也一直备受关注。近期 meta 分析显示，应用小剂量糖皮质激素治疗早期 ARDS 患者可改善 ARDS 患者氧合，缩短机械通气时间并降低患者的病死率，提示对于重症 ARDS 患者早期应用小剂量糖皮质激素可能是有利的，但其有益作用仍需要大规模的随机对照研究进一步证实。特别值得注意的是，近期研究显示对继发于流行性感冒的重症 ARDS 患者，早期应用糖皮质激素可能是有害的。

持续的过度炎症反应和肺纤维化是导致 ARDS 晚期病情恶化和治疗困难的重要原因，有学者提出可应用糖皮质激素防治晚期 ARDS 患者肺纤维化。但 ARDS Net 研究显示，ARDS 发病大于 14 天的患者应用小剂量糖皮质激素后病死率显著增加，提示晚期 ARDS 患者也不宜常规应用糖皮质激素治疗。因此，对于早期重症 ARDS 患者，可根据患者个体情况权衡利弊决定小剂量糖皮质激素的应用，而晚期 ARDS 患者不宜应用糖皮质激素治疗。

2. 鱼油 鱼油富含ω-3脂肪酸，是有效的免疫调理营养素，通过多种机制对ARDS患者发挥免疫调节作用。mate分析证实，应用鱼油可以显著改善氧合和肺顺应性，缩短机械通气时间及ICU住院时间并降低ARDS患者的病死率。尽管应用鱼油治疗ARDS取得了较大进展，但其给药途径、时机及剂量等问题仍值得关注。肠内给予ω-3脂肪酸虽然能增加肠道黏膜血供，保护肠黏膜屏障功能，但吸收差，尤其是鱼油在脂质代谢过程中会大量丢失。肠外给药避开了脂质代谢的影响，目前常用于重症患者的治疗，但仍有并发感染、胆汁淤积及肝功能损伤的风险。研究显示，鱼油剂量大于0.05g/（kg·d）时可改善危重症患者生存率并缩短住院时间。目前认为0.2g/（kg·d）的鱼油可改善危重患者的预后，但该剂量是否适用于ARDS患者仍需大规模临床研究验证。

3. 一氧化氮 NO吸入可选择性扩张肺血管，吸入NO后分布于肺内通气良好的区域，可扩张该区域的肺血管，降低肺动脉压，减少肺内分流，改善通气血流比例失调。临床研究及mate分析均显示，一氧化氮吸入治疗的24小时内可明显改善ARDS患者氧合，但并不能降低ARDS患者的病死率。因此，吸入NO不作为ARDS的常规治疗手段。仅在一般治疗无效的严重低氧血症时考虑应用。

4. 神经肌肉阻滞剂 多数ICU机械通气患者包括ARDS患者使用小潮气量通气和允许性高碳酸血症通气策略在恰当的镇痛、镇静下能够耐受机械通气。然而，有些重症ARDS患者即使在深度镇静时仍然存在明显的人机不同步，特别是在应用反比通气、俯卧位通气等非常规机械通气模式时。2002年美国危重病医学会（SCCM）神经肌肉阻滞剂使用指南指出：ICU中只有在其他治疗（如镇静、镇痛）均无效后才考虑使用神经肌肉阻滞剂。《新英格兰杂志》发表的多中心、随机、对照研究显示，严重ARDS机械通气患者与对照组相比，早期ARDS患者短期（48小时）应用顺式阿曲库铵可明显提高人机同步性，降低呼吸肌氧耗，减少呼吸机相关肺损伤，改善氧合并降低ARDS患者病死率，但并不增加肌肉无力的发生。同时发现，对于氧合指数低于120mmHg的重症ARDS患者病死率的改善更为明显。虽然该研究结果不能推论到其他种类神经肌肉阻滞剂的应用，但仍提示对于镇静、镇痛治疗无效的部分重症早期ARDS患者短期应用神经肌肉阻滞剂可能有益。值得注意的是，神经肌肉阻滞剂的种类及疗程均可影响用药后肌肉无力的发生。同时，在使用神经肌肉阻滞剂前，应充分镇静以使患者达到无意识状态。

5. 其他药物治疗 ARDS患者存在肺泡表面活性物质减少或功能丧失，易引起肺泡塌陷。因此，补充肺泡表面活性物质可能成为ARDS的治疗手段。但研究显示，补充表面活性物质并缩短机械通气时间也不降低病死率，而且目前药物来源、用药剂量、具体给药时间、给药间隔等诸多问题仍有待解决，因此，目前表面活性物质还不能作为ARDS的常规治疗手段。

鉴于炎症反应在ARDS发病过程中的重要作用，细胞因子拮抗剂可能成为ARDS治疗的药物之一。但由于炎症反应的复杂性，目前仍无有利临床证据证实任何细胞因子的拮抗剂对于ARDS治疗的有效性，因此，细胞因子的拮抗剂不能用于ARDS常规治疗。

此外，虽然部分临床或动物实验发现重组人活化蛋白C、前列腺素E_1、抗氧化剂等环氧化酶抑制剂可能对于ARDS患者具有有益作用，但目前上述药物均不能用于ARDS的常规治疗。

四、液体管理

液体管理是 ARDS 治疗的重要环节。ARDS 的肺水肿主要与肺泡毛细血管通透性增加导致血管内液体漏出有关，其次毛细血管静水压升高可加重肺水肿的形成。故对 ARDS 应严格限制液体输入。通过限制输液和利尿而保持较低肺动脉嵌压的 ARDS 患者，有较好的肺功能和转归。而且，早期限制输液和利尿并不增加肾衰竭和休克的危险性。因此，在维持足够心排出量的前提下，通过利尿和适当限制输液量，保持较低前负荷，使肺动脉嵌顿压不超过 12mmHg 是必要的。

1. 保证器官灌注，限制性液体管理　高通透性肺水肿是 ARDS 的病理生理特征，肺水肿程度与 ARDS 预后呈正相关，研究显示，创伤导致的 ARDS 患者，液体正平衡时患者病死率明显增加。积极的液体管理改善 ARDS 患者肺水肿具有重要的临床意义。研究表明应用利尿剂减轻肺水肿可改善氧合、减轻肺损伤，缩短 ICU 住院时间。但减轻肺水肿的同时可能会导致有效循环血量下降，器官灌注不足。因此 ARDS 患者的液体管理必须考虑二者的平衡。在维持循环稳定，保证器官灌注的前提下，限制性液体管理是积极有利的。

2. 增加胶体渗透压　ARDS 患者采用晶体液还是胶体液进行液体复苏一直存在争论。值得注意的是胶体渗透压是决定毛细血管渗出和肺水肿严重程度的重要因素。研究证实，低蛋白血症可导致 ARDS 病情恶化，机械通气时间延长，病死率增加。尽管白蛋白联合呋塞米治疗未能明显降低低蛋白血症（总蛋白 $<50\sim60g/L$）ARDS 患者病死率，但与单纯应用呋塞米相比氧合明显改善、休克时间缩短。因此，对低蛋白血症的 ARDS 患者，有必要输入白蛋白或人工胶体液，有助于提高胶体渗透压，实现液体负平衡，减少肺水生成，甚至改善预后。

3. 改善肺毛细血管通透性　肺泡上皮细胞和毛细血管内皮细胞受损，导致通透性增加是 ARDS 主要的病理改变，因此改善肺毛细血管通透性是减轻 ARDS 肺水肿的关键。但临床上可行的方法不多，近年来有研究发现，ARDS 患者 β 受体阻滞剂雾化吸入 7 天后血管外肺水明显低于对照组、气道平台压降低，提示 β 受体阻滞剂有改善肺毛细血管通透性的作用。

五、营养和代谢支持

早期营养支持值得重视。危重患者应尽早开始营养代谢支持，根据患者的肠道功能情况，决定营养途径。肠道功能障碍的患者，采用肠外营养，应包括糖、脂肪、氨基酸、微量元素和维生素等营养要素，根据全身情况决定糖脂热量比和热氮比。总热量不应超过患者的基本需要，一般为 25～30kcal/（kg·d）。如总热量过高，可能导致肝功能不全、容量负荷过高和高血糖等并发症。肠道功能正常或部分恢复的患者，尽早开始肠内营养，有助于恢复肠道功能和保持肠黏膜屏障，防止毒素及细菌移位引起 ARDS 恶化。

六、间充质干细胞可能成为 ARDS 治疗的未来

促进损伤肺毛细血管内皮细胞和肺泡上皮细胞的有效修复可能是 ALI/ARDS 治疗的关键和希望。随着干细胞工程学的发展，间充质干细胞（MSC）作为一种理想的组织修复来源，且具有低免疫原性、免疫调节及抗炎作用，在 ALI/ARDS 治疗中受到越来越多关注。MSC 具有减轻肺损伤、抗纤维化和抑制炎症反应的作用。研究发现给予外源性的 MSC 后，能明

显减轻肺的炎症反应和纤维化，减少细胞外基质成分层粘连蛋白和透明质烷的分泌。另外，MSC 可增加肺泡液体清除能力，有助于维持肺泡血管屏障的完整性。MSC 还可作为基因治疗的细胞载体，使基因在肺组织高选择性和持久表达，并针对损伤局部提供治疗蛋白。

（杨耀峰）

第二十章　肺血栓栓塞

肺栓塞（pulmonary embolism，PE）是以各种栓子阻塞肺动脉系统为其发病原因的一组疾病或临床综合征的总称，包括肺血栓栓塞症、脂肪栓塞综合征、羊水栓塞、空气栓塞等。而肺血栓栓塞症（pulmonary thrombo embolism，PTE）为来自静脉系统或右心的血栓阻塞肺动脉或其分支所致疾病，以肺循环和呼吸功能障碍为其主要临床和病理生理特征。PTE 为肺栓塞的常见类型，占 PE 中的绝大多数，通常所称 PE 即指 PTE。肺动脉发生栓塞后，若其支配区的肺组织因血流受阻或中断而发生坏死，称为肺梗死（pulmonary infarction，PI）。

第一节　病因和发病机制

1. 年龄　肺栓塞的发病率随年龄的增加而上升，儿童患病率约为 3%，60 岁以上可达 20%，肺栓塞以 50～60 岁年龄段最多见，90% 致死性肺栓塞发生在 50 岁以上。

2. 血栓形成　血栓 70%～95% 来源于深静脉血栓，血栓脱落后随血循环进入肺动脉及其分支。原发部位以下肢深静脉为主，如股、深股及髂外静脉，文献报告达 90%～95%，尤行胸、腹部手术，患脑血管意外及急性心肌梗死的患者中深静脉血栓的发生率很高。手术中或手术后 24～48h 内，小腿深静脉内可形成，但活动后大部可消失，其中 5%～20% 该处的血栓可向高位的深静脉延伸，3%～10% 于术后 4～20d 内引起肺栓塞。腋下、锁骨下静脉也有血栓形成，但来自该处的血栓仅 1%。盆腔静脉血栓是妇女肺栓塞的重要来源。静脉血栓形成的基本原因是血流停滞、血液高凝状态及血管壁损伤。常见的诱因是卧床少动、创伤、术后，肥胖超过标准体重的 20%、糖尿病、红细胞增多症、吸烟及某些凝血、纤溶机制的先天性缺陷等。

3. 心脏病　慢性心、肺疾病是肺栓塞的主要危险因素，25%～50% 肺栓塞患者同时有心、肺疾病，特别是心力衰竭伴心房纤颤患者。以右腔血栓最多见，少数亦源于静脉系统。细菌性栓子除见于亚急性细菌性心内膜炎外，亦可由于起搏器感染引起。前者感染性栓子主要来自三尖瓣，偶尔先心病患者二尖瓣赘生物可自左心经缺损分流入右心而到达肺动脉。

4. 肿瘤　在我国为第二位死亡原因，占 35%，以胰腺癌、肺癌、泌尿系癌、结肠癌、胃癌、乳腺癌等较常见。恶性肿瘤并发肺栓塞仅约 1/3 为瘤栓，其余均为血栓。恶性肿瘤患者易并发肺栓塞的原因可能与凝血机制异常有关。故肿瘤患者肺栓塞发生率高，甚至是首发症状。

5. 妊娠和避孕药　孕妇肺栓塞的发生率比同龄未孕妇女高 7 倍，易发生于妊娠的头 3 个月和围产期。服避孕药的妇女静脉血栓形成的发生率比不服药者高 4～7 倍。避孕药能引起凝血因子、血小板、纤维蛋白酶系统的活化。羊水栓塞是分娩期的严重并发症。

6. 其他　长骨、髋骨骨折致脂肪栓塞、空气栓塞、寄生虫和异物栓塞等也有报道。没有明显的促发因素时，还应考虑到抗凝因素减少或纤维蛋白溶酶原激活抑制剂的增加。

（于　蕾）

第二节 病理和病理生理改变

一、病理

肺栓塞可单发也可多发。多部位或双侧性的栓塞更常见。一般认为栓塞更易出现在右侧和下叶，这可能是由于右肺和下叶血流更充沛的关系。栓子可从几毫米至数十厘米，按栓子大小可以分为以下几种：

1. 急性巨大肺栓塞 均为急性发作，肺动脉被栓子阻塞达50%，相当于两个或两个以上的肺叶动脉被阻塞。

2. 急性次巨大肺栓塞 不到两个肺叶动脉受阻。

3. 中等肺栓塞 即主肺段和亚肺段动脉栓塞。

4. 肺小动脉栓塞 即肺亚段动脉及其分支栓塞。

当肺动脉主要分支受阻时，肺动脉即扩张，右心室急剧扩大，静脉回流受阻，产生右心衰竭的病理表现。若能及时去除肺动脉的阻塞，仍可恢复正常，如没有得到正确治疗，并反复发生肺栓塞，肺血管进行性闭塞至肺动脉高压，继而出现慢性肺源性心脏病。血栓溶解几乎伴随着栓塞同时出现，在纤溶系统的作用下，急性肺动脉血栓栓子可在7d至数月内完全或部分溶解。肺梗死与肺栓塞不同，通常无心肺疾患的患者发生肺栓塞后，很少产生肺梗死。这主要是因为肺组织的供氧来自肺动脉、支气管动脉、周围气道。只有当支气管动脉和（或）气道受累时才发生肺梗死。如患者存在慢性心、肺疾病时，即使小的栓子也易发生肺梗死。

二、病理生理

肺栓塞的病理生理改变，不仅取决于栓子的大小、栓塞的部位和程度，同时还取决于患者的神经体液反应状态和基础心肺功能。主要表现在呼吸功能和血流动力学的影响两方面。

1. 呼吸生理改变

（1）肺泡无效腔增加：肺栓塞时被栓塞区域有通气无血流，造成V/Q失调，无灌注的肺泡不能进行有效的气体交换，故肺泡无效腔增大。

（2）通气功能障碍：较大的肺栓塞可引起反射性支气管痉挛，同时5-羟色胺、缓激肽、血小板活化因子等也促进气道收缩，气道阻力明显增加，使肺泡通气量减少，可引起呼吸困难。

（3）肺表面活性物质减少：在栓塞后24h最明显，因不能维持肺泡张力，发生萎陷，肺顺应性下降；肺表面活性物质下降又促进肺泡上皮通透性增加，引起局部或弥漫性肺水肿和肺不张，使通气和弥散功能进一步下降。

（4）低氧血症：由于上述原因，低氧血症常见，并还有V/Q比例失调、动静脉交通支开放和非梗死区血流增加等原因。

（5）对 $PaCO_2$ 的影响：在肺栓塞患者中由于过度通气 $PaCO_2$ 下降，表现为呼吸性碱中毒。

2. 血流动力学改变　血流动力学改变主要决定于下列因素：

（1）血管阻塞的程度。

（2）栓塞前心肺疾病状态。

（3）神经体液因素。

栓子堵塞肺动脉后，受机械、神经反射和体液因素的综合影响，肺血管阻力和肺动脉压增高，约70%的肺栓塞患者肺功脉平均压（MPAP）大于2.67kPa，常为3.33～4.00kPa。当达到5.33kPa时，可发生急性右心衰竭（即急性肺源性心脏病）。当肺血管被阻塞20%～30%时，开始出现一定程度的肺动脉高压；肺血管床被阻塞30%～40%时，MPAP可达4.00kPa以上，右心室平均压可增高；肺血管床被阻塞40%～50%时，MPAP可达5.33kPa，右心室充盈压增加，心脏指数下降；肺血管床被阻塞50%～70%时，出现持续严重的肺动脉高压；阻塞达85%时，出现所谓“断流”现象，可猝死。

（于　蕾）

第三节　临床表现和实验室检查

一、临床表现

肺栓塞的临床症状和体征常常是非特异性的，且变化大，症状轻重与栓子大小、栓塞范围有关，但不一定成正比，往往与原有心肺疾病的代偿能力有密切关系，可从轻症患者的2～3个到严重患者15～16个肺段不等。

（一）症状

最常见的症状有以下几种。

1. 呼吸困难　尤以活动后明显。栓塞较大时，呼吸困难严重且持续时间较长，为不祥之预兆。呼吸频率40～50次/min。

2. 胸痛　小的周围性肺栓塞常有类似胸膜炎性的胸痛，随呼吸运动而加重，占75%左右。较大的栓子可呈剧烈的挤压痛，位于胸骨后，难以忍受，向肩和胸部放射，酷似心绞痛发作，约占4%，可能为冠状动脉痉挛所致。

3. 咯血　多在肺栓塞后24h内发生，量不多，血色鲜红，几日后变为暗红色，占30%。

4. 惊恐　发生率约为55%，原因不清，可能与胸痛或低氧血症有关。

5. 咳嗽　重的或慢性肺栓塞都会出现咳嗽，干咳，无痰。

6. 晕厥　约占13%，小的肺栓塞常有阵发性头晕，这是肺循环功能暂时性失调的反映。急性大块肺栓塞可引起晕厥，这是脑血流降低所致。

（二）体征

1. 一般体征　发热、呼吸加快、心率加快、发绀、黄疸等。

2. 肺部体征　可出现呼吸音减低，哮鸣音，干、湿性啰音，也可有肺血管杂音，其特点是吸气过程杂音增强，部分患者有胸膜摩擦音和胸腔积液的体征。

3. 心脏体征　心动过速往往是肺栓塞患者唯一及持续的体征，肺动脉第二音亢进，胸骨左缘第2肋间闻及收缩期喷射性杂音，颈静脉充盈、搏动、肝颈反流征阳性。

4. 下肢深静脉血栓的检出是诊断肺栓塞的主要体征　可有下肢肿胀、压痛、色素沉着和浅静脉曲张等。

二、实验室检查

1. 动脉血气分析　肺血管床堵塞15%～20%时可出现低氧血症，发生率76%，而且PaO_2可完全正常；93%有低碳酸血症；86%～95%有$P_{(A-a)}O_2$增大，后二者正常是诊断肺栓塞的反指征。

2. 胸部X线检查　无特异性，仅凭X线片不能确诊或排除肺血栓栓塞症，但是对提供疑诊肺血栓栓塞症线索和除外其他疾病具有重要价值。

（1）局部性肺血管纹理变细、稀疏或消失，肺叶透亮度增加。

（2）肺野局部浸润阴影，尖端指向肺门楔形阴影。

（3）肺膨胀不全或肺不张，胸腔积液（少量至中量）。

（4）右下肺动脉干增宽（也可正常或变细）或肺动脉段突出，右心室扩大。

（5）患侧横膈抬高。

3. 心电图　多为一过性，动态观察有助于对本病的诊断。常见的心电图改变是QRS电轴右偏，$S_I Q_{III} T_{III}$型，肺型P波，右心前区导联及Ⅱ、Ⅲ、aVF导联T波倒置，顺钟向转位至V_5，完全性或不完全性右束支传导阻滞。大多数患者心电图正常，或仅有非特异性改变，因此，ECG正常不能排除本病。

4. 核素肺通气及灌注（V/Q）显像　为无创伤性、简便、安全、敏感性较高的方法，主要用于筛查临床疑诊为肺栓塞的患者。灌注显像是用标记药物^{99m}Tc－MAA（人血浆白蛋白聚合颗粒），通过血流到达肺循环，通过扫描可以发现被阻塞的肺动脉供应区放射性分布稀少或缺损，但肺灌注显像的假阳性率较高。如与肺通气显像或X线胸片结合，可明显降低假阳性率，使诊断的准确率达87%～95%。肺血流灌注结合肺通气显像或结合X线胸片对PTE诊断标准如下。

（1）高度可能性：①大于或等于2个肺段的血流灌注稀疏、缺损区，同一部位的肺通气显像与X线胸片均未见异常；或肺血流灌注缺损面积大于肺通气或X线胸片异常的面积。②1个较大面积（1个肺节段的75%以上）和2个以上中等面积（1个肺节段的25%～75%）的肺血流灌注稀疏、缺损区，同一部位的肺通气显像与X片检查正常。4个以上中等面积肺血流灌注稀疏、缺损区，同一部位的肺通气显像和X线胸片检查正常。

（2）中度可能性：①1个中等面积，2个以下较大面积的肺血流灌注稀疏、缺损区，同一部位的肺通气显像和X线胸片正常。②出现在肺下野的血流灌注、通气显像均为放射性分布减低、缺损区，与同一部位X线胸片病变范围相等。③1个中等面积的肺血流灌注，通气缺损区，同一部位的X线胸片检查正常。④肺血流灌注，通气显像均为放射性分布减低、缺损区，伴少量胸腔积液。

（3）低度可能性：①肺多发的“匹配性”稀疏、缺损区，同一部位X线胸片检查正常。②出现在肺上、中叶的肺气流灌注，通气缺损区，同一部位X线胸片正常。③双肺血流灌注、通气显像均为放射性分布减低、缺损，伴大量胸腔积液。④肺血流灌注稀疏、缺损面积小于X线胸片显示阴影的面积，肺通气显像正常或异常。⑤肺内出现条索状血流灌注稀疏、缺损，通气显像正常或异常。⑥4个以上面积较小（1个肺节段的25%以下）的肺血流灌注稀疏、缺损区，通气显像正常或异常，同一部位X线胸片检查正常。⑦非节段性肺血流灌注缺损。

5. 超声心动图　经胸与经食管二维超声心动图能直接显示肺栓塞的征象，前者适用于肺动脉主干及其左右分支栓塞；后者为右室扩大，室间隔左移，左室变小，呈“D”字形，右室运动减弱，肺动脉增宽，三尖瓣反流及肺动脉压增高等。

6. CT肺动脉造影（CTPA）　由外周浅静脉快速注入碘造影剂，造影剂经腔静脉回流，以首次通过的方式使肺动脉显影，通过CT扫描而成像的方法。CTPA通常应用螺旋CT（SCT）或电子束CT（EBCT）进行扫描。由于CTPA检出肺栓塞敏感性与特异型可达95%，多数学者认为CTPA可作为急性PTE临床一线筛查方法。

CTPA还可以做栓塞的定量分析。分析的结果与临床严重程度有很好的相关性，对准确进行临床分型、指导治疗有潜在价值。

CTPA诊断肺栓塞的依据有直接征象和间接征象。

（1）直接征象：指血栓的直接征象，在纵隔窗观察。①管腔部分性充盈缺损：表现为肺动脉及其分支内充盈缺损影，呈圆形，半圆形等。②管腔梗阻：肺动脉及其分支的部分或完全性梗阻。肺动脉及其分支完全闭塞且管腔缩小者为慢性PTE征象。③飘浮症：血栓游离于肺动脉腔内，又称“轨道征”，多为新鲜血栓征象。④马鞍征：条状血栓骑跨于左右肺动脉分支部，呈“马鞍”形充盈缺损，为新鲜血栓征象。⑤管壁不规则：主肺动脉及左右肺动脉管壁不规则，为慢性PTE征象。⑥血栓钙化：为慢性PTE征象，较少见。

（2）间接征象：指造成肺组织心脏，特别是右心房、室和体肺循环的继发改变，在肺窗或纵隔窗观察。①肺血管分布不均匀。②肺实质灌注不均匀形成“马赛克”征。③肺梗死征象。早期为三角形实质变影，反映肺出血，肺不张；中期可以坏死溶解形成空洞；晚期可形成陈旧纤维条索，可并存胸腔积液，膈肌升高。④主动脉增粗，右心室扩大等肺动脉高压征象。⑤右心功能不全的表现——右心房、室增大、腔（奇）静脉扩张，胸腔积液或并存心包积液。⑥胸膜改变，可见胸腔积液等。

7. 磁共振血管造影（MRPA）　二维增强MR血管造影（MRA）是另一种无创性检查方法，用它进行MR肺动脉造影（MRPA）可准确地检出PTE主肺动脉、肺叶及肺段动脉内的栓子，对亚段肺动脉水平的栓子检出能力还有待于进一步研究。MRPA无放射性损害，很少引起过敏反应，使用对比剂［钆——二乙烯三胺五乙酸（Gd-DTPA）］无肾脏不良反应，检查简便，易行、经济，患者无需住院。MR影像显示的形态学改变：①肺动脉增粗或右心室增大。②黑血序列中肺动脉内流空信号消失或出现软组织信号。③亮血序列中肺动脉内有充盈缺损。

MRPA显示的形态学改变：①肺动脉内充盈缺损。②肺动脉分支中断。③血管缺支。④未受累血管扭曲、增粗。

8. 血浆D-二聚体　D-二聚体是交联纤维蛋白在纤溶系统作用下产生的可溶性降解产物，血栓时因血栓纤维蛋白溶解使其增高，D-二聚体对急性肺血栓栓塞症诊断敏感性92%，特异性40%。因手术、肿瘤、炎症感染、组织坏死等情况均升高，若其含量低于500μg/L，可基本除外肺血栓栓塞症。

9. 肺动脉造影（PA）　PA始终被认为是诊断肺栓塞最可靠的方法和“金标准”，其敏感性98%，特异型性95%~98%。征象为肺动脉内有充盈缺损或血管中断；局限性肺叶、肺段血管纹理减少或呈剪枝征象；造影过程中动脉期延长，肺静脉的充盈和排空延迟。作为一种有创性的检查技术，肺动脉造影有一定危险性，因此造影前要权衡利弊，慎重考虑，应严格掌握其适应证。

10. 下肢深静脉检查　肺栓塞的栓子70% ~90%来自下肢深静脉，故下肢深静脉的检查对诊断和防治肺栓塞十分重要。①深静脉造影可清楚显示静脉堵塞的部位、性质、程度、范围和侧支循环以及静脉功能状态，但可致局部疼痛、过敏反应及静脉炎加重，因此传统静脉造影目前已较少应用。②放射性核素静脉造影，与传统静脉造影符合率达90%。③血管超声多普勒检查，准确性为88% ~93%。④肢体阻抗容积图，与静脉造影的符合率为77% ~95%。

（于　蕾）

第四节　诊断与鉴别诊断

一、诊断

凡有可以引起肺栓塞的原因，如外科手术、分娩、骨折、心脏病（尤其是合并心房纤颤）的患者，突然发生呼吸困难、胸痛、咯血、发绀、心悸、休克、晕厥等的症状，而没有其他原因者应考虑有肺栓塞，但有典型肺栓塞征象的患者不多。患者通常仅有一两个提示可能有肺栓塞的症状，如突发“原因不明”的气短，特别是劳力性呼吸困难，当伴有一侧或双侧不对称性下肢肿胀、疼痛者更需考虑有肺栓塞的可能。需进一步做心电图、胸片、核素肺扫描、CT或MR血管造影，必要时行肺动脉造影以明确诊断。

血栓栓塞性疾病的诊断问题一直是近年来的研究热点。在新近完成的PTE诊断前瞻性研究（PIOPED）Ⅱ中，多排螺旋CT肺动脉造影（CTPA）联合CT静脉造影（CTV）诊断PTE的敏感性高于单纯CTA（90% vs 83%）。当临床与CTA结果不符时需作进一步检查。PIOPED Ⅱ的研究者们建议对所有疑诊PTE患者根据临床评估进行分层。D-二聚体检查阴性结合低或中度临床概率可排除PTE。如果通过上述检查PTE不能除外，建议继续行CTPA或CTPA/CTV检查，以CTPA/CTV检查为宜。当临床评估与CTPA检查结果不一致时，建议根据临床评估的结果做进一步检查。对妊娠妇女多数研究者建议首选V/Q扫描。PIOPEDⅠ研究阐明了肺通气灌注扫描在肺栓塞诊断中的价值；PIOPEDⅡ的研究目的则在于着重阐明CTPA/CTV的作用；PIOPEDⅢ研究亦正在进行当中，主要是评价钆增强MRA造影在PE诊断中的特异性和灵敏度。来自PIOPED研究者的推荐意见将对肺栓塞的诊断和治疗带来了巨大的影响。

二、鉴别诊断

肺栓塞主要与下列疾病鉴别。

（1）肺炎：发热、咳嗽、白细胞增多、X线胸片示肺浸润性阴影与肺栓塞相混淆。如能注意较明显呼吸困难，下肢静脉炎，X线胸片显示反复的浸润阴影的呼吸困难，下肺纹理减少以及血气异常等，应疑有肺栓塞，再进一步做肺通气/灌注显像等检查，多可予鉴别。

（2）结核性胸膜炎：约1/3肺栓塞患者可发生胸腔积液，易被诊断为结核性胸膜炎。

但是并发胸腔积液的患者缺少结核病的全身中毒症，胸腔积液常为血性、量少、消失也快，X 线胸片可同时发现吸收较快的肺浸润或梗死等阴影。

（3）术后肺不张：可能与术后并发的肺栓塞相混淆，周围静脉检查正常有助于区别，需要时可做放射性核素肺灌注扫描或可动脉造影以资鉴别。

（4）冠状动脉供血不足：典型者有劳力性心绞痛，而无劳力性呼吸困难。约 19% 的肺梗死可发生心绞痛，原因有：①巨大栓塞时，心输出量明显下降，造成冠状动脉供血不足，心肌缺血。②右心室压力升高，冠状动脉中可形成反常栓塞（或矛盾栓塞）。故诊断冠状动脉供血不足时，如发现患者有肺栓塞的易发因素时，则需考虑肺栓塞的可能性。

（5）夹层动脉瘤：多有高血压病史，疼痛部位广泛，与呼吸无关，发绀不明显，超声心电图检查有助于鉴别。

（6）慢性阻塞性肺疾病合并肺源性心脏病：有时会与慢性栓塞性肺动脉高压混淆，但仔细询问病史，进行肺功能和 $PaCO_2$ 测定两者不难鉴别。如肺动脉高压伴有严重低氧血症，而 $PaCO_2$ 不随之上升甚至降低，肺通气功能、肺容量也大致正常时，应警惕慢性血栓栓塞性肺动脉高压。

（7）原发性肺动脉高压（PPH）：与慢性血栓栓塞性肺动脉高压难以鉴别，但肺灌注显像正常或普遍稀疏有助于 PPH 诊断，最后鉴别有赖于开胸肺活检。

（8）急性心肌梗死、心肌炎、降主动脉瘤破裂、心包填塞、急性左心衰竭、食管破裂、气胸、纵隔气肿、支气管哮喘、骨折、肋软骨炎和高通气综合征等也可表现呼吸困难、胸痛，也应与肺栓塞鉴别。

（于　蕾）

第五节　治疗

治疗原则是对高度疑诊肺血栓栓塞症但不具备确诊条件或病情暂不能进行相关确诊时，在比较充分排除其他疾病的可能，并无显著出血风险的前提下，可考虑溶栓和抗凝治疗，以免延误病情。

1. 一般治疗

（1）严密的生命体征和心电图监测。

（2）大面积肺血栓栓塞症要入住监护病房，绝对卧床，防栓子再次脱落，保持大便通畅。

（3）对症处理疼痛、发热。

2. 呼吸循环支持治疗

（1）吸氧治疗：严重呼吸衰竭时用无创面罩机械通气或气管插管通气，避免气管切开，以免影响溶栓抗凝治疗。

（2）循环治疗：①对右心功能不全，正排血量下降但血压尚正常者给一定的肺血管扩张和正性肌力药物，如多巴酚丁胺和多巴胺。②出现血压下降者可增大多巴酚丁胺和多巴胺的剂量或用间羟胺、肾上腺素治疗。

3. 溶栓治疗　适用于大面积肺栓塞［即因栓塞所致休克和（或）低血压］的病例，对于次大面积肺栓塞，即血压正常但超声心动图显示右室运动功能减退的病例，若无禁忌证可以进行溶栓，对于血压和右室运动均正常的病例不推荐进行溶栓，溶栓的时间窗一般定为14d。

绝对禁忌证有活动性内出血。相对禁忌证有2周内的大手术、分娩、器官活检或不能以压迫止血部位的血管穿刺，2个月内的缺血性脑卒中；10d内的胃肠道出血；15d内的严重创伤；1个月内的神经外科或眼科手术；难于控制的重度高血压（收缩压>180mmHg，舒张压>110mmHg）；近期曾行心肺复苏；血小板计数低于10 000/mm^3；妊娠；细菌性心内膜炎；严重肝肾功能不全；糖尿病出血性视网膜病变等。对于大面积PTE，属上述绝对禁忌证。

主要并发症为出血，溶栓前配血，宜置外周静脉套管针，避免反复穿刺血管。

以下方案与剂量供参考使用。

（1）尿激酶：负荷量4 400IU/kg，静脉推注10min，随后以2 200IU/（kg·h），持续静脉滴注12h，另可考虑2h溶栓方案；以20 000IU/kg量持续滴注2h。

（2）链激酶：负荷量250 000IU，静脉注射30min，随后以100 000IU/h，持续静脉滴注24h。链激酶具有抗原性，故用药前需肌注苯海拉明或地塞米松，以防止过敏反应。

（3）rt－PA：50～100mg持续静脉滴注2h，使用尿激酶、链激酶溶栓期间勿用肝素。对以rt－PA溶栓时是否需停用肝素无特殊要求。溶栓治疗结束后，应每2～4h测定一次凝血酶原时间或活化部分凝血酶时间（APTT）。

4. 抗凝治疗　当APTT水平低于正常值的2倍，即应重新开始规范的肝素治疗。为PTE的基本治疗方法，抗凝药物主要有肝素、低分子肝素和华法林（warfarin）。抗血小板药物的抗凝作用尚不能满足PTE或DVT的抗凝要求。

（1）肝素：临床疑诊PTE时，即可使用肝素或低分子肝素进行有效的抗凝治疗。应用肝素/低分子肝素前应测定基础APTT、凝血酶原时间（PT）及血常规（含血小板计数，血红蛋白）；注意是否存在抗凝的禁忌证，如活动性出血、凝血功能障碍、未控制的严重高血压等。对于确诊的PTE病侧，大部分为相对禁忌证。普通肝素的推荐用法：予3 000～5 000IU或按80IU/kg静推，继之以18IU/（kg·h）持续静脉滴注。在开始治疗后的最初24h内每4～6h（常为6h）测定APTT，根据APTE调整剂量，尽快使APTT达到并维持于正常值的1.5～2.5倍。达稳定治疗水平，改每天测定APTT一次。使用肝素抗凝务求有效水平。若抗凝不充分将严重影响疗效并可导致血栓复发率的显著增高。

肝素亦可用皮下注射方式给药，一般先予静注负荷量3 000～5 000IU，然后按250IU/kg剂量每12h皮下注射一次。调节注射剂量使在下一次注射前1h内的APTT达到治疗水平。

APTT并不是总能可靠地反映血浆肝素水平或抗栓效果。若有条件测定血浆肝素水平，使之维持0.2～0.4IU/ml（鱼精蛋白硫酸盐测定法）或0.3～0.6IU/ml，作为调整肝素剂量的依据。

肝素可能会引起血小板减少症，若血小板持续降低达30%以上，或血小板计数<100 000/mm^3，应停用肝素。

（2）低分子肝素（LMWH）：不需监测APTT和调整剂量，但对过度肥胖者或孕妇监测血浆抗Xa因子活性，并据调整用量。

法安明：200anti－XaIU/（kg·d）皮下注射。单次剂量不超过18 000IU。

克赛：1mg/kg皮下注射12h 1次；或1.5mg/（kg·d）皮下注射，单次总量不超过 180mg。

速避凝：86anti－XaIU/（kg·d）皮下注射。

肝素或低分子肝素须至少应用 5d，对大面积 PTE 或髂股静脉血栓，肝素约需至 10d。

华法林：可以在肝素开始应用后的第 1～3d 加用。初始剂量为 3.0～5.0mg。由于肝素需至少重叠 4～5d，当连续两天测定的国际标准化比率（INR）达到 2.5（2.0～3.0）时或 PT 延长至 1.5～2.5 倍时，即可停止使用肝素，单独口服华法林治疗。疗程至少 3～6 个月。对于栓子来源不明的首发病例，需至少给予 6 个月的抗凝；对癌症、抗凝血酶Ⅲ缺乏、复发性静脉血栓栓塞症、易栓症等，抗凝治疗 12 个月或以上，甚至终生抗凝。妊娠期间禁用华法林，可用肝素或低分子量肝素治疗。

5. 其他　肺动脉血栓摘除术，经静脉导管碎解和抽吸血栓，静脉滤器。

（于　蕾）

第二十一章　肺源性心脏病

第一节　急性肺源性心脏病

急性肺源性心脏病（aceute pulmonale，acute pulmonary heart disease），简称急性肺心病，是指主要来自静脉系统或右心的栓子进入肺循环，引起肺动脉主干或其分支的广泛栓塞，并伴发广泛肺动脉痉挛，使肺循环受阻，肺动脉压急剧升高，超越右心所能负荷的范围，从而引起右心室急剧扩张和急性右心衰竭。大块肺动脉栓塞尚可引起猝死。其中肺血栓栓塞症（pulmonary thromboembolism，PTE）是最常见的一种。

一、病因

急性肺心病病因较多，最常见于急性大面积肺梗死，而严重肺动脉血栓栓塞是最常见原因，栓子的主要来源有周围静脉栓塞，常见栓子来源有髂外静脉、股静脉、深股静脉、腘静脉，其次为生殖腺静脉（卵巢或睾丸静脉）、子宫静脉、盆腔静脉丛、大隐静脉等，以下肢深部静脉栓塞和盆腔静脉血栓形成或血栓性静脉炎的血栓脱落为常见。久病或手术后长期卧床、静脉曲张、右心衰竭、静脉内插管、红细胞增多症、血小板增多症、抗凝血酶的缺乏等引起的高凝状态所致血流淤滞，静脉炎后等致静脉管壁损伤均易致血栓形成。盆腔炎、腹部手术、分娩为促进局部静脉血栓形成与血栓性静脉炎的重要因素。肺、胰腺、消化道和生殖系统的肿瘤易合并肺血栓。这与肿瘤细胞产生激活凝血系统的物质（组织蛋白，组织蛋白酶）有关。其次右心血栓可导致急性肺心病，血栓可来自右心房，如长期心房颤动，右心房的附壁血栓脱落；来自右心室，如心肌梗死波及右心室心内膜下引起附壁血栓脱落时；还有心内膜炎时肺动脉瓣或三尖瓣的赘生物脱落引起肺动脉栓塞。此外，空气栓塞也占一定比例，系心血管手术、肾周空气造影、人工气腹等，因操作不当，空气进入右心腔或静脉所致的气栓。空气栓塞为目前造成非血栓肺栓塞的常见原因。还有癌栓、脂肪栓塞及其他（如细菌性心内膜炎、动脉内膜炎、化脓性静脉炎后的菌栓；分娩时羊水栓塞；急性寄生虫病有大量成虫或虫卵进入肺循环引起的广泛的肺动脉栓塞）。口服避孕药亦是导致肺动脉栓塞的危险因素。

二、病理

常见肺血栓栓塞症（PTE）病理表现为大块栓子或多个栓子阻塞在肺总动脉，骑跨在左、右肺动脉分叉处或分别阻塞左、右肺动脉。有时栓子向右心室延伸至阻塞部分肺动脉瓣。右心室扩大，其心肌及左心室心肌，尤其是心内膜下心肌，可能因休克或冠状动脉反射性痉挛引起严重缺氧而常有灶性坏死。PTE 可以是单发的，但多发或双侧性的栓塞更为常见，其成因可能是血栓反复脱落或新鲜血栓在通过心腔或进入肺动脉后由于机械和（或）

纤溶作用，破碎成多个较小的血栓。常见表现为下肺多于上肺，特别好发于右下叶肺，约达85%，这与血流及引力有关。若纤溶机制不能完全溶解血栓，24h 后栓子的表面即逐渐为内皮样细胞被覆，2～3 周后牢固贴于动脉壁，血管重建。早期栓子退缩，血流再通的冲刷作用，覆盖于栓子表面的纤维素、血小板凝集物及溶栓过程，都可以产生新栓子进一步栓塞小的血管分支。栓子是否引起肺梗死由受累血管大小、栓塞范围、支气管动脉供给血流的能力及阻塞区通气适当与否决定。肺梗死（pulmonary infarction）多发生在下叶，尤其在肋膈角附近，常呈楔形，其底部在肺表面略高于周围的正常肺组织，呈红色。梗死区肺表面活性物质减少可导致肺不张。胸膜表面常见渗出，产生血性或浆液性胸腔渗液，1/3 为血性。存活者梗死处坏死组织逐渐被吸收，最后形成瘢痕。

脂肪栓塞多见于严重创伤或骨折后，尤其是长骨（如股骨干骨折）或骨盆多发性骨折、严重挫伤、挤压伤造成脂肪组织大面积损伤以及骨髓碎片或脂肪颗粒进入静脉血流，经过右心进入肺微小动脉或毛细血管所致。除脂肪滴机械阻塞外，尚存在继发性化学炎症反应机制。栓塞部位的中性脂肪在被激活的脂肪酶的作用下，释放出活性游离脂肪酸，刺激局部肺间质，发生生物化学性炎症反应，损伤毛细血管和肺泡，引起肺组织水肿、缺血、缺氧、出。血甚至肺不张，严重者发生急性呼吸窘迫综合征（ARDS）。

羊水栓塞主要见于分娩过程中。在某些病理因素作用下，羊水中的胎儿产物如胎粪、鳞状上皮、毛发、胎脂、黏液等，通过有缺陷的子宫肌层或胎盘附着部位的静脉窦、破裂的宫颈内膜静脉，进入母体循环所致。胎盘早剥、胎膜破裂及早破水为此提供了通路。使用过量催产药物后宫内高压为羊水进入血循环提供了条件。羊水栓塞引起肺栓塞不完全是羊水中的有形成分引起的机械阻塞，而羊水入血后激发的一系列炎症、血管活性物质释放和过敏样反应可能是最重要的机制。

空气栓塞是内科穿刺等治疗和外科手术的严重并发症之一，少数可由外伤引起。空气栓塞又分为动脉型和静脉型两种。动脉型空气栓塞主要是由于空气进入左心房、左心室和周围动脉系统而引起的栓塞；静脉型空气栓塞主要是由于空气进入周围静脉、右心和肺动脉系统，经血液搅拌为泡沫状，严重阻碍右心室及肺动脉血流，可造成急性右心衰竭，甚至死亡，少量气泡可通过肺小动脉、毛细血管或肺内动静脉吻合支进入体循环，到达心脏、脑、肾等。

三、临床表现

（一）常见症状和体征

1. 症状　发生大块栓塞或多发性梗死时，患者起病急骤，常突然发生不明原因呼吸困难、气促、发绀、剧烈咳嗽、窒息感、心悸和咯血。其中呼吸困难严重且持续时间长，呼吸困难的特征是浅而速，呼吸频率 40～50 次/min。咯血常为小量咯血，每次数口到 20～30ml。大咯血少见。重者有烦躁不安、神志障碍、惊恐甚至濒死感。发作时因伴脑供血不足，有伴昏厥（亦可为 PTE 的唯一或首发症状）。

病变累及胸膜时，因栓塞部位附近的胸膜有纤维素性炎症，可出现剧烈胸膜炎性胸痛并放射至肩部，与呼吸有关，据此可判断肺栓塞的部位。

临床上有时出现所谓肺梗死三联征，即同时出现呼吸困难、胸痛及咯血，但仅见不足30%的患者。

肺梗死后综合征（postpulmonary infarction syndrome）：一般肺血栓后 5 ~ 15 天可出现类似心肌梗死后综合征，如有心包炎、发热、胸骨后疼痛、胸膜炎、白细胞增多及血沉快等。

2. 体征

（1）肺部体征：常见呼吸急促；肤色苍白或发绀，肺大块梗死区域因肺不张、心力衰竭、肺泡表面活性物质丧失致毛细血管渗透性改变，因此常可闻及细湿啰音。神经反射及介质作用可引起小支气管的痉挛、间质水肿等，使肺部出现哮鸣音。叩诊浊音，呼吸音减弱，或有哮鸣音和（或）细湿性音，如肺梗死病变累及胸膜可闻及胸膜摩擦音或有胸腔积液体征。偶在肺部听到一连续或收缩期血管杂音，且吸气期增强，系因血流通过狭窄的栓塞部位引起湍流所致，也可发生于栓子开始溶解时。

（2）心脏体征：心动过速往往是肺栓塞的唯一及持续的体征。大块肺栓塞患者，右心负荷剧增，心浊音向右扩大，心底部肺动脉段浊音可增宽，可伴明显搏动，肺动脉瓣区第二音亢进及分裂，有响亮收缩期喷射性杂音伴震颤，可有舒张期杂音及奔马律，吸气时增强，若用 Valsalva 方法检查时，即减轻或消失。当有心搏出量急骤下降时，肺动脉压也下降，肺动脉第二音可不亢进。脉细速，血压低或测不到，心率增快，心前区奔马律、阵发性心动过速、心房扑动或颤动等心律失常。

（二）非典型表现

1. 心脏骤停　老年人急性肺心病可出现心脏骤停。

2. 症状不典型　无咯血胸痛，仅表现为胸闷与气短。

3. 其他体征　可伴发热，早期可有高热，低热持续一周或一周以上。右心衰竭时，颈静脉怒张，肝大并有疼痛及压痛。急性期下肢水肿多不明显。如有横膈胸膜炎或充血性脏器肿大时可伴有急性腹痛。

四、诊断

（一）实验室检查

1. 血浆 D－二聚体测定　血浆 D－二聚体的快速测定对血栓栓塞性疾病具有早期诊断价值，能够反映疾病的发展变化、严重程度，了解血栓形成过程，估计抗凝、溶栓治疗效果和预后。血浆 D－二聚体诊断肺血栓栓塞症的敏感度高达 92% ~100%，但特异度较低，仅 40% ~43%。血浆 D－二聚体如小于 500μg/L 提示无肺栓塞存在。但病程长又无新的血栓形成时，血浆 D－二聚体可不高；外伤、手术、心血管病、肿瘤、炎症、高龄等因素可使其升高，故血浆 D－二聚体测定最好用于疑似肺血栓栓塞症而不合并急性全身疾病的患者，应当结合其他临床资料综合分析。

2. 动脉血气分析　常表现低氧血症，低碳酸血症，PaO_2 平均为 8.3kPa（62mmHg），原有心肺疾病的患者肺栓塞时 PaO_2 更低，但 PaO_2 无特异性，无低氧血症也不能排除肺栓塞。部分患者的血气结果可以正常。

（二）器械检查

1. 心电图

（1）常见心电图表现：心电图检查主要表现为急性右心室扩张和肺动脉高压，典型的心电图表现：①电轴显著右偏，极度顺钟向转位，右束支传导阻滞。②Ⅰ、aVL 导联 S 波加深，Ⅲ、aVF 导联出现 Q 波，T 波倒置。③肺型 P 波。④Ⅰ、Ⅱ、Ⅲ、aVL、aVF 导联 S－T 段降低，aVR 导联和右胸导联 R 波常增高，右侧心前区导联 T 波倒置。⑤胸导联过渡区左移，可出现房性或室性心律失常，完全性或不完全性右束支传导阻滞。这些变化可在起病 5～24h 出现，如病情好转，数天后消失。对心电图改变，需动态观察。心电图检查也是鉴别急性心肌梗死的重要方法。

（2）非典型心电图表现：V_1～V_3 导联 ST 段弓背向上抬高，V_5～V_6 导联 ST 段轻度下移。

QRS 电轴多数右偏，少数也可左偏（≤－30°），或出现 $S_Ⅰ S_Ⅱ S_Ⅲ$ 征和顺钟向转位。

2. 胸部 X 线

（1）常见表现：由于肺栓塞的病理变化多端，所以 X 线表现也是多样的，应连续做胸部 X 线检查。

1）肺梗死发病后 24h，肺梗死形成早期，X 线检查可无特殊发现，或仅见肋膈角模糊，一侧肺门阴影加深及同侧膈肌上升及呼吸幅度减弱等间接征象。

2）发病 1～2 天后：肺梗死已甚明显，常见改变如下：

A. X 线发现肺门阴影和肺血管影可较正常为宽，但当一个较大的肺叶或肺段动脉栓塞时，X 线表现为周围肺动脉阴影可有局部变细，阻塞区域的肺纹理减少，以及局限性肺野的透亮度增加。多发性肺动脉有小的 PTE 可引起普遍性肺血流量减少，因此显示肺纹理普遍性减少和肺野透亮度的增加。

B. 心影向两侧扩大，伴上腔静脉及其静脉增宽。

C. 肺梗死区呈卵圆形或三角形密度增高影，底部向外与胸膜相连，可有胸腔积液影像。两肺多发性肺栓塞时，其浸润阴影颇似支气管肺炎。

D. 肺动脉高压征象较大的肺动脉或较多肺动脉分支发生栓塞时，由于未被栓塞的肺动脉内血流量突然增加，高度充血及扩张，肺动脉段明显扩大突出。尤其在连续观察下，若右下肺动脉逐渐增粗，横径大于 15mm，则诊断意义更大。一般扩张现象在发病后 24h 出现，2～3 天达最大值，持续约 1～2 周。另一个重要征象是外围的肺纹理突然变纤细，或突然终止，如“残根”样。

E. 一侧或双侧横膈抬高：发生率为 40%～60%；胸膜增厚、粘连、少量胸水；盘状肺不张。

F. 特异性 X 线表现：Hampton 驼峰征：即肺内实变的致密区呈圆顶状，顶部指向肺门，常位于下肺肋膈角区。另为 westermark 征：栓塞近侧肺血管扩张，而远侧肺血管纹理缺如。

（2）非典型影像表现：急性肺心病主要原因为肺动脉栓塞，肺栓塞影像表现可不典型，可表现为双下肺球形阴影，与肺炎性假瘤、结核球、肺癌相似，广泛肺栓塞表现似支气管肺炎。可出现多发性腔隙性胸腔积液。

3. CT 肺血管成像　CT 肺血管成像（CTPA）不仅可以直接看到血栓和血流阻断，而且有助于排除其他胸部疾病，因而大大提高了诊断正确率。主要发现肺动脉或其分支堵塞呈“截断”现象，或管腔不规则充盈缺损征象者提示肺栓塞。在诊断主干肺动脉和叶干肺动脉上发生的大块时，特异性和敏感性超过 95%，而非确定性诊断率仅为 3%～10%。但由于分辨率的限制，仅能可靠地显示肺动脉 2～4 级分支，即便通过采用薄层和多方位重组提高了肺段及肺亚段动脉血栓的显示率，但由于支气管的变异性较大，对亚段及亚段以下动脉的血栓显像存在局限性，同时由于需要迅速推注造影剂，也限制了该检查的应用范围，在原有心功能不全或肾功能不全患者中应用需慎重。

4. 肺动脉造影

（1）常见表现：肺动脉造影（conventional pulmonary angiography，CPA）是目前诊断肺动脉栓塞最可靠的方法，其敏感度约为98%，特异度为95% ~98%。可以确定阻塞的部位及范围，若辅以局部放大及斜位摄片，甚至可显示直径0.5mm血管内的栓子，一般不易发生漏诊，假阳性很少。肺栓塞时的肺动脉造影的X线最有价值的征象是：①血管腔内充盈缺损：肺动脉内有充盈缺损或血管中断对诊断肺栓塞最有意义。②肺动脉截断现象：为栓子完全阻塞一支肺动脉后而造成的。③某一肺区血流减少：一支肺动脉完全阻塞后，远端肺野无血流灌注，局限性肺叶、肺段血管纹理减少或呈剪枝征象。④肺血流不对称：栓子造成不完全阻塞后，造影过程中，动脉期延长，肺静脉的充盈和排空延迟，未受累血管增粗、扭曲，为血流再分配所致。⑤肺动脉高压征象：中心肺动脉增宽，段以下分支变细，右心增大。肺动脉造影有一定危险，特别是并发严重肺动脉高压和急性肺心病者危险性更大。

（2）非典型表现：CPA易将重叠血管结构误诊为肺栓塞，或难以辨认未完全阻塞的血管，加用数字电影血管造影，可使重叠结构在相对运动中观察更清楚，并可见到往返运动的栓子及造影剂在栓子旁流过的情况，以提高诊断率。

5. 超声心动图

（1）常见表现：由于超声心动图敏感性较低，且难以发现肺动脉远端的栓子，故对肺动脉的诊断价值有限，但其快速、便捷、无创，并可以在急诊室或重症监护病房进行床旁检查，在对急危患者的诊断和病情评估中占有重要地位，且能够除外其他心血管疾患。

经胸部或经食管二维超声心动图可以直观地看到位于右心房血栓、活动蛇样运动的组织和不活动无蒂极致密的组织，若同时患者临床表现符合急性肺栓塞，则可以做出诊断；或右心发现肺动脉近端的血栓也可确定诊断。此为直接征象，直接检出肺动脉内栓子并评估其位置、阻塞程度、累及范围，有利于制订治疗方案。

间接征象提示急性肺栓塞有：①心腔内径改变：右心室和右心房扩大，尤以右心室增大显著；室间隔左移、左心室内径变小和运动异常等。多数病例的左心室前后径小于40mm，反应肺栓塞造成的左心充盈不良。RV/LV的比值明显增大。右室壁局部运动幅度降低。②室壁运动异常：室间隔运动异常，表现为左心室后壁的同向运动，其幅度常大于其他原因造成的室间隔的异常运动，随呼吸变化幅度增大；右心室游离壁功能异常，右心血流动力学改变、不能解释的右心舒张功能障碍。③三尖瓣环扩张伴少至中量的三尖瓣反流。④肺动脉高压：M超声显示肺动脉瓣曲线a波浅至消失，CD段切迹；二维图像上肺动脉增宽，肺动脉瓣关闭向右室流出道膨凸；近端肺动脉扩张内径增加、明显的三尖瓣反流等。

（2）非典型表现：有些部位的栓子常难以发现。但超声心动图检出率较低，主要原因是：①经胸超声仅能显示左、右肺动脉主干，不能显示其远端分支，位于叶、段动脉内的血栓无法观察。②该病例新鲜陈旧血栓混合，新鲜血栓回声若趋近于无回声区则不能识别。

6. 放射性核素肺扫描

（1）常见表现：放射性核素肺扫描是临床无创伤性、对肺动脉栓塞诊断价值较高的常用技术。肺灌注扫描常用^{99m}锝标记的人体白蛋白微粒静脉注射，几乎全部放射性颗粒都滞留在肺毛细血管前小动脉，放射性核素的分部与肺血流量呈比例。肺栓塞者肺灌注扫描的典型所见是呈肺段分布的灌注缺损，不呈肺段分布者诊断价值有限。肺灌注扫描正常者基本可排除肺动脉栓塞。一般可将扫描结果分为三类。①高度可能：其征象为至少1个或更多叶、段的局部灌注缺损，而该部位通气良好或X线胸片无异常。②正常或接近正常。③非诊断性异常：其征象介于高度可能与正常之间，需要做进一步检查，包括下列检查策略：D－二聚体测定和临床可能性评估、一系列下肢检查、肺螺旋CT、肺动脉血管造影等。结果呈高度可能具有诊断意义。

（2）非典型表现：值得注意的是，单独灌注显像缺乏特异性，由于某些疾病，如肺炎、肺不张、气胸及慢性阻塞性肺疾病等，当通气降低时，肺血流灌注也降低。肺实质性病变，如肺气肿、结节病、支气管肺癌及结核等也可引起通气及灌注的降低。因此，上述灌注的缺损并非特异性，仍需有肺通气显像，让患者吸入^{133}Xe等放射性气体，也可用放射性气溶胶发生器，将^{99m}Tc－MAA的某些药物（植酸钠）雾化成放射性气溶胶让患者吸入，沉着于肺泡，然后体外显像，以反映气道的通畅情况。此外检查时机、显像是否为同期进行均可影响结果的分析。

（三）诊断

急性肺源性心脏病的诊断是比较困难的，在临床工作中易忽略及误诊，如不及时诊断，往往使患者失去了抢救时机。在诊断过程中应注意以下几点。

（1）发现可疑患者，根据突然发病剧烈胸痛、与肺部体征不相称的呼吸困难、发绀、心悸、昏厥和休克，尤其发生于长期卧床、手术后、分娩、骨折、肿瘤、心脏疾病（尤其合并心房纤颤）、肥胖及下肢深静脉炎等患者，应考虑肺动脉大块栓塞引起急性肺源性心脏病的可能；排除急性心肌梗死、降主动脉瘤破裂或夹层动脉瘤、急性左心衰竭、食管破裂、气胸等。

（2）对可疑患者进一步检查，结合肺动脉高压的体征，急性右心衰竭的临床表现及心电图、X线检查结果，可以初步诊断。高分辨CT或（和）放射性核素肺灌注扫描检查和选择性肺动脉造影可以诊断栓塞的部位和范围。

（四）鉴别诊断

鉴别诊断急性肺源性心脏病的临床表现为非特异性，与其他许多疾病的临床表现相类似，因此临床已发现的可疑患者必须做进一步的鉴别诊断。

1. 常见表现

（1）心肌梗死：疼痛在胸骨后呈压榨性或窒息性，并有一定放射部位，疼痛与呼吸无关，除有肺水肿外，一般无咯血，不出现肺实变体征，部分病例有心包摩擦音、血清转氨酶明显升高、心电图出现特征性改变，出现异常Q波，且不易消失。

（2）细菌性肺炎：可有与肺梗死相似的症状和体征，如呼吸困难、胸膜痛、咳嗽、咯血、心动过速、发热、发绀、低血压、X线表现也可相似。但肺炎有寒战、脓痰、菌血症等。

（3）胸膜炎：约1/3的肺栓塞患者可发生胸腔积液，易被诊断为结核性胸膜炎。但是并发胸腔积液的肺栓塞患者缺少结核病的全身中毒症状，胸腔积液常为血性、量少，消失也快。

2. 非典型表现

（1）癫痫：部分大面积 PTE 表现为癫痫样发作，而且病程长者可因下肢深静脉血栓长期慢性脱落，造成反复的癫痫样小发作，往往被误诊为癫痫而长期服用抗癫痫药。但这些患者一般较年轻，既往没有癫痫病史或诱因，往往存在 PTE 的危险因素，如下肢深静脉血栓形成、手术、骨折等。癫痫样发作考虑与大块血栓栓子严重阻塞中心肺动脉，导致呼吸衰竭引起严重低氧血症、呼吸性酸中毒及 PTE 导致右心衰引起脑部低灌注有关。对突然出现的不能解释的癫痫样发作，同时伴有严重低氧血症、心动过速，呼吸急促的患者，应警惕 PTE 的可能。

（2）主动脉夹层动脉瘤：急性 PTE 患者剧烈胸痛、上纵隔阴影增宽（上腔静脉扩张引起），伴休克、胸腔积液时要与主动脉夹层动脉瘤相鉴别，后者多有高血压病史，起病急骤，疼痛呈刀割样或撕裂样，部位广泛，与呼吸无关，发绀不明显，患者因剧烈疼痛而焦虑不安，大汗淋漓，面色苍白，心率加快，多数患者血压同时升高。有些患者临床上有休克表现，但血压下降情况与病情轻重不平行，同时可出现夹层血肿的压迫症状和体征。病变部位有血管性杂音和震颤，周围动脉搏动消失或两侧脉搏强弱不等；如主动脉夹层累及主动脉瓣，可引起急性主动脉瓣关闭不全的症状和体征。超声心动图可进行鉴别。

（3）高通气综合征：又称焦虑症。呈发作性呼吸困难、胸部憋闷、垂死感；情绪紧张或癔症引起呼吸增强与过度换气，二氧化碳排出增加，动脉血气常呈呼吸性碱中毒，心电图可有 T 波低平或倒置等，需与急性 PTE 相鉴别。高通气综合征常有精神心理障碍，情绪紧张为诱因，较多见于年轻女性，一般无器质性病变，症状可自行缓解和消失，动脉血气虽有 $PaCO_2$ 下降，但氧分压正常可行鉴别。

五、治疗

（一）血栓性肺栓塞的治疗

1. 用药方法　大块肺动脉栓塞引起急性肺源性心脏病时。必须紧急处理以挽救生命。治疗措施包括：①给予氧气吸入。②抗休克治疗，可用多巴胺 20 ~ 40mg 加入 200ml 5% 葡萄糖溶液中静脉滴注，目前常用多巴酚丁胺 5 ~ 15μg/（kg · min）静脉滴注。③胸痛可用罂粟碱 30 ~ 60mg 皮下注射或哌替啶 50mg 或吗啡 5mg 皮下注射以止痛及解痉。④心力衰竭时用快速强心药物。⑤溶栓疗法和抗凝治疗，美国食品药品管理局批准的是：链激酶负荷量 30min 25 000IU，继而 100 000IU/h，维持 24h 静脉滴注；尿激酶负荷量 10min 2 000IU/1b（磅）静脉滴注，继而每小时 2 000IU/1b（磅）维持 24h 静脉滴注；重组组织型纤溶酶原激活剂 2h 100mg，静脉滴注。国内常用尿激酶 2 ~ 4h 20 000IU/kg 静脉滴注；重组组织型纤溶酶原激活剂 2h 50 ~ 100mg，静脉滴注。溶栓主要用于两周内的新鲜血栓栓塞。溶栓治疗结束后继以肝素或华法林抗凝治疗。对小的肺动脉栓塞也可只用肝素抗凝治疗。

2. 治疗矛盾　溶栓治疗急性肺栓塞可以：①通过溶解血栓，可迅速恢复肺灌注，逆转血流动力学的改变，及早改善肺的气体交换。②通过清除静脉血栓，减少肺栓塞的复发。③快速而完全地溶解栓子，可减少慢性肺栓塞和慢性肺动脉高压的发生。④通过以上各种机制，溶栓治疗可以降低肺栓塞的发病率和病死率。但溶栓治疗的主要并发症为出血、过敏反应、溶栓后继发性栓塞（如心、脑、肺等）等。溶栓治疗存在一定危险，是治疗上的矛盾，在治疗上如何评估治疗中出血及继发性栓塞的危险性，是临床上需要探讨的问题。

3. 对策　为探讨溶栓的恰当性，有关专家把急性肺栓塞患者分为两类：①出现休克或出现机体组织灌注不足（包括低血压、乳酸性酸中毒、心搏出量减少）的肺栓塞。②血流动力学稳定的肺栓塞。对于后组患者，已有足够的证据表明，溶栓治疗较之单独应用肝素治疗并不能减少患者的病死率和肺栓塞的复发率，且溶栓可明显增加出血的危险性，所以不推荐溶栓治疗。对于前组患者，除非有绝对的禁忌证，此类患者均应接受溶栓治疗，因为溶栓治疗已被反复证明具有减少栓子负荷、提高血流动力学参数和患者存活率的优势。但在溶栓治疗 PTE 时应注意：①溶栓应尽可能在 PTE 确诊的前提下慎重进行。②严格根据溶栓适应证及禁忌证筛选溶栓病例。③提倡溶栓药物剂量个体化。④用药前充分评估出血及继发性栓塞的危险性，必要时应配血，做好输血准备。⑤溶栓中严密观察，溶栓前宜留置外周静脉套管针，以方便溶栓中取血监测，避免反复穿刺血管。⑥溶栓后继续观察，绝对卧床 3 周。⑦绝对卧床 1 周后，血液处于高凝状态时应高度警惕血栓栓塞的可能。

急性 PTE 溶栓治疗的注意事项：溶栓前用一套管针做静脉穿刺，保留此静脉通道至溶栓结束后第 2 天，此间避免做静脉、动脉穿刺和有创检查。为预防不测，溶栓前需验血型及备血，输血时要滤出库存血块。准备新鲜冷冻血浆和对抗纤溶酶原活性的药物，如氨基己酸、对羧基苄胺等。一般小量出血者可不予处理，严重出血时即刻停药，输冷沉淀和/或新鲜冷冻血浆及给予对羧基苄胺或氨基己酸等。颅内出血请神经外科医师紧急会诊。

对血流动力学稳定的急性肺栓塞可行抗凝治疗。

肺动脉血栓摘除术：适用于经积极的保守治疗无效的紧急情况，要求医疗单位有施行手术的条件与经验。患者应符合以下标准：①大面积 PTE，肺动脉主干或主要分支次全堵塞，不合并固定性肺动脉高压者（尽可能通过血管造影确诊）。②有溶栓禁忌证者。③经溶栓和其他积极的内科治疗无效者。

经静脉导管碎解和抽吸血栓：用导管碎解和抽吸肺动脉内巨大血栓或行球囊血管成形，同时还可进行局部小剂量溶栓。适应证：肺动脉主干或主要分支大面积 PTE 并存在以下情况者：溶栓和抗凝治疗禁忌；经溶栓或积极的内科治疗无效；缺乏手术条件。

（二）非血栓性肺栓塞的治疗

1. 脂肪栓塞（fasembolism，FES）　到目前为止，尚无特效治疗手段，主要是支持和对症治疗。自从 1966 年首次应用糖皮质激素治疗 FES 以来，临床已广泛使用该类药物治疗且取得较好的疗效。早期给予肾上腺皮质激素可减轻生物化学性炎症反应、降低血管通透性、减轻间质肺水肿，缓解脂肪栓塞的严重程度。出现 ARDS 或病情危重者，可给予大剂量、短疗程（连用 3 ~5 天）激素治疗，及时给予氧疗和呼吸支持，建立人工气道，给予辅助正压通气或呼气末正压通气，并保护脑功能，防止各种并发症的发生。肝素治疗疗效不确切，选择时应慎重。有报道静脉输注白蛋白可通过与血中游离脂肪酸结合，降低血中脂肪酸水平，有助于减轻脂肪酸炎症反应。有条件者可应用抑肽酶注射治疗。

2. 羊水栓塞　治疗原则主要是针对羊水栓塞的病理生理特点给予血流动力学支持，针对凝血功能障碍给予成分输血。具体措施包括抗过敏、抗休克、减轻肺动脉高压、缓解呼吸困难、纠正心力衰竭、补充血容量、确保输液通道（要有 2 条以上的输液通道）、纠正酸中毒、保护肾脏功能，肝素的使用要视病情而定，凝血功能障碍早期可用肝素，至出现纤溶现象时可增加补充纤维蛋白原和新鲜血或新鲜血浆，吸氧、呼吸机辅助呼吸，对症和支持治疗。产后大出血不能控制，应果断切除子宫，避免子宫血窦中的羊水栓子进一步释放至血液而加重子宫出血，即使在休克状态下也要创造条件果断进行手术。凡分娩期间在疑似羊水栓塞患者外周血中找到羊水成分，应高度怀疑有羊水栓塞可能，并给予重视，及早采取抢救措施，挽救患者生命。

3. 空气栓塞　治疗原则是排除心腔内的气体和防止空气继续进入。发现栓塞应立即终止手术操作，让患者取左侧卧位和头低足高位。头低足高位有利于患者在吸气时增加胸膜腔内压力，以减少进入静脉的气体量；左侧卧位使肺动脉位置低于右心房、右心室，以尽可能使空气局限于右心房的上侧壁，偏离右心室出口处，以迅速解除血流停滞。空气量较多者，还可取头、胸低位，通过穿刺针或导管进入右心房与上腔静脉交界下 2cm 处将空气吸出。病情稳定后可考虑进行高压氧治疗以改善循环和脑功能，并促进血管内空气泡的排出。有报道静脉推注 32% 乙醇溶液 20 ~40ml 可有效地减少或消除气栓。血液灌注对空气栓塞也有一定效果。

（王林梅）

第二节　慢性肺源性心脏病

慢性肺源性心脏病（chronic cor pulmonale）简称慢性肺心病。

一、流行病学

慢性肺心病在我国属常见病、多发病，其发病率随年龄增长而增高，男女发病比例无显著差异，40 岁以上人群患病率较 40 岁以下人群高，吸烟者较不吸烟者高，寒冷地区较温暖地区高，高原山区较平原高，农村较城市高，居住条件差，空气污染严重地区患病率增高。从肺部基础疾病发展为肺心病，一般需 10 ~20 年的过程（约占 75.2%），亦有短至 1 年或长达 50 年者。急性发作以冬、春季多见，急性呼吸道感染为导致心肺功能衰竭的主要诱因。

二、病因

引起慢性肺心病的原发疾病可归纳为以下几种：

（一）支气管肺疾病

包括以影响气道为主的病变和以影响肺间质或肺泡为主的病变，前者以慢性阻塞性肺疾病（COPD）最常见，占 80% ~90%，其次为支气管哮喘、支气管扩张等引起气道阻塞时，后者肺泡弹性减退或扩张受限，常见疾病有肺结核、肺尘埃沉着病（尘肺）、放射病、特发性弥漫性间质纤维化、弥漫性泛细支气管炎、结节病、肺泡微石病等。

（二）胸廓疾病

广泛胸膜粘连、类风湿性脊柱炎、胸廓和脊柱畸形等使胸廓活动受限，肺脏受压，支气管扭曲变形，肺泡通气不足，动脉血氧分压降低，肺血管收缩，最终导致肺循环高压和慢性肺心病。

（三）神经肌肉疾病

如重症肌无力、急性炎症性脱髓鞘性多发性神经病、脊髓灰质炎等。由于呼吸中枢兴奋性降低或神经肌肉传递功能障碍或呼吸肌麻痹，呼吸活动减弱，肺泡通气不足。

（四）通气驱动力失常性疾病

包括肥胖－低通气综合征、原发性肺泡低通气、睡眠呼吸暂停综合征等，由于肺泡通气不足致低氧血症。

（五）肺血管疾病

广泛或反复发生的结节性肺动脉炎及多发性肺小动脉栓塞，其他原因所致肺动脉炎，原发性肺动脉高压等，致肺动脉高压，右心负荷加重，发展为慢性肺心病。

三、病理

（一）肺部原发病变

根据 1990 年全国肺心病病理科研协作组 662 例肺心病尸检结果，肺部主要病变为慢性阻塞性肺疾病，包括慢性支气管炎、肺气肿、支气管哮喘，占病因的 82.2%。其基本病理变化为支气管黏膜柱状上皮细胞变性、坏死、增生、再生或鳞状化生，纤毛粘连倒伏以致脱落，纤毛运动功能减弱，杯状细胞明显增生，黏液腺肥大、增生，分泌过度旺盛。炎症过程同时累及细支气管，导致柱状细胞增生，炎症细胞浸润管壁，管腔内黏液栓塞，平滑肌增多，管壁周围纤维组织增生，支气管扭曲。COPD 患者尸检资料提示小气道是气流阻塞发生的主要部位。小气道发生炎症时易向周围肺组织扩散、肺泡间隔损伤断裂，肺泡壁弹力纤维遭破坏，很容易出现肺气肿，炎症还可以引起肺间质修复增生，特别是肺泡间质纤维化，造成弥散功能障碍。

（二）血管病变

1. 肺心病肺小动脉病变　管径 <60μm 伴行于肺泡管、肺泡囊的无肌细动脉，主要改变为中膜肌层和新鲜血栓形成，中膜肌层可能为前一级肺小动脉因缺氧而痉挛，或真正的平滑肌细胞增生肥大，向无肌层细动脉延伸所致，同时管腔发现扩张现象也较明显。管径 >60μm 肺小动脉以中膜平滑肌肥大和内膜弹力纤维增多为突出表现，可有微血栓形成。

2. 肺血管的毁损　严重的肺气肿可致肺泡间隔断裂，肺泡壁毛细血管毁损，血管床数目减少，当超过 70% 时可致肺动脉高压，并发展成肺心病。肺广泛纤维化，瘢痕组织收缩，严重肺气肿等均可压迫肺血管使其变形、扭曲，血管阻力增加，引起肺动脉高压并发生肺心病。

（三）心脏的改变

主要表现为心脏重量增加，左右心室均可发生肌壁增厚，尤以右心肥厚、扩张更明显，心腔显著扩大，肺动脉圆锥膨隆，心尖圆钝。镜下可见心肌纤维肥大、萎缩、变性、间质纤维化，心肌可有小灶性坏死，空泡变性、肌浆凝集和肌细胞溶解等。

（四）其他脏器病变

缺氧和高碳酸血症除对心脏有影响外，对其他重要器官如脑、肝、肾、胃肠、内分泌及血液系统均有影响，引起多脏器功能衰竭。肺性脑病患者脑重量增加，脑膜血管扩张充血，可见蛛网膜下腔出血，脑水肿明显。镜下见脑淤血水肿，神经细胞和小血管周围间隙增宽，见灶性出血；神经细胞肿胀，尼氏小体消失，有些出现变性坏死。上消化道出血和溃疡患者见胃黏膜糜烂，多发点状出血和浅表溃疡。肝脏损害者见肝组织明显出血，肝细胞脂肪变性、灶性坏死和淤血性肝硬化。肾脏损害者见肾间质充血，肾皮质灶性出血，肾小管上皮细胞坏死和腔内蛋白管型。肾上腺皮质灶性出血坏死，各层细胞空化和肾上腺皮质萎缩。

四、发病机制

（一）肺动脉高压

1. 肺血管的器质性改变　肺心病患者反复发生支气管周围炎时，间质炎症可波及邻近的肺动脉分支，引起动脉壁增厚、狭窄或纤维化。因此肺毛细血管床明显减少，肺循环阻力增大。长期肺循环阻力增加，可使小动脉中层增生肥厚，加重肺循环阻力，造成恶性循环。肺血管床的减少不会致明显肺动脉压力升高，只要当毛细血管床总横断面积减少超过70%时，肺动脉压力才明显上升。

2. 肺血管功能性改变　缺氧、高碳酸血症和呼吸性酸中毒可致肺血管收缩痉挛，低氧性血管收缩可能是致轻中度肺动脉高压的最常见原因。局部肺组织病变所致的局限性低氧性血管收缩是有益的，可改善其他部位的通气血流比例。但广泛性肺泡低氧可致肺动脉压力的升高。肺动脉高压可使上叶通气区域血管床开放，补充非病变区域的新生血管，故在心排出量恒定的情况下，可加重右心室负荷。急性增高的肺动脉压在程度上有一定限制性，常伴右心室射血分数和心排出量的显著下降。当肺动脉高压反复持续出现，可致右室肥厚及肺动脉肌化（muscularize），肺泡低氧更加显著，最终导致高水平的肺动脉压力而无心排出量的下降。某些因素可加重肺血管收缩，如运动、压力、肺泡二氧化碳水平升高、红细胞增多症、血液黏滞度增加、肺气肿肺血管减少合并肺部感染、慢性间质纤维化等。肺血容量及流量的增加、肝病、应用肺血管扩张剂及麻醉剂如三氟溴氯乙烷等可改善肺血管收缩。低氧性血管收缩的机制目前认为有如下几方面：

（1）体液因素：缺氧可激活肥大细胞、嗜酸性粒细胞、嗜碱性粒细胞和巨噬细胞，使肺血管内皮细胞受损，释放一系列介质，如组胺、血管紧张素Ⅱ（AT－Ⅱ）、5－羟色胺（5－HT）及花生四烯酸（AA）代谢产物，包括白三烯、血栓素、多种前列腺素等。其作用于血管壁时，可引起血管收缩，PGI_2 和 PGE_1 使血管扩张。缺氧时缩血管活性物质增多，肺血管对低氧的收缩反应取决于局部缩血管和扩血管物质的比例。此外，内皮源性舒张因子（EDRF）如一氧化氮和内皮源性收缩因子（EDCF）如内皮素的平衡失调在缺氧性肺血管收缩中也起一定作用。

（2）组织因素：缺氧可直接使肺血管平滑肌收缩，其机制可能为缺氧使平滑肌细胞膜对 Ca^{2+} 的通透性增高，Ca^{2+} 内流增加，细胞内 Ca^{2+} 含量增高，肌肉兴奋－收缩耦联效应增强，引起肺血管收缩。高碳酸血症时过多的 H^+ 使局部肺血管对缺氧的收缩敏感性增强，肺动脉压增高。

（3）神经因素：缺氧和高碳酸血症可刺激颈动脉窦和主动脉体化学感受器，反射性兴奋交感神经，儿茶酚胺分泌增加，肺动脉张力增加和顺应性降低，α－受体阻断剂可减弱缺氧所致肺血管收缩，说明此反应中存在交感神经的作用。

3. 肺血管重构　慢性缺氧使肺血管收缩，管壁张力增加可直接刺激管壁增生，同时缺氧时肺内产生多种生长因子，主要表现为小于60μm的无肌层肺小动脉出现明显的肌层，大于60μm的肺小动脉中层增厚，内膜纤维增生，内膜下出现纵行肌束以及弹力纤维和胶原纤维性基质增多，使血管变硬，管腔狭窄，血流阻力增加。

4. 血容量增多和血液黏稠度增加　肺心病患者由于长期慢性缺氧，促红细胞生成素分泌增加，导致继发性红细胞增多症，血液黏稠度增加，肺血管阻力增高，加重肺动脉高压。COPD 患者因肺毛细血管床的减少和肺血管顺应性下降等因素，血管容量的代偿性扩大明显受限，因而肺血流增加时，肺血管不能相应扩张，肺动脉压升高更明显。此外，缺氧和高碳酸血症使交感神经兴奋，可增加心排出量，又使肾小动脉收缩，肾血流减少，加重水、钠潴留并增加肺血流量，从而加重肺动脉高压和右心负荷。

（二）心功能的改变

1. 右心功能的改变　COPD 患者随病情进展，早期心排出量多正常，晚期发生右心功能不全时，心排出量下降。慢性肺疾病患者影响右心功能的因素主要为右心前后负荷增加。前负荷的增加可能与组织缺氧引起心排血量代偿性增加有关；慢性缺氧引起的红细胞增多和血容量增加；低氧血症和高碳酸血症引起的肾血流量减少，肾小球滤过率下降，并激活肾素 - 血管紧张素 - 醛固酮系统导致水、钠潴留和血容量进一步增加。后负荷增加则主要由于肺动脉高压。右心室后负荷增加，心室壁张力增加，心肌耗氧量增加，冠状动脉阻力增加，血流减少及肺血管输入阻抗增加，顺应性下降等损害右心功能。低氧血症对心肌有直接损害，特别在前、后负荷增加的情况下缺氧更易导致心肌的损害。右心室在慢性压力负荷过重的情况下，早期发生室壁肥厚，以克服增加的后负荷，维持正常的泵功能，过重的后负荷将导致心肌收缩功能的下降和出现泵功能衰竭。扩张的下肺和胸膜表面张力可致心窝外部负荷增大，也是右室肥厚、衰竭的原因之一。

2. 左心功能的改变　多数资料表明，肺心病可累及左心。肺心病急性加重期部分患者可出现左心室射血分数下降，左心室功能曲线异常和舒张末压升高。左心功能不全可加重肺动脉高压和右心负荷。

五、临床表现

（一）肺、心功能代偿期

常见症状包括慢性咳嗽、咳痰和喘息，活动后心悸、气促、乏力明显，劳动耐力下降，有不同程度的发绀等缺氧表现。胸痛可能与右心缺血有关，或因胸壁胸膜或纵隔纤维化及粘连所致。可有咯血，多为支气管黏膜表面的毛细血管或肺小动脉破裂所致。体格检查见明显肺气肿表现，如桶状胸、肋间隙增宽、肺部叩诊过清音、肝上界和肺下界下移，肺底活动度缩小，听诊普遍呼吸音降低，急性期常可闻及干湿啰音。右心室扩大，心音遥远，肺动脉瓣第二音亢进，提示有肺动脉高压存在。三尖瓣可能闻及收缩期杂音，剑突下可及心脏收缩期搏动，提示右心室肥厚和扩大。因肺气肿胸腔内压升高，腔静脉回流障碍，可出现颈静脉充盈，肝下缘因膈肌下移而可在肋缘触及。

（二）肺、心功能失代偿期

1. 呼吸衰竭　急性呼吸道感染为最常见诱因。主要表现为缺氧和二氧化碳潴留所致的一系列症状。患者发绀明显，呼吸困难加重，被迫坐位，患者呼吸节律、频率和强度均表现异常。常有头痛，夜间为著。当有中、重度呼吸衰竭时可出现轻重不等的肺性脑病表现。体格检查见球结膜充血水肿、眼底网膜血管扩张和视盘水肿等颅压升高表现。腱反射减弱或消失，锥体束征阳性。此外，高碳酸血症可导致周围血管扩张，皮肤潮红，儿茶酚胺分泌亢进而大量出汗。早期心排出量增加，血压升高，晚期血压下降甚至休克。

2. 心力衰竭　主要表现为右心衰竭。患者心悸、气短、发绀更明显，腹胀、食欲不振、尿少，查体颈静脉怒张，肝大有压痛，肝颈静脉回流征阳性，可出现腹腔积液及下肢水肿。此时静脉压明显升高，心率增快或可出现心律失常，剑突下可闻及收缩期反流性杂音，吸气时增强，可出现三尖瓣舒张中期杂音甚至三尖瓣舒张期奔马律。少数患者可出现急性肺水肿或全心衰竭。

3. 其他器官系统损害　包括肺性脑病、酸碱平衡失调、水电解质代谢紊乱、消化道出血、肾脏损害、肝脏损害、休克等。

六、辅助检查

1. 血液检查　在缺氧的肺心病患者，外周血红细胞计数和血红蛋白可增高，血细胞比容、血液黏滞度增高，合并感染时，可见白细胞和中性粒细胞增加。部分患者出现肝肾功能异常及电解质、酸碱失衡。

2. X 线检查　可见肺部原发疾病的表现，如肺透光度增加，肺纹理增粗紊乱，膈肌下移等，尚可见肺动脉高压和右心增大等表现。肺动脉高压时，胸片见上肺血管影较正常粗大，右下肺动脉扩张，横径≥15mm，其横径与气管比值≥1. 07，肺动脉段突出≥3mm，中央肺动脉扩张，外周肺血管纤细，右前斜位肺动脉圆锥突出≥7mm。右心室增大者见心尖上翘或圆突，右侧位见心前缘向前隆凸，心前间隙变小，有时可见扩大的右心室将左心室后推与脊柱阴影重叠。右心衰竭时心脏面积多呈明显扩大，肺淤血加重，心力衰竭控制后心脏扩大、肺动脉高压和肺淤血情况可有所缩小或控制。

3. 心电图检查　主要为右心房、心室增大的表现，可见肺型 P 波，电轴右偏，右束支传导阻滞及低电压等，有时需与心肌梗死相鉴别。

4. 超声心动图检查　可表现为右心室内径增大，左右心室内径比值变小，右心室流出道内径增宽，右心室流出道/左心房内径比值增大。室间隔运动减低，出现矛盾运动，右心室射血前期/右心室射血期比值增高，可见肺总动脉和右肺动脉内径增宽。

5. 血气分析　如为慢性阻塞性肺病出现呼吸衰竭时可表现为低氧血症和高碳酸血症，如为原发性肺血管疾病或肺间质病变可仅表现为低氧血症。pH 值视酸碱平衡而定。

6. 其他　右心导管检查有助于肺心病的早期诊断，核素心血管造影有助于了解右心室功能的变化。

七、诊断

诊断需结合病史、症状、体征和辅助检查全面分析、综合判断。以下各项可作为诊断肺心病的参考：①具慢性肺、胸疾病病史。②有慢性阻塞性肺气肿或慢性肺间质纤维化等基础疾病体征。③出现肺动脉高压的征象。④出现右心室肥厚、扩张的表现。⑤肺心功能失代偿期的患者出现呼吸衰竭和心力衰竭的临床征象。

八、鉴别诊断

（一）冠状动脉粥样硬化性心脏病（简称冠心病）

肺心病和冠心病均多见于老年人，可以同时并存。冠心病有典型心绞痛、心肌梗死的病史或心电图表现，体征及辅助检查可见左心室肥大为主的征象，可有冠心病的高危因素如原发性高血压、高脂血症、糖尿病等。对肺心病合并冠心病者需仔细询问病史，并行有关心、肺功能检查以鉴别。

（二）风湿性心脏瓣膜病

风湿性心脏病应与肺心病相鉴别，尤其三尖瓣病变。前者多有风湿性关节炎和心肌炎病史，可同时多瓣膜受累，X 线、心电图和超声心动图有助于鉴别。

（三）其他

尚需与先天性心脏病、原发性心肌病及慢性缩窄性心包炎等相鉴别。

九、治疗

（一）急性加重期

积极控制感染，保持呼吸道通畅，改善呼吸功能，纠正缺氧和二氧化碳潴留，控制呼吸和心力衰竭。

（1）控制感染：可参考痰菌培养及药物敏感试验选择抗菌药物，在没有培养结果前，可根据症状、体征、血象、X 线及感染的环境和痰涂片革兰染色选用抗生素。院外感染以革兰阳性菌为主，院内感染以革兰阴性菌多见。应用广谱抗生素时须注意避免继发真菌感染。

（2）保持呼吸道通畅：是改善通气功能的重要措施，除加强护理工作，如翻身、拍背、吸痰、雾化吸入等措施外，可予支气管扩张剂如选择性 β_2 受体激动剂、茶碱类药物，必要时可予皮质激素治疗以消除气道非特异性炎症，COPD 患者气道阻塞具有可逆性时可考虑应用。同时可予气道黏液溶解剂和祛痰剂治疗。

（3）纠正缺氧和二氧化碳潴留：合理氧疗可提高 PaO_2，降低呼吸肌做功和肺动脉高压，减轻右心负荷。适当应用呼吸兴奋剂以增加通气量，促进二氧化碳排出。必要时需建立人工气道并呼吸机辅助呼吸。

（4）纠正水、电解质、酸碱失衡。

（5）降低肺动脉压

1）长程氧疗：长期氧疗可明显降低肺心病患者的患病率和病死率。多中心研究表明，对于严重低氧和二氧化碳潴留、存在不可逆气道阻塞性肺病的患者，每日至少 15 个小时的低浓度鼻管吸氧可明显降低患者静息和运动肺动脉压力，且 5 年病死率较对照组明显降低。长程氧疗的指征包括：①静息非吸氧状态 $PaO_2 < 55mmHg$ 或 $SaO_2 < 88\%$。②$PaO_2 > 55mmHg$ 或 $SaO_2 > 88\%$，有继发性红细胞增多症、右心室肥厚、有精神或认知功能异常表现者。③运动时 $PaO_2 < 55mmHg$ 或 $SaO_2 < 88\%$，氧疗可明显改善其运动耐量者。④睡眠状态 $PaO_2 < 55mmHg$ 或 $SaO_2 < 88\%$，合并心律失常、心肌缺血或肺动脉高压者。

2）血管扩张剂：如 α 受体阻断剂、钙离子通道阻断剂、血管紧张素转换酶抑制剂、茶碱类药物、β 受体激动剂、前列环素等均可扩张肺血管，有助于降低肺动脉压。

3）血心房钠尿肽（atrial natriuretic peptide，ANP）和脑钠尿肽（brain natriuretic peptide，BNP）有血管扩张剂的活性，它可通过调控环磷酸鸟嘌呤核苷酸，作用于血管平滑肌细胞致血管扩张，ANP 和 BNP 还可通过抑制醛固酮的生物合成直接抑制肾素－血管紧张素－醛固酮系统（RAAS）。ANP 的释放与心房急性扩张有关，BNP 的释放与心室后负荷持续升高有关。Cargill 等对 8 例肺心病患者静脉注射 ANP 3pmol/（kg·min）研究表明，ANP 和 BNP 能显著降低肺动脉压，肺血管舒张程度与 ANP 和 BNP 呈剂量正相关，且不影响血氧饱和度和系统性血流动力学。

（6）控制右心衰竭

1）利尿剂：适当使用利尿剂可减轻水肿、腹腔积液、肝淤血，减轻右心负荷，但需警惕其降低心室灌注压力致心排出量下降。

2）强心剂：可改善左室收缩功能异常，但对于单纯右心功能衰竭效果欠佳，且因低氧易出现心律失常等毒副作用。

3）正性肌力药物：持续静滴正性肌力药物可用于治疗严重心功能衰竭患者。小剂量多巴胺可改善血压、心排出量、肾脏灌注，并促进尿钠排泄，有利尿作用。

（7）抗凝剂：抗凝治疗可减少血栓形成和血栓栓塞的危险性，降低病死率，前瞻性和回顾性研究均表明抗凝治疗可延长生存期，患者 3 年存活率提高近 1 倍。

（8）积极治疗并发症：包括对肺性脑病、酸碱失衡、电解质紊乱、心律失常、休克、消化道出血、弥散性血管内凝血等的治疗。

（9）加强营养支持治疗。

（二）缓解期治疗

主要包括呼吸锻炼，提高机体抵抗力等，可采用中西医结合的综合措施。

十、预后

COPD 合并肺动脉高压者预后较差，其确诊后 4 年的预期生存率为 33%，而肺动脉压正常者为 64%。

十一、预防

积极宣传，提倡戒烟，积极防治原发病的各种诱发因素，开展群众性体育活动和卫生宣教，提高卫生知识，增强抗病能力。

（朱同刚）

第二十二章　肺动脉高压

肺动脉高压（pulmonary artery hypertension，PAH）是临床常见的一种病症，由多种心、肺或肺血管本身疾病所引起，表现为肺循环压力和阻力增加，可导致右心负荷增大，右心功能不全，肺血流减少，而引起一系列临床表现。由于肺静脉压力主要取决于左心房压力的变化，因此多以肺动脉压力表示肺静脉压力。目前广泛采用的 PAH 血流动力学定义为：静息状态下肺动脉平均压 >25mmHg，或运动状态下 >30mmHg。

随着对病理生理和诊断技术研究的深入，PAH 新的治疗药物也不断出现。2003 年威尼斯第三届世界 PAH 会议上，修订了 PAH 的临床分类标准（表 22 - 1）；美国胸科医师协会（ACCP）和欧洲心脏病协会（ESC）分别于 2004 年 7 月和 12 月制订了 PAH 的诊断和治疗指南，提出了很多指导性意见。与 1998 年 Evian 分类比较，新的分类方法和推荐意见更全面、操作更方便，更有利于临床医生评估病情及制订规范化治疗、预防措施，也更便于推广。

表 22 - 1　PAH 的分类命名（2003，威尼斯）

肺动脉高压（pulmonary arterial hypertension，PAH）
特发性（idiopathic PAH，IPAH）
家族性（familial PAH，FPAH）
相关因素（associated，APAH）
胶原血管病（collagen vascular disease）
分流性先天性体 - 肺分流（congenital systemic to pulmonarv shunts）
各种类型（large，small，repaired or non repaired）
门静脉高压（portal hypertension）
HIV 感染（HIV infection）
药物/毒素（drugs and toxins）
其他（other）
糖原贮积症（glycogen storage disease）
戈谢病（gaucher disease）
遗传性出血性毛细血管扩张症（hereditarv hemorrhagic telangiectasia）
血红蛋白病（hemoglobinopathies）
骨髓增生异常（myeloprohferauve disorders）
脾切除（splenectomy）
肺静脉和（或）毛细血管病变所致（associatedwith significant venous or capillary involvement）
肺静脉闭塞病（pulmonary venoocclusive disease）
肺毛细血管瘤（pulmonary capillary hemangiomatosis）

续 表

新生儿持续性肺动脉高压（persistent pulmonary hypertension of the newborn）
肺静脉高压（pulmonary venous hypertension）
左心房/左心室性心脏病（left - sided atrial or ventricular heart disease）
左心瓣膜病（二尖瓣或主动脉瓣）（left - sided valvular heart disease）
肺疾病和低氧血症相关的 PAH（pulmonary hypertension associated with lung diseases and hypoxemia）
慢性阻塞性肺疾病（COPD）
间质性肺疾病（interstitial lung disease）
睡眠呼吸障碍（sleep - disordered breathing）
肺泡低通气病变（alveolar hypoventilation disorders）
慢性高原缺氧暴露（chronic exposure to high altitude）
慢性血栓和（或）栓塞性 PAH（PAH due to chronic thrombotic and/or embolic disease）
肺动脉近端血栓栓塞（thromboembolic obstruction of proximal pulmonary arteries）
肺动脉远端血栓栓塞（thromboembolic obstruction of distal pulmonary arteries）
肺栓塞（pulmonary embolism）
肿瘤、寄生虫、异物等（tumor，parasites，foreign material）
其他复杂疾病（miscellaneous）
结节病（sarcoidosis）
组织细胞增生症 X（histiocytosis X）
淋巴管瘤病（lymphangiomatosis）
肺静脉压迫性病变（compression of pulmonary vessels）
淋巴结肿大、肿瘤、纤维素性纵隔炎（adenopathy，tumor，fibrosing mediastinitis）

以特发性肺动脉高压（idiopathic pulmonary arterial hypertension，IPAH）和家族性肺动脉高压（familial pulmonary arterial hypertension，FPAH）替代原发性肺动脉高压（primary pulmonary hypertension，PPAH）。近 50 年来 PPAH 用于病因不清的 PAH，而食欲抑制剂、结缔组织病、门静脉高压等已知病因引起的 PAH 都归为 IPAH。IPAH 在第二届世界 PAH 会议 Evian 分类中已被停止使用，而 PPAH 的诊断名称已为医学界广泛熟悉和接受，当时仍被保留。近年来在部分 PAH 患者中骨形成蛋白Ⅱ型受体（bone morptlogerletic protein receptor Ⅱ，BMPRⅡ）基因突变的发现，促使新的分类标准中用“IPAH”的诊断名称取代“PPAH”。

新分类明确了某些危险因素或疾病相关性 PAH，包括结缔组织病、先天性体 - 肺分流、门静脉高压、HIV 感染、药物和毒素，以及糖原贮积症、代谢病、遗传性出血性毛细血管扩张症、血红蛋白病、骨髓增生异常综合征、脾切除等；由于近年来毒品和药物滥用的问题，强化了药物和中毒相关的 PAH。目前发现肺静脉闭塞病（PVOD）和肺多发性毛细血管瘤（PCH）在病理学上有相似表现，在新分类中被共同列在同一个亚类中。

新的指南分类中对其他几个分类的概念的内涵进行了延展，体现了 PAH 研究的深入与扩展。对先天性体 - 肺分流性疾病进行重新归类；肺静脉高压主要指左心房（室）病变或左心瓣膜病引起肺静脉淤血和压力增高者，如左心衰竭、二尖瓣狭窄、关闭不全等，此时肺动脉内的血液只有克服肺静脉高压才能通过毛细血管流向肺静脉，肺动脉压力常增高。低氧血症相关的 PAH 简称为肺疾病和低氧性 PAH，缺氧或伴有肺毛细血管床破坏为其主要原因。慢性血栓和（或）栓塞性 PAH，除了包括近端或远端的肺血栓栓塞外，还包括肿瘤、寄生虫、异物等的引起的栓塞。

一、病因和流行病学

PAH 流行病学迄今无确切资料。美国国立卫生院（NIH）报道“原发性 PAH”发生率为（1～2）/100 万。欧洲一项病例注册研究中发现特发性、家族性、减肥药相关、结缔组织病相关、先心病相关、门静脉高压、HIV 感染相关的 PAH 患者的比例分别为 39.2%、3.9%、9.5%、15.3%、11.3%、10.4% 和 6.2%，占总人群的 15%。1998 年全美住院患者的统计资料中发现，PAH 发病率为（30～50）/100 万，死亡率为 3.1/10 万人。

PAH 是结缔组织病重要的并发症，其中进行性系统性硬化最多见，发病率为 9%，其次为系统性红斑狼疮（SLE）和混合性结缔组织病。资料显示硬皮病患者 PAH 的发病率为 6%～60%，系统性硬皮病患者中大约 33% 继发 PAH，同时合并或不合并肺间质纤维化。而 CREST 综合征的患者大约有 60% 继发 PAH。类风湿关节炎（RA）在 65 岁以上人群中发病率高达 5%，没有其他心肺基础疾病的 RA 患者中有 21% 合并轻度 PAH。

慢性肝病和门静脉高压容易发生 PAH，美国 NIH 门静脉高压患者中有 8% 存在 PAH；肝移植患者 PAH 发生率分别为 4%～5%；其发生机制尚不清楚，可能与肝脏清除的血管收缩物质和血管增殖物质由门－体分流直接进入肺循环有关。HIV 感染者 PAH 发生率为 0.5%；而瑞士和法国的 HIV 感染者中，5 年 PAH 发生率分别为 0.57% 和 0.1%～0.2%。可能是 HIV 通过反转录病毒有关介质的释放，激活巨噬细胞和淋巴细胞引起 PAH。减肥药物如阿米雷司、芬氟拉明、右苯丙胺等可能导致 PAH。抑制食欲药物和 PAH 存在明显相关关系，相对危险为 6.3，且与服药时间明显相关，服药时间 >3 个月相对危险估计为 23.1。欧美国家报道新型食欲抑制剂芬氟拉明与 PAH 有关。

镰状细胞贫血并发 PAH 的发病率为 20%～40%，其他类型的溶血性贫血如遗传性球形细胞增多症、珠蛋白生成障碍性贫血、阵发性睡眠性血红蛋白尿症等并发 PAH 的发病率与之相似。10%～20% 睡眠呼吸障碍患者合并有 PAH。艾森门格综合征中 PAH 发生率仅为 3%，而当缺损 >1.5cm、分流量较大时，发生率则高达 50%，对其进行早期纠正可防止 PAH 发生。

遗传学研究发现 BMPRⅡ基因突变是许多家族性和特发性 PAH 的发病基础。目前已发现 46 种 BMPRⅡ基因突变类型，其中 60% 的 BMPRⅡ基因突变可提前中止转录过程，携带 BMPRⅡ基因的突变人群中仅有 15%～20% 可发生 PAH，因此，BMPRⅡ在 PAH 发病中的作用有待进一步研究。由于 IPAH 女性的发病率较高，许多患者体内可发现独特的白细胞抗原表型和自身免疫性抗体，用免疫抑制剂治疗后 IPAH 病情好转等，提示免疫因素也可能在 IPAH 的发病机制中起重要作用。

二、病理

各种 PAH 病理学改变相似，病变在肺血管床中的分布和所占比例不同。

（一）肺动脉病变

主要见于 IPAH、FPAH 和 APAH。主要组织病理学改变包括中膜增生肥厚、内膜增生、外膜增厚以及丛样病变（complex lesions）。由于肌性动脉中膜内的平滑肌纤维肥厚、增生以及结缔组织基质和弹力纤维增多，肺泡前和泡内肺动脉中膜截面积增加，表现为中膜增厚；内膜增生细胞可呈现成纤维细胞、肌成纤维细胞、平滑肌细胞特征，并表现为向心层状、非向心或向心性非层状增厚；外膜增厚较难判断，见于多数 PAH 患者；丛样病变是指局灶性内皮过度分化增生，并伴有肌成纤维细胞、平滑肌细胞、细胞外基质的增生；动脉炎以动脉壁炎症细胞浸润和纤维素样坏死为特征，可能与丛样病变有关。

（二）肺静脉病变

主要见于肺静脉闭塞症。特征表现为不同直径的肺静脉和肺小静脉出现弥漫性、不同程度的闭塞，可为完全性闭塞或偏心性层状阻塞；肺泡巨噬细胞、Ⅱ型肺泡细胞的胞质及细胞间质中含铁血黄素沉积；毛细血管扩张、突出变形，肺小动脉出现中膜肥厚和内膜纤维化；肺小叶间隔常出现渗出，进一步发展可出现肺间质纤维化。丛样病变和纤维素样动脉炎的改变不见于闭塞性肺静脉病。

（三）肺微血管病变

也称肺毛细血管瘤，是一种罕见的病理情况。主要表现为以肺内毛细血管局限性增殖为特征，呈全小叶和部分小叶分布；异常增生的毛细血管可穿过动静脉壁，侵犯肌层，引起管腔狭窄；病变区域可见巨噬细胞和Ⅱ型肺泡细胞含铁血黄素沉积；肺动脉也可出现明显的肌层肥厚和内膜增生。

三、病理生理和发病机制

PAH 的病理生理和发病机制一直是该领域研究热点。目前认为 PAH 的发生是一个多种因素参与的过程，涉及多种细胞和生物化学路径。肺血管阻力升高的机制包括血管收缩、肺血管壁闭塞性重塑、炎症反应和血栓形成。PAH 不同发病机制之间的相互作用并不清楚，还有待进一步研究，以便确定引发 PAH 的最先触发点和最好的治疗靶点。

（一）肺血管收缩

在 PAH 发生早期起主要作用，主要与以下因素有关：肺血管平滑肌细胞 K^+ 通道表达或功能异常；血管扩张剂和抗增殖物如血管活性肠肽的血浆水平降低；血管内皮功能异常时缩血管物质血栓烷 A_2（TXA_2）和内皮素 -1（endothelin -1，ET -1）生成增多，而舒血管物质一氧化氮（NO）和前列环素生成减少。

（二）肺血管重塑

PAH 随病情进展，出现内皮细胞、平滑肌细胞、成纤维细胞等过度分化增生，并累及血管壁各层，导致闭塞性病变；血管壁外膜细胞外基质产物如胶原、弹力蛋白、纤维连接蛋白及黏胶素增多；血管生成素 -1（angiopoietin -1）是肺血管发育的关键细胞因子，PAH 患者血管生成素 -1 浓度增高，且与病情呈正相关。

（三）炎症反应

炎症细胞和血小板在 PAH 的发生中具有重要作用。炎症细胞在 PAH 的病变部位广泛存在，并且伴有促炎症介质明显升高。另外观察到血小板中的缩血管物质 5 - 羟色胺（5 - HT）的代谢途径在 PAH 时也发生了改变。

（四）原位血栓形成

研究证实 PAH 存在凝血状态异常，在弹性动脉和微循环血管中常可见血栓。在 IPAH 患者反映凝血酶活性的纤维蛋白肽 A 水平及 TXA_2 浓度均升高。

（五）遗传机制

家族研究发现 FPAH 存在 BMPRⅡ基因突变，但此突变和 PAH 发生之间的确切关系仍不明确。BMPRⅡ突变者中仅有 20% 发病，显然还有其他因素参与发病。与 PAH 相关的其他基因多态性包括 5 - HT 转运体基因、一氧化氮合酶（NOS）基因、氨甲酰合成酶基因等，或任何能够破坏肺血管细胞生长调控的刺激。此外，在家族性或非家族性遗传性出血性毛细血管扩张症的 PAH 患者中发现有 TGF - β 受体、激活素受体样激酶 - 1（activin receptor - like kinase - 1，ALK - 1）和内皮因子（endoglin，与内皮细胞增殖相关的抗原），调节组织修复和血管生成，被认为是一种 TGF - β 受体突变。血管收缩、血管重塑、原位血栓形成导致肺血管阻力增加，K^+ 通道表达和功能异常以及内皮功能不全与过度的肺血管收缩有关，并且导致了血管舒张因子的缺乏，从而导致肺血管收缩和重塑、PAH 形成。PAH 患者体内可能存在血管舒张因子和收缩因子的失衡、生长抑制因子和促有丝分裂因子的失衡，以及抗栓和促凝因素的失衡。

四、诊断

PAH 病因复杂，临床表现也缺乏特异性。病理、病因识别技术的提高促进了 PAH 的临床诊断。PAH 的诊断应包括 4 个方面：结合临床表现和危险因素识别可疑的 PAH 患者；对高危或疑诊患者行血流动力学检查，明确是否存在 PAH；对证实 PAH 患者进行病因学分析和临床归类；对 PAH 进行临床评估和功能评价。

（一）结合临床表现和危险因素，进行初步检查识别可疑的 PAH 患者

1. 临床表现　最常见症状为进行性活动后气短，以及乏力、晕厥、胸痛、咯血、雷诺现象等。临床上无基础心肺疾病的人出现呼吸困难，或出现不能单纯用心肺疾病来解释的呼吸困难，都应考虑到 PAH 的可能。严重患者会于静息状态下出现症状。出现右心衰竭时可表现为下肢水肿、腹胀、厌食等；相关疾病的某些症状如结缔组织病的皮疹、红斑、关节肿痛等。体征包括左侧胸骨旁抬举感、肺动脉瓣第二音（P_2）亢进、分裂，剑突下心音增强；胸骨左缘第 2 肋间收缩期喷射性杂音，肺动脉明显扩张时可出现肺动脉瓣关闭不全的舒张早期反流性杂音（graham - steel 杂音）；右心室扩张时，胸骨左缘第 4 肋间及三尖瓣全收缩期反流性杂音，吸气时增强。右心衰竭患者可见颈静脉充盈、肝脏肿大、外周水肿、腹水及肢端发冷。可出现中心型发绀。肺部听诊往往正常。

2. 常规检查

（1）心电图：右心室肥厚或负荷过重、右心房扩大改变可作为支持 PAH 的诊断依据，但心电图对诊断 PAH 的敏感性和特异性均不高，不能仅凭心电图正常就排除 PAH。

（2）胸部 X 线：多可发现异常，包括肺门动脉扩张伴远端外围分支纤细（“截断”征）、右心房室扩大。还可排除中、重度肺部疾病及左心疾病所致肺静脉高压。胸片正常不能排除轻度的左心疾病所致或肺静脉闭塞性 PAH。

（3）动脉血气分析：PaO_2 通常正常或稍低于正常值，$PaCO_2$ 常因过度通气而降低。

（二）对高危或疑诊患者行血流动力学检查，明确是否存在PAH

1. 超声心动图　经胸多普勒超声心动图（TTE）是一项无创筛查方法，可以较清晰地显示心脏各腔室结构变化、各瓣膜运动变化及大血管内血流频谱变化，间接推断肺循环压力的变化。超声心动图能够间接定量测定肺动脉压。常用方法包括：三尖瓣反流压差法，通过伯努力方程（$4V^2$，V表示三尖瓣反流峰速）计算收缩期右心房室压差，加上右心房压即等于肺动脉收缩压；右心室射血间期法，运用右心室射血前期、右心室射血时间、血流加速时间、血流减速时间等参数，通过建立的回归方程式估测肺动脉压。肺动脉压力增高引起的某些间接征象包括右心室肥大、肺动脉内径增宽和膨胀性下降、三尖瓣和肺动脉瓣反流等有助于诊断。超声心动图有助于鉴别诊断和病情评估，可发现左、右心室结构和功能，三尖瓣、肺动脉瓣和二尖瓣的异常，右心室射血分数和左心室充盈情况，下腔静脉直径以及心包积液等，还能够直接判断心脏瓣膜和左心室舒缩功能，明确是否存在肺静脉高压的因素；TTE有助于左心瓣膜性心脏病、心肌病所致肺静脉高压以及先天性体－肺分流性心脏病的确诊；明确分流性先天性心脏病，有助于先天性心脏病的诊断。声学造影有助于卵圆孔开放或小的静脉窦型房间隔缺损的诊断。而经食管超声可用于小的房间隔缺损的诊断和缺损大小的确定。

2. 右心漂浮导管检查　右心漂浮导管测压是目前临床测定肺动脉压力最为准确的方法，也是评价各种无创性测压方法准确性的“金标准”。除准确测定肺动脉压力外，其在PAH诊断中的作用还包括：①测定肺动脉楔嵌压，提示诊断肺静脉性PAH。②测定心腔内血氧含量，有助于诊断先天性分流性心脏病。严格讲，如无右心导管资料，不能诊断PAH。ACCP诊治指南建议，所有拟诊PAH者均需行右心导管检查以明确诊断、明确病情严重程度及指导治疗。

右心导管可用于证实PAH的存在、评价血流动力学受损的程度、测试肺血管反应性。右心导管检查时应测定的项目包括心率、右心房压、肺动脉压（收缩压、舒张压、平均压）、肺毛细血管嵌楔压（PCWP）、心排血量（用温度稀释法，但有先天性体－肺循环分流时应采用Fick法）、血压、肺血管阻力（PVR）和体循环阻力、动脉及混合静脉血氧饱和度（如存在体－肺循环分流，静脉血标本应取上腔静脉血）。PAH的判定标准：静息平均肺动脉压（mPAP）＞25mmHg，或运动时mPAP＞30mmHg，并且PCWP≤15mmHg，PVR＞3mmHg/（L·min）（Wood单位）。

（三）对证实PAH患者进行病因学分析和临床归类

不同类型PAH的治疗原则不同，因此当明确PAH后还应做出分类诊断。一方面，应仔细询问病史，如有无减肥药物服用史，有无肝脏或心脏基础疾病、结缔组织病、血栓危险因素等相应病史；另一方面，各型PAH具有相应不同的临床特点，需要仔细鉴别。如不能明确，应进行相应辅助检查以助于进一步分类诊断。

1. 血液学检查　血常规、血生化应作为常规检查；血清学检查某些自身抗体如抗Scl－70抗体、抗RNP抗体、抗核抗体（包括抗dsDNA抗体、抗Sm抗体等）以及类风湿因子，对于诊断结缔组织病相关性PAH意义较大，抗核抗体滴度有意义升高和（或）有可疑结缔组织病临床征象的患者都应进一步行血清学检查；肝功能与肝炎病毒标记物、甲状腺功能、HIV抗体的检查也可提示门静脉高压、甲状腺疾病及HIV感染相关性PAH的可能；抗磷脂抗体检查，即狼疮抗凝物和抗心磷脂抗体等有助于筛查有无易栓症。右心室负荷过重的

PAH 患者脑钠肽（BNP）升高，且与右心功能不全严重程度及病死率相关，PAH 患者治疗前和治疗后肌钙蛋白升高提示预后不佳。神经内分泌激素如去甲肾上腺素、ET－1 血浆水平与生存率相关。

2. 肺功能测定　PAH 患者一般呈轻度限制性通气障碍和弥散功能障碍，无气道阻塞，CO 弥散功能（DLco）通常降低，占预期值的 40%～80%；如表现为阻塞性通气障碍或严重限制性通气障碍，为提示存在 COPD、ILD 等诊断提供帮助，多为低氧性 PAH。

3. 多导睡眠监测　对伴有打鼾的 PAH 患者应行多导睡眠监测，以诊断睡眠呼吸障碍引起的低氧性 PAH。

4. 肺通气/灌注扫描　如果肺通气/灌注扫描表现为不同程度的肺段或肺叶灌注缺损，提示存在诊断慢性栓塞性肺动脉高压（CTEPH），而其他类型的 PAH 无此表现。PAH 患者肺通气/灌注显像结果可完全正常。鉴别 CTEPH 与 IPAH 的敏感性和特异性分别高达 90%～100% 和 94%～100%。需注意，肺静脉闭塞症同样可见通气/灌注不匹配现象，因此需要进一步检查。

5. CT 检查　包括普通 CT、HRCT 及 CT、肺动脉造影（CTPA），根据不同的临床情况选用。HRCT 能发现 ELD、肺气肿，以及淋巴结疾病、胸膜阴影、胸腔积液。当出现双侧小叶间隔线增厚、小叶中心边界不清的小结节状模糊影，常提示肺毛细血管瘤。对肺实质性疾病（如 COPD、弥漫性 ILD）的诊断意义重大，此外对肿瘤、纤维纵隔炎等引起的 PAH 也有较高的诊断价值。如肺灌注显像提示段或亚段肺灌注缺损，而通气正常，即通气/灌注不匹配，应选择行 CTPA，为判定 CTEPH 的存在及病变程度提供依据。

6. 肺动脉造影和 MRI　经 CTPA 仍不能明确诊断的患者，应行肺动脉造影检查。肺动脉造影应作为 CTEPH 的常规检查，用于判定 CTEPH 患者能否进行肺动脉血栓内膜剥脱术。MRI 在 PAH 患者的应用呈增加趋势，可用来评价心肺循环病理改变和功能状态，但目前尚不成熟。

（四）对 PAH 患者进行病情严重程度的评估和动能评价

PAH 尤其是 PAH 严重度的评估对治疗方案的选择以及预后判断具有重要意义。

1. 肺动脉压力　PAH 的血流动力学分级根据静息状态下肺动脉平均压将 PAH 分为三级：轻度：26～35mmHg；中度：36～45mmHg；重度：＞45mmHg。

2. 靶器官损害　主要指右心结构和功能的改变。肺动脉压力的增加，右心后负荷加大，出现代偿性右心室肥厚；随病情进展，肺动脉压进一步增加，右心失代偿出现形态学改变即右心房和右心室扩大；最终出现右心衰竭。超声心动图及右心导管检查有助于右心功能的判断。

3. 功能分级　参照纽约心脏学会（NYHA）心功能分级标准，即Ⅰ级，体力活动不受限，日常活动不引起过度的呼吸困难、乏力、胸痛或晕厥；Ⅱ级，体力活动轻度受限，休息时无症状，日常活动即可引起呼吸困难、乏力、胸痛或晕厥；Ⅲ级，体力活动明显受限，休息时无症状，轻于日常活动即可引起上述症状；Ⅳ级，不能从事任何体力活动，休息时亦有呼吸困难、乏力等症状以及右心衰竭体征，任何体力活动后加重。

4. 运动耐量　运动试验能够客观评估患者的运动耐量，对于判定病情严重程度和治疗效果有重要意义。常用检查包括 6 分钟步行试验（6－min walk test，6－MWT）和心肺运动试验。

6－MWT 是评价 PAH 患者活动能力的客观指标，简单易行且经济，结果与 NYHA 分级呈负相关，并能预测 IPAH 患者的预后。6－MWT 通常与 Borg 评分共同评估劳力性呼吸困难的程度。针对 IPAH 的研究表明，6－MWT 结果与肺血管阻力显著相关，对 IPAH 预后的判断具有重要意义。

心肺运动试验通过测量运动时肺通气和气体交换，能够提供更多的病理生理信息。PAH 患者峰值氧耗、最大做功、无氧阈及峰值氧脉搏降低；而代表无效通气的 VE/VCO_2 斜率增加。峰值氧耗与患者的预后相关。

五、治疗

不同类型 PAH 的治疗原则不尽相同。对于低氧、肺静脉淤血及栓塞相关性 PAH，基础疾病改善后 PAH 多可缓解，因此应以治疗基础疾病、去除引起肺血管改变的原因为主；对于直接影响肺血管功能或结构的 PAH，治疗上以纠正或逆转肺血管改变为主；对于严重的 PAH，可以考虑介入或手术治疗。

（一）一般治疗

1. 活动和旅行　适当调整日常活动，体力活动强度不应过强。避免在餐后、气温过高及过低情况下进行活动。低氧能够加重 PAH 患者肺血管收缩，尽量避免到海拔 1 500～2 000米的低压低氧区。尽量避免乘飞机旅行，如必须乘坐时应吸氧。

2. 预防感染　PAH 易发生肺部感染，肺炎占总死亡原因的 7%，推荐使用流感和肺炎球菌疫苗。采用静脉导管持续给予前列环素的患者，若出现持续发热，应警惕导管相关感染。

3. 避孕、绝经期后激素替代治疗　怀孕和分娩会使患者病情恶化。育龄期妇女应采取适宜方法避孕。若怀孕应及时终止妊娠。若采用激素药物避孕，应考虑到对凝血功能的影响。绝经期妇女能否采用激素替代治疗尚不明确。

4. 降低血液黏度　PAH 患者长期处于低氧血症（如存在右向左分流），往往出现红细胞增多症，血细胞比容升高。当患者出现头痛、注意力不集中等症状，伴有血细胞比容 > 65% 时，可考虑放血疗法以降低血液黏度，增加血液向组织释放氧的能力。

5. 抗凝治疗　PAH 患者容易发生肺动脉原位血栓形成，加重 PAH，需要抗凝治疗。常用口服抗凝剂华法林，一般认为 INR 目标值为 1.5～2.5。但对于门静脉高压相关性 PAH 患者，由于消化道出血概率增加，应慎用抗凝药物。影响抗凝剂药效或增加胃肠道出血风险的药物应避免使用。

6. 氧疗　对于各型 PAH 患者，低氧均是加重肺循环压力的一个重要因素，一般认为应给予氧疗以使 SaO_2 达到 90% 以上。

7. 抗心力衰竭治疗　利尿剂可消除水肿，减少血容量，减轻右心负荷，改善患者症状，对于存在右心功能不全的患者尤为适用，但应避免使用过快，以免引起低血压、电解质紊乱及肾功能不全；存在右心功能不全的患者可以小剂量应用洋地黄类药物，但应注意密切监测血药浓度；多巴胺、多巴酚丁胺能够增强心肌收缩、增加肾血流量，增大剂量尚能够维持血压，在晚期 PAH 患者适当应用有利于改善症状；血管紧张素转换酶抑制剂和 β 受体阻滞剂对于 PAH 的疗效还没有得到证实。

8. 心理治疗　IPAH 患者发病年龄较早（年龄中位数为 40 岁），因体力活动受限、生活方式打乱，且常受到一些不良预后信息的影响，所以许多患者存在不同程度的焦虑和（或）抑郁。应为患者提供足够信息，与家属配合治疗。必要时建议患者接受心理医生的治疗。

9. 病因治疗　低氧性 PAH 应治疗基础肺部疾病，纠正缺氧是最主要的治疗方法。如继发于 COPD 的 PAH 患者，直接治疗措施应是积极控制呼吸道感染、改善通气、减轻组织缺氧等。

左心系统疾病引起的肺静脉淤血和压力增高是形成 PAH 的主要原因。积极治疗左心病变为主，包括增强心肌收缩力、及时治疗左心瓣膜病等。

对于急性肺血栓栓塞所致的 PAH，溶栓和抗凝治疗疗效显著；对肺动脉近端的慢性机化血栓可以行肺动脉血栓内膜剥脱术，有效的抗凝治疗可以防止疾病进一步发展。

有明确相关疾病或危险因素者，应治疗相关疾病如结缔组织病、肝病等，去除相关危险因素如减肥药、毒素等。

（二）药物治疗

近年来针对 PAH 肺血管功能和结构改变的药物治疗取得了较大进展。

1. 钙通道阻滞剂（CCB）　CCB 通过抑制 Ca^{2+} 进入肺血管平滑肌细胞，扩张肺动脉，降低肺血管阻力，可明显降低静息及运动状态肺动脉压力和阻力。常用的 CCB 有硝苯地平和地尔硫䓬。心率较慢时通常选择硝苯地平，心率较快时选用地尔硫䓬。IPAH 患者的有效剂量通常较大，如硝苯地平为 120 ~ 240mg/d，地尔硫䓬 240 ~ 720mg/d。急性血管反应试验阳性患者治疗宜从较小剂量开始（硝苯地平 30mg，每日 2 次；地尔硫䓬 60mg，每日 3 次），数周内增加至最大耐受剂量。对新一代 CCB 如氨氯地平和非洛地平的有效性、耐受性及有效剂量尚缺乏评价。仅有少数患者，即急性血管反应试验阳性，对长期 CCB 治疗能持续保持反应，长期服用 CCB 使生存率得到改善。

2. 前列环素类药物　前列环素可能通过以下机制起作用，松弛血管平滑肌、抑制血小板聚集、修复内皮细胞、抑制细胞迁移和增殖而逆转肺血管的重塑、改善肺部对 ET－1 的清除能力、增加肌肉收缩力、增强外周骨骼肌的氧利用、改善运动时血流动力学情况。前列环素类似物包括静脉用依前列醇、口服贝前列素、吸入依洛前列素等。

（1）依前列醇：半衰期短（在循环中仅 3 ~ 5 分钟），需持续中心静脉泵入，治疗可以从 2 ~ 4ng/（kg・min）开始，根据不良反应的情况逐渐加量至目标剂量，最初 2 ~ 4 周剂量为 10 ~ 15ng/（kg・min），为达到最佳疗效应继续加量，理想剂量为 20 ~ 40ng/（kg・min）。部分患者可能因突然停药而出现 PAH 反弹，使病情恶化甚至死亡，因此应避免突然停药。适用于各种类型的 PAH，包括 IPAH、结缔组织病所致 PAH、体－肺分流的先天性心脏病所致 PAH，以及门静脉高压、代谢病、HIV 感染等所致 PAH。

（2）曲前列环素：是一种三苯环的前列环素类似物，室温下仍保持稳定，可以采用皮下注射。不良反应与依前列醇类似，皮下注射部位的疼痛常限制剂量增加。

（3）贝前列环素钠：是第一个化学性质稳定、口服具有活性的前列环素类似物。空腹吸收迅速，口服后 30 分钟血药浓度达峰值，单剂口服的半衰期为 35 ~ 40 分钟。

（4）伊洛前列环素：是一种化学性质稳定的前列环素类似物，可通过静注、口服和雾化吸入给药。雾化吸入伊洛前列环素（万他维）可以选择性地作用于肺循环，具有一定优势。吸入沉积在肺泡的伊洛前列环素可以直接作用于肺泡壁上的小动脉而产生舒张作用。为确保药物能沉积在肺泡，应使雾化颗粒直径足够小（3 ~ 5μm）。单次吸入伊洛前列环素可以使 mPAP 降低 10% ~20%，作用持续 45 ~60 分钟，需多次吸入才能维持疗效（每日 6 ~12 次）。该药耐受性较好。不良反应常有咳嗽、面部潮红和头痛。静脉用伊洛前列环素疗效与依前列醇相当。

3. ET－1 受体拮抗剂　ET－1 是强血管收缩剂，并能刺激肺血管平滑肌细胞增殖。ET－1有 A 和 B 两种受体，激活 ETα 受体使血管收缩，血管平滑肌细胞增殖；激活 ETβ 受体则能促进血管扩张和 NO 释放。博森坦是最早合成的具有口服活性的 ET－1 受体拮抗剂，同时阻滞 ETα 受体和 ETB 受体。常用初始剂量为 62.5mg，每日 2 次。4 周后增量至 125 ~250mg，每日 2 次，至少服药 16 周。博森坦的量－效关系不明显，但其肝功能损害却与剂量成正比。除肝功损害外，其不良反应还包括贫血、致畸、睾丸萎缩、男性不育、液体滞留和下肢水肿等。

塞塔生坦（sitaxsentan）是一种具有口服活性的选择性 ETα 受体拮抗剂。剂量为 100 ~300mg，每日 1 次，共 12 周，肝功能损害发生率与剂量明显相关。塞塔生坦能够抑制华法林代谢过程中的肝酶 CYP2C9 P450 酶，与华法林同用时应减少华法林量。安博森坦（ambrisentan）是另一种选择性的、具有口服活性的 ETα 受体拮抗剂，初步研究显示其能改善患者的运动耐量、血流动力学状态。

4. 磷酸二酯酶抑制剂－5（PDE－5）　西地那非是具有口服活性的选择性环磷鸟苷（cGMP）－PDE－5 抑制剂，通过增加细胞内 cGMP 浓度使平滑肌细胞松弛、增殖受抑而发挥药理作用。25 ~75mg 每日 3 次，均能改善心肺血流动力学状态和运动耐量，且不良反应发生率很低（如头痛、鼻腔充血和视力异常）。对于不适合应用已批准的治疗 PAH 的药物或治疗失败的患者，可考虑使用西地那非。2005 年 6 月美国 FDA 已批准西地那非（20mg 每日 3 次）用于 PAH 的治疗。

5. NO 与 L－精氨酸　NO 是一种血管内皮舒张因子，吸入 NO 可激活肺血管平滑肌细胞内鸟苷酸环化酶，使细胞内 cGMP 水平增高，游离钙浓度降低，从而选择性扩张肺血管。L－精氨酸为 NO 的前体物质，口服或注射 L－精氨酸可促进 NO 合成。吸入 NO 或应用 L－精氨酸均能不同程度地降低肺动脉压。NO 的长期应用价值尚无充分证据。

6. 急性血管扩张试验与药物策略选择　PAH 病变早期血管平滑肌收缩经常存在，对药物治疗反应较好；晚期血管内膜和中层纤维化、血栓形成等限制了血管扩张，对治疗反应不佳，甚至出现矛盾反应。因此，ACCP 建议对所有 PAH 患者包括 IPAH 及结缔组织病、先天性体－肺分流、门静脉高压、HIV 感染、药物、毒素等危险因素相关性 PAH 均应进行急性血管扩张试验。急性血管扩张试验的首要目标就是筛选出可能对口服 CCB 治疗有效的患者，并通过试验选择进一步治疗方案。不应根据经验应用 CCB，以免加重患者病情。如 IPAH 患者病情不稳定或合并严重右心功能衰竭而无法接受 CCB 治疗时，则不必进行血管扩张试验。肺静脉高压、低氧性 PAH、栓塞性 PAH 以及其他类型 PAH，由于治疗原则不同，无需进行试验；对于合并严重右心衰竭或病情不稳定而无法接受 CCB 治疗者，也不必进行试验。

（1）试验药物和方法

1）一氧化氮吸入：$10 \times 10^{-6} \sim 20 \times 10^{-6}$。

2）静脉应用依前列醇：初始 2ng/（kg·min）持续静滴，以后每 10 ~15 分钟增加 2ng/（kg·min），一般不超过 12ng/（kg·min）。

3）静脉应用腺苷：初始 50μg/（kg·min），以后每 2 分钟增加 50μg/（kg·min），最

大不超过500μg/（kg·min）。用药过程中应用右心导管每10～15分钟监测一次血流动力学指标，当发生下列任何一种情况时中止试验：①肺动脉压下降达到目标值。②体循环收缩压下降30%或＜85mmHg。③心率增加＞40%。④心率＜65次/min并出现低血压症状。⑤发生不可耐受的头痛、头晕、恶心等不良反应。⑥血管扩张剂已用至最大剂量。

（2）判断标准：通过常规右心导管检查测量肺动脉压及肺血管阻力。其敏感性的评价标准尚未完全统一，ACCP及ESC的评价标准为：应用血管扩张剂后肺动脉压力下降10～35mmHg，心排血量增加或不变，表示肺血管对药物治疗反应良好，即急性血管反应性试验阳性。有研究表明，急性反应越敏感的患者，预示CCB长期有效的可能性越大。

急性血扩张试验阳性患者选择长期应用CCB，其生存率能明显提高。目前主张小剂量开始，逐渐加大剂量，心功能不全患者慎用。对于CCB疗效判定，目前尚无统一的标准，多数资料建议CCB治疗过程中监测血流动力学变化，如治疗12～16周后PAH功能分级达到或维持Ⅰ或Ⅱ级、血流动力学接近正常者为有效，否则应改用其他药物治疗。

急性血管反应性试验阴性及CCB疗效不佳者，治疗上根据PAH功能分级的不同而不同。急性血管反应性试验阴性而PAH功能分级为Ⅰ级或Ⅱ级者，可口服非选择性ET－1受体拮抗剂波生坦治疗，能阻止甚至逆转肺血管重塑及右心室肥厚。选择性ETα受体拮抗剂塞塔生坦能明显改善心功能Ⅱ级PAH患者的血流动力学，提高其6分钟步行距离。

PAH功能Ⅲ级或Ⅳ级患者的治疗药物包括前列环素类药物及ET受体拮抗剂。急性血管反应性试验阴性患者长期应用前列环素类药物仍然有效。ET受体拮抗剂也适用于PAH功能分级Ⅲ级或Ⅳ级的患者，能明显改善血流动力学，改善其功能分级。

以上治疗效果不佳者可考虑选择PDE－5，西地那非能降低PAH患者平均肺动脉压和肺血管阻力，但它对体循环血流动力学也产生一定影响，ACCP建议对于其他药物治疗无效的PAH患者可考虑应用西地那非。

7. 联合用药　恰当的联合用药可增加疗效，减少药物剂量，减轻毒副作用。西地那非能增强NO吸入的降压疗效，并能防止NO突然停用时的肺血管收缩；西地那非联合吸入依洛前列素较两者单用时肺血管阻力降低更为显著。长期静脉应用依前列醇效果不佳者，加用西地那非后血流动力学明显改善。其他药物的联合应用尚在进一步研究中。

（三）介入及手术治疗

介入及手术治疗均建议在有经验的医疗中心实施，以降低操作风险。

1. 房间隔球囊造口术　尽管右向左分流使体动脉血氧饱和度下降，但心房之间的分流可增加体循环血流量，结果氧运输增加。因此，房间隔缺损存在对严重PAH者可能有益。此外，心房水平分流能缓解右心房、室压力，减轻右心衰竭的症状和体征。适应证为晚期NYHA功能Ⅲ、Ⅳ级，反复出现晕厥和（或）右心衰竭者；肺移植术前过渡或其他治疗无效者。

2. 肺移植或心肺联合移植　肺和心肺移植术后3年和5年存活率分别为55%和45%。目前更多实施双肺移植，对于艾森门格综合征以及终末期心力衰竭患者，应考虑施行心肺联合移植；对某些复杂缺损及某些室间隔缺损的患者，心肺联合移植存活率更高。肺移植或心肺联合移植适应证为晚期NYHA功能Ⅲ、Ⅳ级，经现有治疗病情无改善的患者。

3. 肺血栓动脉内膜剥脱术　对于明确的CTEPH，且病变部位在近端，可考虑进行肺血栓动脉内膜切除术，手术必须在经验丰富的医学中心开展。

（熊新军）

第二十三章　重症间质性肺疾病

第一节　急性间质性肺炎

肺间质主要包括结缔组织、血管和淋巴管。因为结缔组织的密度稀疏，所以在其间存在有一定的间隙或腔隙。这种间隙从其解剖学分布看可被分为：①脉管周围的间质间隙：主要为围绕于血管、神经、淋巴管以及支气管囊周围的结缔组织，与血管等组织共同形成了X线中的肺纹理。②肺实质周围的间质间隙：又称间质腔，是指肺泡壁内的存在于肺泡上皮细胞基底膜和肺泡毛细血管内皮细胞基底膜之间的结缔组织腔隙。后者也正是人们通常所说的间质性肺病的发生部位。正常情况下，间质由少量的间质巨噬细胞、成纤维细胞、肌成纤维细胞以及肺基质、胶原、大分子物质、非胶原蛋白等组成。当肺间质发生病变时，上述成分的数量和性质都会发生改变 - 炎症细胞的激活和参与、组织结构的破坏、成纤维细胞的增殖、胶原纤维的沉积和修复等共同构成了间质性肺病的组织病理学特性。需要指出的是，炎症的浸润和纤维的修复绝不仅限于间质，在肺泡、肺泡管、呼吸性和终末性细支气管气道内也可见到。

1944年，Hamman和Rich报道了一组以暴发起病、快速进展为呼吸功能衰竭并迅速死亡为特征的肺部疾病。虽然这类患者的胸部X线片提示有广泛的肺部弥漫性浸润影，但病理检查中并无类似于细菌性肺炎的肺泡腔中大量炎性细胞的浸润；而是特异性地表现为肺间质中结缔组织的弥漫增生。因而，他们将这种新的疾病命名为“急性弥漫性间质纤维化”（acute diffuse interstitial fibrosis），即所谓的Hamman - Rich综合征。因为从临床角度看，该综合征可以等同于不明病因的急性呼吸窘迫综合征（ARDS），而组织学上又属于弥漫性肺泡损伤（diffus alveolar damage，DAD）；所以在一段时间内，人们对其应归属何类疾病一直有争议。其中一种比较流行的看法是将其归入特发性肺纤维化（IPF）的范畴。众所周知，IPF几乎已成为慢性肺纤维化的代名词；故此种分类不仅在组织学上不准确，而且会使这种具有潜在逆转可能的急性肺损伤与那些不可逆的慢性进行性肺纤维化病变在临床和病理特征上发生混淆。1986年，Katzenstein报道了8例与Hamman - Rich综合征相似的病例，均有急性呼吸衰竭，并在症状出现的1～2周内使用机械通气；7例在半年内死亡，1例康复。组织上主要为肺泡间隔增厚水肿，炎症细胞浸润，活跃的成纤维细胞增殖但不伴成熟的胶原沉积，广泛的肺泡损伤和透明膜形成。以后正式提出以急性间质性肺炎（acute interstitial pneumonia，AIP）取代已使用多年的Hamman - Rich综合征等相关名词，并纳入IIP（idiopathic interstitial pneumonia）范畴，以此与IIP中的寻常型间质性肺炎（UIP）、脱屑型间质性肺炎（DIP）和非特异性间质性肺炎（NSIP）等慢性疾病加以区别。现在这一命名已基本得到确认。

一、病因及发病机制

虽然目前已将 AIP 归入 IIP 范畴，但由于其临床表现及病理表现与 ARDS 几乎一致，而其发病时又无明确病因。有人认为，AIP 的发病与病毒急性感染密切相关，只是限于目前的检测技术尚无法测定病毒而已。病毒与 IIP 的关系一直是该病病因学研究的热点之一，其中研究最多的是腺病毒和 EB 病毒。现在初步认为病毒在 IIP 发生、发展中所起的作用可能有 3 种情况：①病毒感染的人体细胞所表达的病毒蛋白可以促进慢性炎症和修复过程，如 EB 病毒的隐性膜蛋白可以提高 β－淋巴细胞的Ⅱ类抗原的表达。②病毒的感染可以激活肺泡上皮细胞的Ⅰ型胶原基因。③病毒基因是一种转活化因子，可以与 DNA 结合或接触，以调节 RNA 蛋白转录和修改细胞的生物特性。然而遗憾的是，这些研究结果均来自 IIP 的慢性类型；也许是由于病例数偏少，至今尚未有 AIP 与病毒关系的研究报告。

有研究报道，部分患者肺周边淋巴细胞、淋巴滤泡及浆细胞中有自身抗体，肺泡壁上有免疫复合物沉积。而诸如血沉，部分患者丙种球蛋白高，抗核抗体效价上升，类风湿因子、免疫球蛋白、狼疮细胞阳性，补体水平降低都表明该病可能与炎症免疫过程有关。也有报道称本病可能具有遗传因素。

AIP 的急性肺损伤是一种大范围的、病理表现单一的肺实质性变化，这与已知的 ARDS 的表现并无二致；但与其他 IIP 类型中所见的急性损伤－反复数年的多灶性损伤迥然不同。这种不同造成了二者在组织病理和临床表现上各具特色；并就此推测二者的发病机制亦有差别。虽然目前的研究已深入到蛋白甚至基因水平，人们已知诸如促炎症因子、抗炎症因子、金属蛋白酶及抑制因子和凋亡等在 IIP 中的相应作用，但 AIP 的确切发病机制目前尚不清。

二、病理表现

病理显示，肺大体标本呈暗红色，重量增加，外观饱满，质实变硬，触压不萎陷。肺切面为暗红色斑点与灰白色相间，并有交错分布的灰白纤维组织条索和小灶性瘢痕组织。光镜检查：早（渗出）期病变（肺损伤后约 1 周内）时，肺泡间隔因血管扩张、基质水肿和炎性细胞浸润而弥漫增厚；其中以淋巴细胞浸润为主，亦有浆细胞、单核（或巨噬细胞）、中性粒细胞和嗜酸性粒细胞及少许成纤维细胞；肺泡上皮增生和化生形成柱状，加宽了肺泡间隔；肺泡腔内则正常或有少许蛋白性物质及细胞渗出。此时的肺泡间隔相对较薄、肺泡结构尚正常，对治疗反应良好。随着病情的进展，血管内皮及肺泡上皮细胞受损、坏死和脱落；肺泡腔内形成均匀粉染的嗜酸性物质透明膜。约 2 周时，DAD 进入晚（增殖或机化）期；肺泡间隔出现广泛增生的成纤维细胞和肌成纤维细胞，而胶原沉积却较少，这使得肺泡间隔明显增宽。毛细血管被纤维组织替代而数量减少；肺小动脉内膜增生、管壁增厚；有时在中小肺动脉内可见机化的栓子。肺泡因纤维化和闭锁而减少，残存的肺泡形状不规则，大小不一，或呈裂隙状或异常扩张。由于Ⅰ型肺泡上皮细胞的坏死，Ⅱ型上皮细胞增生，呈柱状或鞋钉样排列，衬于肺泡表面；这与 UIP 中有相当数量的细支气管上皮细胞参与分布于肺泡表面的情况有所不同。另外，呼吸性细支气管上皮可出现鳞状化生。数周后，蜂窝肺即可出现。

电镜检查：Ⅰ型肺泡上皮细胞丧失，局部乃至大面积的肺泡上皮细胞基底膜剥脱，Ⅱ型肺泡上皮细胞及毛细血管内皮细胞的胞质水肿和坏死脱落。细胞碎片与纤维蛋白、红细胞及表面活性类物质的混合物沿肺泡表面分布，这尤其见于镜下的透明膜形成区。散在的炎性细胞，尤其是巨噬细胞、淋巴细胞和浆细胞存在于肺泡腔中；而间质中水肿的基质及不同数量的胶原和弹性纤维周围分布着大量成纤维细胞、少量炎症细胞及散在的原始实质细胞。进一步的研究发现，间质中大量成纤维细胞及少量胶原的存在并不是造成间质增厚的唯一原因。由于肺泡上皮细胞基底层的剥脱，使得大部分肺泡均有不同程度的塌陷。此种塌陷的另一特征是塌陷的肺泡部分中，有许多邻近的上皮细胞基底层相互重叠和对折。这种由二层基底层组成的结构以匍行的方式插入肺泡壁，在间隔内部形成深的裂隙。当Ⅱ型肺泡上皮细胞沿剥脱的基底层增重新上皮化时，细胞并不深入裂隙之间，而是沿裂隙的两个外侧面覆盖。而若肺泡全部塌陷，相互分离的肺泡间隔此时也会发生对折。Ⅱ型肺泡上皮细胞重新生长时，它并不是全部直接生长在脱落的基底层表面，有部分的上皮细胞与基底层之间存在有一层残留的炎症初期时的肺泡腔内渗出物。这两种现象的结果是，当Ⅱ型肺泡上皮细胞增殖重新覆盖脱落的上皮基底层时，细胞所覆盖的是塌陷部分，而不是沿完整的基底层重新呈线样排布和重新扩张肺泡；由于一层部分重叠的肺泡壁结合进了单一增厚的肺泡间隔，再加上部分区域肺泡腔内渗出物的“渗入间隔”，这就与其他因素一起造成了镜下所见的间质纤维化。

三、临床表现及诊断

AIP 起病突然、进展迅速、迅速出现呼吸功能衰竭、多需要机械通气维持、存活时间很短，大部分在 1 ~2 个月内死亡。

AIP 的发病无性别差异，文献中的发病年龄范围是 7 ~83 岁，平均 49 岁。大多数患者既往体健、发病突然；绝大部分患者在起病初期有类似上呼吸道病毒感染的症状，可持续 1 天至几周，虽经广泛研究仍无病毒感染的证据。半数以上的患者突然发热，干咳，继发感染时可有脓痰；有胸闷、乏力、伴进行性加重的呼吸困难，可有发绀、喘鸣、胸部紧迫或束带感；很快出现杵状指（趾）。双肺底可闻及散在的细捻发音。部分患者可发生自发性气胸。抗生素治疗无效，多于 2 周至半年内死于急性呼吸衰竭和有心功能衰竭。如早期足量应用糖皮质激素，病情可缓解甚至痊愈。实验室检查不具有特异性；外周血 WBC 可增多，少数有嗜酸性粒细胞轻度增多，RBC 和 Hb 因缺氧而继发增高。血沉多加快，可达 60mm/h，血清蛋白电泳示 α_2 或 γ 球蛋白增高，IgG 和 IgM 常增高，IgA 较少增高；血气分析为呼吸衰竭Ⅰ型，偶见Ⅱ型。

本病并没有特异性的临床诊断指标，所以最重要的是考虑到该病存在的可能。之后应在 AIP 和 ARDS 之间做出鉴别。AIP 缺乏明确的病因和系统性的损伤、无原先也已存在的可引起弥漫性肺泡损伤的疾病；而后者往往都有比较明确的诱因。若要明确诊断，必须依赖临床诊断和肺组织活检，尤其是开胸肺活检。

绝大部分的 IIP 患者为慢性类型，表现为进行性加重的肺部受损，其平均存活期为 4 年。但有些患者也会在慢性病程的任何阶段出现病情的急性加重，而这又往往被误诊为肺部感染。其中的原因尚不清楚。

Kondoh 曾报道了 3 例急性加重的 IIP 病例，持续时间为 3 ~20 天，于慢性病程发生 6 ~24 个月后出现。病情可以定义为：①突然恶化的呼吸困难达数周。②X 线胸片出现新近的弥漫性肺部浸润影。③持续恶化的低氧血症（$PaO_2/FiO_2 < 225$）。④无感染的依据。患者起病时可表现为流感样症状或咳嗽伴发热；3 个病例均有血白细胞增多和 C - 反应蛋白升高；

随经多种检测均无感染存在的证据；BALF 示中性粒细胞和白蛋白含量升高；加重后 2 周所做的开胸肺活检示无透明膜形成的 DAD 伴 UIP 的表现。经糖皮质激素治疗，3 位患者均病情转而稳定。

Akira 也报道了 17 例类似的病例，其中 9 例有系统的 HRCT 和病理资料，并将 HRCT 的表现分为外周型、多发灶型和弥漫型肺实质浸润 3 种情况，发现：①全部的外周型患者（6 人）和一半的多发灶型患者（3/6）对糖皮质激素治疗有反应。②弥漫型患者全部（5/5）死亡，50% 的多发灶型病例死亡，而外周型的患者则全部存活。③在病理中，多发灶型和弥漫型肺实质浸润的病理符合急性 DAD，而外周型则为活跃的成纤维细胞灶。

在一部分系统性疾病，特别是结缔组织病和血管炎中，也可出现与 AIP 的临床和病理表现相同的病例。通过对文献的复习以及临床经验来看，有人认为，尚不应将这两种类似于 AIP 的疾病划入 AIP 范畴。因为这类疾病的确切病因尚不清；AIP 只见于既往无肺部疾患的患者，而后二者均已有肺部损伤；这两大类疾病在对治疗的反应和预后上的确存在差异。

四、影像学表现

AIP 的影像学表现并不具备特异性，与 ARDS 差别不大。在早期，部分患者的胸部 X 线片可正常；多数则为双肺中下野散在或广泛的点片状、斑片状阴影，此时与支气管肺炎不易鉴别。随着病情的进行性加重，双肺出现不对称的弥漫性网状、条索状及斑点状浸润性阴影，并逐渐扩展至中上肺野，尤以外带明显；但肺尖部病变少见，肺门淋巴结不大；偶见气胸、胸腔积液及胸膜增厚。胸部 CT 多为双肺纹理增厚、结构紊乱、小片状阴影并可见支气管扩张征；也有双侧边缘模糊的磨玻璃样改变，或为双侧广泛分布的线状、网状、小结节状甚或实变阴影，偶见细小蜂窝样影像。

Ichikado 等总结了 14 例 AIP（3 例开胸肺活检，11 例尸检）的病理结果与 HRCT 的关系。他首先将肺部的病理表现分为急性渗出、亚急性增殖和慢性纤维化三期，其分别代表如下表现的存在：透明膜、肺泡内的水肿、渗出或出血；Ⅱ型肺泡上皮细胞增生、成纤维细胞在间质及肺泡腔中增殖；大量成纤维细胞和胶原结缔组织增殖和肺内蜂窝样改变。随后通过 HRCT 技术，比较病理分期与影像学所见之间的相互关系。发现：①渗出期：会有部分残存的正常肺组织影像接近阴影区［指磨玻璃样变和（或）实变区］或存在于阴影区之中；不论是何种阴影表现，均不伴有支气管扩张影像的出现。②增殖期：磨玻璃样变和实变区内支气管扩张影像的出现概率近乎相同。③纤维化期：近乎全部肺阴影区均伴有支气管扩张影像的出现，并发现有 1 例患者有小蜂窝样改变。从这一结果的分析中我们可以看出，HRCT 对 AIP 的诊断不具有特异性，影像学的表现也无法做到像病理表现那样划界分明；支气管牵拉性扩张影像的出现预示着渗出期将尽而某种程度的机化也已出现。但无论怎样，对疑为 AIP 的患者及时进行 HRCT 检查，至少对于指导开胸肺活检的取样部位、尽早取得相应的正确诊断和采取适时的治疗措施仍是有益的。

Akira 对 AIP 和 IIP 急性加重期的 CT 改变作了比较，发现 AIP 患者从不出现胸膜下玻璃样变的影像学表现，只有在 7 天后才会逐渐出现支气管的牵拉性扩张和蜂窝肺；而在 IIP 的急性加重期，却可以见到双侧的弥散或多发灶性玻璃样变和胸膜下的蜂窝样变同时存在。

五、病理诊断

能够产生DAD表现的疾病很多，诸如各种类型的感染、药物性DAD、吸入有毒气体、急性放射性肺炎、结缔组织病和血管炎等。所以，除了临床鉴别之外，必须进行病理学方面的鉴别诊断。

（一）慢性间质性肺炎

包括UIP、DIP和NSIP，其共同特点是起病多隐匿、病程较长，一般存活时间为4～5年。患者多表现为进行性的胸闷、气短。胸部CT可见蜂窝影或网状影，胸膜下弓形线状影及支气管扩张；田山雅行曾报道，这些患者全部有影像学上的蜂窝影。其组织学的共同特点是纤维化区域内多为成熟的胶原纤维束，而活化的成纤维细胞很少出现，甚至没有。这与AIP的表现正好相反。对于具体的某种类型的病理表现分述如下。

1. UIP　最大的特点为，当转换低倍镜视野时，正常肺组织、间质纤维化、炎症细胞浸润和蜂窝样改变尽显微镜察。大部分纤维组织由大量嗜酸性胶原及少许相应的炎症或基质细胞组成。胶原的沉积增厚了肺泡壁并形成片状痕迹或伴蜂窝样改变。在蜂窝状扩大的气腔中，支气管上皮细胞或增生的Ⅱ型肺泡上皮细胞覆盖于气腔表面；气腔中多含有浓缩的黏液组织、中性粒细胞及其他炎症细胞。肺泡之间有由胶原和不同数量的慢性炎症细胞所致的增厚的肺泡壁分隔。虽然大部分的纤维化区域是由无细胞成分的胶原组织构成的，它揭示出纤维化的“陈旧性”；但也有些区域会出现活化的成纤维细胞的聚集，它体现出纤维化尚处于活动期；此种“新旧”纤维化同时出现于标本中的表现是诊断UIP的关键。整个标本中，炎症反应通常只呈中等程度，主要以小淋巴细胞为主，其次是巨噬细胞及中性粒细胞。这些炎症细胞主要出现在胶原沉积区域或蜂窝样变化的区域，这与人们所推测的不明原因的慢性炎症引起慢性纤维修复是IIP，尤其是UIP发病机制的假设相吻合。对偶尔出现的急性加重的UIP病例，除病理表现外，临床表现也是有力的鉴别手段。

2. DIP　最大的特点是大量巨噬细胞聚集于肺泡腔，宛如肺泡上皮细胞大量脱落，故而得名。实际上，这些细胞多为单个核细胞，也有少量分散的多核巨细胞存在。肺泡壁上的肺泡上皮细胞呈增生形态。肺泡间隔因胶原的沉积和少量炎性细胞的浸润而呈轻～中度增宽。在低倍镜下，DIP的表现很是单一，不仅不存在成纤维细胞聚集区，蜂窝样改变也很少出现；这与UIP的组织学特点形成了鲜明的对照。

3. NSIP　肺泡壁中的炎症和纤维化的程度变化较大，缺乏诊断UIP、DIP和AIP的特异性指征，自然也就无法纳入上述的任何一种类型。近一半的NSIP标本以间质炎症为主，纤维化的程度较轻甚至缺如。浸润于肺泡间质中的慢性炎症细胞包括淋巴细胞和大量浆细胞；这些细胞的浸润密度在所有类型的IIP中被认为是最高的。所以，这种表现在组织学上极易识别，也被认为是NSIP的特异表现。另外40%的NSIP病例，其炎症细胞的浸润和纤维化的程度基本相近；但有时，这种表现也不易与UIP区分。鉴别的要点是标本的总体变化相当一致，没有明显的蜂窝样变，成纤维细胞聚集区也很少见。另外，所剩的10%以间质胶原沉积为主，它可局限或弥散存在；但是沉积区中很少见到活跃的成纤维细胞，而多为成熟的胶原束；所以与AIP也很易鉴别。

（二）ARDS

其组织学特征为肺间质水肿和DAD。而AIP的病理表现就是DAD的增殖或机化期的表现，所以二者在临床表现和组织上均难以鉴别。但 ARDS 多有原发病及明确的病因，如感染、外伤等，故 ARDS 的诊断不应依赖肺活检，通过结合临床对典型病例往往不难诊断。有部分学者仍推测 AIP 源于某些病毒的感染且属于 ARDS 范畴：遗憾的是至今也无任何证据。所以 Ash 认为，对二者的鉴别有时需做大量工作来寻找 ARDS 的病因。可以理解为何某些文献将 AIP 称为特发性 ARDS 以及临床上会将 AIP 误认为是 ARDS。但目前看来，这二者是有区别的。一方面是病因方面的差异；另一方面是在应用糖皮质激素后，AIP 的预后可望改善，而 ARDS 对糖皮质激素的治疗反应常属无效。

（三）闭塞性细支气管炎伴机化性肺炎（BOOP）

发病较急，但进展缓慢。X 线胸片上双肺多发性斑片影在病程中常有明显的游走现象。胸部 CT 可见层状或结节状分布的较强的密度增高区，不见血管影像，其边缘区域有“气状征”。病理特点是阻塞性细支气管炎，有肉芽组织堵塞于扩大的小气道内，有时延伸至肺泡管；肺泡壁及间隔有以单核细胞为主的浸润；这些改变多局限于次小叶范围。影像及病理学的病变区和正常区界限分明，通常不会与 AIP 混淆。

因为 DAD 具有机化期，所以在极少见的情况下会出现 BOOP 和 NSIP 的病理表现与 AIP 无法区分的情况。此时，病史的表现就成为了鉴别诊断的要点。

六、治疗和预后

因为对病因和发病机制尚知之甚少，所以对本病并无特异性的治疗手段。综合有限的文献资料，可以认为，AIP 是一种具有潜在逆转可能的急性肺损伤性疾病，如在病变早期及时治疗可完全康复而不遗留肺部阴影或仅有少许条索状阴影。本病对肾上腺皮质激素反应尚好，而且应该早期、大量和长期地运用。用法：泼尼松 40～80mg/d，持续 3 个月，病情稳定后方逐渐减量，维持时间当视病情发展而定，但疗程不宜短于 1 年。如果减量过程中病情复发加重，应当重新加大剂量以控制病情。如果病情凶险，可使用冲击疗法：静脉注射甲基泼尼松龙 500～1 000mg/d，持续 3～5 天；病情稳定后再改为口服。此外，还有联合应用免疫抑制剂，如甲基泼尼松龙 250mg/d + 环磷酰胺 1 500mg/d + 长春新碱 2mg 并取得满意疗效的报道。

既然将 AIP 划归 IIP 范畴，那么间质成纤维细胞的增殖活化作用应视为极为重要的发病机制。从病理学的电镜所见看，部分区域肺泡腔内渗出物的“渗入间隔”也必然会伴有纤维化的发生。所以，糖皮质激素的应用应该对抑制纤维化的发生起重要作用。当然，单纯的药物治疗是远远不够的，急速恶化的呼吸功能衰竭往往是主要的致命因素；所以，机械通气通常是必须的。如果肺泡的塌陷可以明显促进纤维化的发生、发展并且加重肺泡间隔的增厚，那么在机械通气时加用一定水平的 PEEP 就显得尤为重要；甚至有人认为，人工合成的表面活性物质也具有一定的应用价值。这充分表明了 AIP 与 ARDS 的相似性。

应用大剂量糖皮质激素治疗 ARDS 一直未能取得令人满意的疗效。从病理学角度看，ARDS 可分为渗出期和纤维增殖期二大阶段；但在临床中尚无法区分。我们以 ARDS 的最常见病因败血病为例，纤维增殖期的 ARDS 患者也会有发热、白细胞增多、气道脓性分泌物以及 X 线胸片上新近出现浸润灶或原有浸润灶的进一步加重。这就使得在临床上对何时运用糖皮质激素无法明确掌握。从现有资料看，绝大部分治疗无效的报道都集中在病变的早期（<48 小时）应用糖皮质激素时。但是 Keal 等人将 31 例至少已使用呼吸机 7 天的 ARDS 患

者分成两组，再行大剂量糖皮质激素治疗研究。发现治疗组的病死率是38%（5/13），而对照组为67%（12/18）。

更为有意义的是，5例患者在糖皮质激素应用后的48小时，其 PaO_2/FiO_2 值较用前的48小时明显改善（$P<0.05$），另有3例则在用药后5～6天内也出现了 PaO_2/FiO_2 比值的改善。其原因是在ARDS的早期，死亡率主要取决于原发疾病的类型及其严重程度；而在之后则直接或间接地决定于肺纤维增殖过程的影响，进一步加重气血交换的障碍。也就是说，大剂量糖皮质激素的作用在纤维增殖期更为重要也更为合理。很显然，这种看法的提出说明了AIP和ARDS这两种疾病在发病机制上可能还是存在差异的。

AIP的平均病死率为78%（60%～100%），平均存活期为33天。虽然尚无法预示存活率的组织病理指征，但存活者多有严重的肺实质损害，而死亡者则少有之。现在ARDS的病死率因治疗手段的不断改进已降至50%以下；而AIP的病死率却一直居高不下。总之，医学界应进一步加强对AIP的研究。

（魏秀燕）

第二节　特发性肺间质纤维化急性加重

一、概述

特发性肺间质纤维化（idiopathic pulmonary fibrosis，IPF）也是特发性的间质性肺炎（idiopathic interstitial pneumonias，IIPs）的一种类型，是一种不明原因的肺间质炎症性疾病，其典型症状表现为干咳、进行性呼吸困难、经数月或数年逐渐恶化，多在出现症状3～8年内进展至终末期呼吸衰竭或死亡。主要病理特点为肺间质和肺泡腔内纤维化和炎细胞浸润混合存在。IPF属于特殊的独立的ILD，其临床演变规律、对治疗的反应和预后与其他类型的IIP有明显区别。

而特发性肺间质纤维化急性加重（Acute exacerbation of idiopathic pulmonary fibrosis，AEIPF）作为实际存在的一种临床现象，日趋为人们认识。AEIPF临床表现特殊，死亡率高，但临床报道及研究尚少。

二、流行病学

IPF无准确的流行病学资料。国外资料估计发病率3/10万～6/10万，个别国家27/10万～29/10万。大部分患者年龄为50岁以上，高峰发病在70岁左右。之后，随年龄增加，发病率增高。35～44岁的人群发病率为2.7/10万，75岁以上的老人发病率大于175/10万，儿童IPF极为罕见，男性略高于女性。

三、病因和发病机制

IPF的病因不明。可能与病毒、真菌、环境污染、细胞毒性物质、病毒感染和吸烟有关。遗传基因对发病过程可能有一定影响。

IPF的发病可能是炎症、组织损伤、修复持续叠加的结果。致病因素导致肺泡上皮细胞损伤和上皮下基底膜破坏，启动成纤维细胞募集、分化、增殖，致使胶原和细胞外基质过度生成。损伤的肺上皮细胞和浸润的白细胞通过自分泌和旁分泌的形式，分泌 TNF－α、TGF－β和 IL－8 等。这些炎症介质促进肺纤维化过程。肺泡内氧化负荷过重，也可能参与肺泡损伤过程。这种慢性损伤和纤维增生过程，最终导致肺纤维化。

四、病理

IPF 的病理改变与病变的严重程度有关。主要特点是病变在肺内分布不均，可以在同一低倍视野内看到正常、间质炎症、纤维增生和蜂窝肺的变化，以下肺和胸膜下区域病变明显。肺泡壁增厚，伴有胶原沉积、细胞外基质增加和灶性单核细胞浸润。炎症细胞不多，通常局限在胶原沉积区域或蜂窝肺区。肺泡腔内可以见到少量的Ⅱ型肺泡细胞聚集。可以看到蜂窝肺气囊、纤维化和纤维增殖灶。继发的改变有肺容积减少、牵拉性支气管扩张和肺动脉高压。

五、分类

ATS/ERS 最新的临床－影像－病理（clinical radiologic pathologic diagnosis，CRP）分类，IIPs 包括 7 种类型。见表 23－1。

表 23－1　ATS/ERS 最新的临床－影像－病理（CRP）分类

组织学分类	临床－影像－病理（CRP）分类
1. 普通型间质性肺炎（UIP）	1. 特发性肺纤维化（UIP/IPF）/隐源性致纤维化性肺泡炎（CFA）
2. 非特异性间质性肺炎（NSIP）	2. 非特异性间质性肺炎（NSIP）
3. 机化性肺炎（OP）	3. 隐源性机化性肺炎（COP）
4. 弥漫性肺泡损伤（DAD）	4. 急性间质性肺炎（AIP）
5. 呼吸性细支气管炎（RB）	5. 呼吸性细支气管炎伴间质性肺病（RBILD）
6. 脱屑性间质性肺炎（DIP）	6. 脱屑性间质性肺炎（DIP）
7. 淋巴细胞性间质性肺炎（LIP）	7. 淋巴细胞性间质性肺炎（LIP）

六、临床表现

起病隐匿，主要症状为干咳和劳力性气促。随着肺纤维化的发展，发作性干咳和气促逐渐加重。通常无肺外症状，但也可见消瘦、乏力、食欲减退、合并感染时可有高热。有时也出现关节酸痛，胸痛极少见。

查体时可发现呼吸频率增快，重症患者均有发绀、低氧血症。听诊双肺可闻及吸气末 Velcro 啰音，通常位于肺底。20%～50% 有杵状指。晚期可出现呼吸衰竭和肺心病的表现。

七、检查

1. 影像学检查　胸片显示双肺弥漫的网格状或网格小结节状浸润阴影，以双下肺和胸膜下明显，通常伴肺容积减小。个别早期患者胸片肺间质浸润灶、肺泡不透光区（毛玻璃样变）。随着病情进展，可出现直径多在 3～15mm 大小的多发性囊状透光影（蜂窝肺）。高分辨率 CT 可发现早期病变，如肺内呈现不规则线条网格样改变，伴有囊性小气腔形成，较早在胸膜下出现，小气腔相互连接可形成胸膜下线，是诊断 IPF 的重要手段之一。

2. 肺功能检查　进行性限制性通气功能障碍和弥散量减少，且多早于肺容积的减少。静息时动脉血气可能正常或有低氧血症（继发于通气/灌流比例失调）、呼吸性碱中毒等，可在用力后出现或加重，因此运动时的气体交换是监测临床过程的敏感参数。

3. 实验室检查　为非特异性变化，可有血沉加快，血乳酸脱氢酶增高和丙种球蛋白增高，10% ~26% 患者类风湿因子和抗核抗体阳性。

4. 支气管肺泡灌洗检查　BAL 在 IPF 诊断中主要起到排除其他疾病的作用，为一些特殊疾病的诊断提供依据，如恶性肿瘤、感染、嗜酸性粒细胞性肺炎、肺组织细胞增生症 X、尘肺等。此外，炎症细胞类型对鉴别 IIP 的病理类型有一定帮助。70% ~90% 的 IPF 患者，BAL 中嗜中性粒细胞 >5%；40% ~60% 的患者 EOS >5%；10% ~20% 的患者淋巴细胞升高。但这种变化可发生于许多纤维化性肺疾病。BAL 中中性粒细胞增多，说明纤维性病变的可能性增大，如 UIP/IPF、类风湿性疾病导致的纤维性肺泡炎、石棉肺或纤维化性结节病。BAL 中淋巴细胞增加，更多的提示 NSIP、肉芽肿疾病或药物所致的肺疾病。

5. 肺活检　通过支气管肺活检或外科肺活检获取肺组织是明确 IPF 的重要诊断手段，是肺间质疾病诊断的金标准。

八、诊断与诊断标准

诊断主要根据临床特征、胸部 X 线表现、肺通气及弥散功能、病理活检及排出其他原因导致的 ILD。依据有无肺活检结果，有两种确诊标准。

（一）诊断标准一

（1）肺活检显示组织学符合普通间质性肺炎的改变。

（2）同时具备卜列条件

1）除外其他已知病因所致的间质性肺疾病（ILDs），如药物、环境因素和胶原血管疾病所致的肺纤维化。

2）肺功能异常：包括限制性通气障碍：肺活量（VC）减少、常有第一秒用力呼出气量（FEV_1）/用力肺活量（FVC）比例增加和/或换气功能障碍；休息或活动时肺泡 - 动脉血氧分压差（$AaPO_2$）增加或 CO 弥散量（DLco）减少。

3）普通胸片或高分辨 CT（HRCT）示两肺基底部、周边部的网状阴影。

（二）诊断标准二

无肺活检结果时，IPF 诊断依据符合以下所有的主要诊断标准和至少 3 条次要标准。

1. 主要标准

（1）除外其他已知原因的 ILDs，如药物因素、环境暴露和结缔组织疾病。

（2）肺功能异常包括限制性通气障碍和换气障碍。

（3）胸片或 HRCT 示两肺基底部、周边部网状影。

（4）经支气管肺活检（TBLB）或支气管肺泡灌洗（BAL）不支持已知原因的 ILD 诊断。

2. 次要诊断标准

（1）年龄大于 50 岁。

（2）隐袭发生的、不明原因的活动后气促。

（3）起病时间≥3个月。

（4）两肺基底部吸气期爆裂音（性质干燥或呈velcro啰音）。

间质性肺疾病的诊断程序见图23-1。

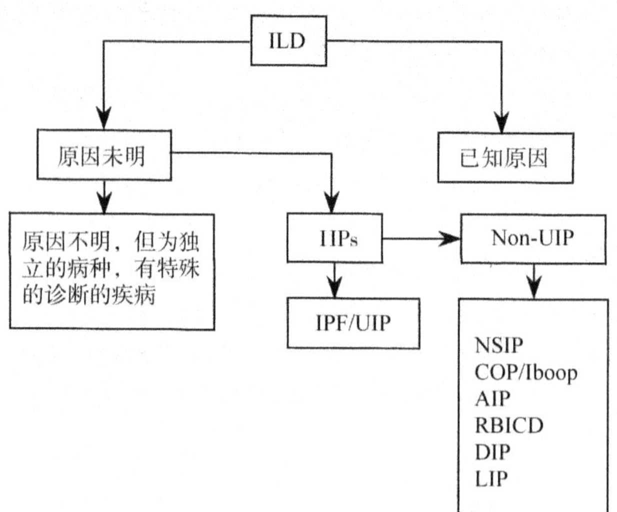

图23-1　间质性肺疾病的诊断程序

九、鉴别诊断

1. 脱屑型间质性肺炎（DIP）　DIP非常罕见（占不到3%的ILDs）。吸烟者在40~50岁时易发病。大多数患者呈亚急性起病（数周到数月），表现为气促和咳嗽。胸片改变较IPF轻，20%的患者无胸片异常；部分患者胸片和CT显示为中、下叶的弥漫性毛玻璃影。肺活检显示为均匀的、弥漫分布的、肺泡腔内巨噬细胞聚集，以呼吸性细支气管周围为重，沿肺实质呈弥漫性分布，很少有纤维化。

2. 呼吸性细支气管炎伴间质性肺病（RBILD）　RBILD是发生在吸烟者的一种临床综合征。临床表现与其他IIP相似。胸片显示广泛分布的网状、结节状阴影，而肺容积正常；HRCT上呈模糊阴影。肺功能常表现为阻塞与限制性通气障碍混合存在，残气量可增加。肺活检示呼吸性细支气管腔内有着色深的巨噬细胞。低倍镜下，病灶呈片状分布，沿着细支气管中心分布。在呼吸性细支气管，肺泡管和细支气管周围的肺泡腔内有成簇的棕灰色的巨噬细胞，伴有片状的黏膜下和细支气管周围的淋巴细胞和组织细胞浸润。

3. 非特异性间质性肺炎（NSIP）　临床表现与IPF相似。胸片示两下肺网状影，呈斑片状分布。HRCT显示两侧对称的毛玻璃影或气腔实变。主要的组织学改变为肺间质均匀的炎症或纤维化改变。其病变在受累部分是均匀的，但在整个进展过程中呈片状分布于未受累肺区域。

4. 急性间质性肺炎（Hamman-Rich综合征，AIP）　AIP是一种急性起病、爆发性的肺损伤。症状在几天至数周内出现，既往多健康。病程发展迅猛，死亡率很高。临床表现为发热、咳嗽、气促。胸片示两侧弥漫性混浊影。CT示两侧片状、对称性毛玻璃影，以胸膜下多见，与ARDS相似。多数患者有中至重度低氧血症，常发展至呼吸衰竭。AIP的诊断要求：ARDS的临床症状；弥漫性肺泡损伤（DAD）的病理表现。AIP肺活检与DAD一致，包括渗出期、增殖期和/或纤维化期。典型者病变呈弥漫分布，但不同区域严重程度有所不同。

5. 特发性闭塞性细支气管炎伴机化性肺炎（COP/iBOOP） 是一种原因不明的临床病理综合征。本病通常发生于50～60岁的成人，男女发病相似。约3/4的患者在2个月内出现症状，表现似流感：如咳嗽、发热、不适、疲劳、体重下降等。常有velcro啰音。肺功能变化以限制性通气障碍最常见。休息和活动后出现低氧血症。胸片表现为两肺弥漫分布的肺泡阴影，肺容积正常。HRCT呈片状的气腔实变、毛玻璃影、小结节影和支气管壁增厚或扩张。影像学变化特点为“五多一少”：多发病灶、多种形态、多迁移性、多复发性、多双肺受累；蜂窝肺少见。组织学特征为：小气道和肺泡管内过多的肉芽组织增殖（增殖性细支气管炎），伴周围肺泡的慢性炎症。肺泡腔内肉芽组织呈芽生状，由疏松的结缔组织将成纤维细胞包埋而构成，可通过肺泡孔从一个肺泡扩展到邻近的肺泡，形成典型的“蝴蝶影”。对激素有良好反应，2/3患者可获临床治愈。

6. 淋巴细胞性间质性肺炎（LIP） LIP是IIP中的少见类型。通过单纯的淋巴细胞－浆细胞浸润与DIP和UIP鉴别。此外，肺泡腔内可发现淋巴细胞，沿着淋巴管分布可见淋巴样细胞聚集。这种淋巴细胞聚集也可出现在血管中心部位。胸片与HRCT的特征性变化为小叶中心性小结节影，毛玻璃影，间质和支气管肺泡壁增厚，薄壁小囊腔。多数患者与某种异常蛋白血症形成有关（单克隆或呈多克隆丙球蛋白病），或与Sjogrens’综合征（原发的或继发的）有关，或与艾滋病（AIDS）有关。

（魏秀燕）

第三节 过敏性肺炎

一、概论

过敏性肺炎（hypersensitivity pneumonitis），又称外源性过敏性肺泡炎（extrinsic allergic alveolitis），是易感人群反复吸入各种具有抗原性的有机气雾微粒、低分子量化学物质所引起的一组肉芽肿性、间质性、细支气管性及肺泡填塞性肺部疾病。以前认为本病罕见，由于逐渐认识到抗原性物质在环境中的普遍存在、沉淀素对本病仅具有一定的诊断的意义、采用了更加敏感的诊断方法，过敏性肺炎要比以前所预料的更为常见。

吸入抗原的性质、接触抗原的具体情况及宿主的免疫反应均与是否发生过敏性肺炎有关。本病的典型表现为淋巴细胞性肺泡炎及肉芽肿性肺炎，停止接触抗原后则病情改善或完全恢复。连续不断地接触抗原则常导致进行性肺间质纤维化。仅根据其病史或临床特点无法确诊本病，诊断依赖于对二者的综合分析。当怀疑本病时，必须进行正确的临床评估并对环境进行干预，以免发生进行性不可逆的肺损伤。

二、病原学

能够引起过敏性肺炎的抗原多不胜举，而且还在不断地发现新的接触方式、新的病种。能够引起本病的抗原大致可以分为3类：微生物性抗原、动物蛋白及小分子量化学物质，见表23－2。大多数颗粒性抗原具有可吸入的大小并可在肺泡内沉积，一些（如链格孢属真菌）则可沉积于气道上，然后再被溶解吸收。能够引起过敏性肺炎的抗原可触发 T 淋巴细胞性肺泡炎，肺泡巨噬细胞不能消化的抗原能够固定补体并充当免疫辅助剂增强肺的免疫反应、激活炎性细胞。除此之外，能够引起过敏性肺炎的药物不断增多，但这不是本章的讨论内容。

表 23－2　过敏性肺炎病原学分类

微生物
细菌：嗜热放线菌，枯草杆菌，克雷白菌，非结核分枝杆菌等
真菌：曲菌属，青霉菌属，分枝孢子菌属，毛孢子菌属，链格孢属，短柄霉属，头孢子菌属等
阿米巴
动物蛋白：鸟禽，鱼，鼠尿，软体动物壳，麦象鼻虫，桑蚕幼虫等
化学致敏物：异氰酸盐，酸酐，除虫菊，重氮苯等

三、微生物

细菌、真菌、阿米巴等微生物是过敏性肺炎最常见的原因。这些微生物在室内环境中普遍存在，它们所引起的过敏性肺炎可能比临床确诊的病例要多得多。温暖而湿润的环境常是微生物生长、繁殖的理想的条件，一旦吸入这些微生物性抗原即可导致过敏性肺疾病。

1. 细菌　细菌是单细胞原核微生物，有细胞膜，但没有明显的细胞核及结合于细胞膜上的细胞器。大多数细菌呈杆状（杆菌），球状（球菌）或分枝状（放线菌），直径一般为 1～5μm，适宜在多种不同的环境中生存，在室内、室外不同理化环境中繁殖。

1932 年 Campbell 首先报道，嗜热菌属可以引起典型的过敏性肺炎、农民肺。这类细菌可以在 10℃～55℃潮湿的环境中生长并分泌能够导致植物，如干草、甘蔗、蘑菇等腐败的酶引起农民肺（farmer lung disease）、甘蔗尘肺及蘑菇工人肺等。通风湿化系统中水温最高可达 60℃的滞水中也常被其污染而导致湿化器肺（humidifier lung）。

在低温环境中生存的室内细菌也可以引起过敏性肺炎。有报道因家庭装修而接触被枯草杆菌污染的浴室木地板屑引起一家 6 名成员暴发肺泡炎。革兰阴性的克雷白菌也可引起湿化器肺。2 名儿童曾因在不通风的地下室用被细菌污染的水淋浴而导致过敏性肺炎。革兰阴性细菌本身及其细胞壁内含有的内毒素不仅可以激发 α－肿瘤坏死因子、白介素－1 等细胞因子的活性，也可充当免疫辅助剂增强炎症反应，导致肺泡炎及肉芽肿形成。

接触金属处理液可以引起包括过敏性肺炎在内的一系列职业性呼吸系统疾病。对因接触金属处理液而导致过敏性肺炎的病例进行调查，发现接触被不常见的微生物（可能为非结核分枝杆菌或真菌）污染了的处理液可以导致本病的发生。对发生在一个汽车发动机零件生产厂的 30 名职业性呼吸系统疾病患者进行的研究中发现，7 例为过敏性肺炎，其中 6 例血清不动杆菌沉淀素阳性。

休闲性或职业性接触被细菌污染的水雾均可引起过敏性肺炎。接触被非结核分枝杆菌污染的温浴盆可以引起一种表现为过敏性肺炎的肉芽肿性肺病，一旦脱离接触即可自行消失。有报道在一室内游泳池中工作的 33 名救生员暴发肉芽肿性肺炎，因其气雾中内毒素水平比无此病发生者升高，推测本病的暴发可能与水雾中存在被污染的细菌有关，故本病被命名为救生员肺（lifeguard lung）。

2. 真菌　真菌是不能自行移动的真核微生物，具有坚硬的细胞膜，缺乏叶绿素，通过孢子繁殖，空气为其传播载体，其孢子结构多适于经空气传播。真菌孢子出芽后其形态具有多样性，如霉变和发酵。霉变是由分枝的菌丝组成，发酵则由多个圆形、卵圆形的或细长的细胞组成。这些细胞通过发芽而形成湿润的或黏液样的集落，其胞壁含有葡聚糖、聚乙酰氨基葡糖等多糖及糖蛋白。真菌的许多组分包括真菌孢子、菌丝碎片、代谢产物、部分降解的底物及真菌毒素均可作为抗原通过空气传播而导致本病的发生。

空气中的真菌孢子主要来源于能够通过风能传播的真菌。对于特定的某种真菌而言，其在空气中的浓度主要取决于风、温度、季节性气候因素、昼夜节律、降水情况、空气湿度及底物的含量与可利用度。美国的几组研究发现分枝孢子菌属、链格孢属、担子孢子属为空气中最常见的孢子；而在加拿大，通过对空气中的真菌计数发现，链格孢属、分枝孢子菌属及酵母菌最为多见，且以 7 ~ 10 月为高峰季节。室内孢子的分布情况既反映了室外孢子的组成，又反映了室内真菌丛，后者以青霉菌、曲菌、酒曲菌属、白霉属等半知菌纲及酵母菌为主。室内真菌生长的地方包括垃圾容器、食物储存场所、壁纸、家庭装饰材料及浴室窗帘、窗框、窗式空调器、潮湿的地下室、雾化器释放的凉爽而潮湿的雾气等湿度大的地方。蒸气浴、热水浴，甚至自来水都可能被微生物污染而引发本病。

多种真菌在不同职业接触及环境中可以引起过敏性肺炎。自然界中，尤其是水、土壤及有机碎屑中，可吸入的曲菌属分生孢子无处不在。许多职业环境下，如酿造工人、养鸟者、农场工人、从事堆肥、木工、蘑菇种植、烟草、蔗糖、谷物加工者，在生产绳子、帆布、凉鞋、垫子、篮子及纸张过程中接触细茎针草的工人均可以发生过敏性肺炎，而曲菌是其主要的污染源。木塞工人、奶酪工人、实验室工作者、农场及伐木工人所患的过敏性肺炎与青霉菌有关。泥炭苔加工厂工人所患的过敏性肺炎也与真菌污染有关。加拿大 3 名农场工人所患的致死性过敏性肺炎也为青霉菌污染所致。链格孢属、分枝孢子菌属、短柄霉属及其他属真菌也可引起过敏性肺炎，如多种真菌混合污染的木屑、树皮可以引起木材加工工人、伐木工人及其他处理木材的工人患过敏性肺炎。

导致过敏性肺炎的真菌抗原常与室内微生物污染有关。日本最常见的类型为夏季型过敏性肺炎，它是由以毛孢子菌属为主的季节性真菌污染所致。在澳大利亚城市内的居住区，过敏性肺炎最常见的原因为接触室内腐烂变质的木料及潮湿的墙壁。许多患者的居室内存在多种真菌，包括地丝菌属、青霉菌属、链格孢属、镰刀菌属及曲菌属等，提示所接触的致敏微生物可能是其混合物，而不是单一的可被检出的抗原。曾报道 1 例因使用被红类酵母菌属、曲菌属及念珠菌属污染了的家用超声湿化器而发病。

3. 阿米巴　阿米巴是微小的单细胞真核微生物，它经常通过伪足的形成与消失而改变形态。自然界中的阿米巴可以摄食革兰阴性细菌、分解保护军团菌属等细菌使其免于环境应激的有机物质。阿米巴见于植物、油及水（特别是温水，如工业处理用水、温泉、游泳池及眼药水加工厂等）中。接触被耐格里原虫属及棘阿米巴属阿米巴污染的湿化器可以导致过敏性肺炎，但它们确切的病原学作用需要进一步研究。

4. 动物蛋白　许多动物脱落可以被呼吸道吸入的蛋白质颗粒，一旦吸入就可能导致过敏性肺炎，其中最具临床意义且研究最多的是接触鸟禽类动物。1960 年 Plessner 首先报道了接触鸟禽抗原所致的过敏性肺炎，称为养鸟者肺。已经证明，火鸡、鸡、鹅、鸭、鹦鹉、鸽子、相思鸟、金丝鸟等宠物鸟甚至当地土生土长的鸟禽类，其羽毛、脱落物及血清中均含有抗原性很强的动物蛋白，尤其是在清扫它们的窝时接触抗原最多。英国人口中大约有12%的人以相思鹦鹉作宠物，养鸟者肺也就比较常见。

与动物打交道的人，如实验室工作人员也有患过敏性肺炎的危险，因为动物的毛皮、血清及粪便中均含有可吸入的动物蛋白。吸入含有象鼻虫的谷物也可患一种被称为磨房工人肺的过敏性肺炎。从事丝绸制造的养蚕者因接触其幼虫分泌物及茧颗粒也可患过敏性肺炎。切割、打磨软体动物壳制作纽扣的工人也可因接触其粉尘而患过敏性肺炎。过去曾用经鼻吸入牛或猪垂体的方法治疗糖尿病，其中所含的蛋白质也可导致过敏性肺炎，称鼻吸者肺。

5. 化学致敏物　尽管工业中一些无机抗原所致的疾病是常见的，但其在过敏性肺炎中发病中的重要性可能要比微生物及动物蛋白少。

在制造弹性或刚性泡沫塑料、人造橡胶、黏合剂及表面涂料时均需要使用异氰酸盐或酯以大量制造聚亚胺酯聚合体。接触异氰酸盐或酯，包括二异氰酸盐（酯）甲苯、二异氰酸盐（酯）二苯基甲烷及二异氰酸盐（酯）环已烷，除了可引起较常见的职业性哮喘外也可引起过敏性肺炎。异氰酸盐或酯的预聚物较二异氰酸盐（酯）产生的蒸气压少，故被认为其致敏性也低，但近来在有其接触史的汽车零件生产工人中发现1例由其诱发的急性过敏性肺炎。在由二异氰酸盐（酯）引发的以CD_8为主的T淋巴细胞肺泡炎患者的血清及支气管肺泡灌洗液中已检出对其具有特异性的IgG抗体。

用于制造塑料、油漆及树脂的三苯六甲酸酐被认为是过敏性肺炎样综合征（该综合征常伴有贫血）的原因。三苯六甲酸酐似乎以半抗原的形式与内源性蛋白质结合形成新的抗原决定簇，从而引发IgE或IgG反应。环氧树脂及环氧油漆中的邻苯二甲酸酐可以引起过敏性肺炎，接触除虫菊杀虫剂、层析用的重氮苯磺酸钠及喷洒葡萄园用的波尔多液（硫酸铜）所致者也偶有报道。

四、流行病学

过敏性肺炎的发病情况尚不清楚。有关发病率的数据多来自对从事农业的人群所进行的调查。通过问卷调查，苏格兰3个农业区农民肺的发病率为2.3%～8.6%，美国一农场为3%，接触霉草的男性农民发病率为9%～12%，养殖蘑菇者20%有蘑菇工人肺症状。芬兰临床确诊的农民肺发病率平均为44/10万，瑞典则为23/10万。从事农业的工人中，具有过敏性肺炎症状的人要比临床确诊者高得多，这说明本病确诊的困难性。有关在被微生物污染的办公场所暴发本病的报告很多，发病率相差悬殊，最高可达70%，但通常是比较低的。

估计养鸟者中过敏性肺炎的发病率因接触的情况不同，可从0.5%到21%不等。珠母贝纽扣生产者的发病率为23%。动物蛋白所致过敏性肺炎的发病率比微生物稳定，可能是因为血清沉淀素的测定在这种情况下对于确诊更为可靠。

接触化学性抗原物质者的发病率罕有报道。通过二苯基甲烷二异氰酸盐（酯）特异激发试验，167名木板生产工人中有8（4.7%）人诱发，其中只有1例为持续接触，提示间断接触可以诱发本病。鉴于这些患者均是已提出索赔要求而在对其鉴定中发现的，故其实际发病率要比这个数据高得多。

有关本病的发病率各家报道相差悬殊，可能与所研究的人群、接触抗原的性质及强度、所采用的诊断标准及宿主的不同有关，尤其是对于宿主的影响目前所知甚少。但是，对从事农业的工人及养鸟者的流行病学研究提示，在高危职业环境中过敏性肺炎可能是很常见的。

五、职业及环境接触

习惯认为急性症状是由大剂量、间断接触抗原所致，慢性症状则是由低水平、长时间接触所致，但是有关环境接触的数据甚少，况且接触环境中的抗原与症状发作之间的潜伏期不一，可从几周到几年，其确切的剂量－反应关系难以确定。

环境中抗原的浓度、可溶性、颗粒的大小、接触抗原的频度、症状出现前的接触时间、呼吸系统的防护情况及工作中的各种未知因素都可影响疾病的发病率、潜伏期及严重程度。农民肺以晚冬最为常见，因为这时正是用储存的干草喂养牲畜的季节，降雨量大而严寒的冬季干草潮湿更适合微生物的生长、繁殖。夏季型过敏性肺炎见于日本和朝鲜，其特点是：症状在夏季发作，发病以家庭为单位，用寄生在家中潮湿而变质的木质材料或草垫中的真菌进行激发试验则可引起相应的症状。对养鸽者进行的研究发现，养鸽者肺患者特异抗体水平呈季节性变化，在晚夏季节达高峰，因为此时正是赛鸽的旺季，抗原的接触也最多。以上所述为过敏性肺炎最常见的几种形式，其发病有季节性及地域性。

间接地接触似乎是微不足道的小量鸟禽类抗原也可以成为诱发过敏性肺炎的重要危险因素。接触养鸽者工作服上的灰尘可以引发本病，接触与鸽舍相毗邻的屋子也可发病。含鹅毛的衣被、软毛披肩及枕头、用来做钓鱼饵料或装饰花冠的羽毛等均可成为变应原而引发过敏性肺炎，提示鸟禽类抗原是免疫性肺病强有力的诱发因素，当怀疑过敏性肺炎时，在病史采集中，一定要仔细寻找这方面的因素。

六、宿主因素

尽管很多人在接触环境中与过敏性肺炎有关的抗原后，一些人血清中产生了相应的抗体或支气管肺泡灌洗液中淋巴细胞增多或二者皆有，但只有少数人出现临床症状，提示独特的宿主易感性或抵抗能力影响了个体对吸入性抗原的反应性。对过敏性肺炎患者的人类白细胞抗原单纯型进行研究，没有发现本病与某个特定组织相容性位点相关。对 100 名农民肺患者及有或无沉淀抗体的健康农民进行的比较研究，也没有发现本病与人类白细胞抗原－A、－B或－C 位点抗原有显著相关性。养鸟者肺亦然。

很多研究表明，非吸烟者患本病的机会多于吸烟者，其机制未明。吸烟的养鸽者中，鸽抗原的沉淀抗体阳性率及经 ELISA 测定的血清抗鸽蛋白抗体 IgG、IgA 水平均低于不吸烟或已戒烟者，提示吸烟可能抑制机体对吸入的抗原产生的依赖或不依赖 T 细胞的免疫反应。与不吸烟者相比，吸烟的农民肺患者复发的可能性大，症状隐袭者多于急性起病者，肺活量占预计值的比例低，10 年存活率低。尽管本病似乎多见于非吸烟者，但是，吸烟者预后差，说明不吸烟或戒烟在本病中也具有重要的意义。

本病也可见于婴幼儿，但确诊更困难。儿童患者最常见的抗原是鸟禽蛋白。通过对 5 例儿童养鸽者肺患者进行的研究，Stiehm 等学者发现在儿童，亚急性或慢性比急性多见。接触微生物抗原引发的儿童过敏性肺炎也有报道。1 名 5 岁男童患了复发性流感样疾病，3 个月后发展为严重的呼吸衰竭，活检证实为过敏性肺炎。仔细询问病史发现，该患童的父亲用干草为患童做了一个舒适的床垫以便干杂活时使用。当时干草发霉严重，通风又差。在避免接触干草并应用皮质激素治疗后，临床症状完全缓解。1 名 10 个月婴儿出现喘鸣、呼吸急促，2 个月后发展为严重呼吸衰竭，需要机械通气。通过肺活检证实本病。血清青霉菌沉淀素阳性。对其居室环境采样分析发现主要为青霉菌，但其来源不明。将其移出该居室并应用皮质激素治疗，14 个月后临床症状逐渐消失。当儿童患有反复发热性呼吸道疾病及无法解释的间质性肺病时，就要考虑过敏性肺炎之可能。应该仔细询问其父母，了解儿童在家中及学校潜在的抗原接触情况。

对于患有养鸽者肺的妇女，妊娠及分娩似乎可以诱发症状的出现，使其由隐性变为显性，但有关的激素与免疫改变尚不清楚。

七、免疫学发病机制

过敏性肺炎的特点是支气管肺泡灌洗液中存在被活化的 T 淋巴细胞，间质有单核细胞浸润。其发病与下列因素有关：①反复接触抗原。②宿主对抗原的免疫激活。③免疫介导的肺损伤。由吸入性抗原所激发的这种导致淋巴细胞性肺泡炎及肉芽肿性肺炎的免疫性炎症，似乎是由免疫复合物介导的体液及细胞介导的迟发型免疫反应（Ⅳ型）共同作用所致。尽管有关文献颇丰，本病的具体发病机制尚不甚清楚。

动物模型提示细胞介导的免疫反应在发病中起重要作用。对致敏的动物（包括豚鼠、兔子、近亲繁殖的老鼠）淋巴细胞进行培养，然后被动转移到从没接触过该抗原也没被其致敏的动物身上，继之让这些未致敏的动物吸入抗原或向其肺内灌注该抗原，则可引起类似于人类过敏性肺炎的病变。在试管内用有丝分裂原或抗原预先激活 T 淋巴细胞，然后将其被动转移也可以得到类似结果。对表达编码 γ－干扰素的基因敲除鼠进行实验，发现 γ－干扰素对于过敏性肺炎症状的出现是必不可少的。另一些研究则支持 Th1 淋巴细胞亚群在过敏性肺炎的发病中具有同等重要的意义。也有研究提示，病毒感染可能影响宿主对本病的易感性。

利用支气管肺泡灌洗液对本病的细胞及体液的特征性改变进行了研究。在致敏的宿主接触抗原后的头 48 小时内，中性粒细胞迅速增加，可能为气道内产生的免疫复合物、补体旁路激活或吸入抗原的内毒素效应所致。几天后，局部免疫反应演变为以 T 淋巴细胞为主的肺泡炎，通常淋巴细胞占 60% ~70%。细胞重新分布，从周围血转移到肺组织；淋巴细胞原位增殖，二者的共同作用导致肺 T 淋巴细胞数量增加。过敏性肺炎患者肺泡灌洗液中自然杀伤细胞比不吸烟者及结节病患者多。接触抗原后，肥大细胞数量也增加，避免抗原接触后 1 ~3 个月恢复到正常范围，但轻度的中性粒细胞增多（80% ~10%）仍可继续存在。此外，亚急性养鸟者肺可出现浆细胞增加。

对有症状的过敏性肺炎患者支气管肺泡灌洗液中淋巴细胞亚群进行的研究发现，激活的 T 淋巴细胞常以具有抑制/细胞毒功能的 CD_8^+ 细胞为主，CD_4^+/CD_8^+ 比值常少于 1。但很多研究者发现这个比值的变化范围很大，有些患者 CD_4^+ 细胞数量正常甚至增加。尽管具体原因尚不清楚，但有关资料提示过敏性肺炎的分型（急性或慢性）及肺泡灌洗与最后一次抗原接触的时间间隔可能影响细胞的表型。以 CD_4^+ 为主的淋巴细胞增多可见于本病的纤维化期。吸烟也可影响细胞表型。Trentin 等学者对仍处于农场环境，但不再接触特定变应原的农民肺患者进行随访发现，6 个月后其 CD_4^+ 细胞数量恢复正常，CD_8^+ 细胞数量下降，CD_4^+/CD_8^+ 比值上升至正常。

巨噬细胞通过在免疫反应的早期阶段加工、递呈抗原给 CD_4^+ 细胞，在发病中起关键作用。肺泡巨噬细胞被特异性抗原/抗体复合物激活的早期，释放细胞促炎因子 α－肿瘤坏死因子（TNF－α）、白介素－1及巨噬细胞衍生的脂质氧化酶产物等，为过敏性肺炎的发病提供了条件。被激活了的具有Th1表型的T淋巴细胞产生白介素－2及γ－干扰素，二者可以使巨噬细胞致敏，转录、分泌的α－肿瘤坏死因子及白介素－1的数量增加。巨噬细胞衍生的具有淋巴细胞趋化功能的细胞因子白介素－1、白介素－8等可能促进了被特定抗原致敏了的CD_8^+细胞向患肺内积聚。这些CD_8^+及一些CD_4^+T淋巴细胞可以通过Th1或Th2样细胞因子调节肉芽肿的形成。炎性与免疫效应细胞的积聚、由活化了的肺巨噬细胞及成纤维细胞释放的纤维结合素及其他基质蛋白多糖均与常见于慢性过敏性肺炎的基质重建、肺纤维化有关。

许多可以导致过敏性肺炎的颗粒性抗原不仅可以刺激T淋巴细胞介导的反应，也是有效的免疫辅剂。可以导致农民肺的嗜热细菌可以诱发人巨噬细胞释放促炎因子白介素－1及TNF－α，二者均可诱发发热及炎症，也是组织损伤与重建的重要介质。

八、组织病理学

过敏性肺炎的组织病理学有其自身特点，但均不具备特征性，且组织学特点随活检时病变的不同时相而异。典型的组织学三联征包括：①细胞性细支气管炎（气道中心性炎症）。②间质性单核细胞性浸润。③散在的小的非坏死性肉芽肿。但是有相当数量的过敏性肺炎不具备这些典型的特点。

急性、亚急性者，单核细胞（主要为淋巴细胞和浆细胞）呈斑片状浸润肺泡壁，并沿细支气管中心分布，常可见上皮样肉芽肿或巨核细胞。尽管急性接触后管腔内可见中性粒细胞，但中性粒细胞及嗜酸性粒细胞并不常见。含气腔内泡沫细胞（泡沫巨噬细胞）是气道炎症的特征性表现。1982年Reyes等对60例急性农民肺进行了研究，发现肺间质炎性浸润100%，肉芽肿70%，机化（不消散）性肺炎65%，间质纤维化65%，泡沫细胞65%，异物60%（通过极化光显示），孤立性巨细胞53%，闭塞性细支气管炎50%。对日本475例夏季型过敏性肺炎进行的研究发现，间质性炎症95%，肉芽肿65%，阻塞性细支气管炎/机化性肺炎约30%。

本病的晚期，尤其是慢性者，可出现肺间质纤维化伴蜂窝肺，这时肉芽肿可能已经消散。肺间质纤维化可以气道为中心，难与寻常型间质性肺炎相鉴别。过敏性肺炎的病理组织学表现不一，且缺乏特征性，易与其他疾病相混淆，诊断本病时一定要结合其他临床表现。

九、临床表现

1. 病史　详细的病史采集是诊断过敏性肺炎的关键所在，对制订干预抗原接触措施也是必不可少的，具体内容见表23－3。临床症状的出现与从事某些活动在时间上有相关性，常是诊断过敏性肺炎的最初线索，尽管对于亚急性或慢性者之间的关系可能没有这么明显。职业史应对过去与现在所从事的工作按时间顺序进行采集，尤其是要详细地询问具体的工作及接触史。可以引起过敏性肺炎的抗原接触，在特定情况下，也可发生于几乎所有的室内环境中，所以不能仅依据职业史就排除本病的可能性，如一位教师患了与学校室内空气质量问题有关的慢性过敏性肺炎，持续数年才得到确诊。

表 23-3 职业及环境接触史的采集内容

职业及环境接触史的采集内容
职业接触史
按时间顺序询问现在、过去所从事的职业
工作惯例及具体程序
所接触的化学物质、尘埃及其他空气中所含有的可吸入微粒，如谷尘、动物接触、植物及食品加工、冷却塔、喷泉、淋浴、金属处理液等
阅读所接触材料的安全性说明，以便发现化学致敏物
阅读有关工作场所的工业卫生评估或环境测试报告
脱离工作场所症状是否改善，接触特定的环境症状是否加重
有接触史的工作人员是否有持续的呼吸系统或全身症状
工作时的防护措施
环境与居所情况
宠物及其他家养动物，尤其是鸟类
爱好及休闲活动，尤其是接触化学物品、羽毛、皮革、植物材料及有机尘
是否使用湿化器、去湿器、室内排湿干衣机及其他产湿源
是否进行过热水浴、蒸气浴
室内漏水或被水淹过
被水浸泡的地毯、家具
肉眼可见的霉变
羽毛制作的枕头、围巾及其他窗上用品
家庭成员或居住在同一室内的其他人中，是否有相同的症状

采集环境接触史时，应仔细询问是否接触过宠物及其他家养动物，尤其是鸟禽类；是否有园艺、养护草坪等爱好，这些爱好都可能接触化学致敏物，如除虫菊脂；是否进行过休闲活动，如热水浴、室内游泳等；是否使用湿化器、冷水雾化器及湿化空调，这些活动都可能接触含有微生物的气雾；所处环境中是否有漏水、水淹史，所用的地毯、家具是否被水浸泡过；居室内是否可见霉变等；是否用过药物治疗，包括处方及非处方药，以便判断是否存在由药物引起的肺病。

2. 症状与体征　将过敏性肺炎分为急性、亚急性及慢性型可能不妥，因其临床表现经常重叠。但是，不同的临床表现是不同的病理损害所致。急性型通常在接触抗原后 4～12 小时发病，出现呼吸系统及全身症状，包括咳嗽、呼吸困难、胸闷、发热、寒战、全身不适、肌痛等，可能伴有发热、呼吸急促、心动过速、出现在吸气相的啰音等体征。周围血可出现白细胞增多、淋巴细胞减少。需要注意的是，血中嗜酸性粒细胞增多并不常见。急性症状不具特异性，常误诊为呼吸道感染。急性症状反复发作就应考虑到过敏性肺炎之可能，应仔细询问有关抗原接触史。

临床上出现的亚急性及慢性型表现也应该引起对本病的高度重视，以便进一步确诊并进行适当处理。劳力性呼吸困难与咳嗽为其主要症状，咳痰、疲乏不适、厌食、体重下降等也较常见。体格检查可能无异常发现，也可能在其肺底部闻及啰音。一些患者可出现喘息，可能反映了抗原介导的炎症对气道的影响。发生严重肺纤维化时，发绀及右心衰竭可能很明显。在一组研究中发现，近一半的养鸽者肺患者有杵状指（趾），此体征常提示本病预后不良，但是对于其他类型过敏性肺炎而言，杵状指（趾）并不常见。

十、实验室检查

1. 沉淀抗体　尽管过去曾认为沉淀抗体阳性是过敏性肺炎的标志，事实上它既不敏感也不特异。疑为过敏性肺炎的患者，其血清出现特异性 IgG 沉淀抗体，仅说明曾接触过足以引发体液免疫反应的抗原，可能为本病的诊断提供一定的线索。沉淀素在发病中似乎不起作用，仅作为抗原接触的标志，缺乏临床症状者也常呈阳性。血清沉淀素阳性可见于 3% ~ 30% 的无临床症状的农场工作者、近 50% 的无临床症状的养鸽者。无症状人群中，沉淀素阳性率随时间波动，有时阳性，有时阴性，可能是不同程度抗原接触的反映。

过敏性肺炎患者特异性沉淀抗体常呈阴性。一组研究发现，30% ~40% 农民肺患者其血清中测不到由常见抗原产生的特异性沉淀素。阴性结果也可能与抗原缺乏标准化、质量控制问题、所用的测定技术敏感性低、抗原的选择错误及血清过度稀释有关。应用传统的 Ouchterlony 双免疫扩散技术（ouchterlony double - immunodiffusion technique）进行检测，一些患者的抗体反应很弱，无法产生沉淀素反应。用敏感的测试方法，如 ELISA 检测特异性 IgG 抗体，虽然阳性率增加，但由于特异性降低，临床上难于对测定结果做出正确的解释。血清沉淀素可能在停止接触抗原后的某个无法确定的时间消失，这就更增加了确定致敏抗原的难度。有些情况，尤其是在接触含有多种微生物混合组成的可吸入颗粒，过敏性肺炎可能不是由单一的一种而是由空气中多种抗原累加反应所致，但现有试验室可供使用的抗原是有限的，在此情况下就可能无法做出准确的判断。

2. 其他实验室检查　反映急、慢性炎症的指标，如血沉、C - 反应蛋白、免疫球蛋白 IgG、IgM 或 IgA 均可轻度升高。血清血管紧张素转换酶升高仅见于少数急性症状反复发作的患者。抗核抗体及其他自身抗体罕见阳性。速发型及迟发型皮肤试验均无助于诊断。

3. 肺功能检查　如果可能，所有怀疑过敏性肺炎的患者都应接受肺功能检查，包括肺容量、肺活量及弥散功能。急性者常表现为限制性肺功能异常，FVC、肺总量及弥散功能均降低。经常出现低氧血症，运动后 PO_2 下降是肺功能受损的早期征象。这些急性损伤需要 4 ~6 周才能完全恢复正常。急性期过去、慢性肺间质纤维化尚未出现时肺功能检查可能正常。

亚急性者肺功能检查可能仍在正常范围内，此时如果无病前检查结果相对照，则很容易造成判断错误。亚急性及慢性者则可出现限制性及阻塞性肺功能异常，尤以混合型常见。1965 年 Pepys 与 Jenkins 二位学者对 205 例农民肺患者进行了研究，发现有 10% 的患者仅表现为阻塞性通气功能障碍而无限制性通气功能障碍。弥散功能障碍比较常见，尤其是运动后。用乙酰甲胆碱进行激发试验，发现 22% ~60% 的患者出现非特异性气道高反应。所以，当非吸烟而出现肺气肿的表现或表现为气道阻塞、非特异性气道高反应状态的患者都应该与过敏性肺炎相鉴别。

静息及运动后的肺功能检查是诊断过敏性肺炎的重要指标，但均缺乏特异性及敏感性。肺活量测定正常不能排除本病。诊断一旦确立，就应动态测定肺功能直到完全恢复或稳定，以评估治疗效果、指导选择治疗方法。

4. 放射学检查　急性过敏性肺炎 X 线胸片的典型表现是微小的结节影或磨玻璃样改变。平片罕见肺门或纵隔淋巴结肿大。但胸片可以表现正常，尤其是在疾病的早期，所以不是对高危人群进行过敏性肺炎筛查的有效工具。对一组患者进行的研究发现，40% 的急性农民肺患者胸片表现正常；40% ~45% 只有很小的改变且容易忽略；胸片异常的程度与症状或肺功能损害的程度相关性差。对于急性病例，如果停止进一步的接触，胸片的异常可在 4 ~6 周减轻或消散。慢性者则可出现纤维化，表现为条状及网格影，肺容积减少，蜂窝肺。

胸部 CT 扫描对于诊断过敏性肺炎较 X 线胸片敏感。CT 最典型的表现是弥漫性、边界不清的、以小叶为中心的微小结节影，可能是细胞性细支气管炎的反映。弥漫性磨玻璃样改变可能是主要的或唯一的 CT 所见。本病的早期阶段 CT 表现也可正常。慢性期肺纤维化，表现为网格状阴影，肺容积减少，蜂窝肺。有研究发现，多数亚急性、慢性养鸟者肺患者表现为弥漫性磨玻璃样改变，蜂窝肺仅见于 50% 的慢性患者，其中一部分同时可见小结节及磨玻璃样改变。肺气肿样改变见于亚急性及慢性患者，他们大多数不吸烟，可能与细支气管炎症、阻塞有关。呈马赛克样的局灶性透亮度增高为本病的一个显著特点，其形成可能与细支气管中心性炎症及其所闭陷的气体有关。CT 检查常见轻度反应性纵隔淋巴结肿大，常见少数淋巴结受累，并且直径最大不超过 15mm。

5. 吸入激发试验　因缺乏标准化的抗原和技术，实验室吸入激发试验在诊断过敏性肺炎中的应用受到限制。当吸入可疑的雾化抗原之后数小时内出现符合本病的急性症状及其他临床异常时，则对诊断最有帮助。对于有丰富经验的实验室而言，激发试验有助于鉴别鸟禽抗原所致的慢性过敏性肺炎及其他间质性肺病。对于出现急性症状的某些病例，先让其接触可疑环境，并对其接触后的症状、体温、白细胞计数、肺活量测定、弥散功能及 X 线胸片进行动态检查可能比单纯进行实验室吸入激发试验更有意义。临床上，解释吸入激发试验结果时常会遇到困难，故对于大多数疑及过敏性肺炎的患者，并不提倡将本试验作为常规检查。

6. 支气管肺泡灌洗检查　支气管肺泡灌洗检查是确定肺泡炎存在与否的敏感方法。一般可见淋巴细胞显著增多（占 30% ~70%），经常以 CD_8^+ 为主，嗜酸性粒细胞或中性粒细胞不增多。总白细胞计数增多，常达正常值的 5 倍。尽管因淋巴细胞数量增加而使巨噬细胞所占百分比下降，但其绝对计数与对照组相似。浆细胞数量升高可见于有症状的过敏性肺炎。IgG、IgM 及 IgA 抗体的浓度升高（尽管吸烟可能减轻这种结果），总蛋白及白蛋白也见升高。

由于进行支气管肺泡灌洗时疾病所处的时相及最后一次抗原接触距灌洗检查的时间间隔不一，灌洗液中各种细胞成分所占的比例变化很大。脱离抗原接触后，尽管其他临床指标出现改善，淋巴细胞增多仍可持续数年，使其在动态观察病情发展、判断避免抗原接触的效果方面受到限制。接触致敏抗原但无主、客观异常者也可能发生淋巴细胞性肺泡炎，进一步降低了肺泡灌洗检查对本病的特异性。肺泡灌洗液检查与放射学检查、肺功能检查、沉淀抗体等似乎无相关性。

7. 肺活检　当确诊依据不充分或为了排除有特殊治疗方法的其他疾病时可以考虑肺活检。经支气管肺活检，特别是在 CT 指导下，常可取得满意结果。取 6 ~10 块标本可增加确诊率。病理可见淋巴细胞性间质性肺炎、肉芽肿及细支气管炎等改变。气道中心性炎症反应常需要行外科手术肺活检证实。特殊染色与培养对于鉴别本病与真菌、分枝杆菌等所致的感染性肉芽肿具有重要意义。过敏性肺炎与结节病不同，前者表现为肉芽肿以远的间质区可见炎性浸润，而结节病的浸润常发生在肉芽肿内部及周围。鉴于这类肉芽肿性疾病在组织学上有很多相同之处，如果不结合临床，仅凭病理不足以确诊本病。

十一、诊断路径

确诊过敏性肺炎意味着可以避免进一步接触抗原。对于一切可疑的患者都应按下列路径进行：①详细地询问病史。②体格检查。③除 X 线平片有典型的异常外，都应行高分辨 CT（HRCT）检查。④肺功能检查：包括肺容量、使用支气管扩张剂前后的肺活量检查及 DLco。⑤纤维支气管镜检查：常同时行支气管肺泡灌洗检查及经支气管肺活检，包括针对致病微生物的特殊染色及培养。对于劳力性呼吸困难而肺功能正常或仅有轻微异常的患者，运动生理检查常有助于进一步确定损伤的程度，对于指导选择治疗方法，如吸氧具有重要的意义。乙酰甲胆碱激发试验并非必要，也无法对本病与支气管哮喘做出鉴别。血清沉淀素阳性有助于确诊养鸟者肺及其他由已制成试剂的可疑抗原引起的过敏性肺炎，但是沉淀素阴性不能排除本病。

十二、诊断标准

目前已提出了很多过敏性肺炎的诊断标准。Terho 提出将农民肺的诊断标准分为主要与次要标准。如果符合所有的主要标准及最少 2 个次要标准，并排除其他相似疾病，则可确诊本病。主要的诊断标准包括：①通过询问病史、环境检测或测定抗原特异性 IgG 抗体确证有令人不适的抗原接触史。②接触抗原后几小时出现与过敏性肺炎相符的症状。③X 线胸片表现异常，符合过敏性肺炎。需要注意的是，如果活检符合，X 线胸片可以阴性。次要诊断标准包括肺底部捻发音；弥散功能降低；静息或运动时氧分压、氧饱和度降低；符合过敏性肺炎的组织学异常；工作接触或实验室吸入激发试验阳性。1998 年 Cormer 等学者提出了相似的诊断标准，包括接触史、劳力性呼吸困难、吸气相啰音及淋巴细胞性肺泡炎。支持本病的诊断标准包括复发性发热、X 线胸片出现浸润影、DLco 下降、针对致敏性抗原的沉淀抗体阳性、肺活检证实肉芽肿（通常不必进行此项检查）、避免接触则好转。目前，所有的过敏性肺炎诊断标准均有待进一步证实。

诊断标准过于严格，可能漏诊一些 X 线胸片表现正常或症状不明显的病例。一组对 1950—1980 年间的病例分析显示，胸片对诊断过敏性肺炎的敏感性逐渐下降。抗原接触史是诊断本病的基本条件，职业、环境接触史采集不当可能影响本病的确诊。影响本病确诊的因素还包括：①本病的症状、体征及其他临床检查结果缺乏特异性，需与其他疾病，如支气管哮喘、流感、病毒性肺炎、结节病、原发性肺纤维化等相鉴别（表 23 -4）。②本病早期的肺部听诊、静息肺功能检查、胸片等均可正常。③许多引起本病的微生物在普通的环境中生长、繁殖，病史中难以发现。④沉淀抗体常为阴性，并且可在停止接触后消失，可能无法识别由本病导致的肺纤维化性疾病。

表 23 -4 过敏性肺炎的鉴别诊断

	临床表现	BALF 淋巴细胞增多	组织病理学
支气管哮喘	+ +	+	-
结节病	+ +	+ +	+
吸入热（如 ODTS）	+ +	-	-
病毒/支原体肺炎	+ +	+	-

续　表

	临床表现	BALF淋巴细胞增多	组织病理学
分枝杆菌感染	++	++	+
真菌感染	+	+	+
其他ILD（胶原血管性及IPF）	+	+	+
慢性铍中毒	+	++	+
淋巴瘤/白血病	+	+	+
有毒烟雾的吸入	+	-	-

注：过敏性肺炎包括急性、亚急性或慢性；++：与过敏性肺炎非常相似；+：相似；-：不相似；BALF：支气管肺泡灌洗液（bronchoalveolar Iavage flrid）；ILD：间质性肺病（interstitial lung disease）；IPF：特发性肺纤维化（idiopathic pulmonary fibrosis）；ODTS：有机管道中毒综合征（organic duct toxic syndrome）。

十三、自然病史及预后

过敏性肺炎的自然病程表现不一，但如果能早期确诊，一般预后良好。

本病的急性型，发热、寒战、咳嗽等症状常可在停止抗原接触后几天内消失，全身不适、乏力、呼吸困难可持续数周。肺活量及弥散功能常在急性发作后2周内迅速改善，但轻微的肺功能异常可持续数月。一般说来，单纯的急性发作具有自限性。少数病例在脱离抗原接触后仍可进展。偶有报到，反复急性发作甚至一次严重发作后，症状仍可持续存在、肺功能损害仍然进展。

亚急性或慢性型症状潜隐，临床上不易发现，确诊时多为晚期，预后常较急性者差。对有症状的养鸽者肺患者在确诊18年后随访发现，其肺功能平均下降率是对照组的4倍。对4名儿童及5名成人慢性鸟禽型过敏性肺炎患者的观察发现，在其激素治疗、减少或避免抗原接触后6个月到10年内，9人中仅有5人症状完全消失，但血清沉淀素全部持续阳性，有的肺功能异常仍然存在，1例因肺移植失败而最终死于过敏性肺炎。有报道，慢性养鸟者肺可并发致死性弥漫性肺泡损伤。通常，慢性型长期病死率为1%～10%。

过敏性肺炎可能最终发展为肺气肿（常见于农民肺的晚期）及肺纤维化（常由养鸟者肺发展而来）。对81例农民肺患者与正常农民进行的对照研究发现，农民肺患者有23%发生肺气肿，其中，不吸烟者为18%，吸烟者为44%，明显高于正常农民对照组的7%，且农民肺的反复发作与肺气肿的发生有关。动态观察14年后，农民肺患者与对照组比较弥散功能显著降低，存在更为明显的限制性通气功能障碍。另有一组对农民肺患者进行的随访研究发现，仅有50%完全恢复正常，而对于那些没有痊愈者，肺气肿所致的阻塞性肺功能障碍最为常见。对完全符合农民肺诊断标准的一组芬兰患者进行的研究发现，确诊后3年内发生需要应用药物控制的支气管哮喘的危险性增加；5年后哮喘发病率显著升高。鸟禽抗原所致的过敏性肺炎发生纤维化性限制性肺病的危险性似乎较农民肺高，其5年存活率与特发性肺纤维化相似。尽管有些患者完全恢复正常，本病永久性后遗症包括支气管哮喘、肺气肿及肺间质纤维化，且有的肺间质纤维化呈进行性。

对于有些患者而言，继续抗原接触可能并不导致病情恶化。Bourke等学者发现，21例急性养鸽者肺患者中，尽管多已改善了通风条件并采取了相应的呼吸防护措施，仍有18例在确诊10年后仍经常接触鸽子，但仅有6人有持续的呼吸道症状。某些动物模型也存在这种现象：已被致敏的动物再反复吸入变应原可能使肺部的炎性反应消散而不是进展。目前对于这种炎性反应的调节机制尚不完全了解，故不提倡用免疫疗法治疗本病。

目前尚无发现可用来预测本病消散或进展的标志物。本病患者支气管肺泡灌洗液中的淋巴细胞增多可在脱离抗原接触数年并且已经取得临床恢复后仍然持续存在。患者在确诊时的年龄、症状出现后的抗原接触时间及确诊前抗原接触时间对判断养鸽者肺康复的可能性似有一定价值。若接触少于 2 年，改善或完全恢复的可能性大。确诊时的临床类型（急、慢性）及肺功能异常的程度均与能否康复无关，但确诊时患者年轻、症状发作后接触抗原时间少于 6 个月者，则完全康复的可能性大。

十四、治疗

已经证实，大多数过敏性肺炎如果继续接触抗原，肺功能将急剧恶化。早期诊断并避免接触抗原是治疗的关键所在，药物治疗仅对部分病例具有重要辅助作用。

1. 避免接触抗原　从患者的接触环境中除去致敏抗原不仅对于治疗具有关键作用，同时也可以预防过敏性疾病的发生。在美国，因改善原料处理方法，尽量减少微生物生长机会，枫树皮病及甘蔗渣尘肺已变得非常罕见。日本也证明，除去已破损或已有微生物生长的部分，消毒、清除导致季节性真菌污染的环境，可以有效地预防夏季型过敏性肺炎的复发。开放式喷水通风系统被真菌污染可以导致过敏性肺炎的暴发，此暴发可以通过彻底清洗通风系统及相关的工作区并代之以干燥式通风系统进行控制。由微生物污染空调器引起的大暴发，采用清洗、水处理等措施可以有效地降低抗原浓度。之后可以利用本病患者的抗血清通过固相放射免疫检测法监测空气中的抗原水平、评估控制措施的效果。对于湿化器肺及热浴肺，清除污染源则是最简单有效的方法。

当不能确定是否有职业接触史，尤其是疾病还在不断进展时，请有经验的卫生学家对其工作及居室环境进行现场调查是很有必要的。对于真菌污染，可以利用间接免疫荧光试验法对采自工作场所及个人用品的样品进行孢子特异性 IgG 抗体检测，以评估居室空气质量及患者是否对真菌过敏。然而，对采自居室空气中含有微生物的悬浮微粒进行微生物抗原定性检测，既耗时又昂贵，对多数临床工作者又不便利，且需具有丰富经验的工业卫生学家及有关实验室的帮助。即使按要求进行了，对其结果做出合理解释也是困难的。阴性的结果不能排除本病或抗原接触史。用盘子采样评估室内是否存在微生物污染是不可靠的。

有时，从环境中除去变应原是相当困难的。对 5 个已经不养鸟的家庭采用 IELISA 法进行动态检测发现，尽管采取了各种环境控制措施，其抗原水平仍呈逐渐下降，其中 1 家 18 个月后抗原水平仍然很高。不养鸟类的家庭，如果其居室外野鸟的粪便很多或经鞋等带回家，其家中也可检测到鸟类抗原。鞣酸可用来有效地减少室内猫及螨虫性抗原水平，但却不能有效地降低养鸟者肺患者体内的鸟类抗原水平。

当不可能完全清除抗原或者无法确定特异性变应原时，为了避免抗原接触，通常采用的方法是让患者脱离可能含有变应原的环境。这种方法对于康复既简单又稳妥，但是，出于对患者社会与经济方面的考虑，这种方法有时很难严格执行。对一组农民肺患者进行的随访发现，6 年后仍有 50% ~60% 留在农场，15 年后这一数字增加到 70%。对患者，尤其是那些无法完全避免抗原接触者，定期随访其症状、X 线胸片、肺功能等指标对于评估疗效、选择进一步避免抗原接触的措施是十分必要的。

2. 药物治疗　一般认为对于急性过敏性肺炎，全身应用皮质激素治疗是有益的，但这一结论缺乏临床对照研究的支持。对于肺功能损害轻微，避免抗原接触可自行康复的患者，不必使用激素治疗。病情较重的患者可使用泼尼松，通常开始剂量为60mg/d，除此之外尚需卧床休息，缺氧者则给予吸氧及其他必要的支持治疗。治疗的前4周内应动态进行肺功能检查，如果客观指标改善，则应逐渐减少激素用量，直至停用。Monkare认为，用激素治疗农民肺，疗程为12周的效果并不比4周好。鉴于对激素治疗本病的临床研究尚不充分及全身应用激素的不良反应，治疗必须依据有关指标的动态观察及正确的临床判断。

皮质激素治疗对于各种类型过敏性肺炎的远期效果少有研究。Kokkarinen等将36例患者（多为农民肺）随机分为两组，一组接受泼尼松龙治疗，另一组给予安慰剂，疗程均为2个月。激素治疗组1个月后生理异常（尤其是弥散功能）迅速改善，但5年后两组间没有差别。值得注意的是，激素治疗组农民肺有症状的复发在随访的5年中比安慰剂组高，尽管此结论无统计学意义。de Gracia等对养鸽者肺进行了研究，发现用与不用激素治疗的患者其临床结果没有显著差异，避免抗原接触后肺功能改善或恢复正常的平均时间均为3.4个月。

吸入激素及β受体激动剂可能有助于减轻胸闷、咳嗽等症状，改善阻塞性肺功能障碍。但是尚无有关吸入激素治疗过敏性肺炎的临床对照研究。

临床上，已有用细胞毒性药物，如环磷酰胺、环孢素及硫唑嘌呤治疗难治性、进行性过敏性肺炎，但对其疗效少有研究。对治疗无反应的患者，肺移植可能是最后唯一的选择。

十五、预防

在特定环境下，第一例过敏性肺炎的确诊是发现健康问题的开始，预示着需要对其环境进行调查、干预。如室内微生物污染常与湿度控制不当有关，保持室内相对湿度低于70%则可使其明显减少。保持湿化器清洁、经常换水，可以减少微生物生长的机会。增加室外空气的流入可以稀释室内的污染，通风设备加用高效过滤装置可以净化空气。彻底清除室内抗原有时是不现实的，所以一旦患有过敏性肺病，让患者搬家常是必要的。

为了降低农民肺的发病率，推荐的措施包括在储备干草、谷物时要对其进行彻底干燥；应用机械化的喂食系统；改善农场建筑的通风措施。对法国农民进行的研究显示，血清沉淀素及患农民肺的危险性与加工喂牛用的干草有关，该病的发病率并没有因改变传统干燥方法为机械加工方法而显著下降。对于从事易患本病的那些职业，对从业者进行教育以使其避免抗原接触、及早识别症状可能是有帮助的。

各种口罩在预防本病的发生、控制病情进展中的作用尚不清楚。头盔形电动净化口罩已被用于预防过去曾有过敏性肺炎急性发作患者的间断性接触。很多患过敏性肺炎的养鸟者仍不愿意放弃他们的高危爱好，对他们的呼吸道防护情况进行研究发现，22名中有13名戴电动净化口罩，另9名拒绝使用。对这些人的鸽子特异性IgG抗体进行动态观察发现，戴口罩者血清抗体水平在14个月内下降了65%，而拒绝使用者则没有下降。但对这二组的症状、肺功能改变情况则没有报道。因多数口罩使用不便，长期戴口罩进行防护受到限制。防尘口罩对于有机尘埃有很大的防护作用，但对于一些人而言显然是不够的。对于已经致敏者，则不作为预防措施加以提倡。

十六、结语

具有抗原性的物质普遍存在于环境中，随着对其认识的不断深入，加之诊断手段的不断完善，由接触职业性及非职业性环境中的变应原而导致的过敏性肺炎不断增加。由于其临床表现的多样性，且缺乏“黄金诊断标准”，过敏性肺炎的确诊仍存在不少困难。根据临床表现，结合相应的接触史及放射学、肺功能、组织病理学检查结果可以做出诊断。值得注意的是，如果单独考虑其中的一项表现，则均缺乏特异性，很容易与其他肺部疾病相混淆。过敏性肺炎是可治的，如果发现得早甚至是可愈的；若能确定变应原接触且能有效降低抗原水平，也是可以预防的。若漏诊、误诊或没有给予治疗，则可导致永久性的损害，发生支气管哮喘、肺气肿、肺间质纤维化等。本病的确诊常引发更广泛的公共卫生问题，同一环境中的其他人均接触同一抗原，也有患病的危险。即使只确诊 1 例，也应该寻找处在同一环境中的其他可能病例，并立即采取相应措施以避免进一步接触。

（毕红梅）

第二十四章　肺结核急症与重症

第一节　急性血行播散性肺结核

一、概述

此型20世纪50年代多发生于婴幼儿、儿童及青少年，未接种过卡介苗的儿童更为常见，80年代何礼贤报道血行播散性肺结核的发病年龄较解放初期明显后移，50岁以上血行播散性肺结核患者约占20.6%，90年代好发于一些特殊原因引起免疫功能低下的人群，且老年患者明显增多。

在机体免疫力低下时，结核菌一次或间隔时间极短，大量进入血液循环且毒力较强，造成两肺弥漫性损害，临床上可出现败血症表现者。

二、病因

大量结核菌以一次性或短期内反复多次侵入血循环而人体的免疫力又明显减弱时，可引起急性血行播散性肺结核。病灶的形态如粟粒状亦称粟粒性肺结核。结核菌的来源大多由于原发性肺结核的进展，从原发病灶或肺门、纵隔淋巴结的干酪样病变破溃。如破溃入肺静脉，则可通过体循环播散到全身多数器官如胃、肾、肝、脑、生殖器、皮肤等，引起全身性粟粒性结核；如侵入肺动脉、支气管动脉及体静脉系统，主要引起肺部的粟粒性结核；在个别情况下如侵入一侧肺动脉或其分支，亦可引起一侧或一部分肺区的粟粒性结核。另一结核菌的来源为继发性肺结核或其他器官如骨骼或泌尿生殖系统结核的干酪样病变破溃入血循环。

三、临床表现

1. 症状　急性血行播散性肺结核是结核菌所致的败血症，绝大多数患者起病较急，有明显的中毒症状，发热（96%以上）呈高热39℃～40℃，稽留热或弛张热，少数患者不规则低热数周或数月。常伴寒战、盗汗（18.7%）、消瘦（25.3%）、乏力（43.4%）、纳差（33.5%）、全身不适等菌血症表现；肺部症状常有咳嗽（55.5%）、咳白色泡沫痰（47%）、痰染血丝、咯血、胸痛、病变广泛者常出现气短和发绀。部分患者有消化道症状，表现为纳差、腹胀、腹泻、便秘等，此外，女性患者尚有闭经等表现。部分患者有低血钾，中老年、女性患者多见，有时在病情好转时出现显著的软弱无力，易误诊为周期性瘫痪。血钠也可偏低。有的患者可长期发热，而无其他系统症状及体征，而误诊为败血症、伤寒。因血象过低可误诊为血液系统疾病。有时结脑误为流脑。骨、关节结核或Poncet关节炎误为风湿性关节炎，长期使用激素虽可暂时缓解症状，但最终导致结核菌向全身播散。

2. 体征 急性血行播散性肺结核患者多为急性病容，衰弱，面色苍白，部分患者浅表淋巴结肿大，呼吸频率增快，呼吸音减低、粗糙，早期无啰音，出现啰音常为病变融合或有并发症；脉细弱，心率增快，可肝脾肿大。北京胸科医院张锦垣等报道急性血行播散性肺结核约60%累及脾脏，脾迁延感染，可引起脾亢；浙江医科大学黄文礼等报道急性血行播散性肺结核患者尸检或肝穿活检，70.9%并发肝结核；10%～37%患者并发结核性脑膜炎，可有颈项强直等脑膜刺激征及病理反射；眼底检查20%～47%可见脉络膜粟粒结节或结核性脉络膜炎——脉络膜可见1～2个或多个结节，呈黄色，微突起，以后变成白色且逐渐变扁平。常与胸片显示的粟粒结节同时存在，是诊断血行播散型肺结核的重要证据。并发结核性胸膜炎及自发性气胸时可有相应表现。

四、检查

1. 胸部X线 胸部透视：两肺透光度降低，粟粒结节在透视下不易显示，肺野呈毛玻璃样模糊阴影，为小叶间隔轻度增厚，肺泡内液体、巨噬细胞、中性粒细胞或无定型物质填充所致。此时常需CT或摄X线胸片检查。

X线胸片：早期呈弥漫网织状阴影，约发病两周后出现细小结节状阴影，大小形态基本一致，两肺广泛分布，上中下较为均匀分布或上中肺野较密集，早期粟粒结节阴影直径1～2mm，呈圆形或椭圆形，边界较清楚，接近肺门处较为浓密，肺门阴影不清晰。后期结节可增大、融合、边界模糊。文献报道胸片对粟粒型肺结核的检出敏感性为59%～69%，特异性为97%～100%。结节大小在1～5mm以下占12%，1.5～2mm占78%，3mm以上占10%。急性血行播散性肺结核粟粒阴影，分布均匀，大小相等，<3mm占54%，>3mm占38%，结节较粗大，分布不均匀者仅占7.3%，胸片两肺只有透过度下降而未发现结节者占1.3%。实际上常有粟粒阴影分布不均匀的病例，而被误诊为支气管肺泡细胞癌等疾病。经积极抗结核治疗2～10周开始逐渐吸收，6～7个月可完全吸收。治疗不及时的结核结节较大、融合，向浸润型发展。在治疗愈合过程中，偶尔可表现为两肺广泛性薄壁小泡性肺气肿，部分小泡囊肿可融合成肺大疱，亦可并发自发性气胸。此为病变纤维化，细支气管活瓣性阻塞，肺泡壁弹性下降所致。有时可见原发性肺结核影像，如肺门、纵隔淋巴结肿大阴影；亦可见单侧或双侧胸腔积液。

2. CT表现 CT空间分辨率高，密度分辨率敏感优于X线胸片。CT发现肺内粟粒病灶时，同期胸片往往无明显异常。高分辨CT（HRCT）在微结节的显示上优于常规CT；对显示急性血行播散型肺结核，肺实质和间质早期改变的特征，早于常规CT和胸片。在急性血行播散性肺结核早期，胸片磨玻璃样改变时，HRCT已能发现不同程度或广泛的小叶间隔增厚及微小结节病灶，检出率高达91%，能发现次级小叶内的支气管血管束不规则结节，小叶间隔及小叶间质内，也可见于胸膜下区域结节、叶间裂结节。结节融合时出现的空洞，空洞显示率高于平片。由于CT有以上优点，在临床高度怀疑血行播散性肺结核，胸片又无明显异常时，应酌情采用。

近年来不典型影像增多，尤其是老年急性血行播散性肺结核表现更为多样，少数患者粟粒影均匀，多数患者粟粒影和2种或多种其他性状阴影同时存在，分布不均，密集度下降，影像学不典型。

3. 实验室检查 痰结核菌检查70%～90%为阴性，痰菌阳性率在30%左右。1/3～1/2

患者结核菌素试验阴性，血沉增快（81.9%）。部分患者白细胞总数及分类正常（39%），部分患者白细胞总数增高（40.7%），核左移。亦有少数患者白细胞总数减少（20.3%），伴轻中度贫血（82.7%）、重度贫血（6.2%）。个别患者可见异常白细胞、类白血病反应及骨髓纤维化。少数患者尿中红细胞、白细胞数超过正常；血生化检查：部分患者 ALT、AST 升高（均占28%），γ-GT 升高（占20%），LDH 升高（占45%）。LDH 的升高与中毒症状严重程度相关。痰菌阴性时联合五项结核免疫检测（PPD 0.1U、PCR、IAM IgG、PPD IgG、SCIC）能提高诊断阳性率达 85.7%，特异性 90%。血三项高特异性免疫学检测（IAM IgG、PPD IgG、SCIC）亦能提高诊断阳性率达 75%，有广阔应用前途。血结核分枝杆菌 PCR 检测，阳性率为 78% ~84%，特异性为 90% ~93%，是早期诊断急性血行播散性肺结核和鉴别诊断的重要方法。

五、诊断

临床有明显的结核中毒表现，畏寒、高热、盗汗、虚弱、有呼吸道症状、呼吸音粗或啰音、肝脾大、脑膜刺激征；有使机体免疫功能低下因素、如糖尿病、结缔组织病、分娩、长期使用激素或抗癌药物、脏器移植等；血沉快；白细胞改变（正常、可升高、可降低）；X 线胸片两肺见典型粟粒阴影；部分患者眼底脉络膜结核结节；痰结核菌检查仍是诊断的金标准；由于阳性率不高，痰菌阴性时联合血 TB-PCR、TB-Ab、IAM IgG、PPD IgG、SCIC 多项结核免疫学检查，纤维支气管镜检查（刷检、钳检、灌洗），活体组织检查包括淋巴结活检、纤维支气管镜肺活检、肝及骨髓活检等有助于诊断。血行播散性肺结核各种活检证明肉芽肿病变的检出率：肝活检 88%（46 例）；淋巴结活检 78%（56 例）；骨髓活检 65%（16 例）；经支气管肺活检 60%（61 例）；胸膜和其他浆膜 55%（24 例）。

六、鉴别诊断

血行播散性肺结核病情严重，由于免疫抑制剂的滥用和免疫缺陷病的增加，发病可能增加且临床表现不典型，误诊率极高。

1. 伤寒血行播散性肺结核　常高热、有明显中毒症状、而呼吸道症状不明显、胸片无粟粒阴影时，尤其是婴幼儿血行播散性肺结核的伤寒型更应加以鉴别。伤寒是伤寒杆菌引起的急性肠道传染病，目前已很少见，偶有散发病例。全年均可发生，夏秋季为多，患者长期发热，中毒症状明显，消耗病容，与本病表现一致。但伤寒有特殊中毒面容、相对缓脉、玫瑰疹、肝脾大、白细胞下降、嗜酸性粒细胞消失，肥达反应阳性，而无呼吸道症状，胸片无阳性表现，可鉴别。

2. 败血症　败血症是细菌大量进入血液循环引起的急性感染性疾病，起病急、畏寒、高热、皮肤化脓灶、出血点、肝脾大，白细胞总数增高，核左移，血培养阳性，可侵犯多脏器，肺部可表现为点状结节状阴影。金黄色葡萄球菌败血症较常见，其中血行播散性金葡菌肺炎为代表。鉴别点：X 线胸片两肺多发结节，较为分散，不十分对称，以两下肺野为著。结节较大，直径多为 2 ~4mm，密度较低，边缘模糊，多分散在两肺的外围增粗的肺纹理中，中央常有空洞形成。在病程中常可见到大小、数目不等的肺气囊；临床中毒症状明显，畏寒、高热、皮疹、昏迷；白细胞总数增高，核左移，可见中毒颗粒，血（或其他标本）培养常阳性，鉴别不困难。

3. 细支气管肺泡细胞癌　弥漫型肺泡细胞癌两肺可出现较广泛的点状、结节状阴影，阴影由上至下，由外带至肺门逐渐增多，两肺尖阴影较少。在粟粒结节间有网状阴影，肺下野肋膈角区常可见水平走向胸壁的致密线状阴影，（宽0.5～1mm，长2～3cm），外端常达抵达胸膜（Kerley B线），可能为淋巴回流受阻或肿瘤直接侵犯淋巴管所致。侵犯胸膜可出现胸腔积液，亦可侵犯肋骨。早期临床可无症状，亦可有咳嗽，咳少量黏痰，约20%患者咳大量白色黏痰，每日可达500～1 500ml、不易咳出。晚期咳嗽严重难以控制，呼吸困难逐渐加重，十分痛苦，可咯血，慢性消耗、虚弱、浅表淋巴结肿大。痰癌细胞阳性率高。肺部有典型阴影，临床出现逐渐加重的呼吸功能减损，而无感染中毒表现，血白细胞不增高（合并感染时可发热，血象增高），应高度警惕弥漫型支气管肺泡细胞癌。

近期胸片；痰癌细胞，痰细菌学、真菌学或其他病原学检查；血常规，血生化检查；活体组织检查；支气管镜检查等均有鉴别意义。

4. 肺粟粒转移癌　是机体癌瘤血行转移的一种肺部表现，约占肺部转移癌的10%，可有原发癌（全身各系统肿瘤）的表现如甲状腺癌、肝癌等，亦可首先有肺转移癌症状而无原发癌表现。临床有癌症的消瘦、无力、虚弱、呼吸道症状，胸片表现两肺以中下肺野为密集的粟粒阴影有时肺门处亦较密集，亦可阴影大小不一，密度较高，与血行播散性肺结核及一些肺间质性疾病的粟粒阴影十分相似，可见Kerley A线（由肺外围向肺门放射状的致密线条阴影，不与支气管血管走行一致，宽0.5～1mm，长5～6cm，形成机制同Kerley B线），肺门、纵隔淋巴结常肿大。早期无结核中毒症状，不发热，阻塞支气管时引起阻塞性肺炎，可发热、血象高。转移性肺癌生长迅速，可在短期内（几周）显示病灶增多增大，常由两下肺向上逐渐增大增多。近期复查胸片可见动态变化。晚期痰癌细胞阳性，血沉增快，活体组织检查有助鉴别。

5. 热带嗜酸性粒细胞增多症　此病是热带与亚热带地区较常见的疾病，我国华南与华东地区较为多见，新疆、东北、内蒙古自治区等地区也有发现。临床特点为慢性咳嗽或哮喘伴嗜酸性粒细胞增多。本病的发病与蠕虫（血丝虫为主）感染关系密切。患者肺泡内有嗜酸性粒细胞、中性多核细胞、淋巴细胞、巨噬细胞和浆细胞浸润。在肺结节内有肉芽肿，肉芽肿内常有很大的多核巨噬细胞，其中可有坏死的嗜酸性物质，并能找到微丝蚴或尾丝蚴的退行变化物质。有时可有肺泡坏死和嗜酸性脓肿形成，还可有肺间质纤维化。本病与过敏反应有关。患者以20～40岁的男性多见，病程多在3～8个月（1个月～20年）。起病徐缓，疲乏、食欲下降、轻微咳嗽、微热等早期症状。咳嗽逐渐加重，少量白色透明黏痰，偶带血丝或咯血，常伴夜间发作性哮喘，一夜可发作数次，但极少哮喘持续状态。部分患者有胸部不适或压迫感，如不治疗病程偶可持续数年，后期可发生肺源性心脏病。体检时半数患者可闻干性啰音，1/4可闻湿性啰音，半数患者浅表淋巴结肿大，白细胞总数多在10×10^9/L，偶尔可达（40～50）$\times10^9$/L，嗜酸性粒细胞占在20%～90%，绝对值增高达2×10^9/L以上。胸部X线检查多数患者（90%以上）肺纹理增加，部分病例肺部有粟粒样点状阴影，肺门淋巴结肿大。根据长期阵发性咳嗽或哮喘，多于夜间发作；X线胸片肺部可见点状、粟粒状阴影，多在两肺中下肺野内带；嗜酸性粒细胞增高；乙胺嗪（海群生）治疗有效，绝大多数患者能痊愈。

6. 硅沉着病　Ⅱ期硅沉着病在胸片上可见弥漫型小结节影，需与急性血行播散性肺结核鉴别。急性血行播散性肺结核起病急，有明显的结核中毒症状和呼吸道症状。痰结核杆菌涂片检查为阴性，眼底检查 20% ~40% 可见脉络膜结节。以上检查阴性时血结核菌 PCR、PPD IgG、IAM IgG、Tb - DOT、SCIC 检查有助诊断。硅沉着病患者有明确的粉尘作业史，临床有咳嗽、少量白痰等逐渐加重的呼吸道症状，呼吸功能减损，无结核中毒症状，胸片粟粒结节大小不一，密度不如急性粟粒型肺结核之结节均匀一致，沿支气管走行分布，两肺中下野及肺门部较密集，且多有胸膜增厚表现可以鉴别。

7. 肺含铁血黄素沉着症　通常继发于风湿性二尖瓣膜病，因长期肺淤血引起。X 线胸片有肺淤血表现外，可见双肺广泛散在，大小均等的点状阴影，自针头大至直径 2 ~3mm 的结节，以中下肺野及肺门区密集。胸片阴影长期存在无改变，临床有气短、咳嗽、咳痰而无中毒症状，肺底可闻湿性啰音（淤血性支气管炎引起），心脏听诊可有二尖瓣狭窄所致的舒张期杂音。痰检查：可见心力衰竭细胞，可与血行播散性肺结核鉴别；无职业病史及无血嗜酸性粒细胞增高可与硅沉着病及肺血吸虫病（目前极罕见）鉴别。

8. 肺弥漫性间质纤维化急性型（Hamman - Rich Syndrome）　是很少见的类型，病因及发病机制不清。自然病程 1 年以内。起病时表现为急性肺部感染，发热、咳嗽、咳痰，有时为脓性痰，心率快，发绀，胸部有紧迫感，呼吸困难，很快出现杵状指。此病的典型症状是进行性气促、咳嗽与咳痰、持续性换气过度。两肺底部可闻及高调的爆裂音。X 线胸片多为支气管肺炎表现，亦可表现为两肺弥漫性粟粒阴影或网状结构。呈粟粒阴影时易误诊为血行播散性肺结核。临床有呼吸道症状，经积极的抗感染治疗无效，很快出现杵状指，应考虑到本病，对肾上腺皮质激素治疗，反应良好。

9. 肺泡微石症　肺泡微石症是一种原因不明的少见病，可有家族史。患者无肺尘埃沉着症职业史，病程长但无明显症状，偶尔 X 线检查发现，X 线胸片表现为两肺散在鱼卵样或细砂状细小钙质阴影，大小相近，边缘清楚，密度较高，以内侧及两肺中下肺野较为密集。后期细小阴影可以融合。胸部 X 线可分轻中重三期，轻度：两肺中下野弥漫性细沙状或鱼子样钙质阴影，斑点间界限分明。中度：细沙状鱼子样阴影增多，心缘部分被遮盖，仍无症状或轻微，可有换气功能障碍。重度：整个肺部都被钙质阴影密布，中下野更密集，肺尖区因泡性肺气肿，而显透光度略高，心脏外缘、膈肌、肋膈角均消失，甚至一片模糊。临床出现咳嗽、咳痰、气短、胸闷、胸部听诊可闻两肺呼吸音减弱，可出现右心室增大的临床表现，痰中可混有鱼子样小钙质砂粒，肺弥散功能减低。根据典型胸片、病史、临床无明显症状，晚期可有呼吸功能减损表现而无中毒症状，实验室检查等特点可以与急性血行播散性肺结核鉴别。

10. 胸内结节病　是结节病常见类型，早期（二期）两肺可散在粟粒结节，以中下肺野和肺门处密集，直径约 1mm，此时肺门肿大淋巴结可继续存在或消失。临床症状较为缓和与肺部病变不一致，肺部病变较广泛而症状轻微，可有咳嗽、咳痰、咯血、气短、胸痛、乏力低热、盗汗等。还可有胸腔积液、全身淋巴结肿大、眼部受侵、腿部结节性红斑、面部斑丘疹等，一般 2 年内吸收，血清血管紧张素转换酶（SACE）增高，Kveim 皮试阳性，组织活检证实为结节病，除外结核病、淋巴系统肿瘤或肉芽肿疾病，结合临床特点可确诊。

七、治疗

血行播散性肺结核是一种危重结核病，它不仅表现在肺内弥漫播散，也可通过血液播散侵犯其他器官。因此一旦确诊，应立即给予积极有效的治疗措施。早期诊断及早期治疗，大多数患者肺部病灶吸收良好，甚至可以完全吸收而不留痕迹。血行播散性肺结核治疗主要包括化学治疗、激素治疗、全身营养支持治疗及对症处理等综合治疗措施。

1. 化学治疗　化学治疗（化疗）是各类结核病最主要的治疗手段，其疗效与化疗方案及疗程有关。

（1）化疗原则：必须遵循早期、联用、适量、规则和全程的化疗原则。

（2）化疗方案及疗程：对于急性及亚急性患者，因病情较重，初治方案宜采用 3HRZE（s）/6 ~ 9HRE，总疗程 9 ~ 12 个月。有条件者建议强化期酌情考虑异烟肼和利福平静脉点滴以尽快控制病情、防止病灶播散引起多器官病变，同时也可以有效地控制早期隐匿的肺外结核病灶。其中异烟肼的剂量适当增大，成人每日可用 600 ~ 900mg。如属复治或耐药患者，应根据患者既往用药史、药物不良反应情况及药敏试验结果等，选用可能有效的药物组成的方案进行治疗，其强化期及总疗程均适当延长。

对于慢性血行播散性肺结核，可按继发性肺结核化疗方案治疗。但由于病灶范围较广泛，且可能合并肺外结核，建议强化期至少 3 个月，巩固期至少 3 种药物联合使用，强化期及总疗程适当延长。

2. 激素治疗　激素在有效的抗结核治疗保护下合理使用，可以明显地提高一些急性结核病的治疗效果；相反，如果使用不恰当，也可以短期内明显促使结核病灶播散。因此，为了更好地发挥激素的治疗作用，务必严格掌握好激素的适应证及其禁忌证。

（1）作用机制：①降低毛细血管和细胞膜的通透性，减少炎症反应。②抑制纤维结缔组织增生，减少瘢痕形成。③改善应激能力和一般状况，促进食欲，减少抗结核药物的毒性反应。

（2）适应证：①急性及亚急性血行播散性肺结核。②合并结核性脑膜炎或结核性胸膜炎、心包炎或腹膜炎等。③合并结缔组织疾病。④抗结核药物所致的严重过敏反应。

（3）禁忌证：合并结核性脓胸或结核性脓肿、肠结核伴肠瘘、多发坏死型淋巴结结核、骨关节结核伴脓肿、消化道出血、骨质疏松症、股骨头坏死等。

血行播散性肺结核合并上述禁忌证时，在经过积极抗结核治疗后结核中毒症状仍不能有效控制，或同时合并有上述激素使用适应证时酌情考虑小剂量使用激素并密切观察病情变化。

（4）剂量及疗程：一般应用泼尼松每日 30mg 左右，待病情好转后逐渐减量，以至停用，疗程 6 ~ 8 周。

注意事项：激素必须在合理有效的抗结核化疗同时酌情使用。

3. 局部治疗　对于痰涂片阳性或肺部病灶形成空洞的患者，可给予雾化吸入治疗；合并支气管结核时，除雾化吸入治疗外，根据局部病情还可给予气管镜下注药治疗、球囊扩张治疗、激光治疗等。

4. 全身营养支持治疗及对症处理　血行播散性肺结核由于细菌是经血液循环广泛播散到肺部，甚至全身多器官，常常病情进展较快，早期诊断又十分困难，因此不论急性、亚急性或慢性患者均存在不同程度的营养不良（贫血、低蛋白血症）、电解质紊乱及免疫力低下等，而患者也可因营养不良、免疫力低下使病情进一步恶化。因此给予必要的营养支持治疗十分有利。可给予适当高热量、高维生素、易消化的饮食；酌情补充能量、氨基酸、白蛋白等；及时纠正水电解质平衡紊乱；适当应用免疫调节剂，如分枝杆菌菌苗（母牛分枝杆菌菌苗或草分枝杆菌菌苗）、重组白介素Ⅱ、胸腺肽等有助于提高机体的免疫功能。

5. 合并症及并发症处理

（1）合并症的处理：血行播散性肺结核常常合并糖尿病、肝肾功能不全或肝肾移植术后、结缔组织疾病、HIV 感染或 AIDS 等基础疾病，在抗结核治疗同时，必须兼顾治疗合并症，并要根据合并症情况，酌情调整抗结核药物使用种类及剂量。

（2）并发症的处理：血行播散性肺结核是全身血行播散性结核病的一种，就肺部并发症而言，可以并发气胸、咯血、呼吸衰竭等；就全身而言，可以并发多器官结核病，并可以导致多器官功能不全，甚至多器官功能衰竭。因此应积极预防上述并发症的发生；一旦发生，应及时给予相应治疗，并兼顾药物的不良反应及药物之间的相互作用，权衡利弊，适当调整用药剂量及时间。

（魏秀燕）

第二节　结核性脓胸

一、概述

结核性脓胸是由于结核分枝杆菌或干酪样物质进入胸腔、引起的胸腔特异性化脓性炎症，有时伴其他细菌感染加重病情。慢性结核性脓胸外科手术治疗往往能取得良好效果。并发支气管 - 胸膜瘘是外科手术的绝对适应证。

结核分枝杆菌经过各种途径进入胸腔或干酪物质进入胸腔，引起的胸腔特异性炎症。

二、发病机制

结核菌侵入胸膜腔的途径各异，多数是经肺内结核病灶而来。

1. 肺结核　在接近胸膜的肺周边部位的结核病灶可逐渐侵蚀胸膜；结核性空洞、肺大疱或支气管扩张远端发生破裂，结核菌和气体同时进入胸膜腔，发生结核性脓气胸、支气管 - 胸膜瘘，甚或混合性脓气胸。

2. 邻近组织或器官结核的蔓延　纵隔、支气管淋巴结核，脊柱结核，胸壁（包括胸骨、肋骨）结核可向胸膜腔内溃破，形成结核性脓胸。

3. 肺结核手术后并发症　如肺切除、胸膜剥脱术等手术发生胸腔污染时，也可导致结核性脓胸或混合性脓胸。术后支气管 - 胸膜瘘、血胸等也常为脓胸的原因。

4. 人工气胸并发症　人工气胸治疗肺结核时，若发生渗出液未予及时控制，或因存有使病灶部位不能萎陷的粘连波及胸膜，或因粘连撕破胸膜，粘连烙断术后感染等，均可引起结核性或混合性脓胸。目前已极少采用人工气胸治疗肺结核。

5. 结核性胸膜炎　结核性渗出性胸膜炎未能得到及时正确的治疗，可发展为结核性脓胸。

6. 血源性感染　结核菌还可通过淋巴或血液循环侵犯胸膜，此时胸膜常是全身血源播散性结核感染的一部分。

不论经何种途径，当结核菌到达胸膜腔引起胸膜腔感染后，首先发生充血、水肿及渗出，并可在胸膜上形成散在的结核结节，胸腔积液中含有大量白细胞和纤维蛋白，随着炎症的进一步发展，渗液中纤维蛋白和炎细胞逐渐增多，成为脓性。大量纤维蛋白沉着于胸膜表面形成纤维素膜，初期柔软，随着纤维层瘢痕机化收缩，韧性增强。胸膜感染较局限时，周围的壁层胸膜与脏层胸膜粘连，使脓液局限于一定范围，形成局限性或包裹性脓胸，常见部位为肺叶间、膈肌上方、胸膜腔后外侧及纵隔面等。局限性脓胸对肺、纵隔的推压作用较小。当感染范围扩大，累及整个胸膜腔时，称为全脓胸，急性期可使肺组织明显受压、发生萎陷，并将纵隔推向对侧，引起呼吸、循环功能障碍。病程超过 6 周 ~3 个月，脓胸中的纤维素逐渐机化收缩，并限制肺的扩张，脓腔容积不再缩小时，即形成慢性脓胸，此时可使患侧胸廓塌陷，纵隔拉向患侧。

三、临床表现

单纯结核性脓胸多继发于肺结核，一般起病较缓慢，有慢性结核中毒症状，长期发热、盗汗、胸痛、胸闷、周身不适、乏力、消瘦等。胸膜下结核病变及肺表面干酪样空洞破向胸腔，大量干酪物质及结核分枝杆菌进入胸腔，引起混合性脓胸，起病急、全身中毒症状重、高热、恶心、呕吐、剧烈胸痛、呼吸困难、衰弱，需紧急处理。

1. 胸痛　脓胸患者都有程度不等的胸痛，早期呈针刺样，呼吸或咳嗽时加重，慢性脓胸胸痛不明显。干酪空洞破裂者胸痛剧烈，伴呼吸困难。

2. 胸闷及呼吸困难　脓胸患者因纵隔心脏受压及胸廓畸形，限制性通气障碍，常感胸闷气短。

3. 咳嗽　多数患者有刺激性干咳，肺部继发感染时可有脓性痰、血痰。支气管-胸膜瘘时刺激性咳嗽，大量脓痰，与穿刺脓液性质相同。

4. 查体　患者多呈慢性消耗病容，轻度贫血，患侧胸廓塌陷，肋间隙变窄，肋骨并拢，呼吸幅度明显减弱或消失。叩诊呈实音，气管纵隔向患侧移位，呼吸音消失或减弱。早期胸腔大量积脓，可有大量积液体征。

四、检查

1. X 线表现　脓胸早期 X 线表现与胸腔积液相同。慢性脓胸晚期胸膜明显增厚，呈一致性透光不良阴影，肋间隙变窄，纵隔心影向患侧移位，膈肌升高，可有胸膜钙化。如有肋骨骨膜反应，沿肋骨上下缘可见多层增密的条索影，为脓胸特征性表现。合并支气管-胸膜瘘则见液气胸，因胸膜粘连可呈多房性。包裹性脓胸多在侧胸壁或后下胸壁，呈大小不等的圆形、类圆形或 D 形密度增高、边缘清楚阴影。罕见胸膜腔上部的包裹性脓胸。

2. 胸腔穿刺检查　胸腔穿刺检查是常规项目，取脓液做结核分枝杆菌培养、动物接种结核分枝杆菌可确诊。疑有支气管-胸膜瘘，可在胸腔穿刺时注入 2% 亚甲蓝（美蓝）2ml，如美蓝被咳出则证明支气管，胸膜瘘存在。

B 超检查可以为胸腔穿刺定位，明确脓胸范围。

3. 实验室检查　血沉快，轻度贫血，胸液细胞总数 $>10\times10^9/L$，早期单核细胞为主，晚期淋巴细胞为主，混合感染时中性粒细胞为主，蛋白 40g/L 以上，比重 >1.020。

五、诊断

有结核病或结核性胸膜炎史及相应体征；X 线检查有典型表现；血沉快；胸腔穿刺液为

淡黄色，脓性，普通培养无细菌生长，细胞总数 $>10\times10^9/L$，淋巴细胞为主，蛋白 >40g/L，比重 >1.020，可协助诊断。

六、鉴别诊断

1. 化脓性胸膜炎　起病急、感染中毒症状严重、高热、胸痛、呼吸困难；血象高、核左移、胸腔积液普通细菌培养阳性；必要时胸膜活检病理确诊；抗感染治疗及排液后病情迅速好转可鉴别。

2. 胆固醇性胸膜炎　胆固醇性胸膜炎少见，其发生与结核病关系最大，也与糖尿病、梅毒以及慢性酒精中毒、肺吸虫、肿瘤有关。病程长，临床症状轻微，中毒症状和压迫症状少见。X 线表现多为包裹积液。胸腔积液以黄白色多见，可呈无色、浑浊、血性、淡黄、橙黄、黄绿等各种颜色，比重多在 1.020 ~ 1.030，积液中常混有浮动的鳞片状、绢丝状、有光泽的胆固醇结晶，不凝固静置后可沉积于底部。可与结核性脓胸鉴别。

3. 乳糜胸　多由外伤、手术引起胸导管损伤，乳糜渗漏到胸腔所致，亦可为胸导管受丝虫病性肉芽肿、纵隔肿瘤、结核性淋巴结炎、恶性淋巴瘤压迫、阻塞、侵犯乳糜管引起。多发生于左侧，呼吸困难明显。胸腔积液呈乳白色，比重 1.012 ~ 1.020，呈碱性反应，以淋巴细胞和红细胞为主，中性粒细胞少见。

七、治疗

结核性脓胸早期治疗与结核性胸膜炎相同。合理化疗加积极胸腔穿刺抽液，争取在此阶段得到治愈。进入慢性期更要慎重选择化疗方案，抽脓，胸腔冲洗。有手术条件时应积极进行胸腔引流，做好准备，择期手术。无手术条件，先作较长时间的闭式引流，脓液减少后开放引流，可望得到满意效果。

（一）全身治疗

1. 化疗方案　结核性脓胸急性期选择 4 ~ 5 种敏感药联合，强化期 2 ~ 3 个月，巩固期用 3 种药巩固 6 个月。慢性脓胸使用抗结核药物较多，时间亦较长，多不规律，故耐药病例较多。在争取得到药敏结果后根据药物敏感试验结果用药，如为耐药病例，疗程适当延长，按耐药病例治疗。

2. 支持疗法　结核性脓胸是一种消耗性疾病，常有混合感染，在抗感染的同时予以补液，注意水电解质平衡。慢性结核性脓胸，常伴有不同程度的营养不良、贫血，应补充蛋白质丰富的膳食，必要时可补充氨基酸，免疫增强剂如胸腺肽、微卡、干扰素等。人血制品的使用应十分慎重。

（二）局部治疗

1. 胸腔穿刺　结核性脓胸早期与结核性胸膜炎的治疗相同，在化疗的同时，隔日或每2 ~ 3 日胸腔穿刺抽液一次，胸腔积液一次抽尽，不能一次抽尽者隔日再抽。抽液后胸腔内给药，INH 0.1 ~0.3g，RFP 0.15 ~0.3g，SM 1.0g，KM 1.0g。混合感染可给庆大霉素、甲硝唑等。

如脓腔较小可 5% 碳酸氢钠冲洗脓腔，一般每次量不超过 500ml，然后注入抗生素。根据脓腔大小决定胸腔穿刺的间隔时间。有支气管 – 胸膜瘘时禁用胸腔冲洗。

2. 胸腔引流术　分为胸腔闭式引流和开放引流两种类型。经闭式引流后胸腔脓液少于

50ml/d 或更少时剪短引流管，可改为开放引流以方便患者。

引流目的：清洁及缩小脓腔，减轻腔内炎症，防止结核播散，改善中毒症状，为外科手术作准备。部分患者可望消灭脓腔。

胸腔闭式引流适应证：①反复胸腔穿刺抽液不能缓解中毒症状或脓液黏稠不易抽吸。②作为脓胸外科手术前的过渡性治疗：一般引流 3～6 个月（2～18 个月）。③张力性脓气胸。④并发支气管－胸膜瘘。

3. 胸腔冲洗术　经胸腔穿刺向胸腔注入冲洗液，清洁局部，提高疗效。用5%碳酸氢钠适量（一般小于 500ml），注入脓腔，冲洗液中可选用胰蛋白酶、链激酶、透明质酸酶、肾上腺皮质激素和异烟肼、链霉素、利福平。冲洗液保留 6～8 小时后抽出，每日 1 次。亦可冲洗后胸腔注入抗结核药物及抗生素。文献报道 5% 碘伏浸泡脓腔 10～30 分钟，2～3 天仍有脓液者，可重复使用，可达脓腔闭合或脓液减少、吸收。支气管－胸膜瘘者用 OB 胶（外科封堵瘘口用的氰基烯酸酯胶）封闭漏孔，冲洗同前。取得良好效果。

（三）外科治疗

慢性脓胸病例经长期化疗，多为耐药病例，长期慢性消耗，化疗及局部治疗成功率低，应积极手术治疗。尤其是结核性脓胸支气管－胸膜瘘病例，外科手术是唯一有效的治疗方法。术后需以 3～4 种敏感药物治疗 1 年以上。

1. 胸膜纤维板剥离术　切除胸壁脏层及壁层增厚的纤维板，清除坏死组织，干酪、骨化及钙化灶，促进肺复张，恢复功能。适用于估计术后肺复张良好者，肺内无活动性结核病灶，无支气管结核者。

2. 胸廓成形术　近半个世纪以来，由于抗结核药物的发展及肺切除技术的逐步完善，胸廓成形术的适应范围已经非常窄小，但针对结核性脓胸特别是合并支气管－胸膜瘘，胸廓成形术仍有不可替代的作用。适用于慢性结核性脓胸，肺内病灶活动或广泛纤维病变，不适合做纤维板剥离术（术后肺不能膨胀或原有结核病灶复发或恶化）而对侧病变稳定者。切除患侧部分肋骨、增厚的纤维板，刮除胸壁坏死组织、无活力、干酪、骨化及钙化组织，使胸廓完全塌陷，消灭脓腔。脓胸得以治愈。

3. 胸膜肺切除术　适用于慢性脓胸同侧肺病变严重，如结核性空洞大量咯血、损毁肺、支气管扩张、支气管－胸膜瘘等，需要肺切除手术者。创伤大，出血多，手术复杂并发症多，需严格掌握适应证。

4. 带蒂大网膜移植术　20 世纪 80 年代初起在治疗感染性疾病中获得广泛的应用。大网膜有很强的抗炎及吸收作用。将带蒂大网膜移植到感染的胸腔，使其与胸壁粘连，建立丰富的侧支循环，减少和吸收渗出，消灭残腔。不造成胸廓畸形，有良好效果，患者容易接受。尤其适用于肺切除术后支气管残端合并感染的病例。

（刘　莹）

第三节　肺结核并发自发性气胸

一、概述

气胸是指气体在胸膜腔的积聚。自发性气胸是肺结核严重并发症之一，在 19～20 世纪初的很长一段时间内，医师普遍认为自发性气胸是肺结核的并发症，20 世纪 30 年代以后才强调大部分气胸的病因是非结核性的。国内报道自发性气胸占肺结核病住院病人数的12% ~ 18%。正常胸膜腔为密闭腔隙，压力为负压，吸气时压力为 -8 ~ -9mmHg（1mmHg = 0.133kPa），呼气时的压力为 -3 ~ -6mmHg，肺内支气管内压为：吸气时压力为 -1 ~ -3mmHg，呼气时压力为 1 ~5mmHg。当各种原因所致肺泡或支气管破裂或因外伤导致壁层胸膜破裂，气体进入胸膜腔，胸腔负压消失，肺被压缩，直至破口封闭或压力达到平衡，如果破口处形成活瓣，空气只能进入胸膜腔而不能排出，胸腔压力越来越高，则形成张力性气胸，当胸腔压力达到 15 ~20cmH_2O（1cmH_2O =0.098kPa），将使纵隔移位，影响静脉回流，降低心排血量。气胸使肺活量降低，肺顺应性降低，扩散容积减少，产生低氧血症。气胸对机体的影响取决于气胸的量、气胸的张力以及基础肺状况，如果对侧肺是正常的，很快可代偿，对呼吸功能影响小。如基础肺功能差，不能代偿，可能因未治疗的气胸而有生命危险。在有基础肺疾病而导致肺弹性回缩力丧失，发生气胸时肺压缩较慢，压缩程度较少，但少量气胸就可以严重影响呼吸功能。

二、肺结核并发自发性气胸的机制

（1）活动性肺结核大多伴有不同程度的支气管内膜结核，严重的支气管内膜结核，使支气管黏膜增厚或肿胀，造成该段支气管内腔狭窄。吸气时由于管径舒张，吸入空气得以通过狭窄段进入肺泡；但呼气时管径缩小，从肺泡呼出的气体不易经狭窄部而排出体外，于是狭窄部远端的肺泡过度充气，形成局限性阻塞性肺气肿。肺泡内压不断增加，致使肺泡破裂并融合成肺大疱。当患者咳嗽或抬举重物时，肺内压突然升高，位于肺脏表面的肺大疱破裂，可导致气胸发生。

（2）靠近肺边缘的结核病灶可直接浸润穿破脏层胸膜而发生气胸；如有干酪坏死物质同时进入胸膜腔，则并发结核性脓气胸。

（3）结核病灶在修复过程中形成广泛纤维性变，纤维组织收缩使小支气管扭曲而狭窄，在小气道狭窄部的远端引起局限性肺气肿或肺大疱。一旦肺内压突然升高，也可使肺大疱破裂而导致气胸。

三、气胸的分类

1. 根据气胸发生的原因分类

（1）自发性气胸：是指在没有外伤或人为因素的作用，肺或胸膜原有病变或缺陷，肺泡和脏层胸膜破裂以后发生的气胸，其中原发性气胸（即特发性气胸）是指在没有基础肺病或没有明显病因情况下发生的自发性气胸。继发性气胸是继发于肺部基础病变的气胸，其中最常见的是继发于慢性阻塞性肺疾病，其他有哮喘、肺结核、肺炎、肺脓肿、肺肿瘤、结节病。

（2）创伤性气胸：是由于胸部外伤或创伤性医疗操作引起的气胸。

（3）人工气胸：因治疗和诊断的需要，人为地将气体注入胸膜腔。

2. 根据破裂口的情况和胸膜腔内的压力分类

（1）闭合性气胸（单纯性气胸）：破裂口较小，肺压缩后裂口随之封闭，空气停止进入胸膜腔，用人工气胸箱测压，压力可为正压或负压，经抽气后，可维持负压，留针 2 ~3 分钟后压力不再上升。胸膜腔内的气体逐渐吸收，肺易复张。

（2）开放性气胸（张力性气胸）：破裂口开放，胸膜腔与支气管相通，空气随呼吸自由出入胸膜腔，胸膜腔测压在零上下波动，抽气后压力不变。

（3）张力性气胸：破裂口形成单向活瓣，空气只进不出，胸膜腔内空气越积越多，压力持续升高，使肺脏受压，纵隔移位，影响心脏血液回流。测压时胸膜腔压力常超过 $10cmH_2O$，抽气后压力可下降，但留针 2～3 分钟，压力又迅速升高。如不积极抢救，患者可能因心肺衰竭而死亡。

气胸发病后超过 3 个月，长时间肺不能复张，称慢性气胸，可能由于裂口未封闭，胸膜增厚或分泌物阻塞气道使肺不能复张引起。

四、发病机制

1. 肺结核致肺大疱破裂　肺结核病灶压迫细支气管导致其不完全阻塞，因为活瓣作用，远端肺泡逐渐扩张，病变使肺弹力组织破坏，形成肺大疱。或由于结核病灶瘢痕收缩，牵拉细支气管扭曲、变形、狭窄，不完全阻塞，形成肺大疱，如直接破入胸膜腔，形成气胸，破入肺泡间隙，气体可进入纵隔，形成纵隔气肿，可致皮下气肿，如纵隔胸膜破裂，气体可同时进入双侧胸腔。

2. 结核病灶　直接侵犯导致肺泡破裂结核病变致肺组织炎症、干酪样坏死，如破裂的肺泡靠近胸膜腔，直接破入胸膜腔，可以形成结核性脓气胸，甚至支气管－胸膜瘘。如肺泡破裂，气体进入间质，形成间质性肺气肿，破裂形成气胸。

3. 肺小气囊泡破裂　是原发性气胸的常见原因，多位于肺尖，常规 X 线胸片不一定能发现。这种小气囊泡确切成因及破裂的机制尚不清楚。有一种解释认为与肺尖脏层胸膜和肺泡弹力纤维先天性发育不良有关。有人认为肺尖为结核好发部位，可能有小的结核坏死灶使肺泡破裂或结核性纤维瘢痕使细支气管狭窄，形成活瓣作用，导致肺尖形成小气囊泡，但未能经手术及病理证实。肺尖容易形成肺气囊泡的一个解释是：直立位肺的重力所致的机械应力分布不均，肺尖比肺基底更强，肺尖的肺泡张力增加，易于扩大，过度扩张而致破裂。

五、临床表现

1. 症状　取决于病因、肺压缩的程度、基础肺疾病。部分患者可无症状。胸痛是最常见的主诉，开始是尖锐的胸膜痛，以后可转变为持续性钝痛。呼吸困难也是常见主诉，程度取决于肺压缩的程度和基础肺功能。张力性气胸表现为炎症的呼吸困难。其他相对少见的症状有：端坐呼吸、咯血、干咳等。气胸的诱因有剧烈咳嗽、用力屏气或提重物等，但也有不少患者在正常活动或休息时发病。

2. 体征　少量气胸在体格检查时可无异常发现，大量气胸患者胸壁呼吸运动减弱、消失；叩诊患侧胸部呈过清音或鼓音，患侧触觉语颤减弱或消失，听诊患侧呼吸音减低或消失。发绀出现在张力性气胸或有基础肺病致肺功能差者。张力性气胸尚可表现颈静脉扩张，气管移位，心尖冲动减弱、消失、移位，如压力不能及时解除，患者可能死于循环衰竭。

3. 影像学检查　常规后前位 X 线胸片是确诊气胸最常用和可靠的方法。通常在吸气相的后前位胸片即可诊断大部分的气胸。可观察到胸片上肺外周脏、壁层胸膜之间无肺纹理的带状气体透亮区，脏层胸膜由于气体的对比而显示出细的白线，称为气胸线。心缘旁有透亮带，提示纵隔气肿。少量气胸积聚在肺尖部可由于骨骼的遮掩而易被遗漏。有时临床强烈提示气胸，吸气相胸片未见异常，可摄呼气相胸片，呼气时肺容积减少，密度增加，气胸更加明显。必要时透视下转动体位。估算肺压缩的程度对指导临床治疗有帮助。Kircher 曾提出根据胸片上气胸的面积估算的方法，根据这一方法，当胸腔气体带宽度相当于患侧胸廓宽度的 1/4 时，肺大约被压缩 35%，气体带宽度相当于胸廓宽度 1/3 时，肺被压缩约 50%；气体带宽度相当于胸廓宽度 1/2 时，肺被压缩约 65%。肺压缩 <20% 为少量气胸；20% ~ 50% 为中等量气胸；>50% 为大量气胸。

约 20% 的自发性气胸在 X 线胸片上有胸腔积液征，多由于刺激胸膜产生渗出液，少数情况是由于胸膜粘连带撕裂出血，合并感染、脓胸所致。

常规胸片有一定局限性，床旁胸片有时对气胸显示不清，对局限性气胸可能漏诊，平片上有时气胸（尤其是有粘连的气胸）与肺大疱难以区分。胸部 CT 检查能更清楚的显示各个部位的气胸及纵隔气肿，少量气胸亦能清楚显示，并有利于基础肺异常和疾病的诊断。

六、诊断和鉴别诊断

1. 诊断　影像学检查是诊断气胸最可靠的方法。X 线胸片显示外凸弧形的细线条形阴影，为气胸线。线外见不到肺纹理，透亮明显增加。CT 片中表现为胸膜腔内出现极低密度的气体影，伴有肺组织不同程度的压缩和萎陷改变。核磁共振（MRI）显像气胸呈低信号，对伴发的胸腔积液或积血非常敏感，在 MRI 的 T_1 加权图像呈高信号。继发于肺结核的气胸，除上述表现外，还可见到肺组织内渗出、增殖及钙化性病灶的影像。

以下检查方法对气胸病因和气胸类型的诊断很有帮助。

（1）胸膜腔气体成分及压力的测定：有助于鉴别破裂口是否闭合。单纯性气胸时，胸膜破口较小，肺萎缩后破口闭合，空气不再继续进入，胸腔内气体量不多，肺萎陷多在 25% 以下。人工气胸器测压，仍为负压或稍超过大气压，但抽气后，很快变为负压，观察数分钟后，压力不再上升。交通性气胸时，胸膜破口较大，或由于破口处纤维组织牵拉，使破口长久不能关闭，在吸气与呼气时，空气自由出入胸腔。测压时，压力在“0”上下波动。吸气时为负，呼气时为正，经抽气后压力不变。张力性气胸时，由于胸膜破口呈单向活瓣，吸气时张开，呼气时关闭，气体只能进入胸膜而不能逸出，使胸膜腔压力不断增高，测压时胸腔显示正压，压力较高，甚至可达 0.196kPa（20mmH_2O）以上，抽气后压力可能暂时下降，但迅速回升为正压。抽出胸膜腔内气体作分析，若胸腔内氧分压（PaO_2）>6.66kPa（50mmHg），二氧化碳分压（$PaCO_2$）<5.33kPa（40mmHg），$PaCO_2/PaO_2<1$（以毫米汞柱值计算），应怀疑有持续存在的支气管－胸膜瘘；反之，$PaCO_2$ <5.33kPa（40mmHg）及 $PaCO_2$ >6kPa（45mmHg），$PaCO_2/PaO_2>1$ 则提示支气管或肺泡胸膜瘘大致已愈合。开放性气胸及张力性气胸因持续存在支气管或肺泡胸膜瘘，胸腔内气体与肺泡气体交通或气体不断进入胸膜腔，故此时 PaO_2 常 >13.33kPa（100mmHg），而 $PaCO_2$ <5.33kPa（40mmHg），其中 $PaCO_2/PaO_2$ 显著 <1。联系应用 PaO_2、$PaCO_2$ 及 $PaCO_2/PaO_2$3 项指标，对判断气胸类型有一定意义。

（2）胸膜腔造影：有助于胸膜病变的诊断和鉴别诊断。

（3）吸入放射性核素肺扫描：有助于确定自发性气胸漏气口的部位。

（4）胸腔镜检查术：是诊断胸膜腔疾病的重要手段。

2. 鉴别诊断 典型的自发性气胸诊断并不困难但又常发生误诊与漏诊。其原因一方面是缺乏对本病的警惕，而另一方面气胸酷似其他心肺疾病，如心绞痛、心肌梗死、肺栓塞、严重肺气肿肺大疱，甚至误诊为胃穿孔、膈疝、胆石症。所以必须与下列几种主要疾病鉴别。

（1）巨大肺大疱：尤其是与局限性气胸鉴别困难，两者都可能没有胸痛、气短与咳嗽。肺大疱多为圆形或卵圆形，空腔的边缘与胸壁相交处构成角，腔外为锐角，腔内为钝角；而局限性气胸则相反，腔外为钝角，腔内为锐角。必要时做 CT、胸腔镜检查。

（2）严重的慢性阻塞性肺疾病：由于后者多有呼吸困难、咳嗽、发绀等症状及桶状胸，肋间隙变宽，呼吸音减弱，叩诊呈过度反响等体征，与气胸相似，容易漏诊，从而可造成严重后果，死亡率极高。此时只要进行 X 线检查，便可确诊。

（3）哮喘并发气胸：哮喘并发气胸时呼吸困难加重，易误诊为哮喘持续状态，如经积极治疗病情继续恶化，应考虑并发气胸的可能，及时 X 线复查。

（4）心肌梗死并发气胸：此时易漏诊气胸。如怀疑应及时床边 X 线及心电图复查。

七、治疗

（一）一般治疗

由于结核病患者的气胸多为继发性气胸，最好留院观察，少量气胸，肺压缩 <20%，无明显呼吸困难的闭合性气胸，密切随访 12～48 小时胸片中气胸没有扩大，可予限制活动，休息，待气胸自行吸收。一般气体每天可吸收 1.25%，完全复张需数周的时间。如果肺复张不良，则需要其他的治疗。有报道持续面罩吸氧每分钟 3L，可使气体吸收率达到 4.2%，肺复张时间缩短到平均 5 天。

（二）胸腔穿刺排气

适用于少～中量气胸，创伤小，可促进肺复张，缓解症状。缺点是不可能将气体完全排出，不适用于交通性气胸和张力性气胸及大量气胸。方法是以气胸针在患侧锁骨中线第 2 肋间或腋前线第 4、5 肋间穿刺入胸膜腔，可接人工气胸箱测压并抽气，或以注射器直接抽气。一般一次抽气不宜超过 1 000ml 或使胸膜腔内压维持 $-2 \sim -4cmH_2O$，每日或隔日抽气一次。张力性气胸如果病情危急，来不及施行其他排气措施，为抢救患者，可用粗针头迅速穿刺入胸膜腔排气以暂时减压，穿刺点可选在锁骨中线第 2 肋间。

（三）胸腔闭式引流术

胸腔闭式引流术是疗效明确的治疗方法，如果处置得当，对初发气胸有效率 80%～90%，即使在有持续漏气的患者，亦可达到肺完全复张。适用于各类气胸，尤其是张力性气胸、开放性气胸、血气胸，伴肺功能不全的气胸，经保守或抽气治疗 2 周以上疗效不佳的闭合性气胸可作进一步的处理。插管部位选择在患侧锁骨中线第 2 肋间或腋前线第 4、5 肋间（更低的位置有损伤膈肌或腹腔的风险，尤其在用锐器刺入胸膜腔时）。或在局限性气胸根据 X 线检查或 CT 定位置管。出口处接水封瓶或单向阀门（如 Heimlich 阀门，适合在医院外或转运过程中使用）；如果肺复张不良，可加用负压吸引，常用负压为 0.5～1.5kPa，最大不宜超过 5kPa。术后水封瓶已无气体逸出，经 X 线胸片证实肺已复张后，夹管观察 24 小时病情无变化，重复 X 线胸片证实未见再有气胸则可以拔管。

此法的不良反应有：出血、感染；置管部位的胸膜可发生炎症、粘连；排气过快可发生急性肺水肿。不稳定的患者或可能有大量气漏的患者宜采用较粗的胸腔导管（24F～28F）。稳定并且无大量气漏的患者可采用16F～22F的胸腔导管。≥14F的导管在少量气胸的患者中可能被采用，患者接受度较高，但要警惕管道堵塞的风险。

（四）胸膜固定术

自发性气胸复发率较高，在胸膜腔内注入理化或生物刺激剂促使胸膜产生炎症反应或使用纤维蛋白制剂、医用黏合剂，使脏层胸膜和壁层胸膜粘连，胸膜腔空隙消失，气体无处积聚，可达到预防复发的作用。

1. 适应证　①持续性或复发性气胸。②有双侧气胸史。③合并肺大疱。④肺功能差，不能耐受开胸手术。

2. 禁忌证　①张力性气胸持续负压吸引无效。②血气胸或同时有双侧性气胸。③有明显的胸膜增厚，经胸腔引流肺不能完全复张。此法的缺点有：有些药物刺激性较大引起患者不适和全身反应；为姑息疗法，肺原发病灶仍存在；部分刺激剂疗效不明确，部分粘连牢固，为今后开胸手术带来困难，对年轻患者应慎用。给药方法可以从胸腔引流管注入，再持续负压吸引使肺完全复张后注入粘连剂，然后夹管2～6小时，嘱患者不断变换体位，使药物分布均匀，再持续负压吸引，确定肺复张后拔管。如果一次给药无效，可重复注药2～3次。如能在胸腔镜直视下喷洒则药物分布均匀，效果理想。曾有多种药物被应用于胸膜固定术，最常用药物是滑石粉（用生理盐水稀释）和四环素（或以多西环素、米诺环素代替），其他有纤维蛋白胶、自体血等。

（五）胸腔镜手术

在诊断为肺大疱破裂而经闭式引流术无效者，可在胸腔镜直视下结扎肺大疱或在破口喷洒滑石粉、化学合成粘涂快速医用胶（ZT胶）或纤维蛋白胶或用激光烧灼使破口封闭。

电视辅助胸腔镜手术（video assisted thoracoscopic surgery，VATS）近年来受到越来越多临床医师的推崇。单纯穿刺抽气或胸腔引流术治疗的自发性气胸的复发率较高，且治疗时间长，肺复张慢。VATS能在胸腔镜下安全方便地进行肺大疱切除、胸膜固定术、部分胸膜切除术，有效预防复发，减少术后疼痛和并发症，对肺功能影响小、住院时间短、肺复张快，患者的满意度也较高。国外许多临床医师甚至推荐VATS作为自发性气胸初发患者的治疗。但是VATS花费较大，有部分学者质疑其成本效益比，但也有学者认为VATS的成本效益优于传统单纯胸腔引流术。对于不能耐受胸腔镜手术的复发性气胸患者，可以考虑经胸腔置管注入药物行胸膜固定术。

（六）外科手术治疗

外科手术可以消除漏气的破口，又可以处理原发病灶，是治疗顽固性气胸的有效方法，可能是复发率最低的方法。

1. 适应证　①反复发作的气胸；②持续漏气，肺不能复张；③慢性气胸持续3个月以上肺不复张；④进行性血气胸；⑤双侧气胸，尤其双侧同时发生；⑥胸膜增厚粘连致肺膨胀不全；⑦伴有巨型肺大疱；⑧合并支气管－胸膜瘘；⑨基础病需要手术治疗。

2. 手术禁忌证　①心、肺功能不全或全身衰竭不能耐受开胸手术者；②有出血倾向，可能难以控制出血者。

手术方法有肺大疱缝扎术，肺大疱切开缝合术，胸膜剥脱、胸膜摩擦和胸膜粘连（固定）术、肺切除术等。

（七）治疗基础病

应给予强而有效的抗结核治疗，防止病变进一步恶化，加速气胸愈合，预防复发。

（刘 莹）

第四节 重症肺结核

一、血行播散型肺结核

（一）概述

血行播散型肺结核为结核杆菌血行播散引起。包括急性、亚急性、慢性血行播散型肺结核。儿童较多见急性，成年人三种类型均可见到。

（二）病因和发病机制

儿童急性血行播散型肺结核多发生于原发感染后3～6个月内，此时小儿机体处于高度敏感状态，尤其是血管系统处于高敏状态，当肺内原发病灶和淋巴结中的结核菌溃入血流时，若菌量大、毒力强、机体抵抗力弱时则可发病。若菌量小、机体抵抗力强时则可不发病或病变不明显。在成人，各种原因导致机体免疫力低下时，原发感染后隐潜性病灶中的结核菌复燃、破溃进入血液循环，偶尔由于肺或其他脏器继发性活动性结核病灶侵蚀邻近淋巴血道而引起。入侵途径不同，病变部位亦异。由肺静脉入侵经体循环，则引起全身播散性结核病；经肺动脉、支气管动脉以及体静脉系统入侵者主要引起肺部粟粒性结核；极个别情况下肺部病灶中的结核菌破入一侧肺动脉，引起一侧或一部分肺的粟粒性结核。免疫力极度低下者，以一次性或短期内大量入侵引起的急性血行播散型肺结核，常伴有结核性脑膜炎和其他脏器结核。当少量结核菌间歇性多次入侵血道或机体免疫力相对较好时，则形成亚急性或慢性血行播散型肺结核。

（三）病理改变

肺体积增大、重量增加，肺表面与切面充血，结核病灶呈现大小一致，直径约1mm的淡灰黄色结节。显微镜下为典型增殖性结核结节或渗出性改变，以位于肺泡间隔、血管与支气管的周围及小叶间隔为主，很少在肺泡腔内。如病程延长，病灶可相互融合形成干酪坏死。

增殖性结核结节是结核病形态学的特异性改变，表现为结核性肉芽肿的形成，即类上皮细胞结节和结核性肉芽组织的出现。这是在感染的结核菌量少、毒力低、机体抵抗力强的情况下，机体对结核菌的一种组织学反应。镜下类上皮细胞结节：中央为巨噬细胞衍生而来的朗格汉斯细胞，胞体大，胞核多达5～50个，呈环形或马蹄形排列于胞体边缘，有时可集中于胞体两极或中央。周围由巨噬细胞转化来的类上皮细胞成层排列包绕。在类上皮细胞外围还有淋巴细胞和浆细胞散在分布和覆盖。单个结节直径约0.1mm，灰白色，单个结节肉眼不易看见，肉眼见的一个粟粒结节，常由多个小结节融合而成。结核性肉芽肿是肉芽组织（成纤维细胞与新生毛细血管）内散在类上皮细胞结节；或类上皮细胞层状排列于肉芽组织边缘，少数巨噬细胞分散在其中。

（四）临床表现

1. 症状　急性粟粒型肺结核病起病多急骤，有高热，稽留热或弛张热，部分呈不重规则发热，常持续数日；或数周，多伴寒战，可伴有全身乏力、食欲不振等；发病初期有咳嗽，病程进行中出现刺激性干咳，咳痰量较小，伴有胸闷、气短等；部分患者可有胃肠道反应，如腹痛、腹胀、便秘等。约有半数以上的患者并发结核性脑膜炎，出现头痛、头晕、恶心、呕吐、畏光等症状。亚急性及慢性血行播散型肺结核起病可缓慢，可有间断发热及盗汗、乏力、食欲不振、消瘦，咳嗽、胸闷、气短等。

2. 体征　急性期患者表现精神不振、疲乏无力、面色苍白等。肺部无明显体征，合并感染时可听到湿啰音，不少患者伴有肝脾大。亚急性及慢性患者两肺上中部叩诊稍呈浊音，听诊呼吸音可减弱。并发结核性脑膜炎、胸膜炎、气胸时可伴有相应的体征。

（五）实验室检查

（1）多数患者血象正常，部分患者白细胞总数增多，核左移；血沉增快。部分患者痰结核菌阳性，慢性患者阳性率更高，结核菌素试验（PPD）大部分患者为阳性。

（2）X 线检查：发病两周之内的急性血行播散型肺结核患者胸片可见不到粟粒结节，但肺野透光度降低。两周后病灶增大，双肺或仅局限一侧肺，一叶肺布满粟粒阴影，其粟粒阴影呈现大小、密度、分布均匀的“三均匀”X 线征。亚急性及慢性血行播散型肺结核因是少量结核菌多次进入血液循环所致，故可出现分布、密度、大小三不均匀 X 线征，往往病灶在上中肺野较密集而下肺野较稀疏，结节大小不等，密度不均。有时伴纤维条索阴影。随着病变进展，病灶可融合成大小不等斑片状阴影，并可溶解出现空洞。

（六）诊断

成人急性血行播散型肺结核发病前多有机体抵抗力降低的因素，如劳累、分娩、应用激素等，临床上多起病急、高热、寒战，胸片为典型的“三均匀”X 线征，肺部体征不明。慢性及亚急性患者有程度不等的结核中毒症状，如咳嗽、低热、乏力等。X 线为两肺上中大小不等的结节影，血沉快，结核菌素试验阳性，诊断本病并不困难。

（七）鉴别诊断

应与以肺内粟粒阴影为主要表现的疾病进行鉴别，如结节病、外源性过敏性肺泡炎、细支气管肺泡癌、恶性肿瘤肺转移、急性间质肺炎、肺霉菌病、特发性含铁血黄素沉着症、肺泡微石症等。

1. 结节病　目前病因仍未明确，是一种慢性非干酪性肉芽肿性疾病，可影响到身体任何组织，最常罹患的器官是肺，临床可有发热、干咳、气短、乏力、皮疹、关节痛、畏光等，约有 25% 病例在肺野内出现弥漫性小结节影，以两侧肺门为中心而扩散，同时可见毛玻璃影和网状影，可有肺门和纵隔淋巴结肿大，与急性粟粒型肺结核相似。病理表现为非干酪性类上皮样细胞肉芽肿，与结核性肉芽肿非常相似。结节病的上皮样细胞较结核性上皮样细胞苍白、胞浆较少、染色较淡、内质网少，在上皮样细胞与巨噬细胞内可见到“星状小体”、Schaumann 小体。最重要的鉴别点为结节病肉芽肿不含干酪坏死且抗酸染色阴性。结核菌素试验阴性，血清血管紧张素转化酶水平增高亦有助于诊断。

2. 外源性过敏性肺泡炎　易感个体反复吸入有机粉尘抗原后诱发的一种通过细胞免疫

和体液免疫反应介导的肺部炎症反应性疾病，农民肺、饲鸟者肺、蘑菇工人肺等是该病的典型形式，临床有急性、慢性之分，急性起病一般在接触抗原后 4 ~12 小时出现畏寒、发热、咳嗽、胸闷、气短。慢性起病是长期暴露于抗原导致急性或亚急性反复发作后的结果，胸片显示弥漫性分布的边界不清的小结节影伴网状影，以中下野为主。组织学检查，2/3 病例可见非干酪样肉芽肿，1/2 ~2/3 病例可见灶性 BOOP。

3. 细支气管肺泡癌　可有几种类型的肺部改变，肺炎型、孤立球形病灶型与两肺弥漫性小结节型。后者 X 线胸片上双侧肺野出现弥漫性粟粒状病灶，直径 1 ~2mm，在粟粒状结节之间有网状阴影。一般认为此种粟粒状病灶密度中等，边缘模糊，易融合，分布以双肺中，下野及内中带较多，双肺上野（特别是肺尖部）甚少，是细支气管肺泡癌比较特别的 X 线征象。这种征象也与粟粒型肺结核有别。结合患者结核中毒症状不明显，咳大量泡沫样黏液痰、呼吸困难呈进行性加重等表现，应考虑细支气管肺泡癌的可能性。痰中找到癌细胞可确定诊断。

4. 粟粒型肺转移癌　肺内转移癌常见，但形成粟粒型转移癌者少见。国内文献有少数病例报告，原发癌部位在胃。粟粒型转移癌易被误诊为血行播散型肺结核。但其结节较粟粒型结核为大（直径 4 ~8mm），且有增大的倾向，密度也较高，边缘不整齐，大小分布不如粟粒型肺结核均匀。肺门纵隔淋巴结也常增大。肺内粟粒型转移癌的诊断，主要根据是发现原发癌的存在，或患者曾有癌病史，经过治疗（如手术切除）而暂被认为“临床治愈”者。

5. 急性间质肺炎　为特发性间质肺炎的一种。此病的典型症状是进行性气促、咳嗽，可伴有发热。典型的 X 线征为两肺毛玻璃影伴细小结节影。病情进展迅速，因缺氧、急性呼吸衰竭而死亡。若能及早诊断（开胸肺活检确定诊断），糖皮质激素治疗效果好。

6. 尘肺　Ⅱ期矽肺表现为两肺野出现弥漫性小结节影，多分布于肺中、下野。小结节直径 1 ~2mm，边缘一般清晰，往往同时伴有肺门阴影增大、肺纹理增强及肺气肿等表现。Ⅱ期矽肺须与急性粟粒型肺结核相区别。急性粟粒型肺结核的中毒症状明显；病灶的大小、形态、密度、分布几乎相等，比之矽肺更为明显，近乎“绝对相等”；肺门阴影不如矽肺的明显增大，点状阴影之间并无肺气肿征象。而Ⅱ期矽肺的胸片上，部分肺野可见到增多而变粗的肺纹阴影或网织状阴影；患者的职业史对诊断至关重要。

7. 粟粒型肺真菌病　肺白色念珠菌病可在肺内形成弥散性粟粒状病灶，国内曾有报告被疑为血行播散性肺结核者。其病灶分布以中、下肺野较多，边缘模糊，可互相融合成较大的结节，且有双侧肺门淋巴结肿大。如患者长期接受皮质激素与广谱抗生素治疗，肺内出现弥漫性粟粒状病灶，经积极抗结核治疗无效者，须考虑粟粒型肺真菌病的可能性。如痰中反复发现白色念珠菌，并经抗真菌治疗后好转，病灶缩小或吸收，则诊断可以确定。

8. 肺泡微石症　是一种原因未明的肺部疾病，可有家族史。患者无尘肺职业史，长期经过无明显症状。X 线胸片上可见双肺有弥漫细小结节阴影，大小相近，边缘清楚，密度较高，以内侧及肺下野较为密集。本病的诊断主要根据：①经 X 线检查而发现，多年经过无明显症状；②体格检查与化验检查无明显病征；③可有家族病史而无尘肺职业史；④长期随诊 X 线胸片阴影改变不大。

9. 肺含铁血黄素沉着症　分特发性和继发性，继发性肺含铁血黄素沉着症通常继发于风湿性二尖瓣疾病的病程中，因肺循环长期淤血引起，临床上少见。特发性肺含铁血黄素沉着症病因不明，发病可能与免疫机制有关，该病主要见于儿童，临床以反复咯血、渐进性气短、伴发贫血为特征。X 线胸片表现为两肺弥漫性粟粒样阴影，伴网状毛玻璃样影，此点可与粟粒型肺结核鉴别。痰内找到含有含铁血黄素的巨噬细胞可帮助诊断。确诊需依靠肺活检。

（八）治疗

化疗方案仍以异烟肼（H）、利福平（R）、吡嗪酰胺（Z）三个药为主要药物，辅助链霉素（S）或盐酸乙胺丁醇（E），疗程为 1 年，强化期为 2～3 个月，巩固期为至少包括 H、R 的 9～12 个月的方案。如患者年龄较大，胃肠反应较重，可用利福喷汀代替利福平。如机体抵抗力降低，可给予免疫治疗，如胸腺肽、微卡、干扰素、转移因子等。

随着化学疗法的进展，血行播散型肺结核经过有效的合理治疗，大部分可以治愈。但发现较晚、免疫功能低下、并发结核性脑膜炎的患者预后不良。

二、继发型肺结核

继发型肺结核是肺结核中的一个主要类型，包括浸润性、纤维空洞及干酪肺炎等。浸润性肺结核是继发型肺结核最常见类型，临床症状较轻。干酪肺炎性肺结核以及慢性纤维空洞性肺结核临床症状重。

（一）慢性纤维空洞性肺结核

1. 病因和发病机制　此型是继发型肺结核的晚期类型，多由于不同类型的肺结核未获积极彻底的治疗，而长期反复恶化、好转、肺组织破坏与修复交替发生所致。

2. 病理改变　由于结核病的慢性、反复的过程，肺内病变可不同步发展。活动性病变可与愈合病变并存，渗出性病变与增殖性病变同在。患者常具有久治不愈的纤维厚壁空洞，反复发生的新旧不一的支气管播散灶，肺及胸膜广泛纤维增生，膈肌上抬，胸廓塌陷，心脏、气管向患侧移位。由于肺组织的破坏、纤维组织增生、瘢痕的牵拉，局部常伴发支气管扩张、局限性肺气肿。肺组织的反复破坏与修复常伴发肺血管病变，病损部位的肺动、静脉常有肺血管炎及血栓形成。纤维空洞壁上可有小动脉瘤形成。一旦破损则可导致大咯血。广泛纤维性病变及其所导致的继发性改变，如肺组织萎陷、支气管扩张、肺大疱、代偿性肺气肿，则成为不可逆转的病理改变。

3. 临床表现

（1）症状：患者的肺部症状一般较全身症状显著。常见的是慢性咳嗽、咳痰、咯血、气短及反复出现的发热等。发热往往提示病变重新活动或处于进展阶段，咯血有时可为大量。

（2）体征：多数患者可呈慢性病容，营养状态低下，形体消瘦，贫血，气短或发绀，患者常有杵状指（趾）。胸部检查，胸廓两侧多不对称，患侧胸部凹陷，肋间隙变窄，呼吸运动减弱，胸部肌肉萎缩；病变部位语颤增强或减弱，气管移向患侧；肺上中叶叩浊或叩实，肺下部因代偿性肺气肿而呈过清音，肝界下移，心浊音界缩小或叩不清；可听到呼吸音减弱，或支气管呼吸音，干、湿性啰音。肺心病失代偿期的患者可见颈静脉怒张，肝肿大，下肢水肿等。

4. 实验室检查

（1）血液检查：血沉中度增快，合并感染时白细胞增高，绝大多数患者痰中易找到结核菌。

（2）X线检查：慢性纤维空洞性肺结核因肺部病变有多种性质，故其X线表现也复杂多样。多数患者一侧或两侧肺上、中肺野有单发或多发的纤维厚壁空洞，空洞壁多超过2mm，多数空洞互相重叠呈蜂窝状；空洞周围肺组织有广泛索条状纤维化，常有继发性支气管扩张；由于肺组织广泛纤维性病变，牵拉肺门上提，肺纹理呈垂柳状，膈肌上升；不同程度的胸膜肥厚和粘连使肋间隙变窄，肺野缩小新旧不同的小结节状、小斑片状或云絮状阴影，为支气管播散病灶；病变未累及的肺组织代偿性肺气肿，气管、纵隔、心脏向患侧移位。

5. 诊断　慢性纤维空洞性肺结核患者大多病程较长，往往有数年至数十年病史，且多数患者有不规则抗结核治疗史，病情好转与恶化反复交替出现，诊断不难。但有部分患者由于延误诊断（未能及时就医），初次就医时胸片即表现一侧肺慢性纤维空洞改变，但痰内易查到结核杆菌，诊断亦不难。

6. 鉴别诊断

（1）肺炎杆菌肺炎：若呈慢性病程，胸片可以表现为肺脓肿、支气管扩张和肺纤维化同时存在，常伴发脓胸、气胸。此病开始可以是潜行性的，以后逐渐变为慢性坏死性肺炎，也可由急性延续成为慢性，前者尤需与慢性纤维空洞性肺结核鉴别。

（2）先天性肺囊肿：有孤立性肺囊肿和多发性肺囊肿之分。多发性肺囊肿常占据一叶或一侧肺，呈蜂窝状阴影，因反复感染囊壁多增厚，亦伴胸膜肥厚；临床多有咯血病史，故易误诊为慢性纤维空洞性肺结核。但多发性肺囊肿除病变区域外，健康肺叶无播散病灶，肺野缩小、胸廓塌陷较慢性纤维空洞性肺结核患者轻是影像学鉴别要点。反复多次痰抗酸染色阴性有助于诊断。

7. 治疗　慢性纤维空洞性肺结核多系复治病例，常为耐药菌感染，甚至耐多药（即对异烟肼、利福平耐药）。这类患者的抗结核治疗必须选用2～3种敏感药或新药的方案，强化期延长至3～4个月，疗程视病情而定，但不能少于1.5年。耐多药结核病治疗最关键的一环是合理选择用药和制订方案。药物选择如下：一线药：链霉素、吡嗪酰胺、乙胺丁醇；二线药：阿米卡星/卷曲霉素、丙硫异烟肼、左氧氟沙星等。总疗程24个月。

8. 预后　慢性肺源性心脏病及呼吸衰竭等为其常见的并发症。本型预后差，由于长期排菌，又是难以控制的慢性传染源。

（二）干酪性肺炎

1. 病因及发病机制　结核病从感染至发病以及继发型结核病的发生可有如下的几种经过：

（1）初染阶段及初染后淋巴血行播散：入侵的结核菌在肺泡内不断繁殖，形成包括肺内原发灶、淋巴管炎及淋巴结炎的原发综合征，同时被肺泡巨噬细胞吞噬的结核菌可随着巨噬细胞游走，经淋巴血行，发生早期菌血症及早期血行播散，胸膜、腹膜、脑膜、脑、骨骼、肝、脾、泌尿生殖系等均可受侵及。随着机体免疫力的产生，血行播散终止，播散灶呈自限性愈合，肺内原发灶及相应引流的肺门、纵隔淋巴结愈合、钙化形成龚氏综合征（Chon’s complex或Ranke complex）。

（2）初染原发病灶的继续发展：少数患者肺内原发灶继续发展、恶化，肺门纵隔淋巴结肿大、干酪液化，向支气管破溃，发生支气管播散灶，如机体处于超敏感状态，还可发生全身血行播散，包括血行播散型肺结核、结核性脑膜炎等。

（3）内源性复燃：稳定的结核病灶，甚至钙化灶内的休眠菌仍有一定的活力，可保持终生而不发病，但一部分受过感染的患者，在初染后任何时期，由于各种原因导致机体免疫功能低下，肺及淋巴结内原发灶乃至早期淋巴血行播散的潜在灶，可重新恶化、进展，引起肺内或肺外继发性结核病，即内源性复燃。

（4）外源性再染：亦已证实，曾受过结核杆菌感染的机体由于再次感染结核菌而导致继发性结核病也偶有发生，即外源性再染。其根据是初染的结核菌与再染的结核菌其吞噬菌体型不同，对抗结核药物的敏感性亦不同。

继发型肺结核主要是由于机体免疫功能低下内源性结核病灶复燃所致。而干酪性肺炎的发生系免疫功能极度低下，如未控制的糖尿病患者或长期服用糖皮质激素以及其他免疫抑制剂的患者；或机体处于超敏感状态时，肺部渗出性病变迅速发展，干酪坏死，相互融合成大叶干酪性或小叶干酪性肺炎；或支气管淋巴瘘，淋巴结内大量液化的干酪物质经支气管吸入导致大叶性干酪性肺炎及支气管播散。

2. 病理改变　结核病病理组织学上表现为渗出、增殖和变质（即干酪坏死）三种基本反应。由于机体反应性、免疫状态、局部组织抵抗力的不同，入侵菌量、毒力、类型和感染方式的差别，以及治疗措施的影响，上述三种基本病理改变可以互相转化、交错存在，很少单一病变独立存在，而以某一种改变为主。干酪样坏死为病变恶化的表现。肉眼观坏死组织呈黄色，似乳酪般半固体或固体密度。镜下先是组织混浊肿胀，继则细胞质脂肪变性，细胞核碎裂溶解，直至完全坏死。坏死区域周围逐渐变为肉芽组织增生，最后成为纤维包裹的纤维干酪性病灶。倘若局部组织变态反应剧烈，干酪样坏死组织发生液化经支气管排出即形成空洞，同时含菌的坏死组织沿支气管播散形成支气管播散病灶。

3. 临床表现

（1）症状：临床以长期持续中等度发热，后期为高热为主，热型开始以弛张热为主或有不规则热。结核中毒症状较重，包括盗汗、乏力、纳差、体重减轻。咳嗽、咳痰常为白色，可伴咯血。

（2）体征：胸部可有肺实变的体征：叩诊患部呈浊音或实音，听诊有呼吸音减弱、支气管呼吸音、湿性啰音。

4. 实验室检查

（1）血液检查：因该型易合并肺部感染，故白细胞总数和中性粒细胞可有明显增加，血沉多增快，在痰内易查到结核菌。

（2）X 线检查：胸片表现为大片致密阴影，可伴支气管充气征或多数片状浓密的，成团的融合性病变，其间常有不规则溶解、空洞形成。同侧或对侧可有支气管播散灶。

5. 诊断　长期发热，胸片为大叶肺炎影伴支气管播散灶，若病灶出现空洞、痰抗酸染色阳性诊断较易。

6. 鉴别诊断　主要与大叶肺炎相鉴别。

（1）肺炎杆菌肺炎：急性肺炎杆菌肺炎的 X 线征象为致密阴影、呈大叶分布，可多变，病变常很快由一叶扩展到其他肺叶，因其炎性渗出液多黏稠而重，常使叶间隙下坠，所以叶间隙可膨出。易形成多发性蜂窝状空洞，也可为大的空洞，常需与干酪性肺炎鉴别。该病好发于原有慢性肺部疾病、糖尿病、手术后和酒精中毒患者，以中老年人为多见，男性占绝大多数。起病急骤，患者呈重病容，呼吸急促，咳嗽，痰量多、黏稠，可有血痰、典型的砖红色稠胶样痰，少数患者咯铁锈色痰，甚至咯血。约有 80% 的患者有胸痛，有些患者有寒战、高热。白细胞总数和中性粒细胞明显增多，抗炎（抗革兰阴性杆菌）治疗有效，但吸收较慢，若呈慢性经过，需与慢性纤维空洞型肺结核相鉴别。

（2）肺炎球菌性肺炎：因 X 线显示肺段或肺叶均匀大片状阴影，常需与干酪性肺炎相鉴别，其阴影虽呈大叶分布但密度较淡、毛玻璃状、无透亮区、吸收或消散较快是本病特点。临床表现：患者常先有急性上呼吸道感染史，发病急剧，常有寒战、稽留型高热、针刺样胸痛、频繁刺激性咳嗽；查体时可见发绀、鼻翼翕动，部分患者口唇和鼻周有疮疱疹，肺部可闻及多数湿啰音；白细胞总数和中性粒细胞常有明显增多。

7. 治疗　化疗方案仍以异烟肼（H）、利福平（R）、吡嗪酰胺（Z）三个药为主要药物，辅助链霉素（S）或盐酸乙胺丁醇（E），疗程为 9 个月 ~1 年。强化期为 2 ~3 个月，巩固期为至少包括 H、R 的 7 ~10 个月的方案。如患者年龄较大，胃肠反应较重，可用利福喷丁代替利福平。糖尿病患者疗程延长至 18 个月。

（刘　莹）

第二十五章　肺癌

肺癌（lung cancer）为原发于支气管、肺的癌。因绝大多数均起源于各级支气管黏膜上皮，源于支气管腺体或肺泡上皮细胞者较少，因而肺癌实为支气管源性癌（bronchogenic carcinoma），包括鳞癌、腺癌、小细胞癌和大细胞癌几种主要类型。

一、概述

肺癌是当今世界上严重威胁人类健康与生命的恶性肿瘤，发病率在多数国家呈明显增高趋向。近年来，在我国许多大城市，肺癌已在恶性肿瘤的发病率中占据第一位。虽然近年对肺癌的发病机制研究有了很大进展，但肺癌的长期存活率仍非常低，2002 年报告我国 5 年生存率仅 8%。

据 1999 年报告，全世界每年有 100 万左右新肺癌患者（男性 772 000，女性 265 000），目前全球发病率以每年 0.5% 增长。在女性及年轻人群中发病率均迅速增长。2001 年报告死于肺癌患者达 100 万以上，表 25－1 显示了 1992—1995 年各国家肺癌的死亡率。在癌症死亡中肺癌已是男性的第一死亡原因，女性为第三死亡原因。日本男性肺癌死亡率也将超过胃癌的死亡率，跃居恶性肿瘤的首位。我国肺癌的发病率呈直线上升，1973—1975 年到 1990 年间肺癌发病率每年递增 11.9%，1988—1992 年我国城市试点地区报告哈尔滨、北京、天津、武汉男性肺癌发病率（1/10 万）分别为 51.3、43.3、62.1、71.5、48.7，均为恶性肿瘤发病中的首位。女性肺癌在哈尔滨、北京、天津的发病率为 29.1、28.6 及 43.9，也均为恶性肿瘤发病的首位。上海、北京、天津、沈阳、广州、南京、鞍山及云南个旧等地区肺癌死亡率先后跃居到各类恶性肿瘤的首位。例如，上海、哈尔滨、武汉、天津、北京报告男性肺癌死亡率（/10 万）分别为：62.0、41.8、40.9、37.7 及 35.6。哈尔滨、北京及天津女性肺癌死亡率为 27.7、25.2、30.0，均为恶性肿瘤死亡率的首位。2002 年中国男性发病率为 44.7/10 万，女性为 27.4/10 万。预测至 2025 年我国每年死亡于肺癌者达 90 万人。世界卫生组织报告肺癌和艾滋病将是 21 世纪危害人类最严重的两个常见病。在我国积极发展肺癌的防治研究是具有非常重要的现实意义。

表 25－1　1992—1995 年各国家肺癌的死亡率（/10 万）

男		女	
国家	死亡率	国家	死亡率
匈牙利	84.0	美国	26.3
波兰	71.4	丹麦	24.9
荷兰	64.8	英国	20.9
意大利	56.2	匈牙利	17.9
美国	55.3	中国	15.8

续表

男		女	
国家	死亡率	国家	死亡率
英国	51.8	荷兰	12.6
希腊	49.8	日本	8.3
德国	47.3	意大利	7.9
法国	47.0	希腊	6.9
中国	37.3	墨西哥	5.8
日本	31.0		
墨西哥	16.1		

二、病因

肺癌的病因复杂，至今仍不十分清楚，研究表明肺癌的发生与下列因素有关：

1. 吸烟　肺癌患者中3/4有重度吸烟。吸烟者比不吸烟者肺癌发病高10～13倍，且与开始吸烟年龄有关，19岁以下青少年开始吸烟，死亡于肺癌的机会更大。1985年美国报告男性肺癌中86%和女性肺癌中79%归因于吸烟。国内外研究一致表明吸烟与肺鳞癌、小细胞肺癌（SCLC）关系密切。纸烟中含有苯并芘、烟碱、亚硝胺及微量砷等10余种致癌物质。国外研究结果指出，家庭及办公室内有吸烟者，不吸烟者每天从空气中所吸入的有害物质并不小于吸烟者，而且不吸烟者对烟草中有害物质的刺激反应更大于吸烟者。美国的一项研究认为有20%的肺癌归因于环境中的烟草烟雾，因此已将其列为A级致癌物。当烟龄为25年，每天吸烟20支，77%人体内即可产生GRP蛋白质，即便戒烟，体内仍存在，其可促使支气管上皮细胞分裂，破坏组织，因此吸烟是导致癌症的重要原因。许多国家已发起了广泛的劝阻吸烟的运动，甚至制定了法律，禁止在公共场所吸烟。美国自1984年开展了戒烟运动后，肺癌发病率已无明显上升。目前估计全世界男性中吸烟者占47%～50%，女性中吸烟者为10%～12%，据研究报告女性吸烟与肺癌发病危险度更高于男性。我国目前已有3亿烟民，尤其令人担忧的是城市30%～40%的中学生也吸烟，因此劝阻及控制吸烟的运动是势在必行。

2. 大气污染　城市上空的大气分析表明，空气中的致癌物质明显高于农村，因城市中工业燃料燃烧后及大量机动车排出的废气中具有3，4－苯并芘、甲基胆蒽类环烃化合物、SO_2、NO_2和飘尘等，这些物质均具有致癌的作用。吸入严重污染的城市空气，等于每人吸入了大于20支纸烟。

3. 室内微小环境的污染　女性肺癌的发病与室内空气污染有关，如厨房小环境内煤焦油、煤烟、烹调的油烟（如菜油和豆油高温加热后产生的油烟凝聚物）等污染；香烟物；室内氡气、氡子体等均可成为女性肺癌的危险因素。

4. 职业危害　某些职业的劳动环境中可能有导致或促进肺癌发生、发展的致癌物质。已确认的致癌物质有：铬镍、砷、铍、石棉、煤烟、煤焦油、芥子气、异丙油、二氯甲基醚及电离辐射。推测有致癌的物质如：丙烯、氯乙烯、镉、玻璃纤维、人工纤维、二氯化硅、滑石粉及氯化苯等。肺癌的形成是一个相当漫长的过程，因此停止接触后需相当长的时间，才发现肺癌。

5. 慢性肺部疾病　慢性支气管炎、肺结核等与肺癌危险度有显著关系。甚至结节病及间质性肺纤维化患者中，肺癌的相对危险度也较高。北京协和医院已报告硬皮病伴发肺癌，以腺癌和细支气管肺泡癌多见。

6. 营养状况　维生素 E、B_2 的缺乏及不足在肺癌患者中较为突出。食物中长期缺乏维生素 A、维甲类、β胡萝卜素和微量元素（锌、硒）等易发生肺癌。

7. 遗传因素　遗传因素与肺癌的关系已越来越受到重视。已报告在几代人中数十名家庭人员连续发生癌症。20 世纪 70 年代报告 3，4-苯并芘经人体内芳香烃羟化酶（AHH）作用，可转化为有致癌活性物质，而 AHH 与遗传有密切关系，因此肺癌可能具有一定的潜在血缘遗传性。

三、病理和分类

1999 年世界卫生组织对肺癌的病理分类作了进一步修改（表 25-2）。

表 25-2　世界卫生组织肺癌组织学类型（1999）

1. 侵袭前病变（preinvasive lesions）
1.1 鳞状组织间变（squamous dysplasia）/原位癌（carcinoma in situ）
1.2 不典型腺瘤性增生（atypical adenomatous hyperplasia）
1.3 弥漫性特发性肺神经内分泌细胞增生（diffuse idiopathic pulmonary neuroendocrine cell hyperplasia）
2.1 鳞状细胞癌（squamous cell carcinoma）
2.1.1 变异型（variants）
2.1.1.1 乳头状（papillary）
2.1.1.2 透明细胞（clear cell）
2.1.1.3 小细胞（small cell）
2.1.1.4 基底细胞样（basaloid）
2.2 小细胞癌（small cell carcinoma）
2.2.1 复合性小细胞癌（combined small cell carcinoma）
2.3 腺癌（adenocarcinoma）
2.3.1 腺泡性（acinar）
2.3.2 乳头状（papillary）
2.3.3 细支气管肺泡癌（bronchioloalveolar carcinoma）
2.3.3.1 非黏液性（non-mucinous）
2.3.3.2 黏液性（mucinous）
2.3.3.3 混合性黏液性及非黏液性（mixed muonous and non-mucmous）或不确定性（indeterminate）
2.3.4 实性腺癌伴有黏液（solid adenocarcinoma with mucin）
2.3.5 腺癌伴混合性亚型（adenocarcinoma with mixed subtypes）
2.3.6 变异型（variants）
2.3.6.1 分化好的胎儿型腺癌（well-differentiated tetal adenocarcinoma）
2.3.6.2 黏液性（"胶样"）腺癌 [mucinous（"colloid"）adenocarcinoma]

续 表

2.3.6.3 黏液性囊腺癌（mucinons cystadenocarcinoma）
2.3.6.4 印戒细胞腺癌（signet ring adenocarcinoma）
2.3.6.5 透明细胞腺癌（clear cell adenocarcinoma）
2.4 大细胞癌（large cell carcinoma）
2.4.1 变异型（variants）
2.4.2 大细胞神经内分泌癌（large cell neuroendocrine carcinoma）
2.4.2.1 复合性大细胞神经内分泌癌（combined large cell neuroendocrine carcinoma）
2.4.3 基底细胞样癌（basaloid carcinoma）
2.4.4 淋巴上皮癌样癌（lympho epithelioma - like carcinoma）
2.4.5 透明细胞癌（clear cell carcinoma）
2.4.6 具有横纹肌样表型的大细胞癌（large cell carcinoma with thabdoid phenotype）
2.5 腺鳞癌（adenosquamous carcinoma）
2.6 具有多形性、肉瘤样或肉瘤成分的癌（carcinoma with pleomorphic，comatoid sarcomatoid or sarcomatous elements）
2.6.1 具有梭形和（或）巨细胞的癌（carcinoma with spindle and/or giant cells）
2.6.1.1 多形性癌（pieomorphic carcinoma）
2.6.1.2 梭形细胞癌（spindle cell carcinoma）
2.6.1.3 巨细胞癌（giant cell carcinoma）
2.6.2 癌肉瘤（carcinosarcoma）
2.6.3 肺母细胞瘤（pulmonary blastoma）
2.6.4 其他（others）
2.7 类癌（carcinoid tumour）
2.7.1 典型类癌（typical carcinoid）
2.7.2 不典型类癌（atypical carcinoid）
2.8 唾液腺型癌（carcinomas of salivary gland type）
2.8.1 黏液表皮样癌（mucoepidermoid carciaoma）
2.8.2 腺样囊性癌（adenoid cystic carcinoma）
2.8.3 其他（others）
2.9 不能分类的癌（unclassified carcinoma）

为了临床诊断及治疗，从解剖学及组织学按如下分类：

（一）按解剖学部位分类

1. 中央型肺癌　发生于主支气管以上的肺癌称为中央型，约占3/4，以鳞状上皮细胞癌和小细胞癌多见。

2. 周围型肺癌　发生在段支气管以下的癌称为周围型，约占1/4，以腺癌较为多见。

（二）组织学分类

目前将肺癌分两大类，即小细胞（SCLC，占25%）和非小细胞肺癌（NSCLC，占75%）后者包括鳞癌、腺癌、大细胞癌及腺鳞癌。

1. 小细胞肺癌　SCLC 多见于男性，较年轻，多见 40～50 岁左右，是肺癌中恶性度最高者。肿瘤细胞倍增时间最短（33 天），肿瘤生长迅速，早期即发生血行和淋巴转移。即使局部生长的肿瘤，也显示为浸润性行为。对放、化疗均敏感。近年来 SCLC 发病率有明显增高趋势，多数起源于大的支气管，为中心型，并在支气黏膜下层内浸润性生长，引起管腔狭窄，一般不形成多发肿块。肿瘤早期侵犯肺门、纵隔淋巴结及血管，因此在初次确诊时 60%～88% 的患者已全身转移，最常见的胸外转移为：肝 22%～28%、骨髓 17%～30%、中枢神经系统 8%～15%、骨 40% 及后腹膜 11%。周边型 SCLC 少见。肿瘤质地软、灰白，有黏液样变性，出血和坏死多见。有多种细胞形态，如淋巴样、燕麦样、梭形等。典型燕麦细胞约 2 倍于淋巴细胞；胞质稀少；核深染；其可呈圆形或梭形，分裂象多见；染色质分散；核仁不易观察到。细胞呈弥散分布，亦可排成索状、小梁及管状。有细胞排列在小血管周围，呈假玫瑰花结。在变性区域的血管周有嗜碱性粒细胞浸润。这可能是因坏死肿瘤细胞的 DNA 积聚引起。中间型及梭形细胞的胞质增多，染色质粗，核仁明显。变异的 SCLC 细胞是小淋巴细胞 4 倍大，细胞核较燕麦型的大，细胞质更多，染色质呈凝集状，也有呈分散状，核仁明显。

电镜下见癌细胞无基膜，桥粒少，或无。胞质内有神经内分泌颗粒，直径 50～240nm，呈圆形，有界膜及亮晕，核心较致密。免疫组化及特殊的肿瘤标记认为 SCLC 是属神经内分泌源性肿瘤，起源于支气管上皮和黏液腺内的 Kultschitzky 细胞（K 细胞）。

2. 非小细胞肺癌（NSCLC）　本组各型细胞分期、治疗相似，但不同类型的组织学，其临床表现不同。

（1）鳞状细胞癌：占全部肺癌 30%，为肺癌最常见类型，男性多见，与吸烟密切相关。患者年龄多数在 50 岁以上。血行转移发生较晚。手术切除疗效较好。对放、化疗敏感性低于 SCLC。多数起源于段和亚段支气管黏膜，并在支气管内形成肿块，堵塞管腔，引起阻塞性肺炎。肿块易发生中心坏死和形成空洞。组织学特点是癌细胞呈多形性，胞质丰富，核畸形，染色深、呈癌巢，内可见角化现象，有细胞间桥。鳞癌细胞多数为中度分化及分化差。分化好者较少。分化好的癌细胞常有角化珠。分化差的无角化现象。变异型鳞癌细胞呈梭形，主间质分界清楚，均为分化差的鳞癌。

电镜见癌细胞之间有桥粒连接，张力微丝附着，胞质内有散在成束的张力微丝。分化差的鳞癌桥粒和张力微丝束数量少。少数癌细胞含有神经分泌颗粒。

（2）腺癌：约占原发性肺癌 25%，多见于女性。主要来自小支气管的黏液腺体，3/4 以上发生于肺周边，生长较缓慢。早期即可侵犯血管和淋巴管，引起远处转移。多累及胸膜。癌细胞为立方形或柱状，细胞形态不规则，核大、染色深、核仁明显。腺癌可分腺泡性、乳头状、黏液性腺癌、实性黏液细胞癌、印戒细胞腺癌等。肺腺癌常需与转移性腺癌鉴别，如来自结肠、直肠、乳腺、甲状腺及肾等恶性肿瘤。肺腺癌常发生于原先肺有损伤的区域，因此癌组织内有明显纤维化、瘢痕及炭末沉着，故有时称骄林溃疡。电镜显示癌细胞有微腔、由复合体及指突状连接。胞质内高尔基器较发达，有分泌颗粒、黏液颗粒及板层小体存在。

细支气管肺泡癌是属肺腺癌的一个亚群，占全部肺癌的 2.8%～4%。均位于肺的周边。大体形态可分为单个结节型、多发结节型及弥漫型。单个结节型中部分病灶生长极缓慢。弥漫型可侵及多肺或双侧肺野。癌细胞为分化好的柱状细胞，衬在终末细支气管或肺泡壁表面蔓延，不侵犯或破坏肺的结构。也可在肺泡腔内形成大小不等的乳头状结构。肺泡腔内充满黏液物质，多见弥漫型。电镜观察细支气管肺泡癌主要发生于支气管的 Clara 细胞、Ⅱ型肺泡细胞及黏液细胞，因此它有可能是一种异源性肿瘤。

(3) 大细胞癌：为一高度恶性的上皮肿瘤，多发生于周边肺实质，在肺癌中占 15%。瘤细胞大，形态多样，核大，染色深，核仁显著，胞质丰富，有黏液形成。细胞呈双向分化或间变，约 80% 腺样分化，10% 鳞状分化，因此与鳞癌或腺癌难以区分。

(4) 腺鳞癌：具有明确的腺癌、鳞癌的组织结构，两种成分混杂在一起，或分别独立存在于同一瘤块内。电镜观察下，腺鳞癌高达 49%，多数鳞癌可能属于本型。

近年来组织学的研究证明各类型的肺癌细胞均来自于呼吸道黏膜的干细胞（stem cell）。SCLC 组织学常发现有混合的细胞类型，也支持各类型的肺癌细胞，或同一干细胞均可能分化成鳞癌、腺癌和 SCLC。肺癌超微结构的研究，对肺癌的异质性（heterogeneity）有了更多的发现，35% ~60% 或更多肺癌并非为单一分化的细胞，往往由两种或三种不同分化细胞构成，其对临床治疗及预后评估具有重要意义。

四、临床表现

多数肺癌患者在就诊时已有症状，仅 5% 无症状。肺癌患者的常见症状如下：

（一）原发肿瘤引起的症状

1. 咳嗽　为最常见的症状。早期常出现刺激性咳嗽，极易误认为呼吸道感染。中央气道内肿物引起气道狭窄，咳嗽为持续性，呈高音调的金属音。如气管内肿瘤增大，影响气道引流，可继发肺部感染，痰量增多，呈黏液脓性。肺泡癌患者常有的特点是大量黏液痰。

2. 咯血　癌组织血管丰富，易发生组织坏死，因此 21% 以上患者有咯血，多为痰中带血丝，或间断血痰，不易引起患者重视。如侵袭大血管，可引起大咯血。

3. 其他　由于肿瘤造成较大气道的阻塞，患者可出现不同程度的阻塞症状如喘鸣、胸闷、气促、胸痛和发热等。

（二）肿瘤胸内蔓延

如胸痛、呼吸困难、胸闷、声嘶哑、上腔静脉阻塞、膈肌麻痹及食管受压、心包胸腔积液症状等。肺尖部肺癌，亦称 Pancoast 肿瘤，可以侵入纵隔和压迫位于胸廓上口的器官或组织，如第 1 肋骨、锁骨下动脉和静脉、臂丛神经、颈交感神经等，产生剧烈的胸肩痛、上肢静脉怒张、水肿、臂痛和上肢运动障碍，同侧上睑下垂、瞳孔缩小、眼球内陷、面部无汗等交感神经综合征。

（三）远处转移

锁骨上、颈部等淋巴结肿大。中枢神经系统症状，如头痛、呕吐、眩晕、复视、共济失调、偏瘫、癫痫发作、往往是颅内转移表现。肩背痛、下肢无力、膀胱或肠道功能失调，应高度疑脊髓束受压迫。肝转移时有肝大及疼痛。

（四）非转移的症状

某些肺癌患者可出现一些少见症状或体征，这些表现不是肿瘤的直接作用或转移引起的，它可出现于肺癌发现之前或之后，也可同时发生。这类症状和体征表现于胸部以外的脏器，故称为肺癌的肺外表现（paraneoplastic syndrome）。北京协和医院 1 048 例肺癌患者中，

104 例有肺外表现（9.9%）。肺癌的常见肺外表现见表 25－3。

表 25－3　肺癌的肺外表现

内分泌异常

　　抗利尿激素分泌失常（SIADH）

　　异位 ACTH 分泌（Cushing 综合征）

　　异位甲状旁腺素及高钙血症

　　黑色素细胞刺激素、绒毛膜促性激素

　　生长激素、胰岛素原样物质

神经肌病

　　肌无力综合征（Eaton－Lambert 综合征）

　　多发性肌炎、癌性神经肌病

神经病变

　　混合性感觉神经病变、感觉运动性神经病变

脑病

　　脊髓病、栓塞性脑梗死、痴呆、精神病

皮肤病变

　　色素沉着、瘙痒、掌趾皮肤过度角化症、多毛症、黑棘皮病、微黑环形红斑

血管

　　游走性血栓性静脉炎、无菌性心内膜炎、心内膜炎、动脉栓塞

血液

　　贫血、溶血性贫血、红细胞发育不全、血小板减少性紫癜

　　弥散性血管内凝血、纤维蛋白原低下血症、嗜酸性粒细胞增多症

结缔组织病

　　杵状指、肺性肥大性骨关节病、厚皮骨膜病

免疫性疾病

　　皮肌炎、系统性硬化、膜性肾小球肾炎、佝偻病、腹膜后纤维化、慢性甲状腺炎

蛋白病

　　低蛋白血症、高 γ 球蛋白症、淀粉样病

全身性症状

　　厌食、恶病质、发热、味觉功能丧失

五、诊断方法

临床医师若能熟悉本病各种临床表现，及时进行全面体检、X 线、痰细胞学及支气管镜检查，70%～95%的肺癌患者可得到确诊。配合一些特殊的实验室检查，明确病理类型、原发肿瘤位置、侵犯范围、转移情况等。将有利于肺癌的分期、治疗方案选择及预后的估计。肺癌的早期诊断是提高治愈率的前提，但目前仍缺乏早期有效的特殊实验诊断方法。

（一）病史和体格检查

凡40岁以上，长期吸烟，患有慢性呼吸道疾病、具有肿瘤家族史及致癌职业接触史者的高危人群，有下述临床表现应考虑除外肺癌，如不明原因的刺激性咳嗽、隐约胸痛、血丝痰；原有慢性肺疾病近期症状有加重，持续2~3周不愈；肺结核患者经正规抗结核治疗无效，病灶有增大；有非特异性全身性皮肤、神经、内分泌表现者；体检有单侧局限性哮鸣音或湿啰音。

（二）胸部X线检查

X线检查是诊断肺癌最基本的方法。配合支气管体层像、左（右）后斜位体层像及病灶体层像可更明确病灶部位。

（三）胸部CT扫描及磁共振（MRI）

胸部CT具有更高的分辨率，可发现更小和特殊部位的病灶，了解病灶对周围脏器、组织侵犯程度。显示纵隔、肺门淋巴的肿大，有利肺癌的临床分期，但其精确度仅50%。当不能分辨胸内淋巴结或血管阴影时，MRI检查具有一定的分辨意义。但它对肺内病灶分辨率不如CT扫描高。

螺旋CT连续性扫描速度快，对比介质容积小，可更好地进行图像三维重建，显示直径小于5mm的小结节。中央气管内病变及第6~7级支气管及小血管，明确病灶与周围气道、血管关系。并可根据肿瘤CT值判断肿瘤细胞治疗后灭活的情况。

低剂量螺旋CT（low - dose spiral CT，LDCT）可在20~30秒通过一两次屏气扫描整个胸部，消除了呼吸相不一致的层面不连续，避免了漏诊和重复扫描，减少心脏及大血管搏动产生的伪影，能精确显示肺内小结节的细微结构和边缘特征。LDCT（采用30~50mA管电流）放射剂量小，仅仅是传统CT的1/6，胸部X线片的1/10。目前，美国ELCAP正在进行临床实验评价螺旋CT对筛查周围型肺癌的作用，初步认为LDCT对肺的检出敏感性高于X线胸片及传统CT。有利于发现早期肺癌。

上述高分辨显像设备和电视监测装置下，肺内或纵隔内病灶显像更清楚，定位正确，有利于细针进行肺、肺门和纵隔淋巴结穿刺，取得合适标本，进行病理检查。

（四）痰脱落细胞学检查

痰脱落细胞学检查阳性率可达80%，中心型肺癌阳性率2/3，周边型肺癌为1/3。为提高痰检阳性率，必须得到由气管深处咳出的痰，标本必须新鲜，送检应达6次以上。若配合免疫组织化学阳性率可进一步提高。已证明703D_4抗体（huRNPA_2/B_1单克抗体）检测痰标本，对肺癌的诊断敏感性达74%，特异性为70%~100%。且较临床诊断早2年。

（五）支气管镜检查

支气管镜检查是诊断中心型肺癌的主要方法，活检及刮片阳性率达80%。经支气管镜也可行肺活检（TBLB）、肺泡灌洗等，故对周边型肺癌也有一定的诊断价值。1983年Wang等开展了经支气管针吸活检（transbronchial needle aspiralion，TBNA），可通过纤维支气管镜对隆突、纵隔及肺门区淋巴结或肿物进行穿刺活检，有利于肺癌诊断及分期。

目前有肺成像荧光窥镜（laser - induced fluoreaceence endoscope，LIFE）。原位癌和不典型增生的支气管黏膜对氦-镉激光（波长442mm）所激发的荧光强度显著低于正常黏膜，这种差别可被多通道光学探头测出，利用 LIFE 可以分辨出支气管黏膜内的原位癌和癌前期病变，以便进行病变部位活检，使原位癌的检出率较传统支镜提高了 50%，有利于发现多个原位癌灶，及肺癌浸润部位，更好地选择手术切除范围。

（六）病理学检查

除经支气管镜直视下采取活检外，经皮肺活检（PTNB）、经支镜肺活检（TBLB）、经纵隔镜及电视胸腔镜（VATS）活检、锁骨上肿大淋巴结和胸膜活检、超声引导下行肺病灶或转移灶针吸、活检等，均可取得病变部位组织，进行病理检查，对诊断有决定性意义。必要时，剖胸探查也有必要。

（七）核素闪烁显像

骨 γ 闪烁显像（ECT）可以了解有无骨转移，其敏感性、特异性和准确性分别为 91%、88%、89%。若用核素标记生长抑素类似物（somatotatin analogues）显像将更有利于 SCLC 的分期诊断。放射性核素标记的抗 CEA 抗体静脉注射后的显像，也可提高胸腔内淋巴结转移的检出率。

正电子发射断层显像（positron emission tomography，PET）可显示被核素标记的具有特殊功能的分子注入人体后，在体内的生理和生化分布，以及随时间的变化，可显示人体内部组织与器官的功能，因此 PET 是生化显像，生化的异常检测能更早期、更准确地反应肿瘤的代谢，且出现于形态学改变之前，利于肿瘤早期诊断、了解疾病的转移及复发、分期及准确的疗效评定。本检查符合生理的改变，可作定量分析，示踪核素为天然代谢物的主要元素，半衰期短，如 ^{18}F 标记的脱氧葡萄糖（18 - 氟 - 2 - 脱氧 D - 葡萄糖，FDG）是目前最常用的放射性核素标记物。由于肺癌细胞的代谢及增殖快于正常细胞，因此对葡萄糖的摄取相对增多，FDG 在肿瘤细胞内迅速积聚，因此 FDG - PET 可作为肺癌的定性诊断，当 FDG 的标准摄入比值 SUR > 2.5 即为恶性病变。PET 为无创、安全的显像技术，放射剂量小于常规 CT 检查，可一次性获得三维的全身图像。对肺部 > 1.0cm 的恶性肿瘤诊断敏感性为 93.6%，特异性为 80%，准确率为 90%。对肺癌远处转移诊断的敏感性为 93%，特异性为 88%，假阴性 8%，假阳性 10%。PET 对手术、化疗及放疗后患者可进行监测，当 ^{18}FDG 显像范围缩小、SUV 值下降及肿瘤中央呈环状均有利于对疗效的判断。同时，也可作为肿瘤复发的信号。但一些慢性炎症性病变如结核、肉芽肿、炎症、曲菌病等可出现假阳性。如能采用衰减校正对阳性病变进行标准摄取值（SUV）半定量分析和进行双时相显像，有可能将假阳性控制在最低程度。而代谢相对较低的肿瘤，如类癌、肺泡细胞癌或直径 < 5mm 病灶易造成假阴性。约 10% 隐匿转移灶未能检出。

（八）癌标志物的检测

迄今尚无一种可靠的血清癌标志物用于诊断或普查肺癌。目前已用于临床测定的如组织多肽抗原（TPA）、癌胚抗原（CEA）、鳞癌抗原（Scc - Ag）、CY - FRA21 - 1 等对 NSCLC 的诊断有一定意义。神经特异性烯醇化酶（NSE）、铃蟾肽（又称蛙皮素，BN）、肌酸磷酸同工酶 BB（CPK - BB）、胃泌肽（GRPC）等测定对 SCLC 诊断有利。如采用多个指标联合检测，有可能提高检出率。癌标志物的检测也可作为肿瘤复发的指标之一。

六、诊断标准

1. 病理学诊断　无明显可认之肺外原发癌灶时，必须符合下列各项之一者，方能确立病理学诊断。

（1）肺手术标本经病理、组织学证实者。

（2）行开胸探查、细针穿刺或经纤支镜所得肺或支气管活检组织标本，经组织学诊断为原发性支气管肺癌者。

（3）锁骨上、颈和腋下淋巴结、胸壁或皮下结节等转移灶活检，组织学符合原发性支气管肺癌，且肺或支气管壁内疑有肺癌存在，临床上又能排除其他器官原发癌者。

（4）尸检发现肺有癌灶，组织学诊断符合原发性支气管肺癌者。

2. 细胞学诊断　痰液、纤支镜毛刷、抽吸、冲洗及刮匙等获得的细胞学标本，显微镜下所见符合肺癌细胞学标准，诊断即可确立。但需注意除外呼吸道及食管癌肿。

3. 临床诊断　符合下列各项之一者，可以确立临床诊断。

（1）X 线胸片或 CT 见肺部有孤立性结节或肿块阴影，有周围型肺癌特征表现，如分叶、细毛刺状、胸膜牵拉和小空泡征，并在短期内（2 ~ 3 个月）逐渐增大，尤其经过短期的药物治疗，可排除非特异性炎性病变，临床上无结核病特征。

（2）段性肺炎在短期内（2 ~ 3 个月）发展为肺叶不张，或肺叶不张短期内发展为全肺不张者，或在其相应部位的肺根部出现肿块，特别是呈生长性肿块。

（3）上述肺部病灶伴远处转移、邻近器官受侵或压迫症状表现者，如邻近骨破坏、肺门或（和）纵隔淋巴结明显增大，短期内发展的腔静脉压迫症。同侧喉返神经麻痹（排除手术创伤后）、臂丛神经、膈神经侵犯等。

七、肺癌分期

对每位肺癌患者必须进行正确的分期，被确诊为肺癌的患者中 80% 以上已为晚期进展期疾病，难于手术切除，故多数文献报告肺癌患者 5 年生存率仅为 7% ~ 13% 。近年国际多中心研究报告，按 1997 年 NSCLC 的临床及术后病理分期显示 Ⅰ 期（T_1N_0）术后 5 年生存率分别为 60% 及 70% ； Ⅰ 期（T_2N_0）为 50% 及 60% ； Ⅱ 期（T_1N_1）为 45% 及 50% ； Ⅱ 期（T_2N_1）为 30% 及 40% 。以上显示早期肺癌最有效的治疗方法是手术切除肿物，有可能使患者达治愈。因此，正确的分期将对肺癌患者的治疗方案制定起有重要的指导意义。目前分期依据不同，结果可能有区别，主要分期有以下几种：①临床诊断分期（CTNM），指非手术或非组织学证实者；②外科评价分期（STNM），指外科开胸探查或（和）活检；③手术后病理分期（PTNM），指有完整的切除标本及病理检查结果；④再治分期（RTNM），治疗失败后再分期；⑤尸检分期（ATNM），分期依据来自尸检。

为了正确分期应作如下检查：①详细询问病史和全面体检，注意有无可疑的转移征象；②胸 CT、MRI、支气管镜、纵隔镜对分期有重要意义；③骨髓穿刺和活检、γ 骨闪烁显像等检查，SCLC 骨髓转移率很高，一旦发现骨转移，提示已有多器官转移；④脑、腹 CT 及放射性核素扫描，对发现转移灶有一定的意义。

1996 年 AJCC 和国际抗癌协会 UICC 的分期委员会分别在各自的年会上通过了修订后的肺癌分期。

1. 肺癌国际分期　肺癌国际分期于 1997 年正式公布，现介绍如下（表 25 - 4、5、6）。

表 25－4 肺癌的 TNM 分期标准（1997）

原发肿瘤（T）	
T_x	原发肿瘤不能评价；或痰、支气管冲洗液找到癌细胞，但影像学或支气管镜没有可视肿瘤
T_0	没有原发肿瘤的依据
T_{is}	原位癌
T_1	癌肿最大直径≤3cm，周围为肺或脏层胸膜所包绕，支气管镜肿瘤没有累及叶支气管近端①（即没有累及主支气管）
T_2	肿瘤大小或范围符合以下任何一： 肿瘤最大直径＞3cm，累及主支气管、但距隆突≥2cm 累及脏层胸膜 原发肿瘤扩展到肺门区伴肺不张或阻塞性肺炎，但不累及全肺
T_3	任何大小的肿瘤直接侵犯了下述部位之一者：胸壁（包括上沟瘤）、膈肌、纵隔胸膜、壁层心包；肿瘤位于距隆突 2cm 以内的支气管，但尚未累及隆突；全肺的肺不张或阻塞性炎症
T_4	任何大小的肿瘤已直接侵犯了下述部位之一者：纵隔、心脏、大血管、气管、食管、椎体、隆突；恶性胸腔积液或恶性心包积液②，原发肿瘤同一肺叶内出现单个或多个的卫星结节
区域性淋巴结（N）	
N_x	区域淋巴结不能评价
N_0	没有区域淋巴结转移
N_1	转移至同侧支气管周围淋巴结和（或）同侧肺门淋巴结 原发肿瘤直接侵及肺内淋巴结
N_2	转移至同侧纵隔和（或）隆突下淋巴结
N_3	转移至对侧纵隔、对侧肺门淋巴结，同侧或对侧斜角肌或锁骨上淋巴结
远处转移（M）	
M_x	远处转移不能评价
M_0	没有远处转移
M_1	有远处转移③

注：①任何大小的非常见的表浅肿瘤，只要局限于支气管，即使累及主支气管，也定义为 T_1；②大部分肺癌患者的胸腔积液是由肿瘤引起的，但如果胸液多次细胞学检查未能找到癌细胞，胸液又是非血性和非渗出性的，临床判断该胸液与肿瘤无关，这种类型的胸液不影响分期。心包积液分类相同；③同侧胸腔另一肺叶发生肿瘤也属 M_1。

2. 修订的肺癌国际分期中 TNM 与临床分期的关系　见表 25－5。肺癌分期中 N 的定义见表 25－6。

表 25－5 肺癌的临床分期

1997 年修订的肺癌国际分期		
分期		TNM
0	原位癌	
Ⅰ	$Ⅰ_A$	$T_1N_0M_0$

续 表

1997 年修订的肺癌国际分期		
分期		TNM
	ⅠB	$T_2N_0M_0$
Ⅱ	ⅡA	$T_1N_1M_0$
	ⅠB	$T_2N_1M_0$
		$T_3N_0M_0$
Ⅲ	ⅢA	$T_3N_1M_0$
		$T_1N_2M_0$
		$T_2N_2M_0$
		$T_3N_2M_0$
	ⅢB	$T_4N_0M_0$
		$T_4N_1M_0$
		$T_4N_2M_0$
		$T_1N_3M_0$
		$T_2N_3M_0$
		$T_3N_3M_0$
		$T_4N_3M_0$
Ⅳ		任何，T 任何 N，M

注：分期不包括隐性肺癌即 $T_xN_0M_0$。

表 25－6　肺癌分期中 N 的定义（1997 年）

淋巴结分站	解剖标志
N_2 淋巴结——所有的淋巴结均在纵隔胸膜内	
1～4 站淋巴结为上纵隔淋巴结	
1. 最高纵隔淋巴结	位于头臂（左无名）静脉上缘水平线以上的淋巴结，该水平线指的是静脉升向左侧穿过气管前方中线处
2. 上气管旁淋巴结	位于主动脉弓上缘切线的水平线和第一组淋巴结下缘线之间的淋巴结
3. 血管前和气管后淋巴结	也可称此为 3A 和 3B 组，位于中线的淋巴结列为同侧淋巴结
4. 下气管旁淋巴结	位于气管中线一侧，主动脉弓上缘切线的水平线和上叶支气管上缘处穿过主支气管的延长线之间，又包含在纵隔胸膜内的淋巴结，在右侧包括了奇静脉淋巴结，左侧的一边以动脉韧带为界
	从研究出发，有的研究者进一步以奇静脉上缘为界，把下气管旁淋巴结分为 4（上）和 4（下）两个亚组
5～6 站称为主动脉淋巴结	

续 表

淋巴结分站	解剖标志
5. 主动脉淋巴结（主动脉动脉窗）	位于动脉韧带和左肺动脉第一分支间，且包含在纵隔胸膜内的淋巴结
6. 主动脉旁淋巴结（升主动脉或膈神经）	位于升主动脉和主动脉弓或无名动脉前方、一侧又位主动脉弓上缘切线水平线以下的淋巴结
7、8、9 站称为下纵隔淋巴结	
7. 隆突下淋巴结	位于隆突下但不包括位于肺内动脉或支气管周围的淋巴结
8. 食管旁淋巴结（低于隆突）	
9. 肺韧带淋巴结	位于肺韧带以内，包括下肺静脉后壁和低位的淋巴结
N_1 淋巴结——所有的 N_1 淋巴结均在纵隔胸膜反折远侧，位于脏层胸膜内	
10. 肺门淋巴结	位于纵隔胸膜反折远侧最接近肺叶的淋巴结，右侧包括伴随着与中间段支气管的淋巴结，影像学上，肺门阴影可由肺门和叶间淋巴结共同影构成
11. 叶间淋巴结	位于两叶之间的淋巴结
12. 叶淋巴结	附着于叶支气管远侧的淋巴结
13. 段淋巴结	附着于段支气管的淋巴结
14. 亚段淋巴结	亚段支气管周围的淋巴结

SCLC 多数病例确诊时已达到Ⅲ ~ Ⅳ期，因此多采用美国退伍军人医院制定的限局性（LD）和广泛性（ED）两期方法。限局性系指病变局限于一侧胸腔、纵隔、前斜角肌与锁骨上淋巴结，但不能有明显上腔静脉压迫、声带麻痹和胸腔积液。广泛性系指上述范围外的患者。20 世纪 80 年代后探讨 SCLC 手术适应证，故也采用 TMN 分期。随着肺癌分子生物学基因研究的进展，肺癌的分期也将继续不断地发展。

八、鉴别诊断

1. 中心型肺癌的鉴别　多数鳞癌及小细胞癌为中心型肺癌。发生于大支气管内的病变也可见支气管内膜结核、支气管腺瘤、转移瘤、支气管内肉芽肿病、淋巴瘤、淀粉样变性、韦氏肉芽肿、复发性多软骨炎等。

（1）支气管内膜结核：支气管内膜结核由于支气管黏膜充血、水肿、溃疡、肉芽组织增生和瘢痕形成，可引起支气管狭窄和阻塞，导致远端炎症和肺不张，常规 X 线胸片与肺癌鉴别一般较困难。CT 可能具有一定特征：支气管内膜结核不同于肺癌，如病变范围较广，可有多个支气管受累，侵犯的范围较广；支气管常见狭窄和扩张相间；支气管壁增厚主要由于黏膜病变造成，故可见内径狭窄和阻塞，气管外径不增大，局部无肿块；由于结核伴有支气管播散，病变不局限于肺叶或肺段，并可伴发结节性病变和空洞形成；上述特点有可能区别于肺癌。痰涂片、支气管镜检查往往是诊断结核的主要方法。

（2）肺门淋巴结结核：胸片表现易与中央型肺癌相混淆。肺门淋巴结结核多见儿童、青少年，多数患者有发热等中毒症状，结核菌素试验阳性，抗结核治疗有效。也有个别患者抗结核治疗 3 个月，体温未能得到控制，仍不能否定结核诊断，应积极想法取得组织学病理、细菌学诊断。一般肺癌多见于中年以上成人，有长期吸烟史，病情进展快，呼吸道症状明显，往往痰脱落细胞学检查和支气管镜检查有助于鉴别诊断。

（3）气管、支气管良性肿瘤：本组疾病早期常无症状，可存在假性哮喘性哮鸣音（pseudoasthtic wheezing）或伴有咳嗽、呼吸困难及咯血等。随着支气管内的良性瘤增大，可使支气管部分或完全阻塞，阻塞后可引起反复发作性肺炎、肺不张、阻塞性肺炎等，与中心型肺癌不易鉴别。若能仔细个观察标准胸片，往往有可能发现大气管内有瘤的存在，为进一步证实可行气管体层像及胸部 CT。支气管镜检查可显示肿瘤及病变部位，其特点之一是瘤周黏膜显示正常，肿瘤表面光滑，活检有助于诊断。

（4）纵隔肿瘤及囊肿有时应与肿块型肺癌鉴别：首先应从肿物所在的部位推测肿瘤的起源和性质，一般上纵隔肿物常见于胸腺肿瘤、主动脉瘤、胸骨后甲状腺。前纵隔为皮样囊肿。中纵隔为心包囊肿、支气管囊肿、恶性淋巴瘤。后纵隔为神经源性肿瘤、脂肪瘤、膈疝及食管病变。

要确定上述各类肿瘤诊断，CT 扫描非常重要，它可了解病灶与纵隔、邻近器官的关系，也可显示肿瘤的密度，如肿物密度与水一致，可能为支气管囊肿。增强 CT 或血管造影可清楚显示主动脉瘤等。当肿物内有脂肪及钙化成分应考虑畸胎瘤。

（5）纵隔型淋巴瘤：颇似中央型肺癌，但淋巴瘤病灶常为对称性、双侧肺门、纵隔淋巴结肿大，有明显发热等全身症状，而支气管刺激性咳嗽等症状不明显。

2. 周围型肺癌的鉴别　周围型肺癌的影像学检查具有重要作用，尤其 CT 的意义更不容忽视。但周边型肺癌的诊断仍会遇到许多困难问题。影像学检查往往可以提示结节良、恶性的可能性。但由于有些征象在良、恶病变中可交叉重叠出现，给诊断的正确性造成困难。其中在鉴别方面有意义的有以下几点：①结节或肿块的形态：肺癌结节多数有分叶，良性肿物仅 11.5% 呈分叶，且分叶较浅；②边缘特征：肺癌结节多数边缘清楚而不规则，周边毛糙或呈毛刷状。一些生长缓慢、分化较好、低度恶性肿瘤可有此表现，但仅 11.5% 良性瘤及肉芽肿炎性病变有上述表现；③结节内部结构：<2cm 肺癌结节密度偏低不均匀。良性结节密度均匀一致。结节内出现弧形、环形、爆米花样、同心圆或普遍均匀的钙化，多数是良性；④支气管及血管受累及的情况：结节邻近的支气管有截断、阻塞等狭窄、管壁局部增厚，及血管受侵犯以恶性可能大。如若呈现结节相邻、支气管扩张与狭窄相间出现，管壁局部无增厚为良性；⑤淋巴结受累以恶性为主；⑥胸膜凹陷征提示为肺癌；⑦CT 值在结节定性诊断中价值不一，早期认为高 CT 值（>164H）支持良性病变，近期研究认为利用某一绝对 CT 值作为良恶性结节鉴别标准不可靠，因其受到很多因素的影响，目前一般利用增强扫描 CT 值净增数，即△CT 值，恶性结节增强幅度为 30.23HU，良性结节仅平均增强 9.8 ± 7.2HU，故对良恶性有一定价值，有明显强化者，恶性可能性大，无强化倾向者一般为良性。

在胸部影像学分析中，应注意综合分析，往往良恶性征象同时存在，要考虑关键的征象。若不能确定性质，有赖于组织学检查。

周边型肺癌应注意与肺脓肿、肺结核球、球型干酪肺炎、炎性假瘤、机化性肺炎、肺肉瘤、肺错构瘤、支气管囊肿、肺动静脉瘤、肺内纤维瘤、畸胎瘤等鉴别。

3. 癌性空洞的鉴别　当癌症空洞继发感染时，有时难与肺脓肿鉴别，肺癌空洞常见于肺鳞癌，癌性空洞一般具有慢性咳嗽，反复咳血痰，发生感染时咳嗽加剧，脓痰增多。空洞往往有特征性表现，如空洞壁较厚，大于3mm，如大于15mm恶性可能性更大；大于30mm肿瘤更多见。空洞外壁不规则，或呈分叶状；内缘不光整呈结节状；空洞小时多呈偏心性。空洞大时也可为中心性。注意也有少数癌性空洞呈薄壁空洞，但其内壁有小结节。

原发性肺脓肿起病急　中毒症状严重常有寒战、高热、咳嗽、咳大量浓臭痰，胸X线片呈密度均匀的大片炎性阴影，伴有薄壁空洞，壁<3mm，空洞多呈中心性，液平多见，脓肿一般位于上叶后段、下叶背段。在急性期也可呈厚壁空洞，内壁可不规则，与癌性空洞易发生混淆，但结合上述的其他特点还是可鉴别。

4. 胸腔积液的鉴别诊断

（1）结核性渗出性胸膜炎：以青壮年发病居多，多数患者伴有结核中毒症状，如发热、盗汗、乏力等。积液为中等量，肺野内常有结核病灶，胸液呈透明，草黄色，少数为血性（1.5%～2%），老年人血性胸腔积液发生率可达23.8%。胸液腺苷脱氨酶（ADA）、溶菌酶升高有利结核诊断，必要时胸膜活检，阳性率可达80%。

肺癌合并胸膜转移颇为常见，易被误认为结核性渗出性胸膜炎。一般癌性胸腔积液患者多数无发热的中毒症状，胸腔积液多数呈血性，生长迅速。胸液中抗酸菌涂片阴性，癌肿阻塞性肺炎引起胸液可呈草黄色，癌肿阻塞性淋巴管引起的胸液为漏出液。肺癌胸膜转移时，胸腔积液癌细胞的阳性率60%，胸膜活检阳性率39%～75%，必要时行支气管镜、胸腔镜或开胸活检。抽胸腔积液后行肺CT非常重要，可发现胸腔积液掩盖的新生物。

（2）恶性胸膜间皮瘤：本病诊断有时也较困难，与肺癌胸膜转移不易鉴别。恶性胸膜间皮瘤患者有以下特点：患者有石棉接触史，剧烈胸痛（88.9%），咳嗽、进行性气短，发热及伴恶病质；X线胸片显示患侧大片状浓密阴影，纵隔向健侧移位不明显，肋间隙明显变狭窄；胸CT扫描能清晰显示恶性间皮瘤病变部位、形态，易与周围型肺癌区别；胸腔积液常为大量血性，非常黏稠，易沉，比重较高（1.020～1.028），胸液中可找到间皮瘤细胞。必要时可作胸膜活检或胸腔镜。在病理方面上皮型间皮瘤与腺癌不易鉴别，因此应进行组织化学、免疫组化及电镜检查。

九、治疗

70%～80%的肺癌患者在确诊时为ⅢB～Ⅳ期，已超越了根治性切除的范围，因而治愈率不高，NSCLC 5年存活率仅10%～15%。SCLC 80%～90%对治疗有较好的反应，但5年存活率仅2%～5%。目前采用了综合治疗，治愈率已有所提高。

1. 非小细胞肺癌　NSCLC在肺癌中占75%～80%，手术为首选治疗方法，但在确诊时，仅25%患者适合手术治疗，大部分患者已失去了手术机会，临床Ⅰ～Ⅲ期的患者中发生脑转移43%、骨转移41%、肝41%、肾上腺25%，故必须采用综合疗法。

（1）早期择期手术治疗：适用Ⅰ期（$T_{1\sim2}N_0M_0$）、Ⅱ期（$T_{1\sim2}N_1M_0$）患者。当病灶局限，未侵袭对侧及高位纵隔淋巴结，可行肺叶、肺段、楔形、双肺叶及袖状切除术。1988年Carr报告术后5年存活率：鳞癌Ⅰ、Ⅱ期分别为56%及37.1%。腺癌Ⅰ、Ⅱ期分别为61.25及26%。病变已累及同侧纵隔淋巴结或胸壁的ⅢA患者，也包括Pancoast瘤患者（未侵及椎体及交感神经节），仍可试行肿瘤切除及胸壁重建，切除边缘无癌细胞者，5年存活率达40%以上。一般N_2受累及时，手术预后差，但应争取完全切除纵隔转移淋巴结。

Ⅲ～Ⅳ期NSCLC减量性手术也为目前感兴趣问题之一，即指肺癌主要病灶切除后，对胸腔内肉眼残留转移病灶或转移淋巴结应行姑息切除，可减少肿瘤负荷，促进机体细胞免疫增强，有利抗癌作用，配合术后放疗及化疗，以延长患者生存期。

（2）放射治疗：适用于以下患者：

1）常规放疗：可适用于Ⅰ期患者，如高年体弱，有伴发病，已不宜手术，或拒绝手术者，治疗后长期存活率可达20%以上，高剂量放疗能否达到更满意效果，目前在研究中。

2）辅助性治疗：常用于$N_{1\sim2}$的手术患者，如多个纵隔淋巴结阳性、纵隔淋巴结清扫不全、淋巴结胞膜处有侵犯，或肿瘤切除之边缘残存癌细胞，或肿瘤靠近切缘，甚至肿瘤不能全部切除，经术后辅助性放疗，可使复发率下降，但长期存活率仍不满意。

当病灶累及胸壁、病灶较大（包括 Pancoast 瘤）时，可行术前辅助性放疗，使病灶缩小，以便全部切除肿瘤，减少复发。

3）缓解症状：放疗可用于肺癌引起的难治性咳嗽、咯血、肺不张、阻塞性肺炎、上腔静脉压迫综合征等，对骨转移引起的疼痛、脑转移引起的中枢神经系统症状均可得到改善。

4）放化疗治疗：主要针对ⅢA（肿瘤巨大）和ⅢB 期患者，不包括恶性胸腔积液的患者，这类患者传统局部放射治疗，生存期一般为 8～10 个月，5 年生存率 5% 左右。胸腔内的复发是治疗失败的主要原因，占 70%～80%。近 10 年多个随机临床研究已证实ⅢB 期患者放疗＋化疗为标准的治疗手段，其近期疗效和远期生存率均优于单放疗。但它仅适用于患者一般情况好（PS＜2），年龄＜70 岁，体重下降＜5% 的患者。且同期化疗＋放疗和同期化疗＋超分割放疗的中位生存期优于序惯化疗＋放疗，但毒性反应大。目前正在进行在化、放疗同期治疗的基础上，加用诱导化疗或巩固化疗的临床Ⅱ期试验。

同期放、化疗中可选择的药物较多，吉西他宾在同期放化疗中推荐剂量为 $350mg/m^2$。为减少综合治疗中的副作用如食管炎，可加用细胞保护剂氨磷酊（amifostine），也可能三维放射治疗更有利于患者，因可准确行肿瘤定位，使肿瘤局部放射剂量增大，减少射线对重要器官的损伤，如减少Ⅲ度以上的放射性肺炎。

（3）化学治疗：80% 以上的 NSCLCL 患者存在胸外转移、局限性晚期不能切除肿瘤或手术切除后局部远处复发，化学治疗显得也甚重要，是 NSCLC 主要治疗手段。目前，正在广泛探索化学治疗与其他治疗如何密切结合，如化疗可成为手术前的诱导治疗、术后的新辅助化疗及又可成为放射治疗的增敏剂。

1）Ⅰ期、Ⅱ期患者经外科手术切除术后是否化疗？既往认为可能潜在血行、淋巴循环的微小转移病灶，因此术后仍应考虑合并全身化疗及局部放疗，以防止术后发生局部复发及远距离转移。若肿瘤微血管密度高，发生转移危险性明显增加，因此需要用适当的化疗可能更安全。近年对早期可切除的非小细胞肺癌是否给予进行综合治疗有一定看法。例如，术前行诱导化疗及术后行辅助治疗，辅助治疗包括化疗及放疗，通过随机临床对照试验，结果是令人失望的，两组患者的中位生存期均没有提高，因此目前对完全切除的Ⅰ、Ⅱ期患者可考虑不行放、化疗。但Ⅰ期患者染色体片段 11p15.5 含有核糖核酸还原酶调节亚基的基因，如该片段的杂合性缺失，预后甚差。

2）ⅢA 期 NSCLC 术前是否行化疗或放疗目前仍有较大争议：ⅢA（T_3 或 N_2M_0）病变已侵犯到胸内其他器官、淋巴结等，潜在的远距离血行转移机会较大，且手术很难完全切除干净，因此术前辅用化疗或放疗，达到控制和缩小局部病灶，提高手术切除率，减少手术过程中血源播散和局部种植的发生率，延长生存期。这是目前大家关注的问题，正在研究中。

NCCN 认为ⅢA 期患者的 N_2 确立是非常必要的，目前建议影像学确诊为 >1cm 的 N_2，应作经颈纵隔镜得到病理确诊。证明为 N_2 的 NSCLC。术前如若加用了新辅助化疗 2~3 周期，有可能进一步改善治疗效果，如泰素+卡铂的诱导化疗可使肿瘤缓解率达 56%，切除率为 93.6%。若接受 3 周期吉西他宾+卡铂的诱导化疗后肿瘤缓解率 70.2%，切除率 94%，一年生存率达 66%。有报告术前化疗者 5 年生存率为 28%，而单手术者仅 16%。一般术后给予 4 个疗程化疗为宜，以含铂方案为佳。术后残端阳性者，术后首先给予局部放疗，然后再辅以全身化疗。不能接受手术或病灶不能完全切除者，应首先采用放疗或于全身化疗一疗程后即开始放疗，而后再辅以化疗。

3）$Ⅲ_B$（$T_3N_2M_0$）、Ⅳ（M_1）期患者已不宜手术或放疗，已有报告化疗组与最好的支持治疗组相比，化疗可使生存期显著延长，生活质量改善。目前尚无标准方案。由于以顺铂为主的联合化疗方案可以使生存期得以改善，因而为最常用。但当患者的生活状态（PS）>2，应给予最佳支持治疗。

早期多药联合应用，有可能可减少肿瘤耐药细胞株的产生，增加瘤细胞的杀伤率。1990 年治疗 NSCLC 有效的药物为顺铂（cisplatin）、卡铂（carboplatin）、依托泊苷（etoposide）、替尼泊苷（teniposide）、长春花碱（vinblastin）、长春酰胺（vindesine）、丝裂霉素（mitomycin）、异环磷酰胺（ifosfamide）及阿霉素（doxorubicin）等。常用方案：顺铂+长春花碱、顺铂+长春酰胺、顺铂或卡铂+VP16、丝裂霉素+异环磷酰胺+顺铂及丝裂霉素+长春花碱+顺铂、环磷酰胺+阿霉素+顺铂等。1990 年后出现许多新化疗药，如其与铂类化合物联合时显示出令人鼓舞的疗效，因此新的第三代化疗药物在晚期 NSCLC 患者的治疗中具有重要作用。已被列为治疗 NSCLC 的第一线化疗方案有顺铂+NVB、顺铂+健择、顺铂+紫杉醇、顺铂+泰索帝、卡铂+紫杉醇。

a. 紫杉醇（paclitaxel. 商品名泰素、紫素、特素）：它是一种新的抗微管的细胞毒药物，在癌细胞分裂时，它能与细胞微管蛋白结合，促进细胞中微管聚合，抑制其解聚，使细胞有丝分裂阻断，停滞于 G_2/M 期，从而抑制肿瘤生长。它有独特的作用机制，因此耐药细胞行紫杉醇单药治疗有效率达 24%。紫杉醇联合顺铂治疗晚期 NSCLC 有效率 31%~26%。紫杉醇+卡铂联合一线方案有效率 62%，中位生存期 53 周，1 年生存率 54%。

b. 泰索帝（docetaxel，商品名 Taxotere）：为半合成的紫杉类药物，作用机制同紫杉醇。泰索帝治疗晚期 NSCLC 剂量 $75mg/m^2$，静脉滴注 1 小时，每 3 周 1 次，用 2 周期，有效率 21.9%，且患者生存时间有明显延长。既往已化疗者，有效率为 17%，中位生存可达 8 个月，甚至对顺铂、阿霉素耐药者用泰索帝治疗也有效。但其剂量限制性毒性为骨髓抑制，预防性应用集落刺激因子可减轻副反应。

c. 半合成喜树碱类（CPT-11）及拓扑异构酶抑制剂（topotecan）：有效率为 31.9% 及 17%~43%，两药物抑制细胞核拓扑异构酶Ⅰ，与 DNA 共价络合，造成 DNA 单链断裂。CPT-11+DDP 治疗晚期 NSCLC 有效率 51%~45%。单药 topotecan 治疗 NSCLC 也有较满意疗效。

d. 异长春花碱（naveIDln，navebine，NVB，诺维本）：NVB 主要抑制微管蛋白的聚合，因此其作用于肿瘤细胞的 G_2 期和 M 期，使纺锤体蛋白的合成受阻，影响了有丝分裂，导致肿瘤细胞死亡。但其对神经细胞轴突微管的影响较小，因而神经毒性小。已成为治疗 NSCLC 一线药物，单药有效率 29%，生存期 30~38 周，1 年存活率 >30%。如若与顺铂联合（NVB 25 ~ 30mg/m^2，d1，d8 + 顺铂 75 ~ 80mg/m^2，d1）生存期 8 ~ 9.3 个月，1 年存活率 > 35%。

e. 吉西他宾（gemcitabin，商品名 Gemgar，健择）：是一种新型人工合成的嘧啶核苷类似物，属抗代谢类抗癌药，其化学结构为盐酸双氟脱氧胞苷，主要作用于 DNA 合成期和晚 G_1 期，阻止细胞有 G_1 期进入 S 期。在细胞内经核苷激酶的作用，可转化成具有活性的代谢产物，二磷酸及三磷酸双氟脱氧胞嘧啶核苷，竞争性参入 DNA 双链中，抑制 DNA 链的延长。通过独有的掩蔽链作用干扰 DNA 的自我修复机制，阻止肿瘤细胞 RNA 合成。且它不易被 DNA 外切酶切除，具有更高的穿透性及与脱氧胞苷激活酶的亲和力，故具有更强的抗肿瘤活性。单药有效率 19% ~ 27%。与铂类药物合用可增强两类药物的细胞毒作用，使肿瘤细胞 DNA 铂化，并可和 VP16、丝裂霉素、异环磷酰胺等联合应用。与铂类方案联合可得到较好的疗效，其缓解率（21%）、疾病进展时间（TTP 4.2 月），中位生存期（8.1 月）均有显著优势。

应用吉西他宾 1 250mg/m^2，d1、d8，30 分钟静脉滴注及联合顺铂 21 天方案，疗效更好，剂量强度增大，毒性反应减少，患者的医疗费用也可降低，已被 FDA 批准为一线治疗 NSCLC 的推荐方案。吉西他宾合并卡铂治疗 NSCLC 有效率为 31% ~ 46% 主要毒性反应为粒细胞及血小板减少，但均为可逆性。胃肠道反应及肝肾功能损害，较顺铂明显轻微。

2. 小细胞肺癌　SCLC 需综合治疗，如化疗、放疗及手术相互结合，使治愈率有明显提高。

（1）全身化学治疗：当 SCLC 被确诊时，90% 以上的患者已有淋巴道及远处脏器转移，因此 SCLC 为全身性疾病。SCLC 对化学治疗非常敏感，有效单药反应率 20% ~ 70%，2 ~ 3 种药物的联合方案有效率 80% ~ 90%，其完全缓解（CR）10% ~ 50%，局限期患者中位生存期 18 个月，5 年生存率 10% ~ 20%，广泛期患者中位生存期 7 ~ 9 个月，5 年生存率 0 ~ 5%。许多化疗药物对 SCLC 非常敏感，如 CTX、VCR、PDD、CBP（卡铂）、VP16、VM26（替尼泊苷）、ADM、MTX（甲氨蝶呤）、CCUN（环己亚硝脲）、IFO（异环磷酸胺）等。20 世纪 70 年代初，SCLC 常用的标准方案为环磷酰胺 + 阿霉素 + 长春新碱（CAV）及环磷酰胺 + 阿霉素，CR 为 7%，生存期 1 ~ 8 个月。20 世纪 70 年代末，开始应用顺铂 + 依托泊苷（EP）或卡铂 + 依托泊苷（CE）方案。CE 方案对局限期患者的有效率 77%，CR10% ~ 50%，中位生存期 14.6 个月。EP 方案在国际上已成为治疗 SCLC 的金标准。但如何进一步增进 SCLC 的化疗效果，研究人员进行了一系列探讨及一系列随机对照的临床试验，如交替应用互不交叉耐药的联合方案，增加化疗剂量强度，以及通过增加给药频率达到增加药物剂量强度等，似乎都不能达到满意效果，为了进一步提高 SCLC 患者的疗效及延长患者的生存期，期望有更多不同机制的新药涌现及一些新的联合化疗方案。更重要的与放疗，手术的联合。

一般应诱导化疗，以 2 ~ 3 周期为宜，使较大的病灶经化疗后缩小，以利于手术及放疗。此时手术，可见癌细胞坏死、空泡等现象，大于 3 周期后，易发生纤维化，可增加手术难度。

手术后或放疗后应继续化疗，若术前未化疗，血及淋巴道内很可能存在微转移灶，术后因手术的挤压、出血等又构成远处转移，转移灶内细胞倍增时间短，生长迅速，因此尽早化疗非常必要。待患者外科情况和生活质量基本恢复后，即应开始化疗，一般术后 2 ~ 3 周可行化疗。SCLC 化疗周期应大于 3 ~4 周期化学治疗，约 1/3 患者能耐受 8 周期，包括术前已行的化疗。但长期化疗是否能改善患者的存活率，目前还不清楚。

SCLC 复发时的解救治疗：多数 SCLC 对开始的化疗具有很高的敏感性，但大多数患者完成首次治疗后一年内肿瘤即进展，往往死亡于肿瘤的进展。因此，SCLC 的疗效仍不满意。第二线化疗药物的疗效甚差，多数单药的反应仅 10% ~30%，联合化疗也在 40% 以下，且有效期非常短，中位存活期罕见超过 4 个月，因其很迅速获得耐药性。再次应用顺铂、VP16 及阿霉素等药物，5% ~20% 中位生存期仅 2.5 ~3.9 个月。

近年来已涌现不同作用机制的新药物及新的联合方案，紫杉醇单药有效率 53% ~68%，因此紫杉醇对 SCLC 的疗效肯定。CPT - 11 对 SCLC 有效 40%，CR5%，疗效可观。拓扑替康（topolecan，TPT，和美新）为另一类喜树碱衍生物，是广泛期小细胞肺癌的一线用药，单药有效率为 10% ~33%，有报告与 CAV 比较，有效率分别为 25% 及 15%。因此，TPT 单药与传统方案疗效相似，非血液系统不良反应轻微并可耐受，临床症状改善率较高。如若能联合其他化疗因子如紫杉醇 + 卡铂 + TPT ×3 周期，后再加放疗，局限期 SCLC CR 达 51%，中位生存期 20 个月，1 年存活率 64%。广泛期 SCLC 的 MS 和 MTTP 均较标准方案有改善。1 年生存率达 50%。对复发的 SCLC 可作二线治疗，且对首次化疗敏感及不敏感的患者总有效率 22.2%。因此 TPT 对既往化疗敏感的患者可作为解救治疗方案。因 TPT 可参入血脑屏障，其脑积液的浓度是血浆浓度的 30%。可使脑转移患者的症状和体征缓解率达 63%，明显延长患者的生存期。目前临床研究显示 TPT 口服与静脉注射疗效一致，以便患者更易接受。

（2）局部治疗：SCLC Ⅱ、ⅢA 患者化疗后 20% ~50% 患者出现局部复发，即使支气管镜检查为 CR（全部缓解），开胸手术标本中仍可见少量癌细胞存活。又 SCLC 病理分型，除小细胞型外有小细胞 - 大细胞及混合型，后者混有 NSCLC，因此化疗后往往还残留不敏感的 NSCLC。SCLC 早期为单克隆细胞，当肿瘤迅速增大时，由于遗传学上的不稳定性，可以分化成新的群体细胞，可有耐药细胞产生；自发基因突变而呈现多样的瘤细胞类型；各亚型间又可相互转化，从而造成治疗上的困难，成为 SCLC 复发的根源，因此局部治疗非常重要，局部治疗主要包括手术切除肿瘤及放疗。年轻者应更多考虑化疗后行手术治疗，彻底切除病灶，对无法切除的残留病灶应安置金属标志，为术后作放疗定位。ⅢA 期患者由于胸内病变范围广泛，或对侧胸内或锁骨上淋巴结已有转移，待化疗后，病灶缩小，再行放疗。

（3）化疗与放疗同步进行的治疗：目前正在观察研究中，这样可以减少放疗时出现远处转移。有可能提高 5 年生存率。放疗部位应包括原发病灶、双肺门和纵隔、双锁骨上区。

（4）预防性脑照射：这也是目前争论的一个问题，由于药物不易透过血脑屏障，SCLC 脑转移率 40% 以上。如若行预防性脑照射，脑转移发生率可减少 50% ~10%，但不能增加生存期。目前主张密切随诊，及时发现转移灶，及时治疗。

（5）放疗：也适用于对化疗效果不佳、局部复发及上腔静脉梗阻者。

3. 肺癌介入性治疗

（1）支气管动脉灌注化疗：适用于失去手术指征、全身化疗无效的晚期肺癌者，其局部化疗毒副作用小，可缓解症状，减轻患者痛苦，提高生活质量。

（2）经支气管镜介导治疗：①YAG 激光切除治疗：凡支气管镜能直接窥见的支气管肿瘤及中心型肺癌引起顽固性咯血，YAN 激光可解除肿瘤引起的气道阻塞及控制出血；②经支气管镜行腔内放疗：是近距离的局部放疗，由计算机测量来控制支气管内放疗量和范围。经治疗80%～85%肿瘤阻塞症状可得到缓解，止血有效率80%。较适用于不宜手术的气管、主支气管肿瘤，以便为手术治疗及外照射做准备。

（3）氩氦超导靶向治疗：在CT引导下模拟定位机下，B超下，胸腔镜下或手术过程中可行氩氦超导靶向手术，氩气使靶区病变温度在十几秒内降至零下100℃～165℃，使组织产生凝固性坏死。继之氦气发生靶向性热效应，使冷冻病变组织急速复温和升温，至肿瘤细胞被完全破坏，使肺癌达到根治性冷冻，或姑息性冷冻。凡直径<4cm肿块，冰球覆盖肿瘤面积达82.7%，显效率达76%。常见并发症如发热30%～50%，体温37～38℃，持续3～5日；咯血发生率16%～20%，1周内可停止；气胸发生率10%～30%；其他可见胸腔积液，一般可自行吸收。

4. 靶向制剂的治疗　20世纪对肿瘤进行分子生物学检测研究取得了很大成果，进入21世纪后，许多研究已被采用，作为对肿瘤进行靶向的控制，靶向制剂在主要针对肺癌细胞信号转导的ras、蛋白激酶C、类花生四烯酸类物质生物合成的蛋白、细胞凋亡蛋白、免疫逃逸的细胞表面抗原，以及基因替代等。

（1）信号传导抑制剂：针对ras蛋白的Farnesyl转移酶抑制剂，lonafarnib（SCH66336）已进入治疗NSCLC临床Ⅱ期的研究。

（2）表皮生长因子受体阻断剂：表皮生长因子（EGF）与多种信号传导和肿瘤细胞的转化、多药耐药有关，在NSCLC的发生及发展中起重要作用。EGF受体酪氨酸酶抑制剂ZD1839（iressa）治疗NSCLC已是近10年中最令人兴奋的靶治疗的信息，在日本及Memori-alSloankaettering癌症中心已完成了Ⅱ期临床试验。纳入治疗的患者均为晚期NSCLC，并已接受铂类及紫杉醇类药物治疗失败者，在接受Iressa 250mg/d或500mg/d，口服，治疗14天后，多数患者症状很快缓解，60%以上患者受益，有效率达12%。药物毒性小，只需要低剂量250mg/d口服即可。在协和医院50例接受iressa治疗的晚期患者中，显示对脑、肝、胸膜及肺广泛转移的患者均能受益，为晚期、难治性NSCLC患者带来了新的希望。

（3）α蛋白激酶C（PKCα）：PKCα参与包括神经多肽在内的生长因子诱导的信号转导级联反应。其在许多肿瘤中存在过表达，因此为一个新型的重要治疗靶向，目前已开展了I-SIS3521与卡铂、紫杉醇的联合治疗NSCLC的Ⅱ期临床研究，方案中ISIS3521 2.0mg/(kg·d)×14天，卡铂剂量为曲线下面积6，及紫杉醇175mg/m^2d1，21天为一疗程。NSCLC有效率为42%，疾病进展时间中位数6.6个月，生存期中位数19个月，1年生存率为75%，显示了优于传统的卡铂+紫杉醇的方案。

（王林梅）

第二十六章　职业性肺病

第一节　职业性哮喘

一、概述

2002 年 4 月 8 日卫生部颁布第一批国家职业卫生标准，自 2002 年 6 月 1 日开始实施，其中包括职业性哮喘（occupational asthma），其代号为 GBZ 57 -2002。2008 年 7 月 4 日，卫生部再发布《职业性哮喘诊断标准》等 5 项强制性国家职业卫生标准，职业性哮喘诊断标准代号为 GBZ 57 -2008，以代替 GBZ 57 -2002。其中给出的职业性哮喘的定义，指在生产环境中吸入致喘物后引起的以间歇发作性喘息、哮鸣等为特点的气道狭窄性疾病。脱离致喘物后哮鸣可缓解。

接触了工作环境中某些特异性致喘物后引起的哮喘样症状，可以表现为直接导致哮喘症状发生，或原有哮喘症状的加重和再发，以及反应性气道功能紊乱综合征（reactive airways dysfunction syndrome，RADS）。虽然此三者均为工作环境相关的哮喘，但分属于三个不同的疾病范畴。另外，有机粉尘可以诱发如嗜酸粒细胞性支气管炎、鼻炎以及哮喘样不适等，这些都是哮喘之外的范畴，虽然其发病可以与职业因素相关。

RADS，也被称为刺激物诱导的哮喘（Stimuli induced asthma），其概念于 1985 年首先提出。患者既往无呼吸道过敏性疾病，但在一次暴露于高水平刺激性蒸气或烟雾后，可诱发出咳嗽、喘鸣和/或呼吸困难，以及气道高反应性。这些症状和支气管高反应性可以持续好几年。由于 RADS 是在一次暴露于大量的刺激物之后出现，无预先致敏和反复的职业性接触，故没有支气管哮喘的典型病理过程，而不能列入职业性哮喘的范畴。并且，RADS 的发生率，明显比职业性哮喘的发病率低。

一些原有支气管哮喘的患者，在接触某些工作环境的致喘物后，可以有哮喘症状加重或再发作，但其属于原有哮喘的病理过程再次激发，并非由工作环境的特异性致喘物首次致敏而诱发。而这些致喘物只是作为与其他诱发哮喘急性发作的刺激物质一样，加重了哮喘的症状或者诱导哮喘的急性发作。所以，这类患者，也不在职业性哮喘的范畴。

职业性哮喘是最常见的职业性肺疾病，约占所有职业性肺疾患者群的 25%，其发病率超过了由于石末或石棉沉着引起的肺疾患。2003 年的数据显示，成人哮喘中有约 15% 属于职业性哮喘。但发病率的研究很难得出全球的数据，所以此种研究的对象通常是某一特定地区的职业活动。

二、病因

职业性哮喘是由接触职业环境中的致喘物引起。随着生产力和经济的发展，新材料、新产品和新制剂不断问世，可引起职业性哮喘的病因也越来越多。

由于职业性哮喘属于职业病范畴，其病因的确定涉及该病的预防、治疗，也关系劳动赔偿的要求，因此各国大多根据本国具体情况指定职业性哮喘的病因范围。在我国卫生部颁布的国家职业卫生标准中，限定职业性哮喘的适用范围仅限于直接接触下列职业性致喘物（职业性变应原）的人员：

（1）异氰酸酯类：甲苯二异氰酸酯（TDI）、二苯甲基二异氰酸酯（MDI）、六甲基二异氰酸酯（HDI）、萘二异氰酸酯（NDI）等。

（2）苯酐类：邻苯二甲酸酐（PA）、1，2，4－苯三酸酐（TMA）、四氯苯二酸酐（TC-PA）等。

（3）多胺固化剂　乙烯二胺、二乙烯三胺、三乙烯四胺等。

（4）铂复合盐。

（5）剑麻。

三、发病机制

目前发现，从事与高分子量变应原相关的职业性哮喘从业人员，具有特应性体质，这些与其基因有关。哮喘本身是一种具有复杂性状和多基因遗传倾向的疾病，其主要特征有外显不全、遗传异质化、多基因遗传、协同作用等。这些现象解释了哮喘发病与一个群体中发现的遗传连锁相关，而在另一个不同的群体中则不能发现。

职业性哮喘的发病主要通过3种途径。第一种是由IgE介导的过敏反应，包括速发相过敏反应和迟发相过敏反应。前者起病迅速，患者进入工作环境后数分钟后即有哮喘发作，通常在1h后逐渐减弱。迟发相过敏反应表现为吸入致喘物后数小时出现喘鸣等，12～24h症状减弱。第二种途径是非IgE介导的变态反应，主要由低分子量变应原诱发，但其中的具体机制目前还不明确。第三种途径是非免疫机制，由致喘物如SO_2、酸性烟雾、氨气等直接刺激气道，引起炎症介质和神经多肽的释放以及气道炎症，导致反射性支气管收缩，而诱发哮喘发作。

在上述3种途径中，通过依赖于IgE抗体介导的免疫反应是最主要的发病机制，这与非职业相关的变应性哮喘相似。多数高分子量变应原（如面粉、动物蛋白）通过产生特异性IgE抗体而诱导哮喘发病。一定量的低分子量物质（如铂盐、三苯酸酐、其他酸酐物质）也诱导特异性IgE抗体产生，其可能以半抗原的形式与机体蛋白质结合而形成功能性全抗原。抗原与IgE的复合体结合于炎症细胞膜表面，导致细胞膜通透性增加，并激活该炎症细胞释放细胞内已有的或者新合成的炎症介质，启动炎症过程。

其他低分子量的物质，如二异氰酸酯和大侧柏酸，诱导与高分子量变应原类似的职业性哮喘临床和病理学特征，但是并非通过持续地诱导特异性IgE抗体产生。敏感客体特异性吸入这些低分子量的致喘物，将诱导不同类型的哮喘反应，包括相对独立的早期和晚期反应，双相反应，持续反应，以及不典型反应。哮喘的不典型反应尤其发生在暴露于异氰酸酯后，而暴露于高分子量的致喘物则通常不发生不典型反应。

非IgE介导的哮喘，有着与IgE介导哮喘相似的炎症反应过程，以嗜酸粒细胞、淋巴细胞、肥大细胞的出现和基底膜网状结构增厚为主要特征。在支气管管腔内，炎症细胞不仅是数量上增加，而且有功能上的活化，这些数量和功能变化一起导致了促炎症细胞因子和蛋白质的释放。所释放的炎症介质和蛋白质，产生有害作用，比如对上皮细胞的毒性损害等。

在职业性哮喘的气道炎症过程中，嗜酸粒细胞与 T 细胞尤其是 CD_4^+ T 细胞数量增加相关，而后者是炎症过程启动和激活的标志。职业性哮喘的气道中，淋巴细胞的标记物，如白介素 -2 受体等的表达也增加。随着这些标记物表达的增加，低分子量致喘物诱导的哮喘患者中产生促炎症细胞因子的细胞数量亦增加。这些最初由单核巨噬细胞产生的促炎症细胞因子，通过黏附分子与趋化因子表达增加和炎症细胞的刺激等多种机制诱导气道炎症。

职业性哮喘的炎症过程启动后，在上述各种炎症细胞、细胞因子以及炎症介质的共同作用下，产生以嗜酸粒细胞浸润为主、多种炎症细胞参与为特征的气道炎症。职业性哮喘和过敏性哮喘一样，是一类慢性炎症性疾病，这基于以下原因：气道炎症存在于哮喘的所有阶段；症状和气道高反应性的物质基础是炎症；哮喘可通过抑制炎症而得到控制。这些炎症特点在职业性哮喘患者当中都存在，并可因长期反复的炎症导致气道重构等的支气管结构改变。而细胞因子和神经调节失功能，以及气道上皮及平滑肌功能和结构的异常，导致气道高反应性。气道炎症和气道高反应性二者又可以相互作用，互相促进，最终激发哮喘患者的临床症状。

四、病理

气道炎症、气道高反应性和气道重构均可导致气道狭窄，发生哮喘。哮喘早期产生的气道狭窄，主要由于气道平滑肌收缩和黏膜水肿所致，气道狭窄也有较大的可逆性。如哮喘未得到控制而持续发展时，会出现支气管平滑肌肥大，气道上皮下的纤维化及气道重构，乃进入不可逆阶段。

疾病早期，因病理的可逆性，肉眼观察解剖学上很少有器质性改变。随疾病发展病理学变化逐渐明显，肉眼可见肺过度充气及肺气肿，肺组织柔软疏松，可合并有肺大疱。支气管及细支气管的管腔内含有黏稠痰液或黏液栓，严重者可将管腔完全阻塞。支气管壁增厚、黏膜肿胀充血形成皱襞，黏液栓塞局部可发现肺不张。

显微镜下的改变比较明显。即使在轻症的哮喘患者，可见气道上皮下有肥大细胞、肺泡巨噬细胞、嗜酸粒细胞、淋巴细胞与嗜中性粒细胞浸润。哮喘发作期，可见气道黏膜下组织水肿，微血管通透性增加，支气管内分泌物贮留，支气道平滑肌痉挛，纤毛上皮剥离，基底膜露出，杯状细胞增殖及支气管分泌物增加等病理改变。

若哮喘长期反复发作，表现为支气管平滑肌的肌层肥厚，气道上皮细胞下的纤维化等致气道重构和周围肺组织对气道的支持作用消失。

五、病理生理

（一）基本病理生理

气道狭窄是职业性哮喘临床表现的基础。在疾病的较早阶段，气道狭窄主要是因为支气管平滑肌收缩而产生的支气管痉挛，而气道炎症产生的黏膜水肿又加重气道狭窄，导致阻塞性通气障碍。职业性哮喘的后期，由于支气管结构的器质性改变，出现气道重构，从而加重气道狭窄。

气道狭窄时，在呼气相，由于胸内压增加，以及肺泡弹性回缩力的作用，外加于支气管的压力增加，狭窄的气道在呼吸力学上更趋于狭窄，使肺泡内气体不易排出，因此出现呼气相呼吸困难，以及可闻及呼气相哮鸣音。而在吸气相，由于胸内压为负压，外加于支气管的压力亦为负压，使外界空气在呼吸力学上更容易进入肺泡。因此，在气道狭窄不严重的患者，仅有呼气相呼吸困难，以及呼气相哮鸣音。若气道狭窄严重，由于吸气时胸内负压外加于支气管的力学影响完全不能抵消狭窄气道所引起的通气障碍，此时无论吸气相亦或呼气相，均有呼吸困难。

当气道狭窄不严重时，可因为代偿性呼吸频率增加，使 CO_2 由呼吸道排出增加而出现碱血症。气道狭窄严重时气道几乎完全阻塞，气流严重受限，O_2 交换和 CO_2 交换均出现困难，可导致低氧血症和高碳酸血症。

（二）非典型表现病理生理

有些职业性哮喘患者，气道狭窄并不严重，不出现呼吸困难和喘息。但是，由于气道炎症细胞和炎症介质的作用，以及气道高反应性和支气管壁传入神经调节失功能，使其对吸入气体极为敏感。一些在正常人群不易产生咳嗽反射的刺激，能诱发传入神经感受冲动，并启动咳嗽反射而出现咳嗽。研究表明，这些仅以咳嗽为表现的患者，仍然可以存在气道重构。即气道重构这一较晚期的病理变化，并非只存在于气道狭窄严重出现通气障碍者。

而咳嗽出现后，尤其是较剧烈的咳嗽，由于气流的冲击，可加重气道上皮的损伤，从而使气道对吸入气体的敏感性更加提高，甚至出现持续的剧烈咳嗽。

六、临床表现

（一）症状

1. 常见症状　职业性哮喘的临床表现与哮喘相同，其症状主要是发作性的咳嗽、喘息、胸闷、呼气相为主的呼吸困难。一般不伴有咳痰，但在哮喘症状趋于缓解时可出现咳痰，多为白色黏痰，质韧，有时呈米粒状或黏液状。哮喘发作症状轻时仅有胸部紧迫感，持续数分钟。

上述症状为发作性，可自行缓解，但反复发作。其发生与工作环境有密切关系，表现为患者进入工作环境不久就出现哮喘症状，或原有的职业性哮喘症状明显加重，离开现场后症状逐渐缓解。

2. 非典型症状　部分患者仅表现为干咳或以胸闷为唯一症状，无喘息或者呼吸困难，此时需行支气管激发试验或运动试验检查以明确哮喘诊断。部分由低分子量变应原诱发的职业性哮喘，表现为迟发相过敏反应。接触工作环境后并不马上出现症状，而在上班数小时后或者下班后某段时间出现咳嗽、喘鸣等，容易被忽视或漏诊。

并非每个职业性哮喘患者都具有接触工作环境－哮喘发作－脱离工作环境－哮喘缓解－再接触再发作的特点，有部分职业性哮喘患者即使永远离开工作现场后，哮喘仍持续很长时间，对于此类患者应仔细询问首次发作时的情况，以免误诊。

（二）体征

1. 常见体征　职业性哮喘发作最常见的体征是与呼吸困难同时出现并且同时消失的呼气相延长、呼气相哮鸣音。一般说来，哮鸣音音调越高，支气管痉挛或狭窄越严重，症状越严重。由于支气管狭窄的存在，患者多伴有呼吸频率增加，呼吸幅度的加深。

病程较长的患者，可出现肺泡过度充气及肺气肿体征，比如胸部触觉语颤减弱、呼吸音减低等。

2. 非典型体征　部分仅表现为干咳或以胸闷为唯一症状的患者，体检时无哮鸣音和呼气相延长等体征，此时易误诊为其他与咳嗽相关的疾病。

部分危重患者气道几乎完全阻塞，气流严重受限，哮鸣音反而消失，此时呼吸音也极弱，即出现所谓“沉默肺（silent lung）”。少数有黏液痰栓将部分支气管完全阻塞时，可导致相应区域的肺不张。这些表现，多在非常严重的哮喘患者中出现。

七、实验室检查

职业性哮喘的辅助检查主要有两方面，包括明确哮喘诊断的辅助检查和查找致喘因素的特异性实验室检查。前者包括需要肺功能检测相关的临床检查（具体在器械检查中介绍），以及痰液嗜酸粒细胞计数、呼出气一氧化氮（NO）检测。查找致喘因素的特异性实验室检查包括特异性皮肤试验、血清学试验、特异性支气管激发试验等。

支气管哮喘包括职业性哮喘，是以嗜酸粒细胞浸润为主要特征的慢性气道炎症性疾病，痰液或者诱导痰的嗜酸粒细胞计数是判断气道炎症的重要检查手段，可评估与哮喘相关的气道炎症。呼出气成分如 NO 分压（FeNO）也可作为哮喘时气道炎症的无创性标志物。

卫生部颁布的职业卫生标准中，将特异性实验室指标异常限定于：职业型（现场）支气管激发试验阳性；室内变应原支气管激发试验阳性；抗原特异性 IgE 抗体检查（放射变应原吸附试验，或酶联免疫吸附试验）阳性；变应原皮肤试验（皮内、点刺或划痕法）重复阳性。

特异性皮肤试验可协助判断患者是否对可能的致喘物敏感，而血清学试验可以检测患者血清中抗职业性变应原的 IgE 抗体，其敏感性高但特异性较差。该二者任何一项阳性，均说明被检查者对该致喘物过敏，或者已经有免疫学的变态反应。由于其他一些与职业环境相关的疾病如鼻炎等，亦可以出现免疫学异常，因此，单纯的特异性皮肤试验或抗原特异性 IgE 抗体检查阳性，还需结合临床特点才能诊断职业性哮喘。

目前认为，特异性支气管激发试验是确诊职业性哮喘的金标准。该试验具有一定风险，需专业人员操作并准备抢救措施。试验第一天需停用支气管扩张剂，测定基础肺功能；第二天吸入可溶性气雾剂，测定患者肺功能作为对照；第三天让患者接触变应原，定时测量肺功能，FEV_1 下降 20% 为阳性反应。

八、器械检查

支气管激发试验或运动试验、支气管舒张试验、最大呼气流量（PEF）日内变异率或昼夜波动率测定主要是明确支气管哮喘诊断的。支气管激发试验、运动试验和支气管舒张试验均需在医院肺功能室或专门的呼吸实验室完成，而 PEF 昼夜波动率测定可以在医院外进行。

支气管激发试验检查时通气功能不能太差，一般要求一秒钟用力呼气容积（FEV_1）≥70% 预计值才可进行。并要求在检查前停用茶碱类、β_2 受体激动剂及抗胆碱药物和吸入糖皮质激素 12h，停用口服糖皮质激素 48h，停用抗组胺药物 48h。对于 FEV_1 <70% 预计值者应该给予支气管舒张试验检查，在 2008 年颁布的支气管哮喘指南中，将支气管舒张试验阳性的标准修定为 FEV_1 增加 12% 以上，且 FEV_1 增加绝对值 >200ml。PEF 昼夜波动率测定要求每日清晨及下午（或黄昏）定时测定 PEF，至少连续监测 1 周，并计算每日 PEF 昼夜波动率。

其他如胸部X线、CT和心脏超声检查等，对于明确职业性哮喘诊断价值不大，但可以评估肺部情况，以及排除其他引起喘息和呼吸困难的疾病。

九、诊断

有关职业性哮喘的诊断，目前尚无国际统一标准。对于所有的成人支气管哮喘患者，均需考虑职业性哮喘的可能。已经诊断支气管哮喘的成人患者，第一步需要评估的就是其临床表现与职业环境的关系。职业性哮喘诊断主要有三个重要步骤：确定哮喘诊断、明确哮喘与职业的关系、确定引起职业性哮喘的致喘物。

2008年中华医学会颁布的支气管哮喘防治指南中给出了我国的哮喘诊断标准：①反复发作喘息、气急、胸闷或咳嗽，多与接触变应原、冷空气、物理、化学性刺激、病毒性上呼吸道感染、运动等有关。②发作时双肺可闻及散在或弥漫性，以呼气相为主的哮鸣音，呼气相延长。③上述症状可经治疗缓解或自行缓解。④除外其他疾病所引起的喘息、气急、胸闷和咳嗽。⑤临床表现不典型者（如无明显喘息或体征）应至少具备以下一项试验阳性：支气管激发试验或运动试验阳性；支气管舒张试验阳性［一秒钟用力呼气容积（FEV_1）增加12%以上，且FEV_1增加绝对值>200ml］；最大呼气流量（PEF）日内变异率或昼夜波动率≥20%。

符合①~④条或④⑤条者，可以诊断为支气管哮喘。

在明确哮喘诊断后，应了解哮喘发作与职业的关系。若患者既往无哮喘病史，在开始新工作或接触新材料后出现哮喘；工作环境中有明确的致喘物；同一工作环境中的同事有职业性哮喘发作；哮喘症状在下班或调离工作岗位后缓解等，应考虑职业性哮喘的可能。初步查找工作环境中可能的致喘物后，再通过特异性实验室检查如特异性皮肤试验、血清学试验、特异性支气管激发试验等帮助明确职业性致喘因素。

十、鉴别诊断

职业性哮喘的鉴别诊断也分两方面，一方面是明确哮喘诊断时与其他疾病的鉴别；另一方面是在明确哮喘诊断后的病因或诱因方面的鉴别。

如上所述，哮喘可以表现为单纯的咳嗽、胸闷等，而无喘鸣和肺部哮鸣音，同时另有一些其他疾病临床表现可以有喘鸣、呼吸困难、肺部哮鸣音等，故在诊断哮喘时需与这些疾病仔细鉴别。

（一）心源性哮喘

早期左心功能不全时常出现夜间发作性呼吸困难，可伴有呼气时喘鸣，酷似支气管哮喘发作。此类患者常有明显心脏病史和体征，多呈端坐呼吸，可有双肺底弥漫性细湿啰音。鉴别有困难时，可吸入β_2受体兴奋剂如沙丁胺醇（Salbulamol）作为诊断性治疗。

（二）大气道阻塞性疾患

肿瘤、异物、炎症和先天性疾病等均可引起喉、声门、气管或主支气管等大气道的阻塞，引起呼吸困难和喘鸣。但听诊时会发现以吸气相为主的双相性哮鸣音。喉部检查，X线气管断层摄片以及纤维支气管镜检查可以明确诊断。

（三）外源性过敏性肺泡炎

可有典型的哮喘临床表现如喘鸣、呼吸困难、肺部哮鸣音等。胸部 X 线检查可见弥漫性肺间质性病变，呈斑片状浸润阴影，外周血嗜酸粒细胞显著增高，这些特点有助于鉴别。

（四）胃食管反流

是临床慢性咳嗽的常见原因。胃或十二指肠内容物反流至咽部可引起反复的干咳，反流物吸入气管会导致反射性的支气管痉挛，出现喘鸣和呼吸困难等。胃镜和食管 24h pH 值检测可以明确胃食管反流诊断，而针对性的治疗可以明显改善反流引起的哮喘症状。

（五）鼻后滴漏综合征

也是慢性咳嗽的常见原因，多见于鼻炎、鼻窦炎患者。鼻腔分泌物在患者平卧时易通过后鼻道进入咽部引起咳嗽，若进入气管则产生类似哮喘的症状。此病的诊断中慢性鼻炎和鼻窦炎病史非常重要，若无鼻腔分泌物滴入咽部或气管，则无鼻后滴漏综合征。

十一、治疗

职业性哮喘的疾病过程和病理特点都与支气管哮喘相同，其治疗原则亦和支气管哮喘相同，即强调早期发现、早期治疗和长期治疗。但职业性哮喘治疗最重要的是脱离致敏的工作环境，避免与相关的变应原接触，反复暴露于致敏的工作环境会加重病情并影响治疗。

治疗哮喘的药物可以分为控制药物和缓解药物。控制药物是指需要长期每天使用的药物。这些药物主要通过抗炎作用使哮喘维持临床控制，其中包括吸入糖皮质激素（简称激素）全身用激素、白三烯调节剂、长效 β_2 受体激动剂、缓释茶碱、抗 IgE 抗体及其他有助于减少全身激素剂量的药物等；而缓解药物是指按需使用的药物，这些药物通过迅速解除支气管痉挛从而缓解哮喘症状，其中包括吸入速效 β_2 受体激动剂、全身用激素、吸入性抗胆碱能药物、短效茶碱及短效口服 β_2 受体激动剂等。

对于急性发作的职业性哮喘患者，通常需要比非职业相关的支气管哮喘患者更积极地进行治疗。首先应尽速脱离作业现场，然后按以下步骤给予药物治疗。

第一步，按需使用速效的 β_2 受体激动剂，以控制哮喘症状。若未能控制，则：

第二步，吸入低至中剂量的糖皮质激素，并且按需使用速效的 β_2 受体激动剂。若未能控制，则：

第三步，吸入高剂量糖皮质激素，并使用长效 β_2 受体激动剂，和/或口服 β_2 受体激动剂，和/或使用茶碱类药物及继续按需使用速效 β_2 受体激动剂。若未能控制，则：

第四步，增加口服或静脉使用糖皮质激素。

对于稳定期的职业性哮喘患者，药物治疗与非职业相关的支气管哮喘相同。

首选的药物是吸入糖皮质激素，已经上市的吸入糖皮质激素有二丙酸倍氯米松（BDP）、布地奈德、丙酸氟替卡松和环索奈德，

吸入糖皮质激素常与吸入 β_2 受体激动剂合用，以控制炎症缓解症状。β_2 受体激动剂分短效与长效两种。短效 β_2 受体激动剂通常在数分钟内起效，疗效持续数小时，是缓解轻度和中度急性哮喘症状的首选药物，有沙丁胺醇、特布他林等。长效 β_2 受体激动剂有福莫特罗和沙美特罗，适用于哮喘的预防和持续期的治疗。福莫特罗起效迅速，可按需用于哮喘急性发作时的治疗。提前吸入短效 β_2 受体激动剂可以预防由于高分子量变应原诱发的速发相

过敏反应，以及其导致的哮喘症状发作。

白三烯调节剂包括半胱氨酰白三烯受体拮抗剂和5－脂氧化酶抑制剂。除吸入激素外，是唯一可单独应用的长效控制药，可作为轻度哮喘的替代治疗药物和中重度哮喘的联合治疗用药。目前在国内应用主要是半胱氨酰白三烯受体拮抗剂，通过对气道平滑肌和其他细胞表面白三烯受体的拮抗抑制肥大细胞和嗜酸粒细胞释放出的半胱氨酰白三烯的致喘和致炎作用，产生轻度支气管舒张和减轻变应原、运动和二氧化硫（SO_2）诱发的支气管痉挛等作用，并具有一定程度的抗炎作用。

茶碱类药物具有舒张支气管平滑肌作用，并具有强心、利尿、扩张冠状动脉、兴奋呼吸中枢和呼吸肌等作用。作为症状缓解药，尽管现在临床上在治疗重症哮喘时仍然静脉使用茶碱，但短效茶碱治疗哮喘发作或恶化还存在争议，因为它在舒张支气管，与足量使用的快速β_2受体激动剂对比，没有任何优势，但是它可能改善呼吸驱动力。

吸入抗胆碱药物如溴化异丙托品、溴化氧托品和溴化泰乌托品等，可阻断节后迷走神经传出支，通过降低迷走神经张力而舒张支气管。其舒张支气管的作用比β_2受体激动剂弱，起效也较慢，但长期应用不易产生耐药，对老年人的疗效不低于年轻人。

抗IgE单克隆抗体，变应原特异性免疫疗法（SIT），已经在临床中应用于支气管哮喘的治疗，但其远期疗效和安全性尚待进一步研究与评价，尤其是职业性哮喘中的应用仍需研究和观察。

十二、预后

职业性哮喘的初级预防，需同时考虑宿主因素与环境因素；二级预防，需明确该疾病的临床前病变；三级预防的主要内容是早期诊断以及合理的治疗。

初级预防的目的是在造成伤害前，采取措施降低患病的风险。比如，使用无粉尘和低蛋白的乳胶手套。祛除或替代能诱导职业性哮喘的致喘物质是最有效的措施，但这通常超乎于呼吸科医生能力之外。在宿主因素中，除变应原特应性体制和吸烟外，其他的敏感因素鲜为人知。对于环境因素，风险评估至关重要。应鼓励设置变应原致敏的可容许水平，以及加强相关信息的传播。

二级预防强调临床前病变，即职业性哮喘发生之前的变态反应。尽管变应原皮肤实验阳性不能单独用于诊断职业性哮喘，但对于高分子量变应原皮试阳性的工人仍应密切跟踪，这些变应原诱导的鼻结膜炎被认为是职业性哮喘发生的预警器。二级预防的目的，是早期发现变态反应和职业性哮喘的可能，因为早期发现意味着良好的预后。因此，应推荐变应原特异性实验。

三级预防的目标在于预防持续性哮喘的发生，如使用吸入性糖皮质激素等。早期诊断和尽早将患者脱离工作环境，几乎可以避免持续性哮喘。尽管有效的初级预防最适宜减少过敏和职业性哮喘的发生，但实际操作通常较困难。对于已经确诊的患者，症状的定期评估以及肺功能的相关检查，可以帮助医生有效地管理患者和变应原暴露的控制以及疾病的预防。

因此，确立诊断后患者应立即调离原工作岗位，适当休息和治疗。恢复后可安排其他工作。对重度哮喘患者可考虑改变生活、工作环境，对症治疗，并根据健康状况，安排适宜的无害轻工作。

作为哮喘的特殊类型，若没有得到有效干预，尤其是无法脱离工作环境中的致喘物暴露，职业性哮喘的预后通常较差。早期发现，及时脱离致敏的工作环境以及经过正规治疗的职业性哮喘患者，通常可以完全康复，尤其对于短期接触工作环境变应原的患者。

影响职业性哮喘预后的因素包括接触时间、起病年龄、特应性体质、肺功能损害程度、气道反应性增高程度等。若职业性哮喘长期未得到控制，炎症持续存在导致气道重构等结构性改变，尤其出现不可逆性气流阻塞甚至阻塞性肺疾病时，则预后较差。

（张　念）

第二节　矽肺

矽肺（silicosis，硅沉着病）是由于在生产过程中长期吸入含有游离二氧化硅粉尘，引起的以肺部弥漫性纤维化为主的疾病。矽肺是我国法定职业病之一，也是危害最为严重的一种疾病。

游离二氧化硅是石英的主要成分，以结晶型方式存在于石英石、花岗石、黄砂等中，95%左右的岩石中均有不同含量的石英，有的高达90%以上，通常将接触含有10%以上游离的二氧化硅的粉尘作业称为矽尘作业，生产环境中的粉尘最高允许浓度为：空气中游离二氧化硅在10%以下时为2mg/m^3，在80%以下时为1mg/m^3，超过以上标准即容易发病。虽然空气中悬浮的粉尘颗粒很多，只有直径小于10μm的颗粒才能吸入呼吸道，其中直径5～10μm者，多在上呼吸道附着，很少能进入到肺泡组织；直径小于1μm者，吸入后虽可进入肺泡腔，但其中的绝大多数随呼气气流排出体外；直径为1～5μm的粉尘是既能吸入肺泡腔又在肺内潴留的引起肺内病变的颗粒。常见的接触粉尘的工种有矿山工人、爆破工、搬运工、开矿中的风钻工等，耐火材料、建筑材料、玻璃、搪瓷、石料加工行业中的原材料加工、制造、破碎、雕刻、采石等工种，钢铁冶金、机械制造行业中的选矿、加料、浇铸、清砂、喷砂等工种。上述各工种都接触游离的二氧化硅粉尘而罹患矽肺。矽肺的发病与作业环境中的粉尘浓度、粉尘中的游离二氧化硅含量及粉尘性质、颗粒大小、接尘时间、防尘措施及自身呼吸道防御功能有关。一般说来，浓度越高，游离二氧化硅含量越大，暴露时间越长，发病机会越多。

矽肺正严重威胁着工人的生命健康，据国际劳工组织（ILO）和世界卫生组织（WHO）的统计资料（1981，1995）表明，美国有矽肺患者约60 000例，每年有250多人死亡。澳大利亚1992年资料统计，在136 400名接触矽尘的工人中约有1 010例矽肺新患者。在发展中国家矽肺的发生更为严重，例如印度有1 691 000名工人在矽尘作业场所工作，开采岩石的工人中矽肺患病率为55%，哥伦比亚有180万粉尘工人处于矽肺危险之中。

根据全国尘肺流行病学调查，1986年底我国县及县以上全民和集体所有制企业接尘工人中累计发生尘肺39.4万例，其中矽肺19万例，占全国尘肺发病率的48.3%，居第一位。据1976年统计预测，我国每年约有2万例左右新的尘肺患者出现。至1998年底全国尘肺总数达54.2万，其中矽肺25.3万。据统计，1985—1986年与1955—1959年比较，矽肺平均发病工龄从9.54年延长到26.25年，矽肺发病年龄从35.23岁延长至51.34岁，死亡年龄由36.64岁延长至60.64岁。至1998年底全国尘肺总数达54.2万例，其中矽肺25.3万例。尽管近年来我国各工矿企业进一步加强了防尘宣传工作，推广综合防尘措施，1997年统计矽肺新发病例仍高达3 196例，表明我国矽肺的防治仍是一项艰巨的工作。

一、病理

矽肺的基本病理变化是矽结节形成和弥漫性肺间质纤维化。矽肺时肺脏多呈灰褐色，体积增大，重量增加，质地较硬，表面有沙砾感或硬块感，胸膜粘连增厚，切面两肺布有大小不等的圆形结节或硬块及间质纤维化。在结节周围肺组织可见有肺气肿。早期单纯性矽肺的矽结节呈 3 ~ 12mm 大小不一，晚期可见单个或数个质硬如橡胶的矽肺团块。矽肺团块乃矽肺的晚期表现，其大小一般为 2cm × 2cm × 2cm 以上，质硬，灰黑色。通常肺门淋巴结增大、变硬、粘连，可见矽性病变。

显微镜下呈无细胞结构薄层排列的透明蛋白形成的结节，直径为 0.3 ~ 1.5mm，多位于细支气管和血管周围，外围包绕着不呈比例的网状纤维、巨噬细胞、成纤维细胞和不同成熟期的浆细胞，呈同心圆排列，用偏光显微镜检查可见矽结节中有折光的矽粒。随着病情的进展，结节趋向扩大和融合形成大而致密的透明蛋白，正常肺组织被压缩以致消失称进行性大块状纤维化（progressive massive fibrosis，PMF）。团块状病变多位于肺尖及上叶中部，这些结节中心常因缺血性坏死而钙化，结节中也可出现空洞。在病变中可以看到小支气管和小血管的毁损、腺样化生的无气肺泡及肺泡内大量类脂蛋白沉着形成的矽尘性肺泡蛋白沉积症（silicoalveolar proteinosis）。

肺门淋巴结为矽反应的最早部位。肉眼观察可见淋巴结肿大、粘连、坚硬，淋巴结内或其周围可有钙盐沉者，在 X 线胸片上出现特征性的肺门淋巴结“蛋壳样钙化”。

弥漫性肺间质纤维化主要表现在肺胸膜下，小血管、小支气管周围及邻近的肺泡隔，有广泛的纤维组织增生呈小片状或网状结构，肺组织破坏严重者，可见成片粗大的胶原纤维，其间见少数腺样肺泡及小血管。

二、临床表现

（一）症状

一般病程早期，矽肺患者往往无症状或症状不明显。随着病情进展或合并症的出现，遂可出现不同程度的咳嗽、咳痰、胸疼、胸闷、气短。症状轻重与肺内病变程度往往不完全平行。早期患者多无咳嗽、咳痰，偶有刺激性干咳表现，有时咳少量黏痰，若支气管反复感染可出现大量脓性痰。咳嗽主要出现在早晨，有时日夜间断发生。后期常有持续性阵咳，这可能为纵隔肺门淋巴结肿大压迫，刺激气管、支气管内神经感受器所致。气促症状出现较早，开始为劳力性，以后呈进行性加重，晚期患者可因肺部广泛纤维化，呼吸困难很严重，轻微活动甚至休息时也感气短，常需持续吸氧，病容十分痛苦。胸痛多为轻微隐痛、胀痛或一过性针刺样痛，疼痛与呼吸或体位无关，一旦胸痛明显应考虑可能有肺内感染或并发肺结核，晚期患者可因气胸而突发胸痛。单纯性矽肺咯血少见，合并肺结核、肺癌或支气管扩张时可反复或大量咯血。一般无哮鸣，除非合并慢性支气管炎或过敏性哮喘时，但有些患者由于气道狭窄、扭曲或纤维化，特别是晚期患者可有喘鸣表现。除呼吸道症状外，晚期矽肺可有头晕、乏力、失眠、食欲减退、体重降低、盗汗等症状。急性矽肺现已少见，临床表现为高热不退，进行性呼吸困难，透明黏液样痰，晚期端坐体位，发绀，杵状指。经过 1 ~ 2 年甚至数月即可由工期发展至Ⅱ期甚至Ⅲ期，多死于心肺功能衰竭或合并症。

矽肺发病一般比较缓慢，多在接触粉尘 5 ~ 10 年后，有的可达 20 年后发病。少数病例，由于持续吸入高浓度、高游离二氧化硅含量的粉尘，经 1 ~ 2 年即可发病，有的甚至只有几个月，称为“速发型矽肺”，又称“快型矽肺”。

（二）体征

早期矽肺患者一般无阳性体征。随着病情进展及并发症的出现而产生相应的体征。晚期由于矽肺团块的收缩，导致支气管扭曲、移位。肺部叩诊呈浊音，听诊呼吸音粗糙，合并感染时两肺可听到干、湿性啰音，晚期往往合并肺心病、心力衰竭。

三、诊断

（一）器械检查

1. 胸部 X 线检查　胸部 X 线检查是诊断矽肺的主要方法。胸片表现主要有结节阴影、网状阴影或/和大片融合病灶。其次为肺门、肺纹理和胸膜的改变。典型的矽肺 X 线表现多分布在两肺中下肺野，常在外带明显，也可在两肺上野首先见到。一般情况下，肺尖不受累及，如肺尖出现阴影，特别是阴影不规则，双侧不对称，很有可能合并肺结核。结节在两肺散在分布，为大小相似、形态一致、密度相近、直径约 1 ~ 3mm 圆形或类圆形阴影。接触粉尘量和粉尘中游离二氧化硅含量与矽肺病情进展有关。有的可在很短时间内出现明显进展，也有在数年之内没有明显发展。严重的病例，进展快，圆形小阴影逐渐增大、增多，恰似漫天大雪。由于小阴影的密集、融合，进而相互靠拢、连接、逐渐融合成团块状，在 X 线胸片表现为致密的片状影，如双侧对称呈双翼状或腊肠状。融合块的形成，除了由小阴影密集、融合外，也与肺内反复感染而促成融合块形成或气胸压迫有关。融合块收缩造成气管纵隔移位、变形、扭曲。心脏被牵拉移位，肺门往上移，致使增粗的肺纹呈“垂柳状”。融合块与肺门间有条索状阴影相连。膈胸膜因粘连收缩呈现天幕状阴影。矽肺的块状病变极少有因坏死而形成空洞的，如发现有空洞形成多因伴有结核所致，这样的空洞多长期不闭合。矽肺患者胸片上可见到增大的淋巴结，表现为肺门阴影增大，密度增高，边缘模糊不清。特征性表现为在淋巴结边缘形成一层很薄且很致密的“蛋壳样”环状钙化阴影，这种钙化是由矽尘致肺门淋巴结周边部坏死、钙盐沉着所致。这种肺门淋巴结蛋壳样钙化偶见于其他疾病，如结节病（sarcoidosis）、淀粉样变性（amyloidosis）、硬皮病、芽生菌病、组织胞浆菌病、经照射后的霍奇金（Hodgkin）病等。数组淋巴结可融合呈“桑葚状”，是矽肺的特征性影像。这种钙化改变与矽肺严重程度往往不一致，甚至在无明显矽肺征象或无晚期矽肺存在下出现。如有长期粉尘吸入的职业史则蛋壳样钙化可提示有矽肺的存在。

长期吸入二氧化硅或混合有其他粉尘，肺部可形成间质纤维化，相互交织成网状阴影。网状阴影呈现粗细不一、形态各异、长短不等的纤维条索状不规则阴影。网状密集时肺野朦胧呈毛玻璃状。网状之间常有泡性气肿。

晚期矽肺胸片上还可见到胸膜肥厚粘连、肋间隙变窄、肋膈角消失及纵隔心包粘连等征象。膈胸膜粘连收缩可呈“天幕状”阴影。偶尔两肺上野可见到胸膜斑。

肺 CT 检查可以发现普通胸片观察不到的胸膜及肺实质的变化，尤其高分辨 CT 对小圆形阴影和融合阴影的诊断率明显提高。

矽肺非典型影像学变化有时为中叶综合征，表现为中叶狭窄或堵塞。

2. 肺功能检查　矽肺患者早期肺功能多无明显变化。随着病变进展及肺纤维化程度加重，肺顺应性降低，可出现限制性通气功能障碍，如肺总量（TLC）、肺活量（VC）、残气量（RV）均降低，同时伴弥散功能障碍，严重时可有低氧血症。中国医学科学院对钨矿矽肺的调查发现Ⅰ期矽肺患者肺活量较正常工人减低10%～20%，Ⅱ期矽肺减低20%～30%，Ⅲ期矽肺减低可达30%～50%。第一秒用力肺活量（FEV_1）与用力肺活量（FVC）下降程度相一致，或低于FVC。

由于矿工中吸烟者较多，合并慢性阻塞性肺疾病（COPD）者可出现阻塞性通气功能障碍或混合性通气功能障碍。矽肺由于肺泡及间质广泛纤维化，毛细血管闭塞，血流量减少，肺气肿形成，气体分布不均、弥散面积减少，致使一氧化碳弥散功能（DLco）明显下降。

单纯矽肺患者动脉血气变化不大，特别是动脉血pH和$PaCO_2$多无异常。若病情加重，尤其是出现严重阻塞或限制性通气功能障碍时，则PaO_2降低，甚至在休息状态下也有明显下降，出现低氧血症。

（二）实验室检查

矽肺患者无特异的血清学或血液学的敏感诊断指标。矽肺患者血、尿常规检查多在正常范围，晚期矽肺血沉可增快，血矽、尿矽测定波动范围较大，人血白蛋白减少，球蛋白增多，以α－球蛋白和γ－球蛋白增多为多见。多年来，通过动物实验和不同期别的矽肺患者进行了血清铜蓝蛋白、溶菌酶、黏蛋白、肿瘤坏死因子、免疫球蛋白以及尿羟氨酸等研究，观察到随着病期发展有不同程度的升高，但特异性不强。

（三）诊断

详细询问职业史，尤其是粉尘接触史非常重要。职业史包括接触矽尘的工龄、工种、生产方式、现场粉尘浓度情况及防护卫生条件。技术质量合格的后前位胸片不仅是诊断矽肺的主要方法，也是尘肺诊断分期的依据。根据患者有密切的矽尘接触史结合X线胸片、肺功能检查，在排除其他疾病基础上综合判断不难做出诊断。诊断困难者，可考虑纤维支气管镜检查、肺泡灌洗液分析及开胸肺组织活检。

矽肺合并肺结核往往出现X线胸片表现的不典型性，尤其位于结核非好发部位，加之部分病例无典型结核中毒症状，因此易造成诊断困难。或虽位于结核病的好发部位，但形态不规则，出现类圆形阴影或团块影明显分叶、胸膜凹陷等与肺癌或其他肺部疾病相似的表现。

临床有时将矽肺误认为肺癌，尤其是三期矽肺呈现块状阴影者，因诊断不清而手术者常有报道。通常肺癌肿块常为单侧、分叶，边缘常具毛刺，短期内若不治疗病灶会逐渐增大，病情恶化，甚至转移，单用一般抗炎治疗无效。

1997年我国颁布的《尘肺的X线诊断》中尘肺X线诊断和分期标准如下。

A. 无尘肺（0）

a. 0　X射线胸片无尘肺表现。

b. 0＋　胸片表现尚不够诊断为Ⅰ者。

B. 一期尘肺（Ⅰ）

a. Ⅰ　有总体密集度1级的小阴影，分布范围至少达到两个肺区。

b. Ⅰ＋　有总体密集度1级的小阴影，分布范围超过4个肺区或有总体密集度2级的小阴影，分布范围达到4个肺区。

C. 二期尘肺（Ⅱ）

a. Ⅱ　有总体密集度 2 级的小阴影，分布范围超过 4 个肺区；或有总体密集度 3 级的小阴影，分布范围达到四个肺区。

b. Ⅱ＋　有总体密集度 3 级的小阴影，分布范围超过 4 个肺区；或有小阴影聚集；或有大阴影，但尚不够诊断为Ⅲ者。

D. 三期尘肺（Ⅲ）

a. Ⅲ　有大阴影出现，其长径不小于 20mm，短径不小于 10mm。

b. Ⅲ＋　单个大阴影的面积或多个大阴影面积的总和超过右上肺区面积者。

（四）鉴别诊断

1. 急性粟粒型肺结核　本病无职业接触史，起病急，常有结核中毒症状，如高热、盗汗、消瘦、乏力、气急等。往往起病后 2～4 周胸片出现均匀分布、大小一致、密度相等的粟粒样阴影，直径约1～2mm，以两上肺明显，肺尖常受累。抗结核治疗效果较好，肺部阴影可消失。而矽肺临床表现无全身中毒症状，小结节阴影在胸片上表现密度较高，同时有职业接触史。

2. 肺含铁血黄素沉着症　分为特发性与继发性，原因不明的特发性肺含铁血黄素沉着症很少见，常见的是继发于风湿性心脏病和各种原因引起的慢性左心衰竭。以反复发作咯血、气短和不明原因的缺血性贫血为特点，有杵状指（趾）、脾大等体征。本病无矽尘接触史，胸片出现弥漫点状、网状、片状或云絮状阴影，晚期出现广泛肺间质纤维化。痰及支气管肺泡灌洗液中可查到吞噬含铁血黄素的巨噬细胞。

3. 结节病　结节病是一种多系统多器官受累的肉芽肿性疾病，多发生在肺部及胸内淋巴结。Ⅱ期结节病肺门淋巴结肿大，伴有肺部浸润，肺部病变广泛对称地分布于两侧，呈 1～3mm 的结节状、点状或絮状阴影，但以结节状阴影为多见。Ⅲ期结节病肺门肿大淋巴结消失，肺部呈现纤维化表现。结节病的诊断依据主要是胸片改变、组织学活检。另外，患者可能伴有其他脏器病变，血清血管紧张素转换酶活性增高，血钙和/或尿钙升高，结核菌素试验阴性或弱阳性，BALF 中淋巴细胞百分比增高，T 淋巴细胞亚群为 $CD_4^+/CD_8^+>1$ 可作为参考指标。

4. 其他疾病　如特发性肺间质纤维化（IPF）、外源性过敏性肺泡炎、支气管肺泡癌、肺泡微结石症等，可根据职业史、X 线胸片及典型症状做出正确判断。

（五）并发症

1. 肺结核　肺结核是矽肺最常见的并发症，也是矽肺患者死亡的主要原因之一。据全国尘肺流行病学调查资料统计，全国Ⅰ期矽肺患者肺结核患病率为 10%～30%，Ⅱ期为 22%～30%，Ⅲ期为 50%～90%。在合并肺结核的早期，在矽肺 X 线胸片上往往很难发现病变，患者可无明显症状。如果患者近期出现咳嗽、咳痰、长期不规则低烧、盗汗、乏力或咯血等症状，往往是合并肺结核的可能。病情进展时可出现大片干酪样变，伴有结核空洞的形成，痰菌培养呈阳性。如经强有力的抗结核治疗可趋向吸收好转。

2. 肺部感染　矽肺患者由于免疫功能低下，以及弥漫性肺间质纤维化常易发生肺部感染。肺部感染往往促进矽肺的发展，并易诱发呼吸衰竭而死亡。

3. 慢性肺源性心脏病　晚期矽肺患者由于广泛肺间质纤维化及肺气肿形成，肺血管床减少，血流阻力增高，加重了右心负担，导致肺源性心脏病。尤其当继发呼吸道感染时往往导致心力衰竭和呼吸衰竭，成为晚期矽肺患者主要死亡原因。

4. 自发性气胸　矽肺患者由于肺组织广泛间质纤维化，肺泡壁弹性减退，常伴有阻塞性肺气肿和肺大疱形成，在剧咳或用力时，肺大疱破裂，可发生自发性气胸。矽肺并发自发性气胸可反复发作。少数可发生双侧自发性气胸。晚期矽肺患者由于肺功能极度下降，肺组织和胸膜纤维化，一旦发生气胸，破口不易愈合，若处理不及时可导致患者死亡。

四、治疗

矽肺诊断一旦确立，首先要脱离粉尘作业，并根据患者健康状况及代偿程度，安排适当工作和疗养，同时应加强对患者呼吸道感染和肺结核的预防和治疗，坚持定期复查和随访制度，坚持适当的体育锻炼，加强营养，以提高机体抗感染能力。多年来，我国在治疗矽肺方面进行了深入研究，取得了一定的效果，但不能令人满意。

（一）药物治疗的目的主要是早期阻止或抑制矽肺的进展

1. 克矽平（聚－2－乙烯吡啶氮氧化合物，简称 P204）　为高分子化合物，通过它的氧原子与石英表面的羟基形成氢键而产生作用，使巨噬细胞不受石英粉尘的损伤，对防止矽结节的形成发挥了保护作用，可阻止和延缓矽肺的进展，尤以Ⅰ、Ⅱ期矽肺疗效较好。我国临床应用的克矽平制剂为平均相对分子质量 10 万的 4% 水溶液，可肌内注射或雾化吸入，按每周 20～40mg/kg，肌内注射以 3 个月为一个疗程，间隔 1～3 个月后重复治疗，可用药 1～2 年，一般无明显毒副作用。也可雾化吸入治疗，按 320mg/d，每周 6 次，3 个月为一个疗程，间隔 1 个月可用数个至 10 多个疗程。亦可 30～40mg/kg 用生理盐水 200ml 稀释，按每分钟 40 滴的速度静脉滴注，第 1 个月每周给药 1 次，第 2 个月每 2 周给药 1 次，3 个月后每月 1 次，持续治疗 1 年。

2. 粉防己碱　是一种双苄基异喹啉类生物碱，临床试验表明，对矽肺有一定效果，但停药时间过长，病变又可发展。口服用量每次 100mg，2～3 次/d，3 个月为一个疗程，停药 1～2 个月，可继续应用数个疗程。临床应用对急性矽肺疗效较好。粉防己碱的主要不良反应为纳差、腹胀、腹泻，一般在用药 2～3 天后出现，半个月左右可减轻或消失。另外还可出现皮肤色素沉着、皮肤瘙痒、窦性心动过缓、一过性肝功能（血清 ALT）升高、肝大等，停药后逐渐消失，一般不影响治疗。

3. 其他　目前临床使用的药物还有哌喹类（羟基哌喹、哌喹等）、铝制剂（柠檬酸铝）等药。

（二）合并症治疗

矽肺合并肺结核患者病情较重，且常常耐药，因此，对矽肺患者应常规反复行痰查抗酸杆菌，做到早发现、早治疗，要联合应用抗结核药物，以防结核恶化和病情进展。对矽肺患者亦可预防性抗结核药物治疗。

（三）支气管肺泡灌洗

粉尘在肺内潴留是引起矽肺发生、发展的根本病因，因此清除肺内粉尘可延缓病情的发展，目前国内一些单位采用的大容量全肺灌洗术结果显示，部分患者经上述治疗后症状改善，X 线胸片和对照组相比，病情稳定者居多。该疗法对于短期吸入高浓度矽尘者效果较好。

（四）治疗矛盾及对策

1. 矽肺常合并肺结核　肺结核是矽肺最常见的并发症，也是矽肺患者死亡的主要原因之一。大多数患者心、肺、肝、肾功能极差，如果加用抗结核药物，极易出现肝功能损害。因此，在加用抗结核药之前一定要注意检查肝功能，对已经有肝功损害的患者，根据肝功受损程度，或加用保肝药，或弃用对肝功损害大的抗结核药。

2. 矽肺晚期易合并慢性肺源性心脏病　此阶段，一方面需一定的输液量稀释痰液，保证痰液排除；另一方面，又需考虑患者心脏的承受能力，以免出现心衰。

3. 检查肝功　矽肺患者因经常住院，接受抗生素治疗，加之本身免疫力低下，容易出现真菌感染。抗真菌感染治疗极易出现肝功能损害，因此，在治疗前需检查肝功，根据检查结果采取不同治疗方法。

五、预防

依照《职业病防治法》规定，尘肺病防治要“预防为主、防治结合、分类管理、综合治理”。控制和减少矽肺的关键在于预防，预防首要是降低工作环境粉尘，限制暴露的时间和采取个人防护等，尽可能减少接尘工人对粉尘的暴露。通过采取改革生产工艺、通风除尘、湿性作业、密闭尘源、设备维修、个人防护等综合性防尘措施，使生产中粉尘浓度达到国家规定的卫生标准。对职工要定期体检、定期随访。对合并结核者予以抗结核治疗。加强个人防护，注意个人卫生，开展体育活动，注意营养等。

（王林梅）

第三节　煤工尘肺

煤工尘肺（coal workers’ pneumoeoniosis，CWP）是指煤矿工人长期吸入生产环境中的粉尘所引起的肺部病变的总称。在煤矿生产中有不同的工种，生产过程首先是矿山的开采，然后才是煤的开采，低品位煤中含有大量岩石和其他矿石，二氧化硅含量也高，因此煤矿工人可接触到煤尘、煤矿混合粉尘和二氧化硅（矽尘）粉尘。我国煤工尘肺的概念包括由煤尘及矽尘等混合性粉尘所引起的煤矽肺（anthracosilicosis）、纯煤粉尘吸入而引起的煤肺（anthracosis）和吸入矽尘引起的矽肺。煤矿工人中以煤矽肺最为多见。

煤工尘肺不仅是发展中国家，即使包括欧美在内的发达国家也是常见职业病之一。美国在1988年对3 182名矿工的流行病学调查发现，煤工尘肺总患病率为6.8%。法国煤工尘肺患病率为12%，西班牙工龄10年以上矿工为13%，日本1950年时高达38.5%，1981年后开始下降，哥伦比亚煤工尘肺的患病率为15%，津巴布韦为20%，巴西为6%。

据1986年全国尘肺流行病学调查统计，在393 797例尘肺中，煤工尘肺占39.1%，患病率仅次于矽肺（48.3%）。1996年及1997年两年中，诊断的煤工尘肺新病例仍高达3 482例及2 989例，且在持续增长，近期内难以降下来，说明在煤炭行业抓好尘肺防治任务相当艰巨。

一、病理

煤工尘肺的基本病变包括煤斑（煤尘纤维灶）及灶性肺气肿。肉眼见肺脏体积增大，质地较软，胸膜表面有黑色素沉着，胸膜下为直径1～4mm的圆形或类圆形黑色斑点（煤斑），色墨黑，分布于全肺，以双上肺数量居多，可融合成片。临近粉尘集积的气腔，常轻度扩张，称为灶性肺气肿。淋巴结往往增大，呈均匀的色素沉着且坚硬而无纤维化。

显微镜下见煤尘和吞噬了煤尘的巨噬细胞聚集在肺泡腔、肺泡壁、支气管和血管周围组织，形成煤尘灶和煤尘细胞灶，周围有较多的网状纤维，胶原纤维增生明显则形成煤尘纤维灶。由于细小支气管壁遭到破坏，管腔扩张形成小叶中心性肺气肿，小叶中心性肺气肿是煤工尘肺主要病理特征之一。煤斑多分布于两肺上叶，一般一个肺小叶可见到3～6个煤斑。

煤工尘肺的结节病变，显微镜下小结节约7～19mm，胶原纤维呈同心圆状或类圆状排列，中心部位煤尘较少，外周有大量的煤尘沉着及增生的胶原纤维，并向小叶间隔及肺泡隔延伸引起肺间质纤维化。有时胶原纤维排列不规则，与沉积的煤尘交织在一起，表现为混合尘结节的形态。

进行性大块纤维化（PMF），通常发生于长期接触煤尘的工人，形成直径约1～2cm的块状纤维化病变，可发展至整个肺大叶甚至突破肺叶，相继在数个肺叶内发生大块纤维化。病变部位质硬如橡胶状，墨黑色，有时可见软化或空洞形成，洞腔内含墨黑色液体，胸膜常增厚粘连。显微镜下肺结构破坏，可见到胶原纤维包绕并混杂有色素的透明变性团块替代了肺实质。残余血管呈现闭塞性动脉内膜炎。可见到浆细胞、淋巴细胞和巨噬细胞等慢性炎性细胞。邻近肺组织出现卫星状病灶及血管、支气管硬化。

在煤矿工人中有时可见到Caplan综合征，病理特点为两肺出现大的（5～20mm）类风湿尘肺结节及融合病灶，以两肺下叶多见，镜下结节中心为坏死组织，周围有炎性细胞和巨噬细胞浸润，外层为同心圆状排列的胶原纤维及慢性炎细胞组成的周边带三部分构成。这种病变于1953年由Caplan首先发现，在接触粉尘的患有关节炎的矿工中发生大量结节样病变。这种病变被称为类风湿尘肺，也称为Caplan综合征。

二、临床表现

疾病早期多无症状，随着接触粉尘时间的延长，逐渐出现咳嗽、咳痰、胸闷、气短等症状。咳嗽一般轻微，合并气管炎或肺部感染时常加重，痰呈黑色、量多。当肺纤维化部位发生缺血坏死形成空洞则经常咯出大量黑痰。呼吸困难加重与肺纤维化发展往往相一致，当突发性胸痛并伴有明显的呼吸困难，应考虑可能发生自发性气胸。患者常有胸闷、胸痛的症状，多为胸部隐痛或无固定部位的胸部疼痛，常在阴雨天出现或劳动后加重。

早期多无明显体征，如病情进一步发展，患者出现指甲、口唇发绀，肺气肿严重时可出现桶状胸，叩诊呈过清音，听诊呼吸音减低甚或消失。如合并肺部感染可听到湿性啰音，以双肺底为明显。晚期患者出现有PMF时常可见到肺动脉高压，右心室肥大而导致心、肺功能衰竭。

三、诊断

（一）器械检查

1. X 线表现　煤工尘肺的 X 线胸片表现特点为：网状改变、小结节状阴影、融合的结节状大阴影。

网状改变被认为是煤工尘肺最早的表现，在肺野呈现弥漫性细网状阴影。网状阴影中间见到成簇的、密度较低的、直径在 1～1.5mm 的小结节状阴影。随着病情进展，小结节状或小点状阴影分布的范围扩大，病变融合成不透明的进行性大块纤维化，通常位于两肺上野，也可融合至中、下肺野，有时仅发生在一侧肺野。当融合病变有缺血坏死或煤工尘肺并发结核时，可出现空洞影像。在大块融合阴影或团块状的周边部透光度减低，外侧可看到气肿带。肺门淋巴结肿大较少见。

类风湿尘肺在 X 线胸片上表现为两肺野散在的、圆形的、边缘清楚的结节状阴影，结节阴影的直径多在 0.5～5cm 之间，但通常在 1cm 左右。结节的分布以上中肺野为多，结节可能是多发的，也可能是单发的。多发的类风湿尘肺结节应与矽肺结节、结核瘤、肺部转移瘤相鉴别。我国煤工尘肺中类风湿尘肺发病率较低，一般不超过 1%。

2. 肺功能检查　煤工尘肺早期肺功能无明显变化。晚期患者由于广泛的肺纤维化，呼吸道狭窄，肺气肿导致的肺泡大量破坏，不仅可引起通气功能减退，并能导致气体弥散面积的缩小，肺泡与毛细血管气体交换等换气功能的障碍。表现为 FEV_1、FVC、FEV_1/FVC、VC、MMF 均降低，煤工尘肺出现肺气肿较明显时肺总量（TLC）、肺顺应性增加。弥散功能呈进行性降低，下降也可能与阻塞性肺病或伴有矽肺有关。

（二）诊断和鉴别诊断

根据煤尘接触史、临床表现及胸部 X 线改变等材料，在排除其他疾病基础上进行综合分析、比较，这样绝大部分病例可做出明确诊断。

早期周围型肺癌与尘肺斑片状、融合团块状阴影鉴别较难，两者均有边缘不整、密度不均匀块影，但尘肺的大阴影形成是在小阴影增大、密集、融合致密的基础上，早期阴影边界较模糊，在融合的大阴影中还可隐约辨认有密集的小阴影，后期边界多清楚，在大阴影的周边部看到肺气肿带。而周围型肺癌肿块阴影边缘可呈分叶或毛刺，内部结构不均。

诊断煤工尘肺时应特别与以下疾病鉴别，如特发性肺间质纤维化、肺含铁血黄素沉着症、粟粒性肺结核、肺泡癌、肺泡微石症及外源性过敏性肺泡炎等。根据职业史、临床表现及 X 线影像学特点，结合痰细菌学、细胞学、支气管肺泡灌洗液分析等检查，不难做出诊断。

四、治疗

煤工尘肺是一种慢性进行性疾病，目前尚无确切、有效的治疗药物。该病关键在于预防和控制疾病的发生，采取早期诊断，及时调离粉尘作业环境。伴有慢性阻塞性支气管炎、肺心病和肺结核者应给予相应治疗。有报道采用双侧大容量肺灌洗方法可以洗出大量附着在小支气管及肺泡表面的煤尘、尘细胞和炎性细胞，减轻患者呼吸道症状，但对病情的控制尚难以定论。

（王林梅）

第四节 石棉肺

一、概述

石棉肺（asbestosis）是长期吸入石棉粉尘导致肺部弥漫性肺间质纤维化改变为特征的疾病。与肺癌、胸膜间皮瘤和肺结核的发病关系密切，晚期常严重损害患者的肺功能。

二、病因

石棉是一种纤维状矿物质，含有不同浓度的镁、铁、铝、钙及钠的硅酸盐结合体。石棉均具有细纤维，可弯曲晶体的共性，具有耐酸、耐碱、耐热、坚固、拉力强度大、不易断裂、抗腐蚀、绝缘性能良好等物理特点，在工业方面用途广泛。

按矿物学分类，石棉分为蛇纹石类和角闪石类两大组。蛇纹石类又称温石棉，是一种白色丝状长纤维，柔软，易弯曲，产量高，占石棉用量的90%以上。角闪石类有五种，即青石棉（又称蓝石棉）、铁石棉、直闪石石棉、透闪石石棉和阳起石石棉。这五种石棉均为短纤维，较温石棉具有更强的耐酸性。石棉主要产于加拿大、南非、津巴布韦、俄罗斯和我国的四川、辽宁、河北、青海等省。

石棉影响健康主要有四类，即石棉肺、胸膜斑及胸膜钙化、肺癌和胸膜间皮瘤。其中以肺癌和胸膜间皮瘤对人的影响最大。因此，石棉粉尘所造成的危害备受各国重视。

三、发病机制

石棉肺的发病机制不甚清楚。有学者认为石棉纤维在体内缓慢溶解后，使二氧化硅刺激组织产生纤维化。也有学者认为石棉纤维锋利的末端损伤肺和胸膜而引起肺纤维化。但两种学说均不能解释疾病的发展过程。近年来研究认为，石棉尘颗粒为针状纤维性粉尘，石棉粉尘吸入后，沉积于呼吸性细支气管，部分到达肺泡。沉积的石棉纤维部分向肺间质内移行，部分被Ⅰ型肺泡上皮细胞吞噬。石棉纤维的沉积引起肺泡巨噬细胞在肺泡管、细支气管周围间质及肺泡腔内聚集，引起细支气管黏膜出血、阻塞性细支气管炎、上皮脱落性肺泡炎和弥漫性肺间质纤维化。

四、病理

石棉粉尘吸入后对肺部损害主要分三种情况：①肺间质纤维化；②胸膜斑或渗液；③胸膜间皮瘤。这三种损害可单独发生，也可同时存在。

早期石棉肺主要发生在两肺中下部，外观呈灰白色，质地变硬，切面肺组织结构消失，纤维呈不规则线性向胸膜下肺实质内延伸，相互交织呈网格状。大气道往往无病变，但纤维化区域的支气管可由于肺实质的丧失和瘢痕收缩而闭塞。晚期纤维组织广泛增生，肺泡塌陷并伴炎性机化，肺组织大面积毁损或呈蜂窝状改变，石棉小体散布其间。石棉小体是石棉纤维在肺内被一层铁蛋白和酸性黏多糖包裹形成的，长约20～200μm、宽约1～10μm，呈金黄色，哑铃状、竹节状或蝌蚪状，铁反应阳性，又称含铁小体。肺间质纤维化和石棉小体同时存在，是诊断石棉肺的病理依据。

胸膜斑，表现为壁层胸膜局限性纤维增厚，大小从 1 ~ 2cm 至 10cm 以上的纤维组织。常发生于脊柱两侧胸壁和膈胸膜，可单侧或双侧，斑块坚硬，高出表面，并与周围胸膜分界清楚，不透明，呈乳白色斑块状或结节状、乳头状。显微镜下胸膜斑是一种透明板状胶原纤维，其表面被覆间皮细胞。斑块实质内看不到石棉小体，但电子显微镜下可观察到少量石棉纤维。胸膜斑可发生钙化，在胸部 X 线片检查时易于发现。

胸膜间皮瘤潜伏期较长，可从开始接尘长达 30 ~ 40 年后发生，与石棉接触有明确关系，甚至有因居住环境污染而发病者。石棉肺引起的其他胸膜病变包括胸腔积液、胸膜粘连和广泛胸膜纤维化。支气管肺癌通常在接触石棉粉尘 20 ~ 30 年后发生，肿瘤细胞类型以腺癌多见，但鳞癌亦不少见。

五、临床表现

石棉肺起病多隐匿，多在接触石棉粉尘 7 ~ 10 年以上才开始出现症状。石棉肺时咳嗽较轻微，以干咳为主，随病情进展，渐出现呼吸困难。呼吸困难与病变严重度有关，先是劳力性气短，严重时稍有活动即感气短。胸痛往往较轻，常为背部或胸骨后钝痛，咯血较少见，但如合并肿瘤则可发生咯血。

早期体格检查常无异常发现，胸廓运动多正常，病变严重时呼吸动度受限，触觉语颤降低，一侧或双侧肺底叩诊呈浊音，有时在双肺底部及腋下听到类似尼龙粘扣启开的 Velcro 啰音。随病情进展，在吸气期均可闻及 Velcro 啰音。晚期患者可有杵状指（趾）、发绀、食欲减退、消瘦等症状。当发生心力衰竭时心脏增大，肺底闻及湿性啰音。患者晚期多因肺源性心脏病致心力衰竭和呼吸衰竭而死亡。

六、器械检查

（一）X 线表现

石棉肺的胸部 X 线变化除肺实质的变化外，胸膜的改变往往比肺实质的改变出现早而且明显。

1. 肺部改变　早期表现为在两肺下野和基底部有边缘不规则、细小、弥漫、均匀分布的网状、结节状小阴影。小结节状阴影逐渐增多，使肺野透亮度减低，形成所谓“毛玻璃样”改变。晚期随病情进展，肺纤维化程度逐渐加重并向肺中野扩展，双肺中、下野可出现蜂窝状阴影，但不规则阴影很少出现在肺上野。即使有的病例两上肺野受累，也较中、下肺野为轻，随病情进展，中、下肺野纤维化加重，两上肺逐渐出现代偿性肺气肿。一般在胸片出现中等度 X 线变化，接触石棉粉尘至少在 10 年以上。

石棉肺在 HRCT 上的特征性表现为：和胸膜平行的线条状阴影、网点状影、小叶间隔线增厚、蜂窝样肺等改变，影像学改变以中、下肺野明显。

2. 胸膜改变　在石棉肺患者很常见，以侧胸壁胸膜增厚、粘连，肺尖胸膜、肋膈角模糊、叶间胸膜增厚及胸膜斑等为主要表现，其中以胸膜斑表现具有特征性。胸膜斑是一种局限性的纤维化斑块，多发生在侧胸壁和侧后胸壁，也常见于膈肌的腱膜部，形态不规则，常有钙化。胸膜斑的正面投影，呈模糊的面纱样改变。胸部 CT，尤其是 HRCT 能较好地辨认出胸膜斑，尤其对纵隔胸膜及心包胸膜上的胸膜斑的辨认更有帮助。

（二）肺功能检查

石棉肺肺功能的典型改变为限制性通气功能障碍及弥散功能降低。表现为用力肺活量（FVC）、肺容量（TLC）均降低，残气量（RV）正常或稍增加，肺通气/血流比例失调。晚期为混合性通气功能障碍。石棉肺患者 PaO_2 常有所下降，活动后明显。而 PaO_2 则很少升高。

七、诊断及鉴别诊断

（一）诊断

石棉肺的诊断依据和矽肺相似，包括职业史，石棉粉尘接触史，临床表现及技术质量合格的 X 线胸片，在排除其他类似的肺部疾病后，可做出石棉肺的诊断。

（二）鉴别诊断

有时需与其他疾病相鉴别，如特发性肺间质纤维化、外源性过敏性肺泡炎、硬皮病、类风湿性疾病、癌性淋巴管炎、结节病及药物引起的肺间质纤维化。如果诊断困难，必要时行纤支镜检查或开胸肺活检。

（三）并发症

肺癌是石棉肺的主要并发症，大约 50% 石棉肺患者死于肺癌。接触石棉的人群中发生肺癌的危险性是不接触者的 2～10 倍，吸烟者更甚。据统计，若以不吸烟人群患肺癌的危险度为 1，吸烟者则为 10，吸烟并接触石棉的工人患肺癌的危险度增加到 53～92 倍。由于石棉肺的肺损害为弥漫性的，肺功能损害较为严重，因此，即使发现，也难以承受手术治疗或放化疗。

恶性间皮瘤也是石棉肺的并发症之一，间皮瘤往往在接触石棉粉尘多年后发病，胸痛、气短为其最常见症状，胸腔积液多为血性渗出性，胸腔积液细胞学检查和胸膜活检有助于明确诊断。

石棉肺并发肺结核的发病率约在 10% 左右，病情较矽肺合并肺结核缓和些，但应注意预防，一旦发现，及时治疗。石棉肺患者易反复发生呼吸道感染，且较难控制，可致呼吸衰竭，甚至死亡。

八、治疗

石棉肺患者，一经诊断，即应调离粉尘作业，根据劳动能力安排合适工作。目前尚无有效药物或其他方法用于石棉肺的治疗，主要是预防和控制并发呼吸道感染。

石棉肺常合并结核、真菌、心衰，此外大约还有 50% 左右的患者因合并肺部肿瘤而死亡，患者发现肿瘤时往往因肺功能极差，已失去手术、放化疗机会，预后极差。

（王林梅）

第二十七章　胸膜疾病

第一节　气胸

一、分类

由于各种原因造成脏层胸膜破裂，或由于外伤壁层胸膜破裂，肺内或大气中的气体进入胸膜腔内积气称为气胸（pneumothorax）。气胸可分为以下几类：

1. 人工气胸　采用人工方法将一定数量的滤过空气注射到胸膜腔内，以便进行X线检查，用不着鉴别胸膜和肺内病变。此外，此法过去曾用于治疗空洞性肺结核等现已废止。

2. 创伤性气胸　因胸部穿透伤、钝伤、外科手术、胸膜腔穿刺、锁骨下静脉插管、臂从神经麻醉、针刺治疗不当等损伤胸膜所致。

3. 自发性气胸　由于各种疾病造成脏层胸膜破裂，肺内空气进入胸膜腔，自发性气胸患病率为（5～7）/10万，男女之比为5 ∶ 1，多见于中青年人。近年来老年患者增多，可能是由于继发于慢性阻塞性肺病（COPD）、肺间质纤维化的气胸患者增多的缘故，目前临床上所报告的自发性气胸患病率可能低于实际患病率，因为小量气胸患者常无症状、容易漏诊。

二、临床表现

气胸多发生于20～30岁；特发性气胸也多见于年轻人，而由COPD引起的多见于40岁以上者。

（一）病史

除特发性气胸外，临床上多数为继发性气胸，病史包括如下几个方面：

（1）COPD、慢性支气管炎、阻塞性肺气肿。

（2）肺结核、化脓性肺炎、弥漫性肺间质纤维化、胸膜恶性肿瘤直接侵及脏层胸膜、正压人工通气、其他胸肺疾病如Marfan综合征、二尖瓣脱垂、膈下脓肿、百日咳、肺梗死、支气管囊肿、食管穿孔等也可引起气胸。

（3）月经性气胸：多发生于月经前期或月经期，其机制尚未完全明了。

（二）症状

大多起病急骤，有咳嗽、打喷嚏，或提举重物、用力排便、屏气的情况。典型临床症状包括突发性剧烈的患侧胸痛、刺激性干咳、呼吸困难、呼吸急促、不能平卧。张力性气胸患者表现为呼吸困难、呼吸浅数、发绀，甚至呼吸衰竭。循环衰竭者可有出汗，脉搏细弱而速。尚有烦躁不安、意识不清或完全昏迷。少数起病隐袭，或者可全无不适感觉，仅在胸部

X 线检查时发现气胸征象，或仅表现为原有的呼吸困难进一步加重，尤其是 COPD 患者发生气胸时。

（三）体征

典型气胸患者的体征是：患侧胸廓饱满。肋间隙膨隆，患侧呼吸运动减弱，乃至消失，呼吸浅而速，语颤减弱，气管和心尖搏动向健侧偏移。叩诊鼓音，右侧气胸时肝浊音界下降，左侧气胸时心界叩不出。呼吸音减弱或消失，语音传导减弱，左侧少量气胸时可听到与心跳一致的破裂音。少量气胸时常无明显体征，可能仅表现为患者立位或坐位时肺尖区叩诊轻度过清音，或呼吸音减低。此外包裹性气胸者体征可能很局限。

三、诊断

（一）X 线检查

典型表现为向外凸出的气胸线，气胸线以外的胸腔内透光度增加，无肺纹理。大量气胸时肺被压向纵隔，肺叶边缘呈弧形，或因肺叶萎缩程度不同而形成分叶状。张力性气胸时纵隔向对侧移位。发生在下胸部的气胸 X 线胸片上肋膈角特别锐利，伴有胸腔积液（液气胸）时可见液气界面。肺结核或肺部化脓性炎症已使胸膜发生粘连则易形成局限性气胸，其形态则视病变部位而定。局限性气胸在后前位胸片上有时不易发现，透视下缓慢地转动患者，变换方向，多轴透视可发现气胸。

呼气相摄片有助于发现少量气胸，这是因为呼气时肺体积变小，而气胸量不变；因此气胸占胸腔的比例相对变大，另外呼气时肺密度增高而气胸的密度不变，两者对比度更加明显。

（二）胸膜腔内压力测定

用气胸箱测定胸膜腔内压力可了解气胸类型，以指导治疗。

1. 闭合性（单纯性）气胸　胸膜脏层裂口较小，可随肺萎缩而闭合，空气不再进入胸膜腔，胸膜腔内气体不多，早期胸膜腔内压力接近或稍高于大气压，抽气后胸膜腔内压力很快变为负压，且不再升高。病程中胸膜腔内气体逐渐被吸收。

2. 开放性（交通性）气胸　由于破口较大，或因胸膜粘连、妨碍肺脏回缩，使裂口难以闭合，胸膜腔与支气管腔相通，呼吸时气体可经裂口自由进出，胸膜腔内压力在 0 点上下，抽气后压力无变化。

3. 张力性（高压性）气胸　脏层胸膜破口单向活瓣，吸气时或剧烈咳嗽、屏气时空气经裂口进入胸膜腔内，但呼气时此口关闭，进入胸膜腔内的空气难以逸出，致使胸膜腔内压力不断升高，甚至可达 2.0kPa 以上，抽气后胸膜腔内压力虽然暂时下降，但不久又迅速升高。

（三）特殊情况

某些特殊情况下自发性气胸容易漏诊，故诊断时应特别注意

1. COPD 并发气胸　COPD 患者很容易并发气胸，往往有如下特点：多见于 40 岁以上，男性多于女性，多发生于秋冬季；起病多不突然，常无明确诱因；胸痛程度不太剧烈；对于 COPD 患者的呼吸困难和发绀的突然或进行性加重应警惕自发性气胸的可能；COPD 患者发生气胸时常为局限性，所以诊断时除普通胸片外应进行多轴透视。

2. 机械通气过程中发生气胸　下列情况之一者应警惕气胸之可能。①人工通气患者在通气过程中突然出现呼吸频率加快。②人机同步性突然变化，双方不协调。③吸气峰压急剧升高。④胸部局部呼吸音减低，叩诊鼓音。⑤出现皮下气肿。

3. 月经期自发性气胸　大多发生于30～40岁的女性；气胸发生与月经周期有关，常在月经来潮前24～48h出现症状，包括突发性胸痛、呼吸困难，也可表现为上腹痛或肩痛；可每月发生或间歇发生；妊娠期或服用抑制性排卵药物期间可不再发生气胸。绝大多数气胸发生于右侧；多数患者发生气胸时气量较少，症状轻，易漏诊，气体可在几天内吸收。

（四）鉴别诊断

诊断自发性气胸时应注意与以下疾病相鉴别：

1. 支气管哮喘急性发作　哮喘急性发作时可有呼吸困难，叩诊时可有过度充气体征，易与自发性气胸相混淆。但经详细询问病史，仔细体检，及X线检查可以鉴别。但有时严重哮喘患者可并发自发性气胸。

2. 阻塞性肺气肿　患者有活动后气短加重的病史，急性感染后呼吸困难可进一步加重，易与自发性气胸相混淆。仔细地了解病史，认真体检，特别是X线检查，有助于鉴别。

3. 急性心肌梗死　患者可有急性发作的剧烈胸骨后胸痛、呼吸困难、循环衰竭，与自发性气胸颇为相似，但急性心肌梗死患者常有高血压、动脉粥样硬化、冠心病史，心电图、胸部X线、酶学检查有助于鉴别诊断。

（五）肺栓塞

可有胸痛、呼吸困难、发绀等类似自发性气胸的临床表现，但患者可有低热、咯血、下肢或盆腔栓塞性静脉炎、骨折、心脏病特别是心房纤颤和感染性细菌性心内膜炎、长期卧床史，体检、X线胸片、肺通气/灌注扫描有助于鉴别。

此外，消化性溃疡穿孔、膈疝、胸膜炎，有时可出现急性胸痛、呼吸困难，也应与自发性气胸相鉴别。另外，自发性气胸在X线检查时还应注意与肺大疱、支气管囊肿、肺内巨大空洞相鉴别。

（六）并发症

皮下气肿和纵隔气肿、血气胸、脓气胸、呼吸循环衰竭。

四、治疗

自发性气胸治疗原则有以下三个方面：根据气胸类型选择适当的排气方式，尽快解除症状，使肺复张；预防和治疗并发症；防止和减少复发。

（一）自发性气胸的治疗

1. 一般性治疗　包括卧床休息，注意给予镇静、止痛、镇咳药物，如索米痛片（去痛片）0.5g，1～2次/天口服；剧烈咳嗽者可用喷托维林片25～50mg口服3次/d，复方甘草合剂10ml口服3次/d，症状严重影响气胸吸收者可待因片15～30mg口服1～2次/d，烦躁不安者，又无合并呼吸衰竭可用地西泮2.5～5mg口服1～2次/d。必要时吸氧，吸氧的流量一般不超过中等浓度，并密切注意观察病情变化。

2. 尽快排气以解除压迫症状，尤其是高压性气胸　应急的处理措施，如有气胸箱，最好先用气胸箱穿刺抽气，并可同时测压。穿刺部位多选择患侧锁骨中线第2～3肋间。局限性气胸者应根据具体部位而定。紧急情况下无气胸箱可用，可以采取以下简便措施进行抢救。

（1）将已消毒过的大号针头迅速插入患侧胸腔，以排出胸腔中的气体。

（2）用大号注射器连接三通开关，通过注射针头紧急抽气。

（3）将消毒过的注射针头插入到胸腔中，尾端通过一胶管与水封瓶相连。

（4）将一粗头尾部扎上一个橡皮指套，指套末端剪一个小裂缝，将针头插入胸膜腔进行简易排气。

3. 连续排气引流　在进行上述紧急处理的同时，可着手准备连续排气引流装置。目前引流装置有两种。

（1）水封瓶连续排气法：穿刺或插管部位一般先在患侧锁骨中线第 2 肋间或第 3 肋间，或腋前线外侧第 4～5 肋间。如系局限性气胸，或为了引流胸膜腔内积血，则需在 X 线透视下确定适当的穿刺或插管的部位。局部消毒麻醉后将一粗针头插入胸膜腔，然后通过导管与水封瓶的玻璃管相连，玻璃管下端插入水面下 1～2cm。也可以局麻后沿肋骨上缘平行做一 1.5～2cm 长皮肤切口，用套管针穿刺进入胸膜腔，去除针芯，通过套管将引流管（消毒的硅胶管或导尿管，并事先将其前端剪成鸭嘴状开口，且前端侧壁再剪 2～3 个侧孔）插入，并将其固定在胸壁上。另一端通过导管与水封玻璃管相连。

（2）负压连续排气法：胸膜腔穿刺或插管方法同上，使胸膜腔保持在 -0.8～-1.2kPa（-8～-12cmH_2O）的负压。其优点是省去了负压吸引器，又能短时间内达到同样效果，但胸腔气体较多、肺压缩较久、时间较长，负压吸引较快时易导致复张后肺水肿，故应缓慢排除胸内气体。

（3）排气引流过程中的注意事项：水封瓶一定置于低于患者胸腔的地方。每天应更换引流瓶中的水，防止胸膜腔内继发感染。经常检查引流管是否通畅。如水封瓶内液面波动突然消失，患者气急加重，患处呼吸音减低，提示引流导管阻塞。拔管时机：萎陷肺完全复张后维持较低的负压水平，继续吸引 1～2 天，夹住引流管停止负压吸引，观察 2～3 天，如气胸不再复发即可拔管。

4. 手术治疗　主要适用于张力性气胸，严重的交通性气胸，双侧气胸，COPD 及弥漫性肺间质纤维化并发气胸，月经性气胸。手术方式包括切除折叠缝合肺大疱，加做胸膜摩擦术（用纱布擦拭壁层胸膜），或壁层胸膜切除术。

（二）不同类型气胸治疗方法的选择

1. 单纯性气胸　气胸量较小，无明显症状的可单纯限制活动，卧床休息。据报道气胸每日可吸收 1.5%，所以压缩 15% 的患者可在 10 天内完全吸收。气量较多时，肺萎陷 > 20% 或症状明显，可每日或隔日抽气一次，每次抽气量不超过 1L，抽气速度不宜过快，以免引起复张后肺水肿。如以抽气治疗数次气胸仍不见好转，或症状反而加重者，应尽早采用水封瓶连续排气。

2. 张力性气胸　应用水封瓶连续排气法或负压连续排气法，经过一周排气治疗，如果仍旧持续漏气，应考虑手术治疗。

3. 交通性气胸　气胸量小且无明显呼吸困难者可卧床休息，限制活动，必要时可用水封瓶引流。如破口较大，或因胸膜粘连，牵拉，裂口持续存在，单纯排气不能奏效时，可经胸腔镜行裂口粘连烙断术，促使破口关闭，如无禁忌也可考虑手术开胸结扎裂口，并用纱布擦拭壁层胸膜，促进术后胸膜粘连。

4. 月经性气胸　除采用排气减压治疗外，还可加用抑制排卵药物，如黄体酮、雌激素、炔诺酮、异炔诺酮；气胸经常复发者应进行手术，术中注意寻找横膈缺损和子宫内膜异位症。

（三）胸腔镜与纤维支气管镜替代

20 世纪 70 年代以后不少的作者提倡使用纤维支气管镜（纤支镜）替代胸腔镜，笔者医院的方法是术前数小时先行人工气胸，患者取侧卧位，在局麻下多于腋中线五、六肋间做一个小切口，先置入一个橡胶胸管或一个金属套管，然后伸入纤支镜。在治疗气胸方面，纤支镜直视下通过活检孔插入小导管到肺大疱或肺组织穿孔处，对准肺大疱或肺组织穿孔，喷注纤维蛋白胶或快速医用 CT 胶，使破口黏合。然而，该法存在许多问题，如直接以胸壁切口进入胸腔或经橡胶胸管进入，由于纤支镜本身柔软，无较硬的套管等在胸壁入口处支撑，难以操纵其末端位置，肺大疱或破口不易找到；如果使用金属或其他硬式套管，尚存在导致纤维内窥镜的末端橡胶保护层受损伤的可能。使用纤维内窥镜的最大缺陷在于其低诊断阳性率，高误诊率。

然而，现代电视胸腔镜（video assisted thoracoscopy）微小的创伤、广阔的视野和清晰的图像，使得其不仅能应用于诊断，而且能进行以前难以想象的复杂操作。使得许多原来不可能的手术操作成为现实，而且取得了比常规开胸手术更好的效果。由于胸腔镜下手术的这些优点，使得这项技术在近二三年内得到了飞速发展和推广。

目前，电视胸腔镜手术的作用远远超出诊断、治疗自发性气胸、各种原因的胸腔积液。电视胸腔镜几乎涉及胸内的每一个器官。然而，正由于这是一项崭新的领域，无疑在许多方面尚不成熟，甚至还存在着不同的看法和观点。

（四）处理并发症

1. 纵隔气肿和皮下气肿　一般无需特殊处理，有人认为吸入 95% 氧气可加速皮下气肿、纵隔气肿的吸收。如纵隔气肿张力过高，可在胸骨上穿刺或切开排气。

2. 血气胸

（1）保守治疗原则和方法

1）尽早进行有效引流，胸膜腔抽气，或胸膜腔插管闭式引流。导管口径宜稍粗，侧孔要大，以免堵塞。引流速度不宜过快。

2）吸入氧气。

3）服用止血药物。

4）及早补充有效血容量。

（2）手术指征

1）短期内胸膜胸引流量 >1L/d，或每小时持续引流量 >100ml，无出血停止倾向。

2）补足血容量后休克仍难以纠正。

3）持续胸膜腔内引流后仍有胸膜腔积液征象。

4）疑有胸膜腔内血液凝固，胸膜腔内积血难以吸引出来。

（3）脓气胸：治疗上要特别注意应紧急抽脓排气，连续保持引流通畅，静脉点滴敏感抗生素。

（4）呼吸衰竭：一般气胸患者出现呼吸困难，经抽气减压后多会减轻。若抽气减压后呼吸困难仍不能缓解，尤其是肺功能不全者可在减压排气基础上酌情进行机械辅助通气，但要特别注意吸气压力不能过高。

（5）休克：治疗上特别注意紧急抽气减压以增加回心血量，同时及时补充有效循环血量。

（五）防治气胸复发

据报告首次气胸后约有20%～30%患者在2年内复发，第二次发生气胸者中再次发生气胸的比率更高。一般而言，单纯抽气治疗者复发率较高，而采用导管闭式引流者复发率较低。20世纪70年代以后推荐胸膜粘连法以防治气胸复发，起到了很好的作用。

1. 胸膜粘连法的适应证

（1）多次复发的青年人气胸。

（2）长期漏气不止。

（3）双侧气胸史。

（4）合并肺大疱。

（5）已有肺功能不全。

2. 粘连剂

（1）单纯理化刺激剂：滑石粉、白陶土、四环素、葡萄糖。

（2）生物刺激剂：支气管炎菌苗、卡介苗、卡介苗细胞壁骨架，A型溶血性链球菌制剂、奴卡菌细胞骨架、脱氧核糖核酸酶合剂。

（3）免疫激活剂：OK_{432}。

（4）纤维蛋白补充剂：自身血、血浆、纤维蛋白原加凝血酶。

（5）直接黏合剂：氰基丙烯酸酯。

3. 常见不良反应　常见不良反应为胸痛、发热、胸水。

开胸手术切除肺大疱加胸膜摩擦是防止气胸复发的最有效方法。手术指征包括：张力性气胸引流失败者，长期肺不张，血气胸，双侧同时气胸，高度胸膜肥厚致肺膨胀不全，伴肺大疱，复发性气胸，月经性气胸，青少年气胸。

（魏秀燕）

第二节　血胸

胸膜腔内积聚着血液称之为血胸（hemothorax）。真正的血胸，积血的红细胞比容或红细胞计数应该等于或大于末梢血的50%，不足50%的称之为血性胸腔积液（bloody pleural effusions）。胸膜腔积液的红细胞比容达5%时肉眼看上去就如同积血一样。

根据血胸发生原因和机制的不同，可将血胸分为创伤性血胸（traumatic hemothorax）和非创伤性血胸（momtraumatic hemothorax）。绝大多数血胸属创伤性血胸，是由于穿透性或钝性胸部创伤所引起。非创伤性血胸很少见，可继发于某些胸部或全身性疾病，极少数患者找不到明确的引起出血的原因。非创伤性血胸又称自发性血胸（spontaneous hemothorax）。此类患者均无外伤史，但有时可有咳嗽、腹压增加、负重、疲劳、运动、突然变换体位等诱因，尽管自发性血胸临床少见，但病因多种多样，若对其缺乏了解和认识，常常造成临床漏诊和误诊，导致不正确处理，产生严重后果。与创伤性血胸相似，主要也表现为内出血和胸腔内器官受压的征象。非创伤性血胸按其病因又可分为特发性血胸（idiopathic spontaneous hemothorax）、感染性血胸（infecthous hemothorax）、子宫内膜异位引起的血胸及其他原因引起的血胸、胸壁、肺、胸内大血管或心脏的穿透伤或钝性伤均可引起胸膜腔内积血称创伤性血胸，同时存在气胸时创伤性血气胸。

根据第三军医大学西南医院47例自发性血胸临床资料显示，自发性血胸在临床上并非罕见。约占同期住院自发性气胸的5.8%，一般有明显诱因，有典型的临床表现，如胸痛、呼吸困难、失血貌等。

一、临床表现

小量血胸（500ml以下），如果患者体质较好、出血速度不快，可无明显症状。大量血胸（1 000ml以上），且出血速度较快者，可出现面色苍白、出冷汗、脉细速且弱、呼吸急促、血压下降等内出血征象和心肺受压征象。查体可发现肋间隙饱满、气管向健侧移位、叩诊呈浊音。由于肺裂伤而引起的血胸患者常伴有咯血。开放性血气胸患者可直接观察到血液随呼吸自创口涌出的情况，并可据此估计胸内出血的严重程度。

二、诊断

（一）有胸部创伤史（包括医源性所致）

自发性血胸有咳嗽、腹压增加、负重、疲劳、运动、突然变换体位等诱因。

（二）实验室检查和特殊检查

大量出血患者外周血红细胞和血红蛋白明显下降。

1. X线胸片　积血量<200ml时，X线胸片也难做出诊断。积血量<500ml时，肋膈角变钝，合并气胸时可见肋膈角区有液平面，卧位摄片常被遗漏，应行直立位摄片，并定时（损伤后6h，24h）做X线胸片随访。积血量在1 000ml左右时，积液阴影达到肩胛下角平面。积血量超过1 500ml时积液阴影超过肺门水平，甚至显示为全胸大片致密阴影和纵隔移位。

2. 超声检查　可看到液平段。胸腔穿刺抽得不凝固血液时则可确定诊断，在凝固性血胸时不易抽得血液或抽出的量很少，但内出血症状加重，X线胸片显示积液量增多。另外，在临床症状严重时，可以根据物理诊断检查，直接先做胸腔穿刺来确立诊断，而不必等待或根本不能先做X线胸片检查。

有下列情况者提示出血仍在继续应高度警惕：①患者处于严重休克状态伴有明显呼吸困难，患侧肋间隙增宽，叩诊浊，气管及纵隔向健侧移位，周围血液血红蛋白往往低于90～100g/L。②开放性胸部创伤伴休克状态，有大量血液随呼吸从伤口涌出。③胸腔穿刺抽得的血液很快凝固（肯定不是误刺入血管），则说明胸内有活动性出血。④经输血补液后，血压不回升或升高后又迅速下降。⑤重复测定人体周围血血红蛋白、红细胞计数、红细胞比容也进行性下降。⑥胸膜腔穿刺抽不出血，但内出血症状加重，X线胸片显示胸膜腔阴影继续增大。⑦放置胸腔闭式引流后，每小时引流量超过200ml并持续2h以上，或24h引流血液超过1 000ml。⑧胸腔引流血液色鲜红，温度较高，其血红蛋白测定及红细胞计数与周围血液近似。

（三）鉴别诊断

1. 横膈破裂　胸部创伤后横膈破裂，胃疝入胸腔，患者可出现呼吸困难、休克等症状，X 线胸片显示胸腔下部液气平面，可误诊为创伤性血气胸，仔细阅片可见到胃轮廓影，下胸部有时可听到胃肠蠕动音，放置胃管注入造影剂可协助鉴别。

2. 陈旧性胸腔积液　病史不说的陈旧性胸腔积液患者，发生胸外伤后的胸片显示胸部积液阴影，可误诊为外伤性血胸，胸腔穿刺抽得黄色液体或陈旧性血性液体可以区别。

3. 创伤性乳糜胸　创伤性血胸大多发生于创伤后早期，少数迟发性血胸可发生于伤后 5～18d。创伤性乳糜胸常发生于创伤后约 2 周，与迟发性血胸可以相混淆，但前者引流量与饮食关系密切，乳糜激发试验可以协助鉴别。胸腔穿刺采集标本的性质和乳糜试验可以鉴别。

4. 脓胸　胸腔内积血可以引起中等度体温升高及白细胞增多，须与血胸继发感染形成的脓胸相鉴别。血胸继发感染后的表现有：①高热、寒战、疲乏、出汗，白细胞计数明显升高并可出现中毒颗粒。②胸穿抽得积血涂片红白细胞正常比例为 500 ∶ 1，如白细胞增多，红白细胞比例达到 100 ∶ 1 时，即可定为已有感染。③将胸腔抽出液 1ml 放于试管内，加蒸馏水 5ml，混合后放置 3min，如上部溶液为淡红色而透明，表示无感染，如溶液呈混浊或出现絮状物则多已继发感染。④将胸液做涂片检查和细菌培养，并做抗菌药物敏感测定，可以协助鉴别对治疗做出指导。

三、治疗

特发性血胸一旦确诊即应安置粗口径的胸腔闭式引流，同时补充血容量。复张的肺组织可以贴补胸膜壁层血管达到止血目的。但治愈后有复发之可能。

自发性气胸一经确诊即应卧床，补充血容量，尽快放置胸腔闭式引流，以达排气止血之目的。经内科保守治疗后仍出血不止，继续漏气或休克不能纠正，应紧急手术。闭式引流观察 3～4h，若每小时引流出血液 100ml 以上，伴血压和血红蛋白有下降趋势者，也应紧急手术。

特发性血胸的手术指征：有进行性血胸证据者，应立即开胸探查寻找出血的血管，予以结扎，必要时做肺楔形切除，对胸膜顶部出血点予以缝扎。电灼止血可以获得一定效果，但有复发出血的可能。胸管引流不能有效排出胸腔积血时也应及早开胸手术，清除血凝块，并制止出血。

近年来，一些作者采用电视胸腔镜，吸净积血电灼或置钛夹止血取得良好结果。创伤性血胸的治疗主要是防止休克，对活动性出血进行止血，清除胸腔积血，防治感染。

（一）进行性血胸

在进行输血、输液及抗休克治疗的同时及时进行开胸探查，根据术中所见对肋间血管或胸廓内血管破裂予以缝扎止血；对肺破裂出血做缝合止血，肺组织损伤严重时可行部分切除或肺叶切除术；对破裂的心脏、大血管进行修复。

对暂时不能确定是否为活动性出血时，应尽快安置胸腔闭式引流，利于进一步观察和判断，且可防止血液在胸腔内积聚。

（二）非进行性血胸

估计胸腔内积血少于200ml时，均可自行吸收，不需穿刺抽吸。积血量超过200ml时，应早期进行胸腔穿刺，尽量抽尽积血，促使肺膨胀，改善呼吸功能。对于500ml以上的血胸，有人主张早期安置胸腔闭式引流，可以尽快排出积血和积气，使肺及时复张，也是预防胸内感染的有力措施，同时有监测漏气及活动出血的作用。

（三）凝固性血胸

最好在出血停止后数日内剖胸，做较小开胸切口，清除血块及附着于肺表面之纤维蛋白膜。术后放置闭式引流，并做低压负压吸引，行呼吸功能锻炼，促使肺早日膨胀。小量凝固性血胸，可在数月内吸收，无需特殊处理。若血块已机化形成纤维胸时，应争取早期手术做纤维板剥脱。

（四）感染性血胸

若已继发感染应及时放置闭式引流，排除积脓，并保持引流通畅。同时大剂量全身应用对致病菌敏感的抗生素，避免慢性脓胸的形成。

（五）注意事项

应注意的是，无论任何类型的血胸均不适合用止血药物进行止血治疗，换句话讲，止血药物对防治血胸的出血是无效的，而且会导致严重的不良后果。

（魏秀燕）

第三节　脓胸

胸膜腔化脓性感染后产生的脓性渗出液积聚称为脓胸（empyema），按病理发展过程分为急性脓胸和慢性脓胸。按病变累及的范围分为局限性脓胸（localized empyema）和全脓胸（diffuse empyema）。若合并胸膜腔积气则称为脓气胸（pyopileumothoax）。如果引起脓胸的病因特殊，常常按其病因称作结核性脓胸（tuherculous empyema）、阿米巴脓胸（amebic empyema），以及胆固醇脓胸（cholesterol empyema）。脓胸可以向胸壁溃破形成自溃性脓胸或称为穿性脓胸。若溃向肺组织，则形成支气管胸膜瘘和脓气胸。急性脓胸迁延后则进入机化期形成慢性脓胸。

一、急性脓胸

急性脓胸是胸膜感染的急性阶段，又称为化脓性胸膜炎（purulent pleurisy），大多为继发性感染，致病菌可来自胸腔内脏器或身体其他部位的病灶。无原发病灶的特发性脓胸（idiopathic empyema）临床少见，多发生于免疫功能低下的患者。

（一）临床表现

1. 病史

（1）肺部存在化脓性病灶病史并直接累及胸膜腔。

（2）支气管扩张继发感染病灶，肺结核空洞溃破或感染的肺大疱破裂。

（3）医源性脓胸：开胸手术、支气管残端瘘。其他医疗操作，如胸腔穿刺、胸腔镜的检查和治疗、食管狭窄的扩张治疗或纤维食管镜检查造成的食管穿孔、支气管胸膜瘘、腹腔脓肿等。

（4）临近部位的化脓性感染：如膈下脓肿、肝脓肿、纵隔炎、化脓性心包炎、肾周脓肿、淋巴结脓肿、肋骨或椎骨骨髓炎等。

（5）胸部创伤后脓胸。

（6）脓毒败血症或菌血症时致病菌经血液循环进入胸膜腔。

2. 临床表现　主要表现为高热、胸痛、胸闷、呼吸急促、咳嗽、痰多、厌食、全身乏力等。继发于肺部感染的急性脓胸，常在肺炎症状好转后 7～10 天再出现症状。肺脓肿或邻近器官脓肿溃破进入胸腔时可有突发性剧烈胸痛、呼吸困难、寒战、高热和中毒症状，甚至发生休克。手术并发症引起的脓胸常在手术热基本消退后，体温又重新上升，出现高热、胸闷、憋气、虚弱等症状。支气管胸膜瘘或食管胃吻合口瘘继发的脓胸常有严重的呼吸困难、烦躁甚至休克等。

体格检查可发现心率增快、呼吸急促、气管可向健侧移位，视诊病侧胸壁肋间隙饱满，呼吸运动减弱。触诊语颤消失。叩诊呈浊音并有叩击痛，心浊音界移向健侧。听诊呼吸音减低或消失。有脓气胸时，胸上部叩诊为鼓音。

（二）诊断

（1）血常规检查：白细胞计数升高，核左移。

（2）胸部 X 线检查：因胸膜腔积液量各部位不同而表现各异，少量胸腔积液因液体集聚于下肺四周，显示胸膜反应及肋膈角消失，多量胸腔积液时可显示肺组织受压萎缩，直立位胸片上积液呈外高内低的圆弧形阴影，大量积液呈现患侧一片均匀模糊阴影，胸膜腔横径增宽，纵隔向健侧移位。局限性包裹性脓胸时，积液可位于肺叶间或肺与纵隔、横膈、胸壁之间。X 线透视时包裹性脓胸阴影不随体位改变而变动，边缘光滑，有时不易与肺不张相鉴别。脓气胸或合并支气管胸膜瘘时液平面。

（3）超声波检查：可见积液反射波，能明确病变累及的范围并做出准确定位，协助与肺不张的鉴别。

胸腔穿刺抽得脓液即可诊断为脓胸。符合下列标准之一者即可判断为脓液：①胸液为肉眼脓性渗出液；②胸液涂片革兰染色显微镜下观察发现病原菌；③胸液培养阳性。所以，抽得的脓液均必须送化验室检查，测定其密度、糖和蛋白含量、pH 值、细胞计数，还需将脓液送细菌涂片寻找革兰阳性和阴性细菌。对于未达到脓液诊断标准者，24h 小时后要重新做胸腔穿刺抽得胸液后再做分析。

（三）治疗

急性脓胸的治疗原则为：应用抗生素控制感染；促使肺早日扩张；支持疗法，改善患者全身情况。

1. 抗生素的应用　诊断脓胸后先根据胸腔穿刺抽得的脓液外观和脓液涂片染色初步推测病原菌的类别，结合临床经验选用适当的抗生素。通常根据临床经验选用青霉素类，青霉素钠盐 640 万～1 000 万单位，每日 1～2 次静脉输入；联用第三代头孢菌素类如头孢噻肟钠 2.0g，每日 2～3 次静脉输入；可同时给予甲硝唑或替硝唑注射液 0.2g 分 1～2 次静脉输入。然后，根据细菌培养和敏感试验选用有效的抗生素。原则是给药剂量要大，一般均需经静脉途径给药，体温正常后应再给药 2 周以上，以防止脓胸复发。

2. 排除痰液　方法有胸膜腔穿刺抽脓、胸腔闭式引流术、纤维膜剥脱术、开窗引流术、链激酶脓腔灌注术、胸腔镜。

（1）胸膜腔刺抽脓术：急性脓胸早期，脓液稀薄，易于经胸膜腔穿刺抽出。应及早并反复于胸腔穿刺抽脓并向胸膜腔内注入 2.5% 碳酸氢钠液 50ml 左右，反复胸腔冲洗可获得满意效果。穿刺时必须用较粗穿刺针，穿刺前应行 B 超定位。在腋后线穿刺时，针头应从肋骨上缘进针以免损伤肋间血管。

（2）胸腔闭式引流术：对脓液较多的全脓胸，脓液黏稠的包裹性脓胸，肺脓肿或结核性空洞溃破的张力性气胸，混合感染的腐败性脓胸，有气管胸膜瘘和食管胸膜瘘的脓胸或脓气胸均应安置胸腔闭式引流，以便及时引流脓液，尽快使肺复张，保持胸膜腔负压，预防慢性脓胸形成。对 pH < 7.0、葡萄糖含量 < 3.0g/L 的胸液，也应按脓胸处理。安置闭式引流 24 ~ 48h 后脓液可完全排空，肺叶可全部膨胀，脓气胸也能排尽脓液和气体，全身状况也会得到改善。每天引流量 < 50ml，X 线胸片显示肺全部复张，一般 1 周左右即可拔管，或改为开放引流，脓液稀薄时可经肋间安置硅胶管，脓液黏稠时须放置粗大引流管，可以肋床放置，具体手术方法是局麻 + 肋间神经阻滞麻醉，在置管部位做 4 ~ 6cm 长切口，显露肋骨，剥离肋骨骨膜，用骨剪剪除 3 ~ 4cm 长肋骨，经肋骨骨床切开胸膜，吸净脓液，将浅筋膜与肋骨骨床缝全，以封闭两个肋骨断端，同时切除一段肋间神经，结扎肋间血管，以手指探查脓腔，分离纤维隔膜，以利引流。放置带侧孔的引流管于胸膜腔内，其外端连接水封瓶，缝合皮肤并固定引流管。急性脓胸采用抗生素 + 早期胸腔闭式引流疗法的治愈率可达 85% 左右。

（3）纤维膜剥脱术：适用于急性脓胸安置胸腔闭式引流后 2 周左右，全身感染症状基本控制但脓腔不能消除，X 线胸片或 CT 显示肺仍不能膨胀的病例。在脓腔表面做较小的局限性切口，而不必做正规的后外侧开胸切口，即可完成纤维膜剥脱，剥脱术后继续放置闭式引流。纤维膜剥脱术可以早期消除残腔，防止病程迁延形成慢性脓胸，使肺尽快复张。有支气管、食管胸膜瘘的患者不适宜做此术式。

（4）开窗引流术：对于脓腔不能消除的年老、体弱患者，急性脓胸闭式引流术 2 周后仍有脓液潴留，引流不畅者可考虑行开窗引流术，因为此时纵隔及胸膜已固定，开放引流不会影响胸膜腔的负压变化。此术式更适合支气管胸膜瘘引起的局限性脓胸。具体方法是局麻下做 6 ~ 8cm 长皮肤切口，切除脓腔表面几段肋骨，将浅筋膜与切除肋骨的骨膜缝合，在其上隔离出一个窗口，放置粗短硅胶引流管，其外端用安全别针固定，每天用抗生素溶液冲洗，持续几周脓液可望消除，脓腔缩小。待脓腔缩小到 10cm 以下时可改用凡士林纱布或抗生素溶液纱布引流条换药。对于支气管胸膜瘘可在开窗后进行缝合，此法的优点是适用于年老、虚弱的患者，缺点是住院时间长。

（5）胸腔镜或纤支镜代胸腔镜：对于包裹性脓胸早期行胸腔镜检查，打开分隔，消除肺表面的纤维膜，直视下准确地放置引流管，可达到协助肺扩张和消灭脓腔的目的。如发现纤维膜包裹较厚，镜下不易剥除时，可在胸腔镜引导下扩大切口行纤维板剥脱术，我院采用纤支镜代替胸腔镜对胸腔积液患者进行了诊治，观察 40 余例，发现纤支镜代替胸腔镜有明显地加快胸液排除的作用，较早地发现病因，患者痛苦较小，费用低，是内科处理脓胸较好的措施。

3. 支持疗法　急性脓胸患者全身中毒症状严重，形成的脓液消耗很多能量及蛋白质，故必须加强营养，给予高热量、高蛋白及高维生素饮食，多饮水，以改善患者一般状况。对于衰竭患者，应给予静脉补液，必要时输血，每次输注 100 ~ 200ml 新鲜血液，每周 2 ~ 3 次，既可矫正贫血，又可增加机体抵抗力。

二、慢性脓胸

急性脓胸经过 4 ~ 6 周治疗后脓腔未见消失，脓液稠厚并有大量沉积物，表明脓胸已进入机化期。慢性脓胸的特征是胸膜纤维性增厚，壁层胸膜上的纤维板使胸壁收缩下陷，一般肺表现纤维板较薄，而壁层胸膜、膈面和肋膈角后方较厚，可达 2 ~ 3cm。长期肺萎缩可引致支气管扩张和肺纤维化，丧失再膨胀能力和气体交换能力，导致呼吸功能减退和缺氧，可出现明显的杵状指（趾）。气管、食管和纵隔脏器被牵向患侧。晚期患者肝肾器官可有淀粉样病变，导致肝、肾功能减退。

（一）诊断

慢性脓胸患者因长期感染，多呈消耗性体质。有发热、消瘦、贫血和低蛋白血症，并有气促、咳嗽、咳脓痰等症状。体检检查患侧胸壁下陷，胸廓呼吸活动受限，少数患者脊柱侧弯。胸部叩诊呈实音，听诊呼吸音明显减低或消失，X 线胸片显示胸膜肥厚、肋间隙变窄、纵隔向患侧移位。

（二）治疗

慢性脓胸的治疗原则是全身支持疗法，改善营养状况，增强愈合能力；消除致病原因和闭合脓腔，闭合脓腔的手术方法如下。

1. 改善原有的脓腔引流　原有引流但引流不畅的患者应先扩大引流创口，或根据脓腔造影选择适当部位另做肋床开窗引流术，使脓液排除干净。

2. 胸膜纤维板剥除术　剥除壁层及脏层胸膜上纤维板，使肺组织从纤维板的束缚中游离出来，重新扩张，胸壁也可恢复呼吸运动，既能改善肺功能，又可免除胸廓畸形，是最理想的手术。适用于病程不长，肺内无病变能复张的病例，如果患者一般情况较差，剥离壁层纤维板时出血较多，恐患者不能耐受时，也可仅剥除脏层纤维使肺游离扩张，同时刮除壁层纤维板上肉芽组织和脓块。手术创伤小，患者易耐受，但未能恢复胸壁活动度。下列情况禁忌做纤维板剥除术：如慢性脓胸病程太久者，脓腔壁进一步机化，纤维组织已侵入胸膜下使脓腔壁不能从胸膜上剥除，否则手术损伤大、出血多、手术危险大、效果差。继发性肺组织纤维化时，术后肺仍不能膨胀，手术就达不到预期效果。因此，手术宜在慢性脓胸的早期进行。手术前必须了解支气管和肺部病变情况，如脓胸前的肺部 X 线片、支气管镜检查和必要时做支气管碘油造影，有助于明确诊断，肺内已有广泛的破坏性病变、结核空洞、支气管扩张等，则不宜施行胸膜纤维板剥除术。

手术采用后外侧切口，切除一根肋骨经肋床进胸后，做胸膜外剥离，剥下壁层纤维板，恢复胸廓活动。随后剥离脏层纤维板。上方剥至胸顶，内侧至纵隔部分，下方至肋膈角，将整个脓囊袋切除，肺扩张后脓腔消失，术毕前胸第 2 肋间放置上引流管和侧后第 6 ~ 7 肋间放置下引流管，应用负压吸引使肺扩张，封闭漏气。

3. 脓胸肺切除术　慢性脓胸合并肺组织和（或）支气管有广泛病变的患者，如空洞、支气管胸膜瘘、支气管扩张或肺广泛纤维化、肺不张时，应将脓胸和病肺一并切除。可行脓胸肺叶或脓胸全肺切除术。手术时创伤大、出血多，术前需给予营养和输血改善全身情况，术中补足大量失血。根据患者情况，条件允许者要同期做胸廓改形术，如患者不能耐受手术，可延期施行胸廓改形术消除残腔。

4. 胸膜内胸廓改形术　手术目的是切除脓腔的外侧壁和支撑胸壁的坚硬组织，使胸壁剩留的软组织下陷，适用于局限性脓胸。手术时将脓腔壁层坚厚的纤维板以及肋骨一并切除。刮除脏层纤维板上的脓块和肉芽组织后，用塌陷的胸壁软组织（包括肋骨膜、肋间肌、肋间血管）填入脓腔，紧贴固定在脏层纤维板上，从而消除了脓腔。若脓腔圈套时还可利用背阔肌、前锯肌的带蒂肌瓣填充。术毕胸腔底部放引流管接水封瓶，胸壁加压包扎以帮助胸壁塌陷。胸腔下部脓胸胸廓改形术的效果差，畸形严重，一般不宜采用。此手术缺点是不能恢复肺的功能，并形成永久性胸廓畸形。

5. 带蒂大网膜移植填塞术　大网膜血运丰富、吸收功能良好，易与其他组织粘连并形成侧支管循环，再生力强。引入胸内后很快形成粘连，建立侧支循环，消灭脓胸残腔，使胸廓形状不变或轻度改变，对心肺功能影响小。带蒂大网膜移植填塞术运用于以下情况：①慢性脓胸经肺纤维板剥除术后 2 个月，肺仍不能满意复张，胸管不能拔除者；②对侧有广泛结核病灶或心肺功能不全者；③肺切除术后胸腔感染不愈或合并支气管胸膜瘘者；④纤维板剥除术后脓胸复发者；⑤胸廓成形术失败者；⑥青少年慢性脓胸采用某些术式可防止胸廓严重畸形。如脓腔较大做带蒂大网膜内移植术，大网膜不能占满者可行胸廓成形术弥补之，确保大网膜良好血运是大网膜移植成功的关键。裁剪大网膜时尽量多保留血管，血管需单独结扎，严禁大块成团结扎，保留血管越多，大网膜血运越好，疗效越佳。经借助膈肌切口引大网膜入胸腔比经皮下为好。因为膈肌切口径捷，而经皮下引入时大网膜易受压迫影响血运，能引入的大网膜量亦明显减少。

三、特殊脓胸

（一）结核性脓胸

结核杆菌感染胸膜后可引起胸膜腔产生脓性渗出液积聚称为结核性脓胸。常因病因诊断延误，治疗不当而形成慢性脓胸。

肺结核空洞或肺边缘干酪样病灶破裂或侵蚀胸膜腔的结核杆菌感染，是结核性脓胸最多见的原因。肺结核外科手术污染胸膜腔或并发支气管胸膜瘘形成混合性脓胸或脓气胸。结核性渗出性胸膜炎，若得不到及时正确的诊断和治疗可发展为结核性脓胸，目前其发病率已显著下降。

早期结核性脓胸与结核性渗出性胸膜炎无明确区别，渗出性胸膜炎积液长期不吸收则可逐渐发展为脓胸。结核结节的干酪样物质溃入胸腔则使胸腔积液成为脓性，形成结核性脓胸。

胸膜结核杆菌感染后也有急性炎症的变化过程，但渗出浆液中淋巴细胞含量明显高于一般感染。浆液性及浆液出血性胸膜炎持续 5 ~6 周之后，渗出物开始减少，直至完全消失，但遗留胸膜粘连比一般细菌感染的多。若脓胸进入慢性期后，形成的纤维素沉积厚而坚实，并常有钙化，是造成限制性通气障碍的主要原因；伴有支气管胸膜瘘时，脓液可经瘘口反流至对侧肺，引起结核病变扩散。

1. 诊断　结核性脓胸的确诊较为困难。患者往往有肺结核病史，大多数结核性脓胸起病缓慢，患者可有低热、盗汗、乏力、纳差、胸闷、轻微胸痛、干咳等症状。如合并有支气管胸膜瘘，可出现刺激性咳嗽。咳嗽的发作与体位有关，卧向健侧时咳嗽频繁，可咳出与胸腔积液性质相同的大量“脓痰”，有时呈血性。病程长久后出现贫血和消瘦。结核性脓胸的体征与一般细菌性脓胸相同。胸部 X 线检查可见胸膜腔积液及肺内结核病灶，但积液量多时，肺内病灶易被掩盖。如伴支气管胸膜瘘，可见液平面。胸膜腔穿刺可抽出稀薄脓液，脓液中可含有干酪样物质。确认要在胸液中查到结核杆菌。凡胸液中淋巴细胞较多，脓液细菌培养阴性者，应首先考虑为结核性脓胸。胸膜行病理学检查，有助于确诊。

2. 治疗　结核杆菌感染胸膜后可引起结核性脓胸。早期正规的抗结核治疗，可防止结核性脓胸的发生。结核性脓胸发生后，治疗措施与慢性脓胸相同，但还必须应用抗结核治疗。在脓胸早期浆液性渗出时，应注意休息，加强支持疗法，合理应用异烟肼、链霉素、乙胺丁醇及利福平等抗结核药物，脓液多能自行吸收。胸膜腔积液多时，可行胸膜腔穿刺抽液，并向胸膜腔内注入抗结核药物，但应严格无菌操作，防止一般细菌性感染，一旦并发一般细菌感染，应及时合理应用抗生素。经以上治疗久经不愈者，需考虑外科手术治疗。手术方法与治疗慢性脓胸相同，但应注意肺内结核病变情况，严格掌握手术适应证。术后应继续抗结核治疗至少半年以上，以防结核复发播散。

（二）阿米巴脓胸

阿米巴脓胸是由于胸膜腔受溶组织阿米巴感染而形成的脓胸。常继发于阿米巴肝脓肿或阿米巴肺脓肿。可直接破溃进入胸膜腔，也可经淋巴途径感染胸膜腔，常见于右侧。阿米巴肝脓肿患者中，并发胸腔及肺阿米巴病者占 10% ~20%。机体阿米巴感染以体循环直接蔓延至胸膜腔而致脓胸者称原发性阿米巴脓胸，临床罕见。

1. 诊断　阿米巴脓胸的临床表现与一般脓胸相似，但中毒症状较轻，常有胸痛、发热、咳嗽、咳咖啡色脓痰以及慢性消耗、乏力、贫血等表现。部分患者可有腹泻血便史。少数患者可呈现脓气胸。胸膜腔穿刺可抽出典型的巧克力样糊状脓液，镜检可以找到阿米巴滋养体。抽出脓液后立即在保温条件下镜检，可提高阳性率。如果脓液典型，但找不到阿米巴滋养体，试用抗阿米巴药物治疗，脓液迅速减少，继而脓腔愈合，也可诊断为阿米巴脓胸。

2. 治疗　阿米巴脓胸的治疗包括药物治疗和胸膜腔穿刺排脓。首选药物为灭滴灵（甲硝唑），剂量为 0. 4g，每日 3 次，连服 7 天。必要时重复一个疗程。依米丁、氯喹也都是抗阿米巴的有效药物。在药物治疗的同时，应进行胸膜腔穿刺抽脓，如阿米巴肺脓肿破溃并发支气管胸膜瘘，应做胸膜腔闭式引流术。如阿米巴肝脓肿溃破引起脓胸和支气管肝瘘时应充分引流肝脓肿，如有慢性阿米巴痢疾，须同时进行相应治疗。

（三）胆固醇脓胸

胆固醇脓胸是以胸膜腔积液中含有大量胆固醇为特点的一种慢性腔积液。本病少见，病因和发病过程目前不完全清楚，可能与体脂肪代谢异常有关。

1. 诊断　本病多见于男性青壮年。病发缓慢，长期不愈，可迁延数年甚至更长。病变位于右侧胸膜腔者较多，多为包裹性脓胸，常局限在肺底部与膈肌之间。患者常有胸痛、咳嗽和轻度的呼吸困难。如无继发感染，多无发热、血白细胞增高等临床表现。胸膜腔穿刺抽出的液体呈褐红色，较黏稠而混浊，无特殊气味，不凝固。置入试管摇动时可见大量鳞片状闪闪发光的游离胆固醇结晶。放置后，结晶深沉，上层为混浊的黄色液体。镜检可见胆固醇晶体及红细胞、白细胞和脂肪球。胆固醇定量一般为150～500mg，可确定诊断。

2. 治疗　胆固醇的治疗一般采用胸膜腔穿刺抽液法。抽液前应确定好位置，每次尽量将胸液排净。对病史较长、胸膜明显增厚或复发性胆固醇脓胸者，采用胸膜纤维层剥脱术。对全身中毒症状明显、反复穿刺抽脓效果不佳者，行胸膜腔闭式引流术。对个别并发支气管胸膜瘘的患者，可施行胸廓成形术，以消灭脓腔。

（刘　翔）

第四节　乳糜胸

乳糜胸（chylothorax）系不同原因导致胸导管破裂或阻塞，使乳糜液溢入胸腔所致。

胸导管为体内最大的淋巴管，全长约30～40cm。它起源于腹腔内第一腰椎前方的乳糜池，向上经主动脉裂孔穿越横膈而入纵隔。再沿椎体右前方及食管后方上行，于第五胸椎处跨椎体斜向左上。在椎体及食管左侧上行至颈，经颈动脉鞘后方跨过锁骨下动脉返行并注入左静脉角（左颈静脉与左锁骨下静脉汇合处）。

胸导管引流横膈以下及膈上左半侧的淋巴液。据研究，人体摄入脂肪的60%～70%，由黏膜绒毛的淋巴管收集而汇入乳糜池。肠源性淋巴液因富含甘油三酯和乳糜微粒而呈乳白色，它们以胸导管注入体循环。胸导管乳糜流量及性状随饮食而变。通常每小时约60～100ml，日总量约1.5～2.5L。进食含脂肪食物时，流量增多并呈乳糜状，饥饿或禁食时则量少、较亮。

当胸导管受压或堵塞时，管内压力增高致导管或其在纵隔内分支破裂，乳糜液反流、溢出而进入纵隔，继之穿破纵隔进入胸腔，形成乳糜性胸水。也有可能因胸导管压力高，发生肺内及肋间淋巴管的扩张、反流，乳糜液不经纵隔而直接漏入胸腔，由于解剖上的原因，阻塞或压迫发生在第五胸椎以下时，仅出现右侧乳糜胸，在第五胸椎以上时，则出现双侧乳糜胸。

一、临床表现

（一）病史

（1）有胸部手术史、胸部闭合伤、剧烈咳嗽或呕吐、脊柱过度伸展或骨折等少见原因，也有可能导致胸导管撕裂。

（2）纵隔恶性肿瘤，最多见的是淋巴瘤、淋巴管肌瘤病、胸导管淋巴管炎、结核病、上腔静脉综合征、结缔组织病（系统性播散性红斑狼疮、白塞病等）、丝虫病、肾病综合征、肝硬化等。Kaposi内瘤常继发于获得性免疫缺陷综合征（AIDS），可致乳糜胸。

（3）少数先天性者，其原因是胸导管发育畸形，如扩张、缺损、闭锁或瘘管形成等。

（二）常见表现

分两部分，一是原发病表现，一是乳糜胸本身症状。创伤性胸导管破裂，乳糜液溢出迅速，可产生压迫症状，如气促、呼吸困难、纵隔移位等。由疾病引起者少有症状，可因脂肪、蛋白、电解质丢失过多而营养不良，或因T淋巴细胞丢失过多而出现免疫功能缺陷。

二、诊断

乳糜胸诊断靠胸水检查而确定。乳状胸水具有高度诊断价值，但在鉴别时应注意以下两点。①在真性乳糜液中，仅有50%呈乳状。一般呈白色混浊，也可呈浅黄色或粉红色，无异味。相对密度在1.012～1.025之间，pH偏碱（7.40～7.80），蛋白>30g/L。细胞数较少，主要为淋巴细胞［（0.4～6.8）×10^9/L］，罕见中性粒细胞，细菌培养为阴性。显微镜下可见脂肪小滴。乳糜液脂肪含量一般>40g/L，甘油三酯（TG）含量高（当大于1.1g/L时可诊断，若小于0.5g/L时可排除），胆固醇含量较低，胆固醇/甘油三酯<1.0。②乳状胸水并非都是乳糜胸，而有可能是脓胸或胆固醇性胸膜炎所形成的假性乳糜液。真性乳糜液加乙醚摇荡后脂肪析出而变清澈，甘油三酯含量高，苏丹Ⅲ染色阳性，脂蛋白电泳可见乳糜微粒带。假性乳糜加乙醚摇荡不能变清澈，肉眼或镜下可见析光性强的胆固醇结晶和大量退行性细胞，不含脂肪球及乳糜微粒，胆固醇多高达2.5g/L。

进一步行放射性核素淋巴管显像或X线淋巴管造影术，以观察淋巴管阻塞及淋巴管外溢部位很有必要，可行胸腹部CT检查，了解胸导管沿途有无肿大淋巴结或其他肿物。这对确定病因是很必要的。

三、治疗

治疗方案取决于病因、乳糜量的多少及病程持续的长短，通常采用综合治疗。

（一）病因治疗

恶性肿瘤是乳糜胸的主要原因。其中，又以淋巴瘤最多见，此种患者对放疗及化疗反应皆较好，有的患者经治疗后瘤体缩小，上腔静脉或胸导管压迫解除，乳糜胸消失。放疗对Kaposi肉瘤所致的乳糜胸也有效。结核患者应行抗结核治疗。

（二）对症治疗

减少进食量及服用低脂饮食，可减少乳糜液的生成。溢出速度快、量大者可禁食、胃肠减压及实行静脉高营养治疗，以阻断乳糜液形成，有利胸导管损伤的修复。可食用富含中链甘油三酯的棕榈油或椰子，可防止营养不良的发生，减少乳糜液的形成。因为中链甘油三酯与长链脂肪酸不同，它自肠道吸收后不参与乳糜形成，而经门脉进入肝脏。

胸腔引流及胸膜粘连术：穿刺抽吸或闭式引流可缓解压迫症状，并可行胸膜粘连术，闭锁胸膜腔以阻止乳糜液的积聚。方法是在尽量引流的基础上，向胸膜腔内注入四环素（20mg/kg）、四环素粉针0.5～1.0g，溶于100ml生理盐水中，穿刺或从闭式引流管注入胸膜腔，嘱患者反复转动体位，让药液均匀涂布胸膜，尤其是肺尖。若为引流管则需夹管24h，观察2～3天，以胸透或摄片证实胸已吸收治愈，可拔除引流管。亦可用冷沉淀（纤连素、Ⅷ因子、纤维蛋白原和凝血酶），本品属于人体生理物质，不良反应较轻，少数患者出现一过性肝功能损害，一般用1～2U加入5%氯化钙液10ml和氨甲环酸250mg，分1～5次灌注于胸腔，成功率较高，复发率为3.7%。自体血10～15ml胸腔内注射可反复多次。短棒杆菌制剂等，使胸膜腔产生无菌性炎症粘连。

由于胸膜粘连术根治率不高、不良反应较大，故目前多倾向于采用胸科手术疗法。

（三）手术

溢出量大的乳糜胸患者，经正规的内科治疗（包括禁食、胃肠减压及静脉高营养等）

两周以上无显著效果者，应尽早手术，以防止发生营养不良。手术方法是开胸或通过胸腔镜查找胸导管裂口，行修补缝合或予以结扎。术前可做淋巴管造影，临术前胃管注入亲脂染料等方法有助于在术前或术中确定胸导管破口或阻塞部位。手术路径单侧者经患侧切口，双侧者则经左侧进入。当开胸后难以找到破口，或因肿瘤包埋、纤维粘连难以分离时，可在膈上主动脉裂孔处结扎胸导管，顽固性乳糜胸患者可行胸腹腔转流术。

（熊新军）

第二十八章　纵隔疾病

第一节　纵隔气肿

纵隔胸膜内结缔组织间隙含有气体时称为纵隔气肿（mediastinal emphysema）。

一、病因

纵隔气肿并不甚少见。发生原因有：①自发性纵隔气肿，原因不明。在初生儿多有复苏吸入液体、小儿气管炎史。成年人多在用力、剧咳、哮喘、呼吸道异物、举重、大便、分娩等情况下发生。②创伤性纵隔气肿，食管、气管刺伤，胸部闭合性损伤所致，气管、支气管断裂。食管断裂多有脓胸，气管、大支气管肺泡破裂多有气胸。③医源性纵隔气肿，各种注气造影，内窥镜检查引起食管或气管破裂；在治疗呼吸窘迫综合征时，应用呼气末正压呼吸，所用的压力过高易引起肺脏气压伤，发生自发性气胸和（或）纵隔气肿；颈部手术，如甲状腺切除术或扁桃体切除术，有时气体可沿颈深筋膜间隙进入纵隔；气管切开术，若皮肤切口太小，气管切口过大，空气逸出而发生纵隔气肿。

二、临床表现

纵隔气肿的症状因气体量的多少、有无继发感染而不同。上述自发性多为良性，一般不会产生循环呼吸紊乱。创伤性的则取决于创伤情况，如有张力性气胸和持续出血则症状严重，并危及生命。继发纵隔炎、脓胸则有高热、寒战、呼吸困难甚至休克。单纯纵隔气肿或有少量气胸，则有气短、不适、胸闷等症状。如突然发生可有胸骨后疼痛，以及气短、烦躁等症状。单纯纵隔气肿压力过大时可压迫胸内大血管，阻碍回心血量，而出现颈静脉怒张、发绀等。

体检可发现颈部、胸骨柄上窝有皮下气肿，扩散至胸部、腹部、上下肢、皮下可有捻发音；心浊音界减小，心前区可听到与心搏一致的特殊摩擦音，左侧卧位时尤为明显。纵隔气胸患者约有半数可以听到此征（Hamman 征）。

X 线正位胸片显示纵隔两旁有以索条状阴影为界的透亮带。一般在上纵隔较为明显。心边缘亦见透亮带，多发生在左侧。侧位胸片表现为胸骨和心脏间距离增大。亦能在颈、面、胸部皮下组织见到积气征。

三、诊断与鉴别诊断

本病诊断一般不难，常有诱发纵隔气肿的有关疾病、呼吸困难和胸骨后疼痛等症状。胸部 X 线检查发现纵隔两侧透亮带可肯定诊断。原因不明的颈部皮下气肿应考虑有纵隔气肿的可能。严重患者出现急性心功能不全症状时，应与心肌梗死相鉴别。心包内气体与心包外纵隔气肿可以变动体位来鉴别，心包内气体在横卧时积于侧方，后前位胸片心包内积气于心根部可见心包反折的穹隆，心包外纵隔气肿气体在上纵隔两侧比较明显。

四、治疗

治疗原则：根据病因和轻重不同可采取不同的处理方法。

（1）单纯性纵隔气肿症状不明显时，不必治疗，1～2 周内气体可自行吸收，一般处理可给镇静剂，观察其进展变化。

（2）肺气肿、肺大疱破裂引起的张力性气胸应尽早施行闭式引流术减压排气，并积极治疗原发病。

（3）食管、肠道破裂同时有感染中毒休克的则需采取引流、控制感染、输液、输血等急诊措施。

（4）气管切开术并发纵隔气肿须立即拆开皮肤和皮下组织缝线，以减轻张力使气体外溢。

（5）若纵隔气量大，剥离气管前筋膜，排气减压。必要时应紧贴胸骨左侧第二肋间针刺至纵隔排气，进针时应紧贴胸骨边缘，以避免刺伤胸廓内动脉。

（6）如发病原因不明，且无新的气体进入纵隔，但面、颈、胸腹部皮下余气吸收较慢，影响患者发音和呼吸时，可于局部麻醉下做上胸部皮肤小切口使气体自行排出。切口顺延至皮下组织。

（夏　伟）

第二节　胸腺肿瘤

胚胎时期胸腺和甲状腺均来源于第三（或第四）鳃囊，系原始前肠上皮细胞衍生物，随胚胎生长发育而下附于胸腔内，位于前上纵隔，故原发性胸腺肿瘤和囊肿多位于前上纵隔，但也可见于颈部和胸内其他部分。胸腺肿瘤（thymic tumor）约占原发性纵隔肿瘤的 1/4～1/5，男女发病相等。30% 为恶性，30% 为良性，40% 为潜在或低度恶性。胸腺肿瘤在整个纵隔肿瘤中排次第 1～3 位，日本一组 4 968 例纵隔肿瘤，胸腺瘤次于畸胎瘤，占纵隔肿瘤的 20. 2% 。美国一组 1 064 例纵隔肿瘤，胸腺瘤为第一位占 21. 14% 。国内报告多以畸胎类肿瘤为首。综合国内 14 组报告 2 720 例纵隔肿瘤，胸腺瘤次于畸胎瘤和神经源性肿瘤为第三位，占 22. 37% 。

一、病理

病理学上胸腺瘤以占 80% 以上细胞成分为名称，分为上皮细胞型和上皮细胞淋巴细胞混合型。单纯从病理形态学上很难区分良性或恶性胸腺瘤，根据临床表现，手术时肉眼观察所见和病理形态特点，以侵袭性和非侵袭性胸腺瘤分类更为恰当。但习惯上常称为良性和恶性胸腺瘤。

胸腺瘤良恶性鉴别需要依据临床表现和外科手术时的发现。外科手术时应当注意：①肿瘤是否有完整的包膜；②肿瘤是否呈侵袭性生长；③有无远处转移和胸腔内种植；④显微镜下细胞形态的异形，综合分析才能得出正确的结论。手术时肿瘤有完整的纤维包膜，肿瘤在包膜内生长，与周围脏器无粘连浸润，手术容易摘除的，为良性或非侵袭性胸腺瘤。当肿瘤侵出包膜，侵犯周围脏器或组织（心包、胸膜、肺和血管等），外科手术不能切除或不能完全切除的，或术时发现已有胸内种植或胸膜转移，则为恶性或侵袭性胸腺瘤。

二、临床表现

性别倾向不明显，发病年龄 5 ~80 岁（平均 50 岁），70% 患者在 40 岁以上。约半数可无症状，于体检时偶然发现。肿瘤引起的局部症状包括胸痛、咳嗽、气短、吞咽困难等，上腔静脉压迫综合征罕见，且几乎均为恶性胸腺瘤的指征。

胸腺瘤常可合并其他周身性疾病，特别是免疫性疾病，如重症肌无力、单纯性红细胞再生障碍性贫血、低丙种球蛋白血症、结缔组织疾病、甲状腺等。

三、诊断

X 线检查，在前上纵隔见到圆形或椭圆形块影，良性者轮廓清楚光滑，包膜完整，并常有囊性变；恶性者轮廓粗糙不规则，可伴有胸膜反应。典型的胸腺瘤为与纵隔相连的一侧或双侧阴影，呈倒钟形或弧形，可有结节分叶。侧位胸片显示肿瘤居气管前或胸骨后，质地均匀，少数有钙化。胸膜瘤与升主动脉、心包相邻，且可有传导性搏动，故需与主动脉瘤相鉴别。

凡有上述 X 线征象，特别是前纵隔分叶状阴影者，应考虑胸腺瘤的可能。如同时伴有周身免疫性疾病时，诊断可基本确立。针刺活检对部分病例有诊断价值。虽然经过多种检查，有时临床上仍会遇到诊断困难的病例，曾有人建议施行上腔静脉或无名静脉造影、纵隔充气造影，但因操作复杂近来已很少使用。常见的需要与胸腺瘤鉴别的病变包括畸胎瘤和升主动脉瘤。畸胎瘤常发生在中青年，可无症状，或有反复发作的肺部感染，有时有咳出毛发或油脂样物的病史，X 线检查肿块内可有牙齿或骨骼钙化影，囊性畸胎瘤经超声波检查予以确定。文献报道纵隔肿瘤误认为升主动脉瘤，或将升主动脉瘤误诊断为胸腺瘤均有发生。在胸部侧位相升主动脉瘤呈梭形或圆形阴影，沿自左心室，胸透可见肿块呈膨胀性搏动，听诊可闻及杂音，二维超声检查可发现升主动脉扩张，彩色多普勒检查可见湍流频谱，胸部 CT 像可显示升主动脉局限性瘤样扩张，诊断有困难时可行升主动脉造影。近年来磁共振检查（MRI）在临床上应用逐渐增多，对于心脏大血管畸形及血管瘤的诊断有特殊的价值，是区分纵隔肿瘤与升（降）主动脉瘤敏感而有效的检查方法。

四、治疗

胸腺瘤手术切除效果良好。胸腺瘤一经诊断即应外科手术切除。理由是肿瘤继续生长增大，压迫邻近组织器官产生明显临床症状；单纯从临床和 X 线表现难以判断肿瘤的良恶性；而且良性肿瘤也可恶性变。因此无论良性或恶性胸腺瘤都应尽早切除。有能切除的恶性胸腺瘤可取病理活检指导术后治疗，部分切除者术后放射治疗可缓解症状延长患者存活。影响预后的主要因素是肿瘤的侵袭性和是否伴有重症肌无力。不伴有重症肌无力等系统性疾病的良性胸腺瘤预后最好；有伴发疾病患者的预后取决于伴发疾病的严重程度。

良性胸腺瘤手术切除后一般无需放射治疗。恶性胸腺瘤侵犯周围组织或不能全部切除时，术后可辅以放射治疗和化疗，后者可选用环磷酰胺、长春新碱、丝裂霉素、顺铂等药物。

手术切除病例随诊 5 年生存率为 75%，10 年生存率为 60%。

（毕红梅）

第三节　胸腔积液

一、胸腔积液的动力学

正常人的胸膜腔内含有微量的液体（约 5 ~ 15ml）。胸膜腔内的液体不是固定不变的。而是每 24 小时有 500 ~ 1 000ml 液体形成和吸收。

胸腔内的液体经胸膜毛细血管的动脉端滤过，由于静水压的不同，其中 80% ~ 90% 的液体从胸膜毛细血管静脉端再吸收，其余液体由淋巴系统回流到血液，滤过和再吸收处于动态平衡。胸膜腔内液体的移动一般遵守 Starling 定律。液体的净转运量与滤过系数成比例。其公式为：F = k［（Pcap － Ppl） －6πcap – πpl］。F 为液体移动速率，P 和 π 分别代表静水压和渗透压，k 为滤过系数，σ 为蛋白质的胶体渗透系数，类似于肌肉毛细血管渗透系数（约等于 0.9），cap 为毛细血管，pl 为胸膜腔。简言之，F = 滤过系数 × 驱液压（图 28 - 1）。

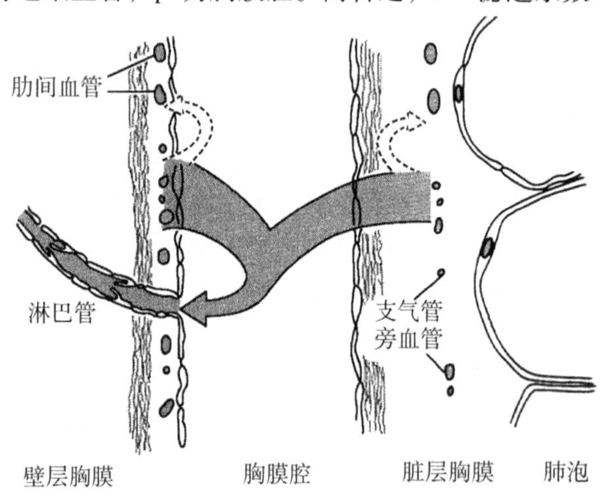

图 28 - 1　胸液形成与吸收的有关压力示意图

壁层胸膜毛细血管内正常的静水压类似于体循环其他毛细血管的静水压，即平均压约 3.33kPa（25mmHg）；胸膜腔内压力稍低于大气压，平均为 - 0.4kPa（ - 3mmHg）。与静水压相反的是胶体渗透压，其压差是由于血浆内蛋白质比胸腔积液中蛋白质浓度高所致。促使胸腔积液再吸收的胶体渗透压为血浆和胸腔积液间胶体渗透压差与蛋白质的胶体渗透系数的乘积：0.9 ×（28 - 5） = 20.7mmHg。由于壁层胸膜毛细血管内的静水压力梯度始终超过胶体渗透压力梯度，故液体持续不断的滤入胸膜腔。在脏层胸膜毛细血管内，静水压和胶体渗透压间的平衡是相反的；虽然胶体渗透压与壁层毛细血管相同，而脏层胸膜毛细血管内静水压较低，且接近肺毛细血管压（即约 10mmHg）。因此静水压与胶体渗透压的平衡促使液体经脏层胸膜面再吸收。在胸腔积液再吸收中间皮细胞也起一定的作用。钠和氯经浆膜面上的 $Na^+ - H^+$ 和 $Cl^- - HCO_3^-$ 的双向交换及经间皮间质侧的 $Na^+ - K^+$ 泵主动从胸液中输出。通过胸膜 Starling 力的平衡及间皮的溶质偶合液的再吸收，胸膜腔内液体容积倾向于保持最少量。

近些年来通过动物实验，对胸腔积液形成机制较过去有了新的认识和补充，证明在正常情况下，胸腔积液转移主要在胸壁毛细血管、胸壁间质及胸腔进行，即胸液从胸壁体循环毛细血管滤过进入间质，继而入胸腔；且大部分（75%）胸液的回收是经过壁层胸膜上的淋巴孔进入淋巴管引流，而不是由脏层胸膜毛细血管吸收，故脏层胸膜不参与胸液引流；且肺毛细血管滤过的液体进入肺间质，随后也由淋巴管排出。以上情况说明间质部分和胸膜淋巴管在胸腔积液转移中的重要地位，亦是旧学说被忽略的部分。壁层胸膜内淋巴管既提供了对抗过量液体的一种安全装置，又提供一种从胸膜腔收回蛋白的机制，且把水和蛋白质排入循环的血浆中。实验还证明胸腔内液体的移动并不完全遵循 Starling 定律，胸液的转运主要是胸液流动在起作用，而不完全是取决于静水压与胶体压之间压力差。在病理情况下，如炎症、右心衰等导致胸液滤过率增加，当其过滤速度超过胸膜淋巴管引流量时，胸腔内即产生积液，为漏出液；体循环毛细血管中的蛋白渗出量增多时就形成渗出液，此时胸腔积液转运取决于静水压和胶体渗透压之间的压力梯度。

二、胸腔积液的发病机制

1. 毛细血管静水压增加　心功能不全时，体循环和（或）肺循环的静水压增高，使滤至胸膜腔的液量增加。临床上充血性心力衰竭、缩窄性心包炎或上腔静脉受压时，患者的体循环静水压增加，壁层胸膜毛细血管的液体大量滤出，导致胸腔积液。

2. 血浆胶体渗透压降低　肝硬化、肾病综合征或严重营养不良致低蛋白血症，使血浆胶体渗透压降低，导致壁层胸膜毛细血管滤过增加，脏层胸膜再吸收减少，严重者甚至停止吸收。引起水肿的血浆蛋白临界含量为 15g/L，此时血浆胶体渗透压约为 1.47kPa（$15cmH_2O$），若保持胸腔积液移动的其他因素不变，则壁层和脏层胸膜毛细血管的驱动液压分别为 2.55kPa（$26cmH_2O$）和 0.69kPa（$7cmH_2O$），不但有液体自壁层胸膜滤过至胸腔，而且脏层胸膜也有液体滤出，此时只有通过淋巴管部分维持胸液的吸收。

3. 毛细血管通透性增加　胸膜腔及其邻近的脏器组织炎症、感染或肿瘤时，由于炎症直接破坏或受损的细胞释放各种酶、补体以及生物活性物质如组胺等致使胸膜毛细血管通透性增加，大量含有蛋白质和细胞的液体进入胸膜腔。进一步促使胸膜腔积液。

4. 淋巴回流受阻　胸液中的液体和蛋白通过淋巴系统返回循环系统，故淋巴系统的疾病常产生胸腔积液，伴高蛋白含量。由于淋巴液回到循环的静脉端，所以全身静脉高压可阻止胸液的淋巴引流。胸部淋巴管与腹腔淋巴引流相通，且在膈肌的浆膜下层有广泛的交通。肝硬化和 Meigs 综合征患者胸液通过膈肌的转运可使壁层胸膜淋巴系统的淋巴压力增加，加重胸腔积液。

三、胸腔积液的分类

可根据病因、胸液性质和病理发展阶段做出分类。按病因分为：①感染性：如细菌（包括结核菌）、寄生虫、真菌、病毒、支原体和立克次体等。②肿瘤性：如支气管癌胸膜转移、胸膜间皮瘤及淋巴瘤、白血病等。③免疫损伤性：如系统性红斑狼疮、风湿热、类风湿关节炎等。④物理性：如创伤等。⑤化学性：如尿毒症等。按积液性质可分为血性、乳糜性、胆固醇性和脓性等胸液。按胸液发生机制可分为漏出性和渗出性胸腔积液。根据病理的演变可分为纤维蛋白性，浆液纤维蛋白性、化脓性等。根据发病过程又可分为急性和慢性胸膜炎。

最常见的漏出性胸腔积液病因为心功能不全和肝硬化。90%的渗出性胸腔积液则依次为感染性疾病、恶性肿瘤、肺栓塞和胃肠道疾病。

四、胸腔积液的检查

（一）影像学检查

1. X线检查　少量积液时，X线检查可见肋膈角模糊或消失，患者卧位摄片可进一步确认。中等量积液时，患侧胸腔下部有上界成弧形、凹面向上、最高点在腋部的大片均匀致密阴影，平卧位摄片为整侧肺野透亮度降低。大量积液时，患侧胸腔全部为致密均匀阴影，纵隔向健侧移位。积液时常遮盖肺内原发病灶；抽液后可发现肺内病变。聚集于叶间裂或沿纵隔分布的积液表现类似于肿块。包裹性积液边缘光滑饱满，不随体位改变而变动，可局限于叶间或肺与横膈之间。液气胸的胸液上界为一液平面，上部透光，可见萎陷的肺组织阴影。

2. 超声检查　超声检查是判断有无胸腔积液和指导胸膜腔定位穿刺的主要方法。胸液超声检查显示无回声或低回声带，与产生回声的脏层胸膜或肺组织形成界限，易于鉴别，在判断胸腔积液的准确性方面优于X线检查，并能多次反复检查，随访疾病演变和治疗效果。

3. CT检查　CT检查除了具有可以显示少量胸腔积液的优点外，在CT横断面上，由于避免了X线的结构重叠，且低密度的肺和高密度的胸壁之间有鲜明的对比，对根据不同的CT值判断胸腔积液的性质有帮助，如血性胸腔积液的CT值较普通渗出液（大约20Hu）为高，且密度不均。更有意义的是CT能够揭示被胸液遮盖X线平片不能显示的肺内病灶和胸膜病变，有助于病因诊断。

4. 磁共振（MRI）检查　非出血性积液在磁共振成像T_1加权呈低信号强度，含有高蛋白质或血液细胞成分则呈T_1加权中至高信号，而T_2加权均呈高信号强度。MRI的冠状面和矢状面显示对叶间积液、包裹性积液和肺底积液的诊断很有价值。但由于成像时受呼吸和心脏、大血管运动的影响，限制了应用。目前磁共振在诊断胸腔积液方面逊于超声和CT检查。

5. 正电子发射断层摄影术（positron emission tomography，PET）　PET通过测定组织器官摄取FDG值来评价病灶的代谢强度，可以帮助鉴别良、恶性胸膜疾病，对恶性肿瘤患者进行分期并协助判断肿瘤复发和治疗评估、疗效随访。

（二）胸腔穿刺术和胸液检查

通过胸腔穿刺抽液检查，有助于确定胸腔积液的性质和病因，对诊断和治疗具有重要的意义。

1. 肉眼检查　漏出液多为清澈透明液体，无色或淡黄色，静置不凝固；而渗出液因含红细胞、白细胞、细菌或乳糜等常混浊，呈深浅不一的颜色。黄疸时呈深黄色。若有血液则可呈红、暗红或棕褐色，可见于结核、恶性肿瘤、出血性疾病、肺栓塞或穿刺时误伤血管等。一般化脓性细菌感染时呈黄脓样、不透明和黏性的胸液，如散发恶臭味常提示合并厌氧菌感染。胆固醇性胸液呈黄白色，含有大量折光的胆固醇结晶。乳糜胸液呈乳白色，见于丝虫病、淋巴性肿瘤或结核等。渗出液因含纤维蛋白原及组织、细胞破坏释放的凝血活酶，故易凝固。胸液的比重漏出液低于1.018，渗出液高于1.018。

2. 显微镜检查　从胸液的细胞计数及其分类中可得到重要的病因线索资料。胸液中红细胞达（5～10）$\times 10^9$/L时，便呈淡红色，相当于1ml的血加入到1L水中。肉眼见血性者，红细胞计数一般在100$\times 10^9$/L以上，可为外伤、肺栓塞或恶性肿瘤所致。抽液损伤由于液体是流动性的，故几乎没有出血或失血量极少，这个特征有助于与出血性胸液的鉴别。出血性渗出液与真正血胸的鉴别，比较胸液和循环血中血细胞比容及血红蛋白，出血性渗出液很少有血红蛋白＞10g/L，血细胞比容＞10%者。胸腔积液和周围血液的血细胞比容比值＞0.5，则诊断为血胸。细胞计数在漏出液常＜0.1$\times 10^9$/L，多为淋巴细胞及间皮细胞；渗出液常＞0.5$\times 10^9$/L，多为白细胞。白细胞计数在（0.5～2.5）$\times 10^9$/L者，一般为结核性或肿瘤性胸液；＞10$\times 10^9$/L者，常为化脓性感染的特征。胸液粒细胞分类：大量中性粒细胞，见于急性化脓性炎症或结核性胸膜炎早期；淋巴细胞＞0.50者，见于慢性炎症（主要为结核）或肿瘤；淋巴细胞分型中，B细胞数达80%以上者，提示为淋巴细胞性白血病或淋巴瘤所致胸液。嗜酸性粒细胞增多见于过敏性或寄生虫病变，也可为胸膜腔内含空气或血液所致，如自发性气胸、反应性胸膜炎、胸部外伤、肺梗死后、良性石棉性胸膜炎和反复抽液后。

3. 生化分析　漏出液蛋白定量＜30g/L，以白蛋白为主，黏蛋白定性试验（rivalta试验）阴性反应；渗出液含蛋白较多（＞30g/L)，且多为浆液黏蛋白，故定性试验呈阳性反应。根据胸液和血液中总蛋白和乳酸脱氢酶（LDH）含量的比较，能较好地区分出漏出液和渗出液。符合下列三项标准中任何一项者定为渗出液：①胸液蛋白与血清蛋白之比＞0.5。②胸液LDH＞200U/L。③胸液LDH与血清LDH活性之比＞0.6。葡萄糖测定：正常人胸液葡萄糖含量与血液中含量近似，可随血糖的升高或降低而变化。漏出液和大多数渗出液中葡萄糖含量与血糖大致相仿，见于充血性心力衰竭、肺栓塞和全身性红斑狼疮等。而化脓性、结核性和恶性胸腔积液中葡萄糖含量可＜3.35mmol/L，在类风湿性胸腔积液中葡萄糖浓度可＜1.67mmol/L。胸液酸碱度（pH）测定有时有助于诊断，pH降低见于肺炎并发的胸液、脓胸、食管破裂、血胸、类风湿胸膜炎、结核性胸膜炎及全身酸中毒；pH＜6.8，常见于脓胸或食管胸膜瘘。

4. 酶活性测定

（1）腺苷脱氨酶（ADA）：界限值为45U/L。＞45U/L有助于感染性胸腔积液，尤其是结核性胸膜炎的诊断。肿瘤（淋巴瘤除外）时此值降低。

（2）LDH及其同工酶：胸液中LDH含量及其与血清中含量的比值对于鉴别胸液的性质有一定的价值。化脓性胸腔积液中LDH可＞1 000U/L，均值可达正常血清的30倍，癌性胸液LDH总活性约为自身血清LDH活性的3.5倍，而良性胸腔积液约为自身血清LDH活性的2.5倍。癌性胸腔积液LDH及其同工酶LDH2升高，而良性胸液则以LDH4和LDH5升高为主。

（3）淀粉酶：胸液淀粉酶升高常见于急性胰腺炎、胰腺创伤及胰腺肿瘤。食管破裂引起的胸液唾液淀粉酶升高，偶也可见于支气管癌或其他恶性病。

（4）溶菌酶（LZM）：国外报道恶性胸腔积液LZM值低于结核性。国内报道，胸液LZM＜65mg/L者提示可能为恶性，＞80mg/L者提示可能为结核性。

（5）血管紧张素转换酶（ACE）：结核性胸液中 ACE（pACE）及血清中 ACE（sACE）均有增高。pACE > 30U，pACE/sACE > 1 时，提示结核性胸液；pACE < 25U，pACE/sACE < 1 时，则可能为恶性胸液。

（6）其他酶类：胸液透明质酸 > 8mg/L，提示间皮瘤可能。胸液中酸性磷酸酶水平升高提示前列腺癌胸膜转移。原发性小细胞肺癌胸膜转移时，胸液中神经元特异性烯醇化酶（NSE）升高。

5. 免疫学检查

（1）癌胚抗原（CEA）：近年证实在多种肿瘤中均可测到。正常值为 5 ~ 15μg/L，在肿瘤中高于此值，结核则相反。胸腔积液 CEA > 10 ~ 15μg/L 或胸液与血清 CEA 之比 > 1，提示恶性胸腔积液。CEA 作为肿瘤辅助诊断，评价疗效和判断预后均有一定的价值。

（2）T 淋巴细胞亚群测定：结核性胸液中 T 细胞含量，CD_3、CD_4 细胞百分数和绝对数明显高于外周血；而恶性胸液中 CD_3、CD_4 及 CD_8 的绝对值和 CD_8 的百分数显著低于外周血。

（3）聚合酶链反应（PCR）和核酸探针技术：可用于病原微生物引起的胸腔积液的诊断。特别适用于体外难于培养和生长缓慢的病原微生物的诊断。目前应用于临床的主要是结核分枝杆菌的监测，有助于结核性胸膜炎的诊断。

（4）免疫组织化学检测：应用血清多克隆抗体对胸液中恶性细胞行免疫组织化学分析，发现上皮膜抗原多克隆抗体阳性反应达 54%；细胞角蛋白是最常用的上皮性肿瘤标志物之一，可出现在鳞癌和腺癌中，其对胸液癌细胞的诊断率为 40% ~ 67%；B72 - 3 和 IgG 单克隆抗体对来自乳腺、卵巢、肺的腺癌细胞阳性率达 100%，而对其他部位的转移性腺癌阳性率为 95%。近有学者用 12 种抗体对良恶性胸腔积液进行免疫细胞化学染色，转移性肿瘤细胞 Ber - EP4 95.4% 阳性，胸膜间皮瘤阴性，良性积液无 1 例阳性；而 DNA 显像细胞术（DNA - image cytometry）转移性肿瘤细胞 95.4% 阳性，胸膜间皮瘤 57.1% 阳性，反应性胸腔积液均阴性。

6. 细菌学检查　渗出性胸液离心后行革兰染色或抗酸染色及病原体培养分离，可确定病因诊断。在结核性和真菌性胸腔积液中，大量胸腔积液浓缩后培养可提高阳性率。结核性胸膜炎患者大量胸液离心后培养，阳性率约 25%。

7. 细胞学检查　胸液中找到恶性细胞，有助于肿瘤的诊断。恶性胸液癌细胞检查阳性率一般可达 50% ~ 60%，胸液中出现的恶性细胞以肺腺癌细胞最为常见，次为乳腺癌，第三是淋巴瘤及白血病浸润。肺癌或乳腺癌引起的胸腔积液中，66.7% 以上患者胸液中可找到恶性细胞，而淋巴瘤致胸腔积液中，则只有 16.7% 患者胸液找到恶性细胞。胸液细胞染色体组型分析呈现非整倍体，假二倍体或标记染色体（如易位、缺失、倒位、等臂、线状或环状染色体等）时，常提示恶性胸液。若以出现 10% 超二倍体为诊断恶性胸腔积液的临界值，则肿瘤确诊率可达 81%。胸液中出现 LE 细胞，见于系统性红斑狼疮；出现大量浆细胞，提示多发性骨髓瘤；见到吞噬免疫复合物的多形核白细胞，即所谓“RA 细胞”，有助于类风湿关节炎胸腔积液的诊断。APUD 肿瘤（如神经母细胞瘤、类癌、小细胞肺癌）细胞中可见神经分泌颗粒。

（三）经皮针刺胸膜活检术

原因不明的胸腔积液，尤其是渗出性胸液，是胸膜活检的指征。在行胸腔穿刺抽液术时可行闭式针刺胸膜活检，能提供恶性病或肉芽肿病胸膜组织学证据。目前广泛采用Cope钝端钩针和改良的Abrams切割针。若病例选择得当，定位准确，操作技术熟练，则胸膜组织获取率一般为80%左右。胸膜活检的阳性率为40%～75%。胸膜活检标本进行病理检查和微生物培养，可提高恶性胸腔积液和感染性胸腔积液的诊断率。

（四）胸腔镜检查

本方法是诊断胸膜腔疾病最直接、准确、安全、创伤小、并发症少的侵入性手术。原因不明胸腔积液的病因诊断和慢性持续性胸腔积液的治疗是胸腔镜检查的主要指征。可以窥视胸膜病变，在直视下多处活检，取得的标本大，并可以切除小病灶或封闭支气管胸膜瘘，或行胸膜固定术，以治疗慢性持续性胸腔积液。

五、特殊类型的胸腔积液

（一）乳糜胸

胸腔积液中含淋巴乳糜液的称乳糜胸。乳糜液静置后可分为三层：上层呈乳膏样，为乳糜微粒；中层呈乳状，为蛋白质及少量脂质成分；下层主要为细胞成分，多为小淋巴细胞。乳糜液外观呈乳白色，为无臭的渗出液，比重>1.012，pH>7.40，蛋白质22～59g/L，细胞数（0.4～6）$\times 10^9$/L，分类中淋巴细胞占80%，甘油三酯>1.2mmol/L（1 100mg/L）或脂蛋白电泳显示乳糜微粒带。乳糜液中加入苏丹Ⅲ酒精溶液则呈红色，加入乙醚振荡后静置，乳糜溶于乙醚层中，胸液便见澄清。

乳糜胸约占所有胸腔积液的2%。病因分为创伤性和非创伤性。外科手术引起胸导管损伤多见，也有外伤引起乳糜胸的报道。非创伤性常见为恶性肿瘤（如淋巴瘤、肺癌、胃癌、子宫癌、前列腺癌等）经淋巴管播散过程中侵犯胸导管，或栓塞胸导管分支或恶性病变转移至纵隔淋巴结，淋巴结肿大、压迫、阻塞、损伤胸导管，致乳糜液外漏。其次良性病如支气管淋巴结结核、丝虫病、肺淋巴管肌瘤病等可引起乳糜胸。有1/3的患者不明病因，称特发性乳糜胸。一般认为，乳糜液由脏层胸膜渗入胸膜腔，以右侧多见，其次为左侧，双侧少见。

乳糜胸的患者除原发病所见的症状外，主要表现为乳糜胸的压迫症状及乳糜液丢失所致营养不良和免疫功能降低。常有胸闷、气促、乏力、体重减轻、尿少、脂溶性维生素缺乏。胸腔穿刺抽出乳糜液，即可诊断为乳糜胸。

乳糜胸在临床上需与假性乳糜胸、脓胸等进行鉴别。假性乳糜胸多为慢性、结核性或类风湿性胸腔积液，因积液在胸膜腔内停留时间较长（多>1年），细胞成分坏死、分解或释放胆固醇，使胸液成乳糜样外观，经离心有形成分沉淀，混浊的胸腔积液变清晰，加乙醚振荡后其色多无改变，可资鉴别。

治疗给予营养支持保守疗法。饮食应富含维生素、碳水化合物和中链甘油三酯，可直接被吸收进入门静脉系统。胸腔穿刺抽液或肋间插管引流，排出胸腔乳糜液，减轻压迫症状，有利于肺复张；若引流方法失败，则选用胸膜固定术；对于创伤性原因，尤其是手术后引起者，若成人患者每天平均丢失乳糜量>1 500ml（儿童>1 000ml），并持续5天；或经过2周保守治疗，乳糜量未见减少，应选择结扎胸导管手术。恶性肿瘤引起者可酌情化疗、放疗或行胸膜固定术。对于结核或丝虫感染者，给予相应的药物治疗。

（二）血胸

血胸指有明显的胸腔内出血。全血胸液常由于外伤、主动脉瘤破裂或自发性气胸、含血管的胸膜粘连带撕裂、出血性胰腺炎等引起。严重者除胸闷、气促外，有休克等表现。胸腔穿刺抽得全血或胸液中血细胞比容超过 20% 可以确诊。血胸应与胸膜的原发性或转移性恶性肿瘤、结核、柯萨奇 B 病毒感染引起的血性胸腔积液相鉴别。后者含不等量的红细胞，但非全血，血液在胸膜腔内由于心脏搏动的去纤维蛋白作用而不凝固。胸腔置管引流血液，可估计出血速度，并促使肺复张控制出血，肋间动脉或乳内动脉破裂引起持续性出血，应及时手术止血。胸腔长期积血可发生纤维蛋白沉积，形成胸膜纤维化或机化，导致限制性通气功能障碍，须行胸膜剥脱术去除胸膜纤维板。

（张　念）

第二十九章　重度睡眠呼吸暂停低通气综合征

第一节　概述

睡眠呼吸暂停低通气综合征（sleep aprtea hypopnea syndrome，SAHS）是仅次于失眠的第二大睡眠障碍疾患，可引起严重的低氧血症及睡眠紊乱，与高血压、心律失常、心脑血管疾病及呼吸衰竭等疾病的发生密切相关，少数患者可夜间猝死。此外，由于白天嗜睡、记忆力及反应能力受损，患者的工作能力下降，意外事故的发生率增加。正因如此，SAHS 已成为一门新兴的边缘学科（睡眠医学）的重要组成部分，日益受到国内外医学界的广泛重视。近年来随着无创通气技术的广泛应用，SAHS 的治疗也取得了突破性进展。

成人睡眠呼吸障碍性疾患主要包括阻塞型睡眠呼吸暂停低通气综合征（obstructive sleep-apnea hypopnea syndrome，OSAHS）、中枢型睡眠呼吸暂停低通气综合征（central sleep apnea-hypopnea syndrome，CSAHS）、睡眠低通气综合征（sleep hypoventilation syndrome）及重叠综合征（overlap syndrome）。睡眠呼吸暂停指睡眠时间歇性发生的口鼻呼吸气流消失持续 10 秒钟以上。睡眠呼吸暂停（sleepapnea，SA）可分为阻塞型、混合型及中枢型三种。阻塞型睡眠呼吸暂停（obstructive sleep apnea，OSA）指上气道完全阻塞，呼吸气流消失但胸腹呼吸运动仍存在；中枢型睡眠呼吸暂停（central sleep apnea，CSA）时，呼吸气流及胸腹部的呼吸运动均消失；混合型睡眠呼吸暂停（mixed sleepapnea，MSA）兼有两者的特点，一般先出现 CSA，接着为 OSA。三者常出现在同一患者的睡眠过程中，但以其中的一种为主。睡眠呼吸暂停低通气综合征（SAHS）指由于睡眠时频发呼吸暂停导致低氧血症和睡眠紊乱，从而引起的一系列病理生理改变及日间不适症状。以 OSAHS 最为常见，占 90% 以上，其次为 CSAHS，混合型睡眠呼吸暂停低通气综合征（MSAHS）在成人中少见，临床上将 AHI 超过 5 次/小时，但无症状的个体称为阻塞性睡眠呼吸暂停低通气者（OSAH），而并非“综合征”患者。上气道部分塌陷时，呼吸气流虽未彻底消失，但通气量已不能满足机体需要，称为睡眠通气不足，其定义为呼吸气流下降至基础值的 20% ~50%，且伴血氧饱和度（SaO_2）下降 4% 以上或觉醒，临床后果及诊治与 SA 相同。上气道阻力综合征（UARS）是由于入睡后上气道阻力异常增加所致的睡眠障碍性疾患。患者以白天嗜睡为主要症状，系因夜间频繁觉醒，睡眠质量下降所致。呼吸气流并无减低，血氧正常。

在欧美等发达国家，SAHS 的成人患病率 2% ~4%，我国香港中年男性 SAHS 的患病率为 4.1%。国内多家医院的流行病学调查显示有症状的 SAHS 的患病率在 3.5% ~4.8%，且南北差异不明显。男女患者的比率大约为（2 ~4）：1，进入更年期后，女性的发病率明显升高。老年人睡眠时呼吸暂停的发生率增加，但 65 岁以上的重症患者减少。

（朱同刚）

第二节　病因及发病机制

一、阻塞型睡眠呼吸暂停的病因及发生机制

睡眠呼吸暂停并非一独立的疾病，而是多种病变的一种共同病理表现，其发生是多种因素共同作用的结果。全面了解这些易患因素，对指导进一步的治疗有帮助。例如，对部分存在上气道解剖狭窄者，外科手术治疗可能取得良效。

OSA 发生的关键在于睡眠时咽气道的塌陷。气道阻塞的部位可以在鼻咽部、口咽部或喉咽部，80% 以上的患者为口咽和喉咽部的联合阻塞。引起上气道阻塞的原因既有解剖上的异常，又有功能上的缺陷。它们都是通过增加咽气道的可塌陷性、影响其开放与关闭的力量对比而发挥作用。

咽气道缺少骨性或软骨性结构的支持，是一种肌肉组成的软性管道，具有可塌陷性。OSA 患者由于咽气道本身存在解剖及功能上的缺陷，加之肥胖、水肿的影响，其可塌陷性进一步增加。引起咽气道关闭的主要力量是咽气道内的负压，它由膈肌及其他呼吸肌在吸气时的收缩运动产生；以颏舌肌为主的咽扩张肌的活动是对抗咽腔内负压、维持上气道开放的主要力量。入睡后，呼吸中枢驱动降低，咽扩张肌的活动减弱，上气道阻力增加；呼吸驱动降至一定水平时，膈肌等吸气肌产生的咽腔负压占优势，当超过咽气道壁所能承受的“临界压力”（critical pressure）时，维持气道开放与关闭的力量平衡被打破，气道塌陷，出现 OSA。在 OSA 发生过程中，血氧逐渐降低、CO_2 逐渐升高，咽腔内负压增加，它们均通过刺激相应的化学及压力感受器，兴奋脑干网状激活系统而引起短暂觉醒，气流恢复，OSA 结束。如化学感受器的敏感性降低、压力感受性反射受抑、呼吸肌功能障碍以及饮酒、麻醉、镇静安眠药均可致觉醒能力降低而延长 OSA 持续时间。

二、中枢型睡眠呼吸暂停的病因及发生机制

发生中枢型睡眠呼吸暂停时，中枢呼吸驱动暂时丧失，气流及胸腹部的呼吸运动全部消失，胸腔内的负压为零。CSA 与呼吸控制功能失调的关系较为明确。

陈－施呼吸（Cheyne－Stokes respiration）及周期性呼吸都是 CSA 的常见类型，多在 NREM 睡眠Ⅰ、Ⅱ期出现，见于心功能不全及初入高原者。入睡后，呼吸中枢的高 CO_2 反应性下降，即反应阈值升高，$PaCO_2$ 不足以兴奋呼吸，出现 CSA；随着 SA 时间的延长，$PaCO_2$ 逐渐升高，重新达到反应阈值后，患者发生短暂觉醒，呼吸恢复，中枢的高 CO_2 反应阈值随之降低，较高的 $PaCO_2$ 水平即引起过度通气，$PaCO_2$ 降至较低的水平。重新入睡后，再次发生 CSA，周而复始，反复循环。由此可见，睡眠时呼吸中枢对高 CO_2、低氧的敏感性愈差，即反应阈值愈高，愈容易发生 CSA；入睡后觉醒愈多，呼吸控制功能愈不稳定，愈容易发生 CSA；在 NREM 睡眠Ⅰ、Ⅱ期，由于睡眠较浅，容易发生觉醒，故容易发生 CSA；随着睡眠的加深，进入 NREMⅢ、Ⅳ睡眠期，觉醒次数减少，呼吸调节趋于稳定，CSA 次数减少。进入 REM 睡眠期，随意调节功能仍起一定作用，呼吸对化学性调节的依赖程度减轻，CSA 也有减少的趋势。

（朱同刚）

第三节 临床表现

SAHS 患者的临床症状复杂多样，轻重不一，不少患者白天并无不适。临床症状除包括与 SA 本身直接有关者外，SA 引起的多系统损害也可引起相应的临床症状。

一、阻塞性睡眠呼吸暂停低通气综合征

本病主要见于男性，肥胖者较多，随年龄增长其发病率也升高。主要临床特点反映其危险因素：肥胖（尤其是上身）；颈围增加；狭窄的咽部（扁桃腺增生、软腭、腭垂和舌体肥大以及侧壁扁桃腺周围狭窄）；下颌后缩；小下颌为其主要危险因素。OSAHS 患者出现高血压、冠心病、肺心病、糖尿病、继发性红细胞增多症等并发症时还可有相应的症状和体征。

几乎所有的患者均有不同程度的打鼾，并多有睡眠中憋醒的经历，多因此而就诊。由于睡眠质量差，醒来自觉头痛、不解乏，并出现明显的白天嗜睡，可有记忆力减退、注意力不集中等智能方面的障碍。有的患者还可出现性功能减退、遗尿等临床表现。

阻塞性睡眠呼吸暂停患者的症状典型，主要的危险因素相对明显。通常患者入睡并无困难，尽管有人主诉有失眠，常常有频繁的夜间唤醒和睡眠片断，偶尔，有醒来喷鼻息或窒息，但更经常的是由于排尿而醒来。夜间多尿，部分由于阻塞性睡眠呼吸暂停引起，很可能和出现在阻塞性睡眠呼吸暂停事件期间的胸膜腔负压增大有关。胸膜腔负压增大牵拉右心房壁并因此促进心房钠尿肽的产生。常见表现为：①大声、习惯性打鼾。②目击的呼吸暂停。③夜间频繁唤醒。④睡眠期间的窒息发作。⑤夜尿。⑥不能恢复精力的睡眠、晨起头痛。⑦过度白天嗜睡。⑧交通和/或工作相关的事故。⑨易激惹、记忆力差、性格改变。⑩性欲减退。

配偶可提供更多的关于患者出现在睡眠期间不良事件的信息。配偶诉患者有打鼾，鼾声常常已经持续很多年。阻塞性睡眠呼吸暂停的鼾声很大（在相邻的房间也能听到），并且是习惯性的（每夜出现）。声音如此之大以致配偶常常去另一个房间睡觉。也有目击到的睡眠呼吸暂停和出现在呼吸暂停末的大的喷鼻息或窒息。偶尔，在中止呼吸暂停事件的微觉醒期间，配偶能见到患者手臂使劲地胡乱挥动或其他大的不自主运动。

由于反复出现的呼吸暂停事件，睡眠呼吸暂停患者有严重的睡眠片断，导致慢波睡眠（3 期和 4 期或 delta 睡眠）和 REM 睡眠减少。因此，有睡眠呼吸暂停的患者在早晨醒来时并不觉得精力恢复，常常出现早晨出发困难，白天嗜睡。轻度睡眠呼吸暂停的患者一般感觉白天疲倦、昏昏欲睡，晚上只要坐下来看报纸或看电视，很快入睡。严重的患者，在很多情况下都能不合时宜的很快入睡（如面对面谈话、打电话或吃饭时）。因此，他们的睡眠是不能控制的。有的患者在驾车或遇红绿灯时入睡。睡眠呼吸暂停患者可能易激惹，他们的配偶可能诉患者有性格改变。性功能障碍也常见（例如，即使他勃起功能正常，但性欲减少），睡眠呼吸暂停患者也存在夜间心悸或心律失常。

二、中枢性睡眠呼吸暂停低通气综合征

区别于 OSAHS，中枢性睡眠呼吸暂停临床特点为：①正常体型。②失眠，有嗜睡。③睡眠时有唤醒。④打鼾轻和间歇性。⑤性功能障碍轻。⑥抑郁。

（朱同刚）

第四节　辅助检查

一、阻塞性睡眠呼吸暂停低通气综合征

1. 实验室检查　部分患者可出现红细胞和血色素升高。动脉血气分析可有不同程度的低氧血症和二氧化碳分压升高。

2. 心电图　可出现心律失常，如有高血压、肺动脉高压，则有相应所见。

3. 肺功能　部分可表现为限制性通气功能障碍。

4. 初筛检查　多采用便携式睡眠监测仪检查，单纯血氧饱和度监测、口鼻气流 + 血氧饱和度、口鼻气流 + 鼾声 + 血氧饱和度 + 胸腹运动等，主要适用于基层患者或由于睡眠环境改变或导联过多而不能在睡眠监测室进行检查的一些轻症患者，用来除外 OSAHS 或初步筛查 OSAHS 患者，也可应用于治疗前后对比及患者的随访。

5. 多导睡眠图（poly somno graphy，PSG）监测

（1）整夜 PSG 监测：是诊断 OSAHS 的“金标准”，包括二导脑电图（EEG）多采用 C3A2 和 C4A1、二导眼电图（EOG）、下颌颏肌电图（EMC chin）、心电图（ECG）、口鼻呼吸气流、胸腹呼吸运动、血氧饱和度、体位、鼾声、胫前肌 EMG 等，正规监测一般需要整夜不少于 7 小时的睡眠。其适用指征为：①临床上怀疑为 OSAHS 者。②临床上其他症状、体征支持患有 OSAHS，如夜间哮喘、肺或神经肌肉疾患影响睡眠。③难以解释的白天低氧血症或红细胞增多症。④原因不明的夜间心律失常、夜间心绞痛、清晨高血压。⑤监测患者夜间睡眠时低氧程度，为氧疗提供客观依据。⑥评价各种治疗手段对 OSAHS 的治疗效果。⑦诊断其他睡眠障碍性疾患。

（2）夜间分段 PSG 监测：在同一晚上的前 2～4 小时进行 PSG 监测，之后进行 2～4 小时的持续气道正压通气（continuous positive airway pressure，CPAP）压力调定。其优点在于可以减少检查和治疗费用，只推荐在以下情况采用：①AHI >20 次/小时，反复出现持续时间较长的睡眠呼吸暂停或低通气，伴有严重的低氧血症。②因睡眠后期快动眼相（rapid eye movement，REM）睡眠增多，CPAP 压力调定的时间应 >3 小时。③当患者处于平卧位时，CPAP 压力可以完全消除 REM 及非 REM 睡眠期的所有呼吸暂停、低通气及鼾声。如果不能满足以上条件，应进行整夜 PSG 监测并另选整夜时间进行 CPAP 压力调定。

（3）午后小睡的 PSG 监测：对于白天嗜睡明显的患者可以试用，通常需要保证有 2～4 小时的睡眠时间（包括 REM 和 NREM 睡眠）才能满足诊断 OSAHS 的需要，因此存在一定的失败率和假阴性结果。

（4）多次睡眠潜伏期试验（multiple sleep latency test，MSLT）：通过让患者白天进行一系列的小睡来客观判断其白天嗜睡程度的一种检查方法。每 2 小时测试一次，每次小睡持续 30 分钟，计算患者入睡的平均潜伏时间及异常 REM 睡眠出现的次数，睡眠潜伏时间 <5 分钟者为嗜睡，5～10 分钟为可疑嗜睡，>10 分钟者为正常。

二、中枢性睡眠呼吸暂停低通气综合征

1. 多导睡眠图（PSC）　是确诊本病的重要检查手段。该项检查同步记录患者睡眠时

的脑电图、肌电图、口鼻气流、胸腹呼吸运动、动脉血氧饱和度、心电图等多项指标，可准确地了解患者睡眠时呼吸暂停及低通气的情况。

2. 其他　包括其他原发病的检查，如头颅 CT、MRI 等。

（朱同刚）

第五节　诊断和鉴别诊断

一、诊断标准

全夜 7 小时的睡眠中发生呼吸暂停和/或低通气达 30 次以上或每小时超过 5 次且伴有相应临床症状者，即可诊断为 SAHS。经无创通气治疗后，相应的临床症状随 SA 减少而改善有助于确立诊断。

二、诊断方法

1. 体检　除常规的体检外，对 SAHS 患者应注意以下几个方面。肥胖是 SA 的易患因素之一，其危险度是性别的 4 倍、年龄的 2 倍。颈围是反映睡眠时上气道口径及功能特异性较强的指标。上气道解剖狭窄同时伴睡眠不好及白天嗜睡，常提示存在 SA，而且有手术治疗的可能。合并存在心肺疾患均会引起低氧血症而致呼吸调节不稳定，诱发 SA。口唇发绀、下肢水肿可见于并发白天肺泡通气不足者。测定睡前及醒后血压，有助于了解高血压与 SAHS 的关系。如体检有甲状腺功能减退的征象，需进一步检查。

2. 辅助检查　头颅 X 线检查可以定量地了解颌面部异常的程度，鼻咽镜检查有助于评价上气道解剖异常的程度，对考虑手术治疗有帮助。疑甲状腺功能低下者可测定甲状腺激素水平。疑白天通气不足或出现呼吸衰竭者可行血常规、血气分析及肺功能检查。动态心电图检查发现睡眠心律失常或睡眠状态下心率波动幅度较大者，常提示 SAHS 的可能。

3. 睡眠呼吸监测　在配偶及家属的帮助下，通过仔细询问病史及系统查体能够基本了解患者的睡眠及呼吸情况，提供有关 SAHS 的诊断线索、提示可能病因及并发症，并初步判断其严重程度。但要最后确立或排除诊断，须到睡眠中心应用 PSG 进行睡眠呼吸监测。

近年来，传统的有纸记录已逐渐被计算机化的数据采集、储存及分析系统取代，家庭化、病床边的简易初筛装置甚至通过远程中心工作系统遥控监测也得到了应用。因 PSG 费用昂贵，且部分患者异地入睡困难，夜间 SaO_2 动态监测可作为筛选。

4. 试验性无创通气治疗　试验性无创正压通气治疗后症状明显改善支持睡眠呼吸障碍的诊断，反之考虑其他睡眠障碍性疾患，而 SAHS 患者经正规治疗后白天嗜睡仍未完全改善者，有合并其他睡眠障碍性疾患的可能。

三、病情严重程度的评价

SAHS 患者病情的严重程度决定患者是否需要进行治疗。目前尚无公认的 SAHS 病情评价标准，单纯根据 PSG 睡眠呼吸监测结果可以将 SAHS 患者的病情分为正常（AHI＜5）、轻度（AHI 5～15）、中度（AHI 15～30）和重度（AHI＞30），大规模多中心临床试验睡眠心脏健康研究（SHHS）证实 AHI 在 15 次/小时以上可导致心脑血管并发症的增加。结合临床和实验室检查资料进行的 SAHS 严重程度分级（表 29－1）可能更具实用性。

表 29－1 基于临床和检查资料进行的 SAHS 严重程度分级

无症状	可观察到偶发的呼吸暂停
轻度	有一定程度的嗜睡，与呼吸暂停有关，并有心血管疾病的风险
中度	嗜睡影响生活，有与呼吸紊乱相关的睡眠障碍、心血管疾病风险
重度	导致功能减退的嗜睡和心肺功能不全、神经行为损害、呼吸暂停重

四、鉴别诊断

SAHS 可累及全身各个系统，临床表现复杂多样，缺少特异性，极易被误诊为其他系统的疾病，如神经症、心脏病。避免误诊、漏诊的关键在于加强对睡眠呼吸障碍性疾患的认识。白天嗜睡是 SAHS 最突出的症状之一，也是患者就诊的主要原因，应加以鉴别（表 29－2）。

表 29－2 引起成年人白天嗜睡的常见原因

内源性因素	外源性因素	生物节律紊乱	其他
发作性睡病	睡眠习惯不良	时差	抑郁症
周期性嗜睡症	环境原因	倒班	酒精成瘾
原发性嗜睡症	睡眠不足	睡眠－觉醒周期不规律	帕金森病
外伤后嗜睡	服用镇静安眠药	睡眠时相延迟或提前	
腿动综合征	饮酒		
睡眠呼吸暂停低通气综合征			

（朱同刚）

第六节 治疗

一、病因治疗

甲状腺功能减退是 SA 肯定的病因之一，甲状腺素替代治疗后 SA 常可减轻或消失。半数心力衰竭患者可出现 SA，以 CSA 为主，经药物治疗心功能改善后，CSA 可以好转。

二、氧疗

对于绝大多数 SAHS 患者，氧疗并无必要；有氧疗指征者，也应与气道持续正压通气结合进行，以免单纯吸氧延长 SA 持续时间而引起 CO_2 潴留、加重睡眠紊乱。

三、一般治疗

指导患者养成良好的睡眠习惯，获得足够的睡眠时间及最好的睡眠质量。减肥、戒烟、戒酒、慎用镇静安眠药物、侧卧位睡眠及应用鼻黏膜收缩剂滴鼻保持鼻道通畅，对轻症患者及单纯打鼾者可能有效。

四、药物治疗

甲羟孕酮、乙酰唑胺具有呼吸兴奋作用，均曾被试用于治疗 CSAHS，但由于疗效差、不良反应大，现已少用。

五、持续气道正压通气治疗

应用持续气道正压通气（CPAP）治疗 OSA 的主要原理是通过增加咽腔内的正压来对抗吸气负压、防止气道塌陷。最早于 1981 年应用，对 OSAHS 及 CSAHS 均有效，目前已成为治疗 SAHS 的首选方法。更符合生理特点的双水平持续正压通气机（BiPAP）及智能型 CPAP 呼吸机已应用于临床。主要问题是加强随诊，提高患者对长期使用的依从性。

六、口器治疗

主要有下颌移动装置及固舌装置，是针对喉咽部狭窄的治疗手段。前者通过前移下颌骨使舌体前移而扩大上气道，后者直接牵拉舌体而防止舌根后坠。对轻、中度 SAHS 患者或不耐受 CPAP 治疗者可试用。

七、手术治疗

手术治疗主要基于两个目的：①绕开睡眠时易发生阻塞的咽气道，建立第二呼吸通道。②针对不同的阻塞部位，去除解剖狭窄、扩大气道。由于其有创性及疗效有限，除一些具有手术适应证者、年轻轻症患者或 CPAP 治疗失败者外，手术治疗对大多数 OSAHS 患者不作为首选；对 CSAHS 患者无效。主要术式有气管切开造口术，悬雍垂咽软腭成形术（UPPP），扁桃体、腺样体切除术，鼻中隔偏曲矫正、鼻息肉摘除、鼻甲切除等鼻部手术及针对喉咽部解剖狭窄的手术如和骨前徙术、舌骨悬吊术、舌成形术。

总之，治疗 OSA 的手术复杂多样，必须仔细进行术前检查，严格选择手术适应证，必要时联合应用多种术式分期进行。

（朱同刚）

第三十章　老年呼吸疾病

第一节　老年肺炎

老年肺炎是老年人常见疾病，随着社会人口的老龄化，老年肺炎在住院患者中占的比例越来越大，在内外科中普遍存在。文献综合报道65岁以上老年人肺炎的发病率为1.6%，75岁以上为11.6%（占老年感染性疾病的50%～60%，病死率高达50%～61%，较年轻人高3～4倍）。而长期住院的老年人发病率是一般社区老年患者的6～10倍。据疾病预防控制中心（CDC）发布的报告，超过半数的85岁以上的患者是因为肺炎而住院。对于老年患者，任何感染导致的肺炎病死率都是非常高的。因此，正确认识老年肺炎的特点及如何采取积极有效的治疗措施对其预后显得尤为重要。本文将对此做一具体阐述。

一、易感因素

1. 上呼吸道黏膜和腺体功能减退　高龄老年人由于上呼吸道黏膜和腺体萎缩，黏液、唾液分泌减少，黏膜－黏液系统的防御功能下降，病原体易在上呼吸道定植，并且繁殖，成为老年肺炎发生的病原学条件。

2. 易吸入病原体　吞咽反射是防止异物进入下呼吸道的重要防御机制。老年人由于脑活动性的衰退，遇有异物时出现吞咽运动的时间比年轻人明显延长，因此，上呼吸道病原体吸入的发生率明显高于年轻人。目前认为，所有健康成人在睡眠中均会发生吸入，但正常的咳嗽反射和黏液－纤毛运输功能可迅速排出吸入的异物，保持下呼吸道的清洁。

3. 气管、支气管异物和分泌物排出困难　老年人这两种功能明显减弱。随着年龄的增长，胸廓向桶状转化，致使通气不足；小气道周围弹力纤维减少，管壁弹性牵引力减弱，致使小气道变窄、塌陷，气道阻力增加。这些结构和功能的改变均影响异物和分泌物的排出，易导致感染。

4. 免疫功能减退　老年人免疫力随着年龄的增长逐渐降低。胸腺退化、胸腺激素减少；有丝分裂原介导的T淋巴细胞繁殖和成熟的T淋巴细胞减少，T淋巴细胞对IL－2的反应性降低；迟发型变态反应减弱；中性粒细胞趋化性降低；吞噬细胞的吞噬及杀灭病原体的能力下降；对异体抗原的抗体减少；IgM和呼吸道黏膜表面的分泌型IgA减少。

5. 基础疾病多　老年肺炎患者70%～90%有一种或多种基础疾病存在。临床较常见的疾病包括以下几种。

（1）脑卒中：脑卒中后部分患者出现意识障碍，咳嗽反射消失或减弱。患者咳嗽、咳痰无力或痰液黏稠不易咳出；部分患者出现延髓性麻痹，吞咽障碍，经常发生误吸。

（2）糖尿病：血糖过高使血浆渗透压升高，可抑制白细胞的吞噬功能，影响抗体的形成，导致呼吸道局部免疫功能缺陷，不利于细菌的杀灭清除，且长期糖尿病引起血管病变导致肺内血管壁增厚，管腔狭窄血流减少，肺内营养状况降低。

（3）慢性支气管炎：慢性支气管炎患者纤毛柱状上皮鳞状化生，黏液腺体增多，炎症破坏管壁的平滑肌和软骨，造成管壁塌陷，使分泌物增多且不易排出，细菌易于繁殖。

6. 医源性因素影响

（1）气管插管、切开：人工气道的建立使呼吸道防御屏障消失，失去了上呼吸道对吸入空气湿化及过滤作用，气管黏膜干燥，影响了纤毛运动，阻碍分泌物排出，易发生肺部感染。

（2）呼吸机应用：通气管道中污染凝集物，可在不经意的情况下顺流至患者的呼吸道，种植在支气管树内。吸痰操作时损伤呼吸道黏膜或直接污染，均增加了感染的机会。

（3）鼻饲管和 H_2 受体阻滞药应用：H_2 受体阻滞药应用使胃液 pH 升高，大量革兰阴性杆菌生长繁殖，胃液含菌量增加。胃管插入阻止了食管下段括约肌的收缩与关闭，患者常有胃内容物反流和误吸现象，继发肺部感染。

（4）抗生素、激素不合理应用：长期大量应用抗生素诱发耐药菌感染，形成二重感染。激素的不合理应用，削弱机体免疫力，导致条件致病菌感染。

二、病原学

痰菌检查是确定老年肺炎病原学诊断的重要方法，并可作为选择恰当抗生素的依据，应尽量在患者用抗生素前做此项检查，且应反复多次留痰。由于老年人咳嗽无力，呼吸道排痰能力减弱，加之不能很好地配合，所留痰标本常不能代表下呼吸道的状况。因此，除做痰培养外，尚需同时做痰直接涂片检查。若白细胞 >25 个/LP、鳞状上皮细胞 <10 个/LP，则该痰标本的细菌培养结果可信度较高。目前已有学者提出侵袭性诊断技术应在老年人中得以积极应用，如经纤维支气管镜防污染采样和经皮肺活检等。对采得样本的分析已从以往费时的病原体分离培养发展为诸如分子生物学等方法的快速诊断。但这些方法尚需进一步完善，使其有良好的敏感性、特异性、阳性预测值和阴性预测值。

从老年肺炎病原体分布分析看，可由细菌、病毒、支原体、衣原体、真菌等引起，但细菌感染仍占主要地位。国外报道社区获得性肺炎以肺炎球菌为主要致病菌，但由于培养技术和患者基础疾病等原因，在国内无论是院外患有基础疾病者还是院内感染者，肺炎链球菌感染比率都有所下降，金黄色葡萄球菌、克雷白杆菌属和其他革兰阴性杆菌所占比例明显上升，特别是包括铜绿假单胞菌的假单胞菌属则为最常见菌群。老年重症肺炎患者有不同的细菌分布，EL－Solh 等在一项 104 例 75 岁以上的患者研究中发现，金葡菌最常见，占 29%，肠道革兰阴性杆菌占 15%，肺炎链球菌占 9%，假单胞菌属占 4%，是卫生保健相关性肺炎最常见的病原菌，也是依靠创伤性诊断标准（支气管镜检查）分离到的最常见病原菌。入住 ICU 的重症肺炎的微生物流行病学是医学界研究的焦点。Valles 等曾在两家医院就重症 HAP 的病原学做了一项调查分析，依据 SHAP 的标准，在有病原学依据的 67 例病例中，革兰阴性菌占 51%，革兰阳性菌占 33%，真菌占 19%，病毒占 3%。分离到的病原菌中，最常见的是铜绿假单胞菌（24%），接下来是曲霉菌（17%），肺炎链球菌（15%），金葡菌（12%）。对于有慢性基础疾病的老年患者，长期应用抗生素、免疫抑制药和化疗药物的老年患者，以及手术、使用各种管道的老年患者，铜绿假单胞菌占主要地位，肺炎克雷白杆菌、大肠埃希菌次之。值得注意的是，不动杆菌感染已成为下呼吸道感染的重要致病菌，比例明显升高。金黄色葡萄球菌，特别是耐甲氧西林金葡菌（MRSA）逐年增多，可占10%～25%。多种病原体混合感染（包括厌氧菌、真菌）及多重耐药菌也正成为老年肺炎所面临的十分棘手的问题。

近10～20年来，细菌的耐药性日趋严重，已成为临床抗感染治疗的一大问题。在老年肺炎或老年下呼吸道感染患者，由于基础疾病多，免疫功能低下，呼吸疲乏清除功能差，恢复缓慢或病情重，经常使用广谱抗生素，时间长，种类多，因此细菌的耐药性常较一般人更为严重，尤其对常用抗菌药物的耐药性增多。如解放军总医院报道的1993—1996年老年院内肺炎痰培养革兰阴性杆菌对13种抗生素耐药率研究显示，氨苄西林的耐药率除奇异变形杆菌为40%外，其余细菌均在87.5%～100%，铜绿假单胞菌对亚胺培南的耐药率已从1993年的0上升至1995年的30%，对环丙沙星的耐药率由1993年的20%上升至1996年的35.7%，对头孢他啶的耐药率为16.7%～29.4%。湖北医科大学附属二院报道认为，非发酵菌已成为老年医院获得性肺炎的首要致病菌，且耐药菌株逐年增多。当细菌产生β内酰胺酶，水解破坏进入菌体内β内酰胺类抗生素，尤其是质粒介导的超广谱β内酰胺酶（ESBLs）和染色体介导的Ⅰ类诱导酶时，可致多重耐药，抗生素治疗疗效差，病情控制不佳可导致重症肺炎甚至多脏器功能障碍的发生。国内文献报道，在ESBLs中由肺炎克雷白菌产生的占57%，在产诱导酶株中铜绿假单胞菌发生率达52%。传统的升阶梯疗法往往因所选抗生素不能抑制感染的病原菌，或诱导产酶菌或具有选择去阻止突变菌株的作用，而造成严重耐药事件的发生。

三、临床特点

1. 临床表现不典型　老年肺炎一般起病隐匿，可以无发热、咳嗽、咳痰、白细胞升高等肺炎的特征性表现，首发症状可以表现为食欲缺乏，意识状态改变、心悸、气促、虚弱、乏力、休克、水电解质紊乱等非特异性肺外症状，或者表现为原有基础疾病不明原因的加重。以往一般认为老年性肺炎多无发热，但临床资料表明，老年肺炎患者体温达38℃者多达78%，达37℃左右者达22%。可见发热仍是诊断时的重要指标。另外，给予抗菌药物治疗后，通过观察发热情况也可判断疗效，如果治疗得当，患者3d内体温一般即可恢复正常。

2. 混合感染多见　混合感染在医院获得性肺炎中占30%以上。可以合并有结核杆菌感染，或一开始就是结核感染；也可能是反复细菌感染，治疗过程中，机体抵抗力下降，而致结核复燃。同时也需注意二重感染或病毒、支原体、衣原体等合并细菌感染的可能。

3. 吸入性肺炎多见　吸入性肺炎是老年人肺炎的一个重要原因。该类患者主要是由神经系统疾病引起，而留鼻饲管、气管切开、气管插管等物理因素也是造成吸入的因素之一。其中一部分为无症状吸入，临床上易被忽视。据报道一般人群的肺炎5%～15%是由吸入引起的，而71%的老年肺炎有隐性吸入。另外全身麻醉、高龄、睡眠状态、服用镇静药、长期卧床、痴呆、吞咽反射、咳嗽反射减弱、免疫功能低下也是吸入性肺炎的易患因素。其临床特点主要有：①起病隐匿；②临床表现可不典型：以神志淡漠、反应迟钝为主要表现；③合并多种基础疾病：伴有两种或两种以上基础疾病，由于老年患者常存在不同程度的营养不良（消瘦、贫血、低蛋白血症），使其免疫力差，易感性强，吸入少量口水或食物易致肺部感染；④混合感染率高：真菌感染、反复发生肺部感染，对抗生素的敏感性低，加之反复使用广谱抗生素，易产生二重感染；⑤病死率高。

4. 实验室检查指标不典型　老年肺炎实验室检查白细胞总数可增高或不高，血沉加快，C 反应蛋白增加。动脉血气分析：动脉氧分压下降，合并慢性阻塞性肺疾病时，因肺泡换气不良，二氧化碳分压增高。由于此类患者多食欲减退，导致营养较差，因此多数患者总蛋白在 60g/L 以下，白蛋白在 30g/L 以下。

5. 影像学变化特点

（1）病变部位、范围不一：老年性肺炎病变部位不易局限，以同时累及双肺下叶者为多，占 64.2%。

（2）病变形态不同：老年性肺炎胸部 X 线征象以肺纹理粗乱伴片状模糊影为主，显示为支气管肺炎的特点，肺叶不张或含气不良是老年性肺炎的一个特点，这是因为老年人器官功能低下，应激能力减弱，病原菌入侵肺泡后，其生长不能被抑制，从而使整个肺部受累。当然，老年性肺炎伴有肺不张或含气不良征象，必须与支气管肺癌引起的肺不张相鉴别，临床医师要注意有胸部 CT 检查、纤维支气管镜检查的支持，要多次检验痰脱落细胞以排除支气管肺癌。

6. 病程长，机化性肺炎多见　老年人免疫力低下，肺内纤维化病灶多，血运差，急性感染时炎性渗出物吸收消散速度慢，病原菌不易彻底消灭，疾病不易迅速治愈，且隐藏在肺内的细菌容易重新活动感染，对肺组织造成伤害。许多原因造成的肺炎最后都可能形成机化性肺炎。

7. 病情重，并发症多，病死率高　高龄、存在基础疾病、医源性因素影响、感染病原体的复杂性使老年肺炎的危险性大大增加，且易加重基础疾病，形成恶性循环，引发重症肺炎、多脏器功能衰竭，使老年肺炎的病死率显著增加。

四、诊断

1. 诊断要点　由于老年肺炎的临床表现常不典型，易与基础疾病及并发症表现相混淆，故极易延误诊断。早期诊断的关键在于提高警惕，对非特异表现予以重视，并进行血常规、胸部 X 线及痰细菌学等相关检查。X 线检查是诊断老年肺炎最有效的方法，疑及肺炎时均应做此项检查。痰培养是老年肺炎病原学诊断的主要方法，并可作为选择抗生素的依据，但应在抗生素应用前进行。老年人咳嗽排痰能力差，所留痰标本常不能代表下呼吸道状况，因此，痰培养前应先行痰涂片检查，若白细胞 >25 个/HP、鳞状上皮细胞 <10 个/HP，则认定痰标本来自下呼吸道。普通痰培养需连续 3 次，2 次培养结果为同一纯培养或优势菌则确认为致病菌；痰定量培养菌浓度 $>10^7$cfu/ml，则有意义。避免上呼吸道污染更为理想的方法为直接自下呼吸道采集标本，如经气管吸引、经纤支镜防污染毛刷采样和经皮肺穿刺等，但均属侵袭性诊断技术，应根据病情酌情选用。

2. 诊断难点　老年肺炎患者临床表现常不典型，缺乏肺炎的肺部症状。表现为意识状态下降、活动能力降低、不适、嗜睡、食欲缺乏、恶心、呕吐、腹泻、渴感下降、痛觉降低、低热，甚至精神错乱，尿、便失禁，或仅表现为原有基础疾病的恶化。56% 的老年社区获得性肺炎患者无典型的咳嗽、发热。在老年社区获得性肺炎患者中，最早出现的症状常为呼吸加快、心动过速，75% 的老年社区获得性肺炎患者出现呼吸加快，30% ~60% 出现心动过速。呼吸困难常比其他临床表现早出现 3 ~4d；而心动过速有时是一些老年社区获得性肺炎患者唯一的体征。

由于老年肺炎的表现常不典型，或与基础疾病的表现相混淆，因此极易漏诊和延误诊断，延误治疗时机。临床医师在接诊老年患者时，应对患者的非特异临床表现予以重视，并进行相关的辅助检查，如血常规检查、胸部 X 线检查及痰细菌学检查。1/3 的老年肺炎患者外周血白细胞内会出现中毒颗粒。尽管胸部 X 线检查缺乏诊断的特异性，但该项检查是发现老年肺炎肺部异常最有效的辅助诊断方法，对于怀疑有老年肺炎非特异表现的患者均应做此项检查。

五、抗生素治疗

因基础病存在，加之老年人多有营养不良，免疫功能缺损，多脏器功能减退，机体抵抗力差，在发生肺炎时极易出现序贯性多脏器功能衰竭，故对其治疗在兼顾整体观念及个体化原则的同时，及时采取以抗感染为核心的综合治疗就成为改善预后的又一关键问题。正确选用抗生素是治疗老年细菌性肺炎的关键。一旦确诊肺炎，宜尽早足量应用抗生素，必要时联合用药，并适当延长疗程。开始时可进行经验性治疗，待致病原明确后则可有针对性的选药或参考药敏结果来选择抗生素。老年人口服吸收不稳定，宜静脉给药。抗生素的选择应根据院外或院内感染、感染程度、细菌培养及药效、肾功能与全身状况而定。院外感染仍以革兰阳性球菌为常见致病菌，对既往健康的轻中度患者可选用青霉素、半合成青霉素或第 1、2 代头孢菌素，重症肺炎治疗上初期宜采用抗生素降阶梯疗法策略，“重拳出击”，抗菌谱尽可能覆盖所有致病菌，可经验性优先选择亚胺培南、环丙沙星、加酶抑制药的第 3 代头孢如头孢哌酮与舒巴坦联合用药。氨基糖苷类药物虽然抗菌活性良好，但由于老年人肾功能减退，应谨慎使用。老年患者合并脑血管疾病甚多，使用亚胺培南时，应注意其对精神、神经系统的影响，适当减量，1.5g/d 为宜，疗程不宜过长。获得细菌学培养结果后，可根据临床情况和药敏结果，改用针对性强的抗菌药物予以降阶梯处理。对伴有基础疾病者，革兰阴性杆菌感染机会增加，可选用第 2、3 代头孢菌素。疑及支原体肺炎或军团菌肺炎者应选用大环内酯类抗生素。吸入性肺炎多为有厌氧菌参与的混合感染，应选用甲硝唑与第 3 代头孢菌素。院内感染多以革兰阴性杆菌和金葡菌为主，且常为耐药菌株，轻者可用第 2、3 代头孢菌素，重者用三代头孢菌素加氨基糖苷类或喹诺酮类加氨基糖苷类。对考虑为耐甲氧西林金葡菌感染者，应首选万古霉素。有肺脓肿形成时宜在应用抗生素的同时予以局部引流处理。

老年肺炎抗生素的选择还需根据患者的病情，用药个体化。老年人常有不同程度的肝肾功能损害，且血浆蛋白水平降低，抗生素蛋白结合率低，易发生药物毒性反应。用药时需控制用药剂量，如有条件应监测血药浓度。氨基糖苷类、头孢菌素、万古霉素等主要由肾脏排泄，最好先测定肌酐清除率，并据其调整用药剂量。大环内酯类需经肝脏代谢清除，长期大剂量使用易造成肝损害，应用时需适当减少用量，肝功不良者慎用。大剂量输入青霉素可加重心衰和肾衰，且易发生青霉素脑病，故应避免大剂量应用。长期应用第 3 代头孢菌素或超广谱抗生素应注意菌群失调，以防继发真菌感染。若患者不是高龄，平时的健康状态尚好，没有严重的慢性疾病和重要的脏器功能不全，则可选用较一般的抗生素，在体温，血象正常，痰液变白以后 3 ~ 5d 则停药观察。若患者高龄，基础状况差，伴有严重慢性病和肺炎并发症，或肺炎中毒症状很重，则可选用强效广谱抗生素，或联合用药，力争尽早控制感染。治疗这类老年肺炎疗程应适当延长，在体温，血象和痰液正常 5 ~ 7d 后再考虑停药。部分老年人，尤其是患有 COPD 或长期卧床者，两肺底常可听到细湿啰音，不必为此而长期应用抗生素。

六、预防措施

1. 并发症防治　老年人肺炎容易发生并发症，由于老年人体液总量和细胞内液较青壮年少，肾小管的重吸收功能减退，故老年患者容易发生脱水、低离子血症及心律失常，应密切监测，注意防治，发现异常及时处理。有脱水者，需静脉补液。因老年人心功能欠佳，快速输液时常可诱发肺水肿，一定要控制补液速度，必要时也可酌情应用强心药。如有心律失常，可根据不同类型选用抗心律失常的药物。发生休克时，应补充血容量，合理选用血管活性药物，并及时纠正水电解质与酸碱平衡失调。呼吸衰竭者可酌情应用呼吸兴奋药，加强氧疗，必要时行气管插管，机械通气。合并多脏器功能衰竭的患者，针对心衰患者计算每日入液量静脉滴注速度应 <40 滴/min；肝肾衰竭者选择双排泄通道的抗生素。对于出现的其他并发症，均应予以支持治疗，及时纠正，以避免影响肺炎的治疗效果和预后。

2. 加强气道保护　鼓励患者咳嗽，如无力咳嗽或痰液黏稠，应定时翻身拍背、吸痰、应用祛痰药、呼吸道湿化，雾化吸入，必要时进行纤支镜吸痰；对有明显延髓性麻痹、意识障碍者留胃管予以鼻饲，少量多次。鼻饲前后应采取半卧位，以减少吸入性肺炎的发生；对人工气道患者，应严格执行无菌操作技术，加强病室环境卫生，减少探视，避免交叉感染。

3. 积极治疗基础疾病　老年肺炎合并基础疾病多，治疗以综合治疗为主，双管齐下，切断恶性循环链条。如一老年肺炎合并糖尿病，治疗上若仅给予加强抗感染而忽略居高不下的血糖，或者一合并心衰患者不积极改善心功能，肺炎也难治愈。

4. 综合治疗　老年肺炎一旦确诊，应住院治疗，卧床休息，室内保持空气新鲜和适宜的温度和湿度。发热和呼吸急促的患者不显性失水增加，应予补液并维持水电解质和酸碱平衡，以利排痰和减少并发症。如伴有胸痛可用少量止痛药，体温过高者应予降温，以免诱发或加剧心力衰竭或急性冠状动脉供血不足，但要避免大量给予解热止痛药致使患者大汗淋漓而虚脱。止咳平喘和祛痰药的应用有利于解除支气管痉挛和痰液的稀释排出，但应避免应用强效镇咳药。痰液黏稠，咳痰困难者可给予湿化治疗、翻身叩背或体位引流，保持呼吸道通畅。低氧血症者给予氧疗，改善患者营养，纠正贫血和低蛋白血症有利于病情恢复。鼓励适当的活动，注意通便和避免用力，减少肢体静脉血栓形成或肺栓塞的发生。老年肺炎患者多伴有基础疾病，再加上营养不良、免疫功能及各器官功能的减退，明显削弱了抗生素的治疗效果。应注意全身状况和各器官功能的调整，防止或纠正水电解质平衡失调，全身状况衰退，以及各器官（如心脏、肝脏、肾脏等）的功能衰竭。在营养支持方面，不仅要加强肠内营养支持，也应注意肠外营养的补充，如给予患者白蛋白或新鲜血浆及充足的维生素等。针对老年人免疫功能减退给予免疫增强的药物，或是在抗菌谱覆盖的前提下给予具有免疫增强作用的抗生素（如头孢地嗪等），以加强对病原体的杀灭作用。

（周　莉）

第二节　重症肺炎

一、流行病学

老年重症肺炎的流行病学资料较少。20 世纪 90 年初在芬兰进行大规模调查显示，60 ~ 74 岁组和≥75 岁组 CAP 的年发病率分别为 15.4/1 000 和 34.2/1 000。在美国普通人群 CAP 年发病率为 1 ~ 11.6/1 000，>65 岁组为 25 ~ 44/1 000，居住在护理之家（院）者则高达 68 ~ 114/1 000。门诊 CAP 病死率为 1% ~ 5%，住院患者 6% ~ 24%（平均 12%），而入住 ICU 患者升至 22% ~ 57%（平均接近 40%）。CAP 是美国居民第 6 位死因，在老年人口则升居第 4 或第 5 位死因；在感染性疾病中 CAP 是首位死因。2000—2003 年每年死于肺炎的人数在 6.1 万 ~ 6.5 万人，约占所有死亡人数的 2.7%，其中绝大多数为≥65 岁老年人。HAP 是美国第 2 位的医院感染，每 1 000 住院患者中发生 HAP 5 ~ 10 例，机械通气患者其发病率增加 6 ~ 20 倍。HAP 占 ICU 感染的 25% 以上，应用抗生素占抗生素处方量的 50% 以上。估计 HAP 的病死率为 0.3% ~ 0.5%。HAP 使患者平均延长住院日 7 ~ 9d，每个患者增加医疗费超过 4 万美元。在我国 HAP 是第 1 位的医院感染。据上海市综合性医院调查，HAP 的发病率为 2.33%，在医院感染构成比中占 33.1%，居首位；平均延长住院时间 31d，增加直接医疗费用 8 386.1 元；据每例增加 1 万元的保守数字估计，由于 HAP 全国每年增加医疗费用 100 亿元人民币。

二、病原学

1. 病原体

（1）分布场所：老年肺炎依其发病场所（家庭、护理之家和医院）不同区分为 CAP、护理之家获得性肺炎（nursing home acquired pneumoma，NHAP）和 HAP，其病原学及其分布可以有很大不同。老年 CAP 仍以肺炎链球菌、流感嗜血杆菌、卡他莫拉菌为主，非典型病原体亦多见，以肺炎支原体和肺炎衣原体为主；老年 HAP 则以肠道革兰阴性杆菌为主，非发酵革兰阴性杆菌（如铜绿假单胞菌、不动杆菌等）亦较多见，非典型病原体中则以军团菌为主。NHAP 的病原体介于二者之间。但近年来研究认为 NHAP 的病原体，特别是从耐药角度衡量，更倾向于 HAP，故 2005 年 ATS 关于 HAP 的处理指南将 NHAP 称为健康护理相关肺炎（healthcare - associated pneumonia，HCAP），与 HAP 等同对待，经验性抗菌治疗与晚发性 HAP 相似，应当针对多耐药革兰阴性杆菌，因为这些老年人集体居住，空间相对较小和较封闭，其基础疾病和易发感染，经常接受抗菌药物治疗，所以容易出现多耐药革兰阴性杆菌肺炎，而不必区分其住院时间的长短。在我国老龄化进程加速，老年护理中心之类的机构不断增加，因此除了通常的 CAP 和 HAP 外，HCAP 或 NHAP 势必也将成为老年医学或保健面临的一个重要问题。

（2）分布比例：关于老年重症 CAP 病原学的专题研究很少。一般说，需要入住 ICU 的重症 CAP 其病原体亦以肺炎链球菌最常见，其次为军团菌和流感嗜血杆菌。有报道金黄色葡萄球菌相当常见；Ruiz 等报道肺炎衣原体和肺炎支原体所致重症 CAP 较军团菌更常见；另有多篇报道在结构性肺病（支气管扩张）患者发生重症肺炎铜绿假单胞菌颇为常见，可达10% ~15%；在慢性阻塞性肺病患者的CAP病原体中肠道革兰阴性杆菌亦是十分常见的。欧洲关于CAP病原体在社区治疗、住院和ICU患者中分布的文献复习，显示在入住ICU的重症肺炎患者军团菌、金黄色葡萄球菌和肠道革兰阴性杆菌更多见（表30 -1）。Rello等在老年重症CAP的研究揭示其病原体分布依次为：肺炎链球菌占48.6%，革兰阴性肠杆菌菌占13.5%，流感嗜血杆菌占10.8%。但是，EL - Solh等应用侵袭性采样技术病原学检查显示，老年重症CAP患者中革兰阴性肠杆菌占15.8%，军团菌占8.8%。这些差别可能是多种因素影响的结果。总体而言，老年重症CAP的病原体及其分布符合肺炎病原体分布的一般规律，研究对象和方法的不同可以导致结果的差异，在分析和评价时应当谨慎对待。

表30 -1　CAP病原体及其分布（%）

病原体	社区	住院	ICU
研究论文数	9	23	13
肺炎链球菌	19.3	25.9	21.7
流感嗜血杆菌	3.3	4.0	5.1
军团菌属	1.9	4.9	7.9
金黄色葡萄球菌	0.2	1.4	7.6
卡他莫拉菌	0.5	2.5	
肠道革兰阴性杆菌	0.4	2.7	7.5
肺炎支原体	11.1	7.5	2
肺炎衣原体	8	7	
鹦鹉热衣原体	1.5	1.9	1.3
贝氏考克斯体	0.9	0.8	0.2
病毒	11.7	10.9	5.1
其他病原体	1.6	2.2	7.4
未确定病原体	49.8	43.8	41.5

（3）菌种比例与变迁：HAP的病原体根据美国CDC医院感染监测（NNIS）系统报道，在1995—2001年间其分布依次是金黄色葡萄球菌21.4%，铜绿假单胞菌16.3%，肠杆菌属10.3%，克雷白菌6.7%，大肠埃希菌4.0%，流感嗜血杆菌和不动杆菌分别为3.7%和5.0%。与20世纪80年代后期和90年代前期比较其分布未见明显差别，但较80年代早期（1984年）金黄色葡萄球菌增加8.4%，克雷白杆菌减少5.3%。VAP是HAP中最常见类型，据24篇纤支镜采样病原学研究，1 689例次2 940株细菌的分布是：铜绿假单胞菌24.4%，金黄色葡萄球菌20.4%，肠杆菌科细菌14.1%，流感嗜血杆菌属9.8%，链球菌属8.0%，不动杆菌属7.9%。近年来国内部分医院VAP的病原体中不动杆菌增加，1999年12月—2001年12月复旦大学附属中山医院SICU中52例VAP经直接下呼吸道采样半定量培养确定的70株病原菌，不动杆菌占20%，超过铜绿假单胞菌（15.7%），而成为第1位的病原体。HAP包括VAP的病原体分布按发病时间不同而有很大差异，早发性（＜5d）者与CAP相似，主要是肺炎链球菌、流感嗜血杆菌、甲氧西林敏感的金黄色葡萄球菌（methicillin sensitive staphylococcus aureus，MSSA）和抗生素敏感的革兰阴性肠杆菌（大肠埃希菌、肺炎克雷白杆菌、变形菌属、沙雷菌属等），而晚发性（≥5d）则以多耐药革兰阴性杆菌

（铜绿假单胞菌、产 ESBLs 肺炎类伯杆菌、不动杆菌等）甲氧西林耐药金黄色葡萄球菌（methicillin resistance staphylococcus aurcus，MRSA）和军团菌为常见。据估计 HAP 中有 30%～50%的患者为复合菌引起。年龄不是影响 HAP 病原体分布的危险因素。

2. 决定肺炎严重程度的因素　取决于 3 项主要因素：①肺部病变范围；②病原体毒力；③炎症反应的全身扩散。

（1）当炎症局限肺部较小范围时临床上可以没有或仅有轻微症状，如发热、咳嗽和周围血白细胞计数轻度升高，没有任何生命体征的异常。如果由于病原体或宿主因素炎症不能被控制在较小范围内，或病变呈多灶性，则通气/血流失衡引起氧合不足，出现临床病情加重。所以在一定意义上说，肺炎症状轻重与炎症的范围及其扩散有关。

（2）当病原体相关因素或宿主相关因素导致严重脓毒症（sepsis）或脓毒休克时，其临床严重程度便不再与肺部感染性损伤的量（范围）严格相关，虽然这种情况下病变范围大多比较广泛和呈多灶性浸润。病原体因素（负荷量和毒力）是影响病变程度的因素。动物实验研究显示肺泡巨噬细胞能够清除浓度达 10^5cfu/ml 的金黄色葡萄球菌，而清除铜绿假单胞菌其浓度明显为低。给动物肺内接种细菌浓度达 10^7cfu/ml 时，则足以突破其防御机制，引起感染。但现在尚不能肯定，细菌负荷是否是肺炎严重程度相关的独立因素。

（3）病原体的毒力是重要的，因此临床重症社区获得性肺炎（community acquired pneumonia，CAP）常合并有菌血症，多见于肺炎链球菌、金黄色葡萄球菌、军团菌属、肠道革兰阴性杆菌（特别是肺炎克雷白杆菌）和铜绿假单胞菌等。宿主因素中黏膜屏障和第一道细胞防御机制（肺泡巨噬细胞）的整合是决定肺炎严重程度的最初因素。当细菌负荷较低，且毒力较弱时，肺泡巨噬细胞清除细菌而不引起广泛的局部炎症反应。相反，肺泡巨噬细胞则通过表达细胞因子（TNF、IL－1、IL－6、IL－8 等）募集多核细胞在感染部位聚集，并引起炎症反应，这就是肺炎发病的始动点。它的过程和结局可以被下列因素所修正：①对感染的易感性的遗传差异；②年龄；③基础疾病；④抗微生物治疗。因此肺炎的炎症反应是一个动态的过程，最初的严重程度评估可能不足以反映发展中的疾病的病情，需要在其后数小时至数天内进一步评估。但就诊时的最初评估是决定治疗场所（门诊还是住院、入住普通病房还是入住 ICU）和最初经验性抗菌治疗的重要步骤。

三、病理生理学机制

1. 病原体入侵途径　病原体入侵下呼吸道，克服宿主防御机制并到达肺泡，引起肺炎。其入侵途径包括：误吸（aspiration）吸入（inhalation）血行播散和局部蔓延，其中以误吸最为重要。所谓误吸是指吸入含有病原体的上呼吸道分泌物，其病原体以各种细菌为主，包括原发定植和继发定植（包括来自胃肠道和环境物品污染的细菌）两类；吸入是指吸入含病原体的气溶胶颗粒，呼吸道病毒、分枝杆菌、军团菌等常借此途径入侵，较胞外细菌性感染显著为少。血行播散和局部蔓延所致肺炎从发病率来说显然不是主要的。在老年人由于会厌功能削弱、意识水平降低、胃肠动力下降等原因，误吸是病原体入侵引发肺炎的最主要因素。

2. 炎症免疫反应　炎症是机体动员吞噬细胞和体液防御物质集中到病变部位以排除致病因子包括病原微生物的过程。免疫则是机体在抗原作用下通过免疫细胞（B 淋巴细胞和 T 淋巴细胞）启动和诱导的免疫应答以清除非己物质包括病原微生物的过程，二者密切联系而互有区别。适度和有控的炎症免疫反应对清除病原体、促使感染消退十分重要，但过剧和失控的炎症免疫反应则导致机体损害。在肺炎时前炎症因子（TNF－α、IL－1、IL－6、IL－8等）释放，并引起级联反应，临床上相应出现系统性反应综合征（system inflammatory response syndrome，SIRS）的表现。在此同时或稍后抗炎物质也开始释放，主要有内源皮质激素、儿茶酚胺、转化生长因子－β（TGF－β）TNF－α受体、IL－1受体拮抗物（IL－lra）IL－10、IL－4、IL－12等，由于这些抗炎物质的出现，称为代偿性抗炎反应综合征（compensatory anti－inflammatory reaction syndrome，CARS）。二者的平衡则表现为炎症反应适度，倘若SARS强于CARS，便会呈现超强炎症反应，导致器官损伤，临床出现重症肺炎。已有研究表明在肺炎生存组IL－10和IL－lra等抗炎物质高于非生存组，提示抗炎物质产生足够与否是影响预后的重要环节。

3. 低氧血症　重症肺炎患者的低氧血症主要缘于实变导致通气/血流比例失衡，严重而广泛的实变也会导致分流。低通气和弥散障碍不是低氧血症的常见原因，前者仅见于有严重慢性阻塞性肺病的患者，后者可见于间质性肺炎。低氧血症不仅是呼吸功能受损的重要指标，也是促使或加重其他器官功能障碍的因素之一。

四、临床表现

典型表现包括全身症状和呼吸道症状，但在不同类型（如CAP和HAP）不同病原体、不同年龄组其症状出现的频率可以有差别。老年人CAP的临床表现通常比较隐匿或多变。Metlay等对1 812例肺炎的队列分析表明，65～74岁组和≥75岁组患者较18～44岁组平均症状数分别减少2.9个和3.3个。出现频率减少的症状有疲劳、发热、寒战、厌食、出汗、头痛、肌痛、恶心、咽喉痛、不能进食、呕吐和腹泻，而频率减少最明显的是头痛、肌痛和不能进食，如中青年组这三种症状的出现频率分别是72%、67%和31%，而≥75岁组则分别仅为36%、25%和14%。有研究表明老年肺炎呼吸系统症状体征相对少见，而凸现神经系统、循环系统以及消化系统症状和体征，有时老年人活动能力或意识水平下降可以是肺炎的唯一表现，需要警惕。HAP的临床表现与CAP相似，如发热、咳嗽、咳脓痰、气急和胸痛等。但在机械通气患者不可能依靠患者主诉提供诊断线索，需要关注患者的有关状况，如意识状态、氧合水平下降，通气量、气道阻力上升和肺顺应性下降，而无其他原因可以解释时，都应该进行X线检查，以确定有无肺炎的存在。

重症肺炎，即是肺炎的基础上出现系统性炎症反应激发并导致器官功能损害。在老年人由于器官功能常处于代偿的边缘状态，一旦出现肺炎便很容易出现失代偿，密切的临床观察或监测十分重要。

五、诊断

1. 诊断标准

（1）重症CAP诊断标准：1993年美国胸科学会（ATS）关于《成人社区获得性肺炎最初处理指南》10项指标作为重症CAP的诊断标准。其后研究发现，这些指标中每个单项的敏感性和特异性差别甚大，不应均衡对待。因此，2001年ATS新修订的《成人社区获得性肺炎处理指南》中将其分为主要指标和次要指标（表30－2）。诊断重症CAP需要符合1项主要指标或两项次要指标。

表 30-2 ATS 新修正的重症 CAP 诊断标准

主要指标	次要指标
(1) 需要机械通气;	(1) 呼吸频率≥30 次/min;
(2) 48h 内肺部浸润扩大≥50%;	(2) 氧合指数 PaO_2/FiO_2 <250;
(3) 脓毒性休克, 需要血管加压药 >4h;	(3) 病变累及双侧或多肺叶;
(4) 急性肾衰竭 (尿量 <80ml/4h, 或非慢性肾衰竭患者血清肌酐≥2mg/L)	(4) 收缩压≤90mmHg;
	(5) 舒张压≤60mmHg

注: 新修订的重症 CAP 标准按入院 ICU、机械通气、内科并发症和死亡几大项目, 用敏感性、特异性、阳性预测值、阴性预测值等进行评价, 总体上优于原来的标准和其他标准。

(2) CAP 预后诊断标准: 英国胸科学会 (BTS) 采用更简单的临床和 (或) 实验室指标预测住院 CAP 的预后, 提出重症 CAP 的诊断标准 (表 30-3)。

表 30-3 英国胸科学会预测住院 CAP 的预后诊断标准

标准	呼吸频率 (次/min)	血压 (mmHg)		血尿素氮 (mmol/L)	神志状态	年龄 (岁)
		收缩压	舒张压			
标准 1 (URB)	≥30	<90	≤60	>7	可	/
标准 2 (CRB)	≥30	<90	60	/	不清	/
标准 3 (CURB)	≥30	<90	≤60	≥7	不清	/
标准 4 (CRB65)	≥30	<90	60	/	不清	≥65
标准 5 (CURB65)	≥30	<90	≤60	≥7	不清	/

表 30-3 标准中仅尿素氮一项实验室指标, 其余均为临床指标, 适合 CAP 的最初病情评估。以每一项为 1 分进行记分评价, CURB65 积分与病死率的关系为: 0 分病死率 0.7%, 1 分 3.2%, 2 分 13%, 3 分 17%, 4 分 41.5%, 5 分 57%; 而 CRB65 积分相应为: 0 分 1.2%, 1 分 5.3%, 2 分 12.2%, 3 分 32.9%, 4 分 18.2%。说明仅用临床指标亦有较好预估价值, CRB65 标准凡 >2 分患者需要紧急住院治疗。诊断重症 CAP 上述标准所列条款至少必须 >2 条。BTS 标准的优点是简便实用, 采用临床指标或以临床指标为主, 不需要复杂的实验室技术或设备。不足之处是它提供的是群体而不是个体的危险因素评估, 有助于住院指征的确定, 但对用作诊断重症肺炎和入住 ICU 的判断标准尚嫌不足。

2. 严重程度评估

(1) 最初评估指标: 目前认为, 肺炎严重程度的最初评估中可供识别的临床指标包括: ①年龄和基础疾病; ②系统性炎症反应的程度即器官功能状态 (急性呼吸衰竭、严重脓毒症或脓毒休克); ③影像学上肺部浸润的范围。这是评价肺炎严重性的主要因素, 同样也是预测预后的有用指标。

(2) 危险因素和预后指标: 评价 CAP 危险因素和预后 "肺炎严重性指标" (pulmonary severity index, PSI) 系统目前亦被广泛应用, 其中Ⅳ~Ⅴ级属高危险组, 与 BTS 重症肺炎有较好的对应关系。但是 PSI 系统存在明显缺陷, 这包括: ①青年人肺炎的严重性可能被低估, 因为该系统中仅在年龄 >50 岁时才将年龄作为指标给予记分, 最近研究表明在积分

<90 分的、低危险的Ⅱ、Ⅲ组分别有 8% 和 5% 的患者需要入住 ICU；②胸膜积液在该系统中分值较低（10 分），而实际上肺炎合并“肺炎旁渗液”（parapneumonia effusion）可以是与严重程度相关的住院指征；③该系统将死亡危险性作为住院的唯一决定性因素，而忽视了现实的和社会的、需要考虑的各种因素；④过分数字化和机械。因此 PSI 系统可以用于预测群体的预后（死亡），不适用于临床住院和入住 ICU 的决策。PSI 系统中Ⅳ、Ⅴ级患者应称作“高危组”患者，不应与“重症肺炎”完全等同。

（3）医院获得性肺炎（hospital acquired pneumonia，HAP；或 nosocomial pneumonia，NP）的严重程度评价缺少严格设计的前瞻性研究。1996 年 ATS 发表的“成人医院获得性肺炎共识报告”套用重症 CAP 的标准，其中唯一的改动是将呼吸频率改为需要入住 ICU，因为在机械通气患者可以是完全是控制呼吸，其频率不完全反映患者的状况。目前似乎有理由认为，急性呼吸衰竭和所需呼吸支持的类型（有创抑或无创），以及脓毒性休克是 HAP 严重程度的主要预测指标。不需要呼吸支持或仅需要氧疗和（或）无创机械通气支持的 HAP 应属于轻中度，然而这些预测指标对治疗结果和预后的影响及其权重仍有待进一步研究。因此 2005 年 ATS 发布的“医院获得性、呼吸机相关性、健康护理相关性肺炎处理指南”没有对重症 HAP 标准作具体界定，虽然分组在患者分组中提到重症，而更强调的是多耐菌感染危险因素的评估。

3. CAP 诊断标准　中华医学会呼吸病学分会制定的《社区获得性肺炎诊断和治疗指南（草案）》提出下列诊断标准：

（1）新近出现的咳嗽、咳痰，或原有呼吸道疾病症状加重，并出现脓性痰；伴或不伴胸痛。

（2）发热。

（3）肺实变体征和（或）湿性啰音。

（4）周围血白细胞 $>10\times10^9/L$ 或 $<4\times10^9/L$，伴或不伴核左移。

（5）胸部 X 线检查显示片状、斑片状浸润性阴影或间质性改变，伴或不伴胸腔积液。

以上 1 ~4 项中任何一项 + 第 5 项，并除外肺结核、肺部肿瘤、非感染性间质性疾病、肺水肿、肺不张、肺栓塞、肺嗜酸粒细胞浸润症、肺血管炎等，可建立临床诊断。X 线检查是 CAP 临床诊断的最基本手段，与 HAP 相比，其诊断价值要高。

4. HAP 诊断标准　中华医学会呼吸病学分会《医院获得性肺炎诊断和治疗指南》（草案）主张 HAP 临床诊断标准与 CAP 相同，同时指出其临床表现、实验室和影像学所见对 HAP 的诊断特异性甚低，尤应注意排除肺不张、心力衰竭和肺水肿、基础疾病肺侵犯、药物性肺损伤、肺栓塞和 ARDS 等。尚应注意粒细胞缺乏，严重脱水患者并发 HAP 时 X 线检查可以阴性，肺孢子菌肺炎有 10% ~20% 患者 X 线检查完全正常。VAP 临床诊断目前比较认可的标准为：新出现或持续进展性胸部 X 线浸润 + 下列≥3 项指标：①发热：直肠温度 >38℃或 <35.5℃；②血白细胞 $\geq10\times10^9/L$ 和（或）核左移，或 $<3\times10^9/L$；③气管吸出物涂片染色镜检白细胞 >10 个/高倍镜视野；④气管吸引物培养阳性。按此标准很少假阴性，不易漏诊，但假阳性率仍较高，会使一些非 VAP 患者接受了不必要的抗生素治疗。

5. 病原学诊断　肺炎的临床诊断特异性很低。以 VAP 为例，通常所采用标准，其阳性预测值仅 25% 左右，综合全部临床特征作为标准可提高其特异性，但敏感性会下降至 50%，这将导致大量漏诊漏治，也是临床难以接受的。从治疗角度来看，抗微生物治疗也要求特异性的病原学诊断。肺炎诊断的“金标准”是组织病理学显示炎症反应及发现相应病原微生物并且二者相一致。但这在临床上通常是难以实现的，而且“金标准”本身也受到各种因素的制约和影响，包括不同病理医师对组织学改变识别和判断的差异，不同活检部位病变的不一致性，活检肺组织细菌数量和炎症严重程度相关性较低以及难以重复等不足。故目前肺炎的病原学诊断仍以呼吸道分泌物作培养为主要手段。为获取少污染的下呼吸道标本，采样技术是关键。

（1）采样技术

1）咳痰标本：指导或协助患者从深部咳痰，及时送达实验室，先行涂片镜检进行细胞学筛选合格标本进行接种。一般以鳞状上皮细胞 <10 个/低倍视野或白细胞 >25 个低倍视野为“合格”痰标本的标准。弃去不合格，可以减少培养结果及其解释的混乱。其他减少痰标本污染或提高培养结果特异性的其他方法尚有洗涤、定量培养等方法，也可以将洗涤和定量培养结合使用。

2）血液和胸液：此两类标本很少污染，培养结果特异性高。血培养应列为常规，在重症和难治性肺炎尤应重视。需要注意有无肺炎旁胸腔积液，有之，则应尽可能行诊断穿刺抽液并送培养。

3）经气管吸引（transtracheal aspiration，TTA）：藉环甲膜穿刺技术将导管导入气管直达隆突水平，用注射器接连导管抽吸下呼吸道分泌物，送作病原学检查。因此技术避开上呼吸道，直接从下呼吸道采样，病原学检测结果特异性较高。但是操作有时会出现严重并发症（如心脏停搏），现已很少应用。

4）气管内吸引（endotracheal aspiration，ETA）：在已建立人工气道的患者，应用灭菌吸引管直接从下呼吸道吸引采样是临床最常用的技术。其吸引标本主要来自大气道，可能混有口咽部定植菌吸入，气管导（套）管表面脱落的细菌生物膜物都可能影响检测结果的特异性。而人工气道本身增加细菌在气管内的定植，且随导（套）管留置时间延长，定植增加。文献报道 ETA 的诊断敏感性 100% ~38%，特异性 100% ~14%，变化幅度如此之大，表明该技术不足以用来诊断或排除 VAP。也有作者认为 ETA 敏感性高，如果定性培养阴性，则可以排除 VAP，除非患者已接受抗菌药物治疗。

5）侵袭性技术：①支气管肺泡灌洗（broncheoalveolar lavage，BAL）：通过 BAL 采样定性培养诊断肺炎的敏感性 42% ~93%（平均 73%），特异性 45% ~100%（平均 82%）。对于细胞内病原体 BAL 特异性高（89% ~100%），但敏感性不理想（37% ~100%）。诊断价值除受研究对象及先期抗生素治疗影响外，还与定量培养阳性诊断的标准有关，通常以 10^4cfu/ml 定为阳性，但文献中的界定从 10^3 ~10^5cfu/ml 都有。②防污染主刷取样（protective specimen brush，PSB）：诊断敏感性 33% ~100%（中位数 67%），特异性 50% ~100%（中位数 95%）。1984—1995 年间 18 篇研究报告除 1 篇外，其余研究表明，诊断似然比均 >1。大多数报告未强调诊断的细菌浓度界定，有人主张 PSB 诊断标准应是 10^3cfu/ml，也有主张降至 10^2cfu/ml，以减少漏诊。PSB 采样技术未标准化，多数研究报告未说明标本的性状和采样前是否经支气管吸引和清除分泌物。有人研究 PSB 采样的可重复性，显示有 25% 的病例单次采样可能导致假阳性或假阴性。③防污染 BAL（protected bronchoalveolarlavage，PBAL）：在 BAL 导管外加气囊，当导管嵌入引流支气管后将气囊充盈以防止上呼吸道近端大气道分泌物漏至远端，以保护灌洗标本避免污染。以细菌浓度 10^4cfu/ml 为诊断标准，

PBAL 诊断肺炎敏感性 82% ~92%，特异性 83% ~97%。但以死后即刻尸检组织学诊断作对照，虽然特异性 100%，但敏感性仅 22%。

6）微侵袭性技术：不用纤支镜盲式支气管采样（blinded bronchial sampling，BBS）微量支气管肺泡灌洗（minimal bronchial alveolar lavage，mBAL）和防污染样本刷盲式采样（blinded sampling with the protected specimem brush，BPSB）均属微侵袭性技术，操作简便、快速、经济、创伤小，与经纤支镜采样有很好相关性，以经纤支镜 PSB 结果作比较，BBS 敏感性 74% ~97%，特异性 74% ~100%；mBAL 分别为 63% ~100% 和 66% ~100%，BPSB 分别 58% ~86% 和 71% ~100%。微侵袭性技术的缺点是不能直视，缺少与组织学诊断作参照标准的严格设计和研究，技术缺少标准化。

7）血和胸液培养：敏感性低，但特异性高。在发热和肺部浸润患者感染可以来自其他部位包括血流、血培养结果的解释需要慎重。胸液培养对肺炎的病原学诊断十分有用，但在 HAP 尚少研究。

（2）区分定植与感染

1）定量培养：住院患者特别是机械通气患者气道中病原菌定植显著增加，为区别定植与感染提倡应用定量培养技术。原先认为细菌浓度低于阈值表明没有肺炎，不需要抗菌治疗；相反，高于阈值则表示肺炎。但是这一概念被过于简单化了，甚至存在错误。首先定量培养结果反映了侵入性病原体与宿主下呼吸道防御机制之间的平衡。细菌浓度低于阈值可以代表没有肺炎，但在宿主免疫防御存在缺陷时很可能存在肺炎；高于阈值表示宿主具备一定防御机制，但可能尚需要辅助以抗生素。尸检研究发现组织学显示肺炎病变，而培养可以阴性。近期抗生素对定量培养的影响亦支持宿主 - 侵入性病原体平衡的理论。定量培养采样前已给予抗生素，则结果通常低于阈值；倘若经验性抗生素耐药，定量培养细菌浓度结果仍高于阈值。Drey - fuss 等在 34 例疑诊 VAP 患者采集 PSB 标本培养，以 10^2cfu/ml≤细菌浓度 < 10^3cfu/ml 为诊断阈值。在 29 例每 72h 重复 PSB 采样培养直至 10^2cfu/ml > 细菌浓度 > 10^3cuf/ml 为止。结果显示 12 例（41%）在初次 PSB 后 3 ~9d 出现阳性培养，12 例抗菌治疗仅在 PSB 培养阳性后开始，其病死率高于初次 PSB 培养高于阈值或重复 PSB 培养低于阈值的患者。12 例死亡者中没有 1 例直接死于肺炎，绝大多数死于难以治疗的基础疾病。细菌浓度增加反映了终末期患者免疫功能进行性降低，而非 VAP 误诊。

除抗生素影响及重复性差以外，采样量和标本接种时间均可影响结果及其解释。目前通常将 ETA 诊断阈值定为 10^6cfu/ml、PSB 为 10^3cfu/ml、BAL 为 10^4cfu/ml 是根据其诊断敏感性和特异性而确定的。但是由于缺乏诊断“金标准”，它的界定带有随意性，而且重复性差，对临床诊断价值特别是对治疗结果和预后的意义均不清楚。现今强调判断任何诊断或治疗技术价值最终需要根据其能否改善临床过程和预后。关于定量培养的争论并不说明定量培养完全没有价值，在没有更好的方法确立之前，定量培养结果仍可参考，但必须强调其解释需要结合临床，特别是当定量培养结果处于阈值临界水平时。

2）弹力纤维和细菌包被抗体检测：VAP 产生肺实质坏死，ETA 标本检测坏死产生的弹力纤维（elastin fibers）有助于鉴别定植与感染。在玻片浮载标本滴上氢氧化钾溶液在光镜下观察即可，方法很简单。但它不能区分其他非感染性原因所致肺坏死。感染菌引起宿主反应，在涂有检测菌的玻片滴上含相应细菌抗体的患者血清后显微镜下可观察到细菌周围抗原抗体作用形成的包被，从而可以区别不引起宿主免疫反应的定植菌。此技术特异性高

(98%～100%)，且不受抗生素治疗的影响，但敏感性很低；亦有相反报道，以 PSB 作对照，其特异性仅有 56%。

(3) 病原学诊断技术临床选择：由于现有病原学诊断在方法学上都存在某些不足，预计在近期内似乎不可能出现新的技术，临床上需要参考不同技术的诊断价值和临床不同需要以及现有技术条件选择相应技术。

1) 在抗菌药物应用或更换之前留取常规标本：痰或 ETA、血液，在有可能时采集胸液、其他有意义和易采集的分泌物、体液或组织标本，做常规微生物学检查，并根据条件和临床需要做特殊病原体检测。

2) 符合下列临床情况（任何一项）应考虑选择性侵袭性诊断技术：①经强效、广谱抗菌治疗≥3～5d，或经过调整抗菌药物治疗≥1 次，临床仍未见效的肺炎；②免疫抑制宿主肺炎；③怀疑特殊病原体感染的肺炎；④已有病原体检测结果与临床明显不符。

3) 参考临床目标选择诊断技术：①调整或更换抗菌药物：选择特异性高的诊断技术；②与非感染性肺部浸润鉴别：选择敏感性和特异性均高的技术；③停用抗菌药物：对诊断特异性要求可以降低，也不一定需要定量培养。

6. “重症”的判断　重症肺炎诊断标准已如前述，其基本要点是病变范围和器官（呼吸、循环、肾脏）功能。必须强调肺炎病情是一个动态的过程，除在就诊或入院因素的最初评估外，病程中还必须经常、随时进行再评估。免疫抑制患者并发肺炎其严重程度评估不能采用上述标准，应予放宽。

六、鉴别诊断

许多非感染性肺病表现为肺部浸润和呼吸道症状，甚至也有发热、周围血白细胞计数增高，非常类似于生物致病原引起的肺部炎症，有人称其为类肺炎疾病（pneumonia mtnics），在临床上它们对抗菌治疗无效，常被误作难治性肺炎，造成混淆，需要认真进行鉴别。类肺炎疾病包括肺栓塞、肺部肿瘤、隐源性机化性肺炎、药物性肺损伤、过敏性肺炎、血管炎、急慢性嗜酸细胞肺炎、肺泡蛋白沉着症、肺间质性疾病等。病种甚多，诊断颇为困难。以下扼要叙述之。

1. 肺栓塞　常发生于 50～60 岁年龄组，但 20～39 岁女性发生率高于同年龄组男性的 10 倍。发病危险因素包括深静脉炎、静脉曲张、心肺疾病、创伤、手术、肿瘤、制动、妊娠和肥胖等。临床表现有气急（84%～90%）胸痛（70%）咯血（30%）惊恐（55%）咳嗽（37%）晕厥（13%）。可以有发热，但不超过 38.5℃。主要异常为低氧血症、血浆 D－二聚体升高（阴性预测值较高，<500μg/L 可以排除肺栓塞诊断）心电图异常（T 波改变如 ST 段下降，比较有意义的是 $S_{I}Q_{II}T_{III}$ 型改变）X 线改变（楔形浸润影、胸腔积液）和血性胸液（26%）。诊断价值较高的非创伤性检查有核素肺通气－灌注扫描、心脏和下肢静脉超声检查、快速螺旋 CT 造影。难诊断病例则需要有创性肺动脉造影以确诊。

2. 支气管肺癌　小细胞癌和鳞癌生长于支气管管腔易引起阻塞性肺炎，而腺癌特别是肺泡细胞癌可以呈现炎症样表现，后者表现为片状浸润，并常有支气管充气征，酷似肺炎。但是支气管肺癌除非晚期，通常没有发热，周围血白细胞计数不会升高，痰找病理细胞是最常用的无创性诊断方法，而经纤支镜活检或经皮穿刺活检是确诊肺癌最实用的技术。

3. 肺转移性肿瘤　血行转移性肺部肿瘤大多表现肺内多发性结节影，边缘光滑；淋巴管转移所致癌性淋巴管炎，呈现网织样或伴微小结节状改变，与肺炎鉴别不难。但恶性黑色素瘤、乳腺癌和胃肠道肿瘤可转移至支气管壁，引起阻塞性炎症，易与肺炎混淆。参考原发肿瘤和纤支镜检查可资鉴别。

4. 原发性肺淋巴增生性疾病　包括反应性和肿瘤性两大类。原发性肺淋巴增生性疾病（表 30－4）远较继发性者少见，但诊断困难。过去所谓肺假性淋巴瘤现在认为大多数为低度恶性的 BALT 淋巴瘤，少数为结节性淋巴样增生。原发性肺淋巴瘤在影像学上表现为单发性或多发性结节、肿块或实变，后者可见支气管充气征，与肺炎极难区别。原发性肺淋巴增生性疾病类型复杂，大多显示为结节或弥漫性间质性病变。无论淋巴瘤还是增生，都需要病理学确诊，以剖胸或胸腔镜下活检诊断率为高。

表 30－4　原发肺淋巴增生性疾病

疾病	细分
B 细胞非霍奇金 MALT/BALT＊淋巴瘤	低度恶性、高度恶性（WHO 分类：弥漫性大细胞非霍奇金淋巴瘤）
反应性肺淋巴瘤样增生	淋巴细胞间质性肺炎、滤泡性细支气管炎或支气管炎、结节性淋巴样增生
淋巴瘤样肉芽肿病	
移植后淋巴增生性病变	浆细胞增生、多形细胞增生、单形细胞增生（按淋巴瘤分类）
肺浆细胞瘤	

注：＊ MALT 为黏膜相关淋巴组织；＊BALT 为支气管相关淋巴组织。

5. 隐源性机化性肺炎（cryptogenlc organizing pneumonia，COP）　过去称闭塞性细支气管炎伴机化性肺炎（bronchiolitis obliterans with organlzlng pneumonia，BOOP）。

（1）发病特点：好发于 50 岁左右中年人，但可以从 20～80 岁，性别分布无差异，非吸烟者高于吸烟者（2 ∶ 1）。本病原因不清楚，可以作为肺炎的并发症，常常发生于军团菌、支原体或病毒性肺部感染之后，也可以与各种自身免疫性疾病相关联，因此有人认为它可能代表了宿主对于气道损伤的实体型反应（stereotypic response）。

（2）早期症状：类似流感，有发热、干咳、乏力、周身不适等。随病情进展可出现气急，甚至呼吸衰竭。发热持续不退，病程 2 周至 6 个月不等。体征可以有吸气相爆裂音。极少有肺外表现。

（3）影像学表现：可分为三种类型。①多发性肺泡型：最常见。两肺多发性斑片状影，中下肺野多见，胸膜下明显。CT 示 90% 患者有气腔实变，有时呈游走性，颇似“过敏性肺炎”。病变范围从 1～2cm 到整个肺叶，变化不定。密度不甚均一，从毛玻璃状到肺泡实变。支气管充气征相当常见。②孤立局灶型：呈局灶性致密的肺泡浸润。上肺多见，可以有空洞，支气管充气征多见。病灶大小相当稳定，易误诊肺癌。此型可能伴随比较急性的病程，而对激素治疗反应较快。③弥漫性网织样浸润型：表现为弥漫性网织样或伴小结节样浸润，类似普通型间质性肺炎，但没有后者通常可见的小囊状或蜂窝状改变。COP 的病理特征为呼吸性细支气管、肺泡管和肺泡腔内斑片状分布的内成纤维细胞组成的息肉样肉芽组织。

（4）病理过程：扩展至邻近肺泡管和肺泡腔时便呈现“机化性肺炎”。肺泡结构保存完整，不形成蜂窝肺和严重纤维化。纤支镜下经支气管肺活检见上述典型组织学改变即可确诊。但有时因所取标本太小或病变呈灶性分布，纤支镜检查不足以诊断，需要经胸腔镜或剖胸肺活检才能确诊。

6. 药物性肺损伤　许多药物可以引起肺浸润，伴或不伴全身症状，颇似 CAP。通常分两类。

（1）药物过敏性肺炎：见于甲氨蝶呤、呋喃妥因、金盐制剂、磺胺等药物。病理示显示肺泡腔和肺间质以淋巴细胞为主的炎症浸润，伴松散的肉芽肿或巨细胞形成。

（2）中毒性肺炎：抗肿瘤化疗药物（如白消安、博莱霉素）和抗心律失常药物安碘酮所致肺损伤是药物毒性作用的结果。病理上表现不同程度的弥漫性肺泡损伤、间质性炎症、大量泡沫细胞形成、苍白巨噬细胞伴胞内包涵体。根据用药史、支气管肺泡灌洗或肺活检组织学检查确立诊断。

7. 过敏性肺炎（hypersensitivity pneumonia）　也称外源性变应性肺泡炎（extrinsic allergic alveolitis），是一种细胞介导的、肺组织对于吸入有机物、环境或职业性致病因子的免疫炎症反应。由于吸入抗原及其来源不同，本病有多种名称，如农民肺、蘑菇肺、蔗尘肺、养禽者肺、湿化器肺和空调器肺、皮毛商人肺等。急性过敏性肺炎症状出现在暴露后4～12h内，有发热、咳嗽、周围血白细胞升高和肺部浸润。影像学上早期可无异常，其后随病情加重可见双侧肺泡或间质浸润，或呈细小的、边缘模糊的散在结节状阴影。在脱离抗原暴露后24～48h 内症状和影像学改变可以较快消退。如果反复少量吸入或长期暴露则呈现慢性过敏性肺炎，表现逐渐加重的呼吸困难和弥漫性肺纤维化。特异性抗原的支气管激发试验是确诊依据，但在伦理上和临床上是不可能进行的，因此诊断应根据暴露史、临床、影像学表现、支气管肺泡灌洗液淋巴细胞特别是 CD_8^+ 增高、针对可疑抗原的抗体滴度等综合分析而作出。

8. 肺血管炎　系统性坏死性血管炎（systemic necrotizing vasculitis，SNV）的肺部 X 线异常大多变化不定，但其中韦格纳肉芽肿（Wegener's granulomatosis，WG）变应性肉芽肿和血管炎（即 Churg－Strauss syndrome，CSS）和显微镜多血管炎（mlcroscopic polyagiitis，MPA）特别好发肺部侵犯，临床常有发热，需要与 CAP 鉴别。SNV 还可以引起肺出血，称为肺泡出血综合征，亦容易与 CAP 混淆，需要鉴别。肺血管炎常伴有抗中性粒细胞胞质抗体（antineutrophil cytoplasmic antibodies，ANCAs）增高。它对不同抗原亲和力不一样，有助于区别各种 SNV，如对蛋白酶－3（PR3）特异的胞质 ANCA（c－ANCA－PR3）对肉芽肿血管炎特别是 WG 特异性相对较高，而抗髓过氧化酶的抗体是一个核周型抗体（P－ANCA），其特异性较低。

（1）WG：本病病程中累及肺部者占70%～85%。典型表现为肾脏、上呼吸道和下呼吸道病变三联症，也可以仅有 1～2 个部位受累。而多器官受亦不少见，如非坏死性关节炎（60%）皮肤（40%～50%）眼（20%～50%）中枢或周围神经系统（10%～34%）心脏（10%～15%）和胃肠道（5%）等处病变。影像学上 WG 表现为两肺多发性浸润或结节，大小不一，可伴坏死。边缘大多比较清晰。坏死形成空洞，其壁厚薄不一。当病变累及气管时则显示管壁增厚，腔内可见息肉样或乳头状软组织结节影，轮廓光滑，欠规则，气管腔狭窄。小血管炎（累及小动脉、小静脉和毛细血管）肉芽肿性炎症和广泛坏死三种表现是 WG 的病理组织学特征。血管炎导致管腔狭窄或闭塞。血清 C－ANCA－PR3 对于 WG 特异性超过 90%，但敏感性 60%～92% 不等。上呼吸道活检和支气管肺活检诊断率较低（分别<20% 和<10%），剖胸肺活检诊断率超过 90%，肾活检可揭示肾小球肾炎，但肉芽肿和肾小动脉血管炎很少见（<10%）。临床上应综合临床表现、影像学特点和 ANCA，必要时借助

活检病理学检查作出诊断。

（2）CSS：表现为哮喘、周围血或组织嗜酸性粒细胞增高、坏死性血管炎和全身性症状的一种综合征。局限性肺浸润见于30% ~70%的患者，非常类似于CAP。几乎所有患者都有特应质或哮喘，70%患者有鼻窦炎或过敏性鼻炎，并且可以先于血管炎数月至数年。CSS的X线表现不一，常见小结节状改变，亦可表现为斑片状或弥漫性间质浸润。病变可呈短暂游走性。部分患者出现双肺大量肺泡样阴影，提示肺泡内出血。少数患者有胸腔积液。虽然本病呼吸道症状很突出，但其他器官受累亦较常见，包括皮肤（65%）周围或中枢神经系统（40% ~60%）心脏（30% ~40%）肾脏（50%）腹部内脏（20% ~40%）。大多数患者循环ANCAs（c－ANCA和P－ANCA）阳性。在病理上CSS的特征是小血管炎、肉芽肿、嗜酸细胞增高和血管外组织的栅栏状组织细胞分布。显著的嗜酸细胞增多和肉芽肿病变是本病区别于其他肺血管炎的基本要点。确诊有赖于病理组织学检查。

（3）MPA：也称多发性血管炎重叠综合征（palyangiitis overlap syndrome），表现为肾小球肾炎（>90%）肺毛细血管炎（30% ~50%）和循环P－ANCA或c－ANCA出现（50% ~90%）。其他临床表现尚有白细胞裂解血管炎（leukocytoclastic vasculitis，40%）口腔溃疡（20%）和周围神经病变（15%）。病理上病变累及小或显微镜下血管（毛细血管、小动脉、小静脉），很少侵犯较大血管。与WG和CSS的区别是本病没有肉芽肿形成。

（4）肺泡出血综合征（alveolar hemorthage syndrome）：许多免疫和非免疫介导的疾病均可引起弥散性肺泡出血，前者如系统性红斑狼疮、肺－肾炎出血综合征（Goodpasture syndrome）系统性坏死性血管炎（GVG、CCS、MPA）骨髓移植、免疫缺陷状态、Kaposis肉瘤、暴露于外源性抗原或药物等，后者则见于大块肺栓塞、肺静脉闭塞病、气管内恶性肿瘤、溃疡性气管支气管炎、动静脉畸形或动脉瘤、出血性肺炎、支气管扩张症、充血性心力衰竭、尿毒症、血小板减少症、凝血病等。在弥散性肺泡出血综合征中有40% ~55%作为SNV特别是WG和MPA的并发症。免疫介导的弥散性肺出血综合征中有18% ~32%的患者为肺－肾炎出血综合征所致。总体来说弥散性肺泡出血是肺泡浸润的不常见原因，但却是致命性的，需要尽快识别和治疗。咯血和缺铁性贫血是常见表现，但非普遍性特征。CT显示广泛的肺泡淡薄和模糊渗出阴影，区别于炎症渗出，较X线更具诊断价值。病因诊断需要全面检查和评估，有时活检是需要的。

9. 嗜酸性细胞肺炎　特发性急性嗜酸性细胞肺炎（acute eosinophilic pneumonia，AEP）表现发热、咳嗽、低氧血症和呼吸窘迫，影像学上呈现广泛的肺泡和间质浸润，酷似重症肺炎。病程在1 ~7d。BAL揭示嗜酸性细胞增高（>30%），TBLB标本病理组织学检查见肺泡腔内、间质和支气管黏膜下嗜酸性细胞浸润，没有血管炎。周围血嗜酸性细胞增高仅见于部分患者（<30%）。对于糖皮质激素治疗反应迅速而完全。慢性嗜酸性细胞肺炎（chronic eosinophilic pneumonla，CEP）好发于女性，2倍于男性。近2/3患者有特应质、鼻窦炎或鼻炎，其发病长达数周或数月，少数可呈急性发病，表现为咳嗽、气急、喘息和全身症状。周围血嗜性细胞计数、血清C－反应蛋白和血沉增高，且与疾病活动性相关。40% ~50%患者血清IgE升高。组织病理学显示肺泡腔、间质和细支气管内嗜酸性细胞、组织细胞、多核巨细胞密集浸润。尚可见Charcot－Ieychen结晶和局灶性COP改变，但无血管炎，很少有广泛纤维化或坏死。对激素治疗反应良好，但常有复发。无论AEP抑或CEP，根据临床表现，排除感染，BAL液嗜酸性细胞升高和对激素的治疗反应，诊断不难，一般不需要剖胸或经

胸腔镜肺活检。相反，如果对激素治疗无反应，则需要进一步鉴别诊断，包括必要的肺活检标本病理组织检查。

10. 肺泡蛋白沉着症（pulmonary alveolar proteinosis，PAP） 常见症状有干咳、气急、胸闷和全身乏力、体重减轻等。少见症状可有咳痰伴灰黄色痰栓，咯血，发绀和杵状指。胸部X线典型表现为蝙蝠翼状阴影，即对称的、绒毛状、周围性肺泡浸润，但有近20%病例肺部病变为单侧的。虽然病变多数是肺泡浸润，但也可见到网织结节状或肺泡－间质混合性病变。CT扫描显示非特异性致密的肺泡不透光阴影，伴支气管充气征。CT示鹅卵石样改变被认为是有意义的诊断线索。BAL和TBLB通常可提供明确诊断，偶尔需要外科肺活检。

11. 间质性肺疾病（interstitial lung disease，ILD） 类型较多，分类颇多混乱，目前大多数接受美国胸科学会/欧洲呼吸病学会2002年共识报告的分类。在实践中需要与肺炎鉴别诊断的最重要类型是特发性肺纤维化（idiopathic pulmonary fiberosis，IPF）急性间质性肺炎（acuteinterstital pneumonia，AIP）和COP，其中COP已如前述。

（1）高分辨CT（HRCT）扫描图像主要改变：①磨玻璃样改变；②不规则线状或网格状阴影；③牵拉性支气管或细支气管扩张；④斑片状实变影；⑤小结节影；⑥蜂窝状改变。其分布位于双下肺周边和胸膜下部位的网格状、不规则线状和蜂窝状阴影是其特征。

（2）临床特点：AIP即过去所谓的Hamman－Rich综合征，原因不明。起病急骤，有咳嗽和呼吸困难，很快陷入呼吸衰竭。部分患者发病前有发热和类似感冒样症状。CT示双侧弥漫性网状，微结节状和磨玻璃样改变。随病变迅速进展可融合成片乃至实变影。

（3）诊断标准：①除外已知原因的ILD；②肺功能异常，包括限制性通气损害和（或）气体交换障碍；③胸部HRCT表现双肺网状改变，晚期出现蜂窝肺，很少有磨玻璃状阴影；④TBLB或BLA检查不支持其他疾病。次要条件：①年龄>50岁；②隐匿起病或不能解释的进行性呼吸困难；③病程≥3个月；④双肺闻及吸气性velcro啰音。符合所有主要标准和至少3/4次要标准方能作出诊断。AIP诊断同样有赖于肺活检，但临床上AIP很少能耐受此类创伤性诊断技术。根据临床病程和影像学上病变颇似ARDS，呈弥漫散在性分布，常有实变，可见支气管充气征，可以作出可能或可疑诊断，及时试验性治疗。其对激素的治疗反应可能稍优于IPF。

七、防治措施

1. 抗菌治疗

（1）初始经验性治疗：最初的经验性治疗就需要选择强效药物和覆盖常见病原体。表30－5为美、英国家主要学会指南关于重症CAP初始经验性治疗的推荐用药。经验性抗菌治疗选择的基础是病原谱的分布、当地的耐药资料和病情严重程度。研究表明，重症CAP初始经验性治疗足够和确当病死率可低至10%，但如果细菌培养结果证明初始经验性治疗不足或最初治疗72h不见治疗反应，则病死率高达60%。美国和英国指南都强调重症CAP初始经验性治疗方案必须覆盖肺炎链球菌和非典型病原体特别是军团菌，英国方案主张必要时联合利福平便是旨在加强抗军团菌的治疗，尽管没有足够资料显示大环内酯类联合利福平治疗军团菌肺炎较单一大环内酯类疗效更优。与英国不同的是，美国方案增加了铜绿假单胞菌感染的亚组，要求覆盖此类病原体的抗菌药物联合治疗。引起铜绿假单胞菌感染的危险因素包括：①结构性肺病（支气管扩张）；②糖皮质激素治疗（泼尼松>10mg/d）；③近1个月内接受过广谱抗生素治疗 >7d；④营养不良。

表 30－5 重症 CAP 初始经验性抗菌治疗推荐用药

指南	推荐药物	另选或特殊考虑
美国胸科学会（ATS）	β 内酰胺类（头孢噻肟、头孢曲松）＋大环内酯类（阿奇霉素）/氟喹诺酮类，静脉给药	抗假单胞菌 β 内酰胺类（头孢吡肟、亚胺培南、美罗培南、哌拉西林、他唑巴坦）＋抗假单胞菌氟喹诺酮类（环丙沙星），或抗假单胞菌 β 内酰胺类＋抗假单胞菌氨基糖苷类＋大环内酯类（阿奇霉素）、非抗假单胞菌氟喹诺酮类，静脉给药
英国胸科学会（BTS）	广谱、β 内酰胺酶稳定的抗生素（阿莫西林克拉维酸、头孢呋辛、头孢噻肟、头孢曲松）＋大环内酯类 ± 利福平，静脉给药	抗肺炎链球菌氟喹诺酮类＋氨苄西林
美国感染病学会（IDSA）	广谱头孢菌素（头孢噻肟、头孢曲松）或 β 内酰胺、β 内酰胺酶抑制药＋抗肺炎链球菌氟喹诺酮类、大环内酯类	抗假单胞菌药物＋氟喹诺酮类。若 β 内酰胺类过敏：抗肺炎链球菌氟喹诺酮 ± 克林霉素。若疑有吸入：抗肺炎链球菌氟喹诺酮类 ± 克林霉素、甲硝唑或 β 内酰胺类、β 内酰胺酶抑制药

免疫抑制宿主肺炎其病原谱因免疫受损类型而异（表 30－6）。虽然在免疫抑制宿主肺炎真菌、病毒和寄生虫等特殊病原体感染概率明显增高，但在病原学确诊前初始经验性治疗仍以抗菌药物为基本选择，不必联合其他病原微生物治疗，后者应作为确诊患者目标性治疗用药，除非怀疑混合感染或经多种方法不能获得病原学诊断证据，而临床综合分析仍高度怀疑时。抗菌药物选择应根据不同免疫损害细菌性感染的流行病学分布和当地的耐药情况进行选择。如体液免疫缺陷者肺炎可选用Ⅱ、Ⅲ代头孢菌素、β 内酰胺/β 内酰胺酶抑制药或呼吸喹诺酮类；细胞免疫损害和粒细胞缺乏者肺炎则当应用抗革兰阴性杆菌抗生素，且应覆盖铜绿假单胞菌。

表 30－6 免疫损害类型或相关因素与易感病原体

类型或因素	病原体			
	细菌	真菌	病毒	寄生虫
T 淋巴细胞功能异常	李斯特菌、奴卡菌、沙门菌（除伤寒外）分枝杆菌、军团菌	新隐球菌、组织胞质菌、球孢子菌、芽生菌、毛霉菌、肺孢子菌	巨细胞病毒、带状疱疹病毒、单纯疱疹病毒	弓浆虫、粪类圆线虫
B 淋巴细胞功能异常	肺炎链球菌、流感嗜血杆菌			
粒细胞缺乏（$<0.5\times10^9$/L）	铜绿假单胞菌、大肠埃希菌、克雷白杆菌、沙雷菌、气单胞菌、其他革兰阴性杆菌	真菌、接合真菌		
脾切除	肺炎链球菌、流感嗜血杆菌，大肠埃希菌、金葡菌、脑膜炎球菌			

续 表

类型或因素	病原体			
	细菌	真菌	病毒	寄生虫
补体减少	肺炎链球菌、流感嗜血杆菌、奈瑟菌			
激素、细胞毒药物（或两者联合）	金葡菌、李斯特菌、分枝杆菌、铜绿假单胞菌、诺卡菌、其他革兰阴性杆菌	曲霉菌、组织胞质菌、接合真菌、新隐球菌、球孢子菌、肺孢子菌	巨细胞病毒、带状疱疹病毒、单纯疱疹病毒	弓浆虫、粪类圆线虫
屏障破坏	葡萄球菌、铜绿假单胞菌、毗邻部位的细菌			

存在 MDR 危险因素的 HAP 其初始经验性治疗应针对：①革兰阴性杆菌主要是铜绿假单胞菌、产 ESBLs 肺炎克雷白杆菌和不动杆菌，选用抗假单胞菌头孢菌素（头孢吡肟、头孢他啶）、抗假单胞菌碳青霉烯类（亚胺培南、美罗培南）、β 内酰胺与 β 内酰胺酶抑制药复方制剂（哌拉西林－他唑巴坦、头孢哌酮－舒巴坦）＋抗假单胞菌氟喹诺酮类（环丙沙星、左氧氟沙星）或氨基糖苷类（阿米卡星、妥布霉素、庆大霉素）。②MRSA 推荐万古霉素、替考拉宁或利奈唑胺。③军团菌：大环内酯类或氟喹诺酮类。根据临床判断，可以联合 2～3 组药物。

（2）制订合理的给药方案

1）抗菌药物敏感性折点及其局限性：抗菌治疗应当选择敏感药物，而敏感性评价的基础是体外药敏试验，即最低抑菌浓度（MIC）或最低杀菌浓度（MBC）的测定。体外药敏必须采用规范的、有质量控制的标准技术。MIC 是实验室测定的数据，如何将其运用于临床，传统的方法是药物的血清浓度与 MIC 的比值分为三级：①敏感：指常规剂量抗菌药物治疗有效，即常规剂量给药所达到的血清药物浓度高于 MIC 的 5 倍或 5 倍以上。②中介：指仅有高剂量抗菌药物治疗才有效，或细菌处于体内抗菌药物浓缩的体液如尿液、胆汁中才被抑制，即常规剂量给药所达到的血清药物浓度等于或略高于 MIC。③耐药：指高剂量抗菌药物治疗无效，即高剂量给药所达到的血清药物浓度低于 MIC。这里，血清药物浓度通常采用药物开发初期在健康志愿者进行药动学试验所得数据，不是每个病例具体测定。按照敏感、中介和耐药界定，代入血清药物浓度，便可计算出某种药物对某种细菌敏感、中介和耐药的 MIC 值，此即所谓敏感性折点。这就是目前仍在广泛使用的抗菌药物敏感性测定和判断的方法。应当承认这一方法为指导抗菌药物临床应用提供了一种简便的方法。但是，它存在许多缺陷：①敏感性折点的确定大多缺少完善的临床试验证据，药物开发阶段的临床试验大都排除高或较高 MIC 可能耐药株感染的临床病例，因此难以确定为规定临床折点所需要的边缘 MIC 值。如果试验药物对天然菌群的活性都很高，则不可能观察到耐药亚群的临床疗效，也就不可能确定耐药的 MIC 折点。②各国制订的耐药折点标准不一，有的相距甚大。③仅以血清药物浓度作为评价参数，不考虑感染部位，也会造成混乱。例如低水平青霉素耐药肺炎链球菌所致肺炎，以青霉素特别适当提高青霉素剂量进行治疗仍然有效，但同样 MIC 的同样菌株所致脑膜炎应用青霉素无效，即使提高剂量亦然。④MIC 或 MBC 测定通常在抗菌药物与细菌共同孵育 18～24h 观察结果，它不能反映抗菌药物杀（抑）菌作用的速度及其药物浓度关系。例如妥布霉素和环丙沙星对铜绿假单胞菌的杀菌作用较快，但与浓度有关，浓度越高，杀菌速度越快；相反，替卡西林当浓度高于 MIC 4 倍时，再提高浓度并不增加杀菌速度。⑤MIC 和 MBC 不能反映抗菌药物的后效应。

2）抗菌药物 PK/PD 的基本概念：抗菌药物 PK 是反映药物的体内过程，包括吸收分布和清除等；PD 则是表达血清药物浓度与抗菌作用的关系。二者整合便形成抗菌药物 PK/PD 的 3 个重要参数：①血清浓度高于 MIC 的时间占给药间歇时间的%（T > MIC%）β 内酰胺包括不典型 β 内酰胺类、大环内酯类（除外阿奇霉素）和克林霉素属此，即时间依赖性杀菌药物。②24h 曲线下面积（AUC24）/MIC（AUIC）由此参数决定其作用的抗菌药物为氨基糖苷类、氟喹诺酮类、阿奇霉素和氟康唑，即浓度依赖性杀菌作用为主，但是也受 T > MIC 参数的影响。③血清峰值浓度/MIC（Cmax/MIC）遵循此参数作用的抗菌药物有四环素、万古霉素、链阳霉素、氨基糖苷类、氟喹诺酮类，即浓度依赖性杀菌作用抗菌药物。

3）主要抗菌药物达到临床疗效的 PK/PD 参数：①β 内酰胺类：肺炎链球菌动物模型的研究表明 T > MIC% 至少应达 30% ～40%，当达到此阈值 90% ～100% 感染动物治疗有效。在人急性中耳炎的研究表明 T > MIC40% 时细菌学清除率 85% ～100%。但近年的研究显示，在治疗革兰阴性杆菌感染时，头孢菌素的 T > MIC% 要求达到 60% ～100%。②氟喹诺酮类：治疗革兰阴性杆菌时 AUIC > 100～125 能获得高的细菌清除率和临床治愈率。在医院获得性肺炎以 ETA 采样细菌培养进行评价的研究证明，当 AUIC > 250 时革兰阴性杆菌能被迅速杀灭；当 AUIC < 100 时很容易发生耐药。关于氟喹诺酮治疗革兰阳性菌所要求的 AUIC 水平尚有争议。过去抗肺炎链球菌氟喹诺酮类药物 AUIC 只要达到 25～30 即可，但这仅是动物模型上达到抑菌作用为评价终点目标而获得的数据。如果以肺炎链球菌杀灭达到 3log 为终点目标，氟喹诺酮类药物的 AUIC 也应该 > 100～125。表 30－7 是不同剂量氟喹诺酮类在试管、动物和患者临床试验中取得的肺炎链球菌杀菌速率的比较。③氨基糖苷类为达到较高血清药物浓度，现主张改变过去 2～3 次/d 给药方案，将 1d 剂量集中一次给药，可使 Cmax/MIC 比值或 AUIC 明显提高，且有临床研究显示其疗效改善，而不良反应并无增加。④万古霉素和新的抗革兰阳性球菌药物。虽然万古霉素是不依赖于浓度的革兰阳性球菌杀菌药，但 AUIC 与其临床疗效密切相关。在 84 例革兰阳性球菌感染患者应用万古霉素治疗的回顾性研究提示，AUIC < 125 时治疗失败率和选择耐药亚群的比率增加。当万古霉素以 750mg，4 次/12h 给药时，AUC 接近 393，对 MIC ≤ 1.0mg/L 的大多数敏感革兰阳性球菌来说，AUIC ≥ 393，高于临床有效所要求的 AUIC ≥ 125，其剂量是足够的，但对屎肠球（MIC = 4.0mg/L）而言其 AUIC（98）显然是不足的。在 MRSA 下呼吸道感染应用万古霉素治疗，当 AUIC ≤ 345 时，仅有 23% 的治疗成功率，当预测 AUIC > 345 时临床成功率达 78%。但是当预测 AUIC ≤ 866 时细菌清除率仅 39%，只有 AUIC > 866 才能显著改善细菌清除率。为何在下呼吸道感染 MRSA 清除所要求的 AUIC 较临床治疗成功率要高尚不清楚，可能的原因包括万古霉素耐受、蛋白结合率、高接种效应、低组织穿透力和万古霉素耐药不均状态等。在万古霉素耐药不均状态，MIC 在 1～4mg/L 时也可以发生治疗失败。因此治疗 MRSA 肺炎时，应使 AUIC > 400，对具体患者则需要剂量个体化（根据血药浓度测定）。如果因为药物不良反应难以达到有效剂量时，则应更换治疗药物或与其他抗革兰阳性球菌药物联合应用。链阳霉素对大多数革兰阳性球菌包括耐药菌株具有抗菌活性，与疗效相关的 PK/PD 参数是

AUIC，推荐剂量为 7.5mg/kg。体外和临床研究均提示它与万古霉素等有协同作用，在 114 例次 MRSA 感染常规剂量万古霉素治疗无效病例，链阳霉素与万古霉素联合治疗其疗效优于高剂量万古霉素（81.8% 对 64.3%），且细菌清除更快（4d 对 9.5d）。利奈唑胺是一种新型的抗革兰阳性球菌药物，在动物模型中 T > MIC > 40% 时显示抑菌作用，临床治疗应用需要 T > MIC 达到 100%。常用剂量为 600μg 经静脉或口服给药，2 次/d，其生物利用度为 100%，虽然本品属于抑菌剂，但由于其强大穿透力，在肺组织浓度高，初步研究表明治疗 MRSA - HAP 的疗效可以优于万古霉素。

表 30 - 7　氟喹诺酮不同 AUIC 杀菌速率的比较

AUIC（C_{max}：MIC）	试管中杀菌时间（小时）	鼠模型中 24h 杀菌数	人体试验中杀菌时间
30（3 ：1）	8 ~ 24	抑菌	> 10d
125（6 ：1）	4 ~ 8	2 ~ 4log 杀菌	3 ~ 5d
> 250（15 ：1）	0.5 ~ 1	> 4log 杀菌	1 ~ 2h

4）Monte Carlo 模型：在不同个体和不同状态（健康和疾病）血药浓度存在差异，而细菌的 MIC 则因菌株和敏感性不同可以有更多的变化，因此 PK/PD 的研究如何应用于临床具体患者存在颇多困难。此外目前药敏试验折点存在的问题和争议使人莫衷一是。近年来在 PK/PD 理论基础发展起来的 Monte Carlo 模型为解决这些困惑提供了可能。该模型系根据抗菌药物血药浓度变化和对细菌的 MIC 分布的变化及其总的积集数据，应用计算机对 1 000 ~ 10 000 例血药浓度和 MIC 变化进行模拟，并将其进行各种组合，计算出获得抗菌药物有效性的条件，例如获得 T > MIC% 达到某种设定和希望值的概率，为该药物及其给药方法的有效性进行定量评价。根据 MYSTIC 耐药监测资料和 Monte carlo 模型给出治疗 HAP 常用抗菌药物对不同状况下 HAP 各类病原菌的有效治疗的概率如表 30 - 8。Monte Carlo 模型不仅为获得临床有效治疗提供剂量和给药间歇时间的参考，而且也为产 ESBLs 菌株能否使用头孢菌素的争议展示了可能的解决途径，即选药依据应当是根据其 MIC 及所选药物剂量方案能否达到有效的 T > MIC% 设定值，而不是仅仅依据是否产 ESBLs。此外对于高 MIC 耐药株亦可以通过增加给药次数、延长静脉滴注时间或提高剂量而得到有效的 PK/PD 参数，从而为临床治疗提供所希望的预计疗效。例如当洋葱博德菌对美罗培南耐药，MIC 达到 16mg/L 时，应用美罗培南 2.0g/8h 给药，且静脉滴注时间 3h，其 T > MIC% 仍能达到有效水平 40%。在 VAP 的研究亦显示美罗培南按此方案给药在 3h 血药浓度达到 30mg/L 以上，而与疗效最为相关的肺泡上皮衬液（ELF）的药物浓度也接近 20mg/L，高于 MIC 值。

（3）抗菌药物联合治疗：尽管抗菌药物联合治疗迄今尚有争论。临床研究表明广谱抗菌药物单药治疗与联合一样有效，也就是说联合治疗并不优于单药治疗。目前并无充分证据证明，联合治疗可以减少或防止耐药。但面对耐药日趋严重，特别在难治性肺炎或 MDR - HAP 仍然主张联合治疗。ATS 推荐在存在耐药危险因素的患者应当联合抗菌治疗，直至下呼吸道病原菌培养结果确认可以单一用药时。针对革兰阴性杆菌传统的联合抗菌治疗方案是 β 内酰胺类 + 氨基糖苷类，后者如果有效，应在 5 ~ 7d 停用，以减少其不良反应和不必要的过多抗生素暴露。β 内酰胺类 + 氟喹诺酮类亦是被推荐的方案。

表 30－8　HAP 常用抗菌治疗方案达到有效 PK/PD‡ 的概率

方案	达到有效 PK/PD 目标的概率%（95% CI）			
	Ⅰ组★	Ⅱ组△	Ⅲ组*	
美罗培南	1.0g/8h	97.6（97.2～97.6）	97.8（97.5～98.1）	95（94.5～95.4）
亚胺培南	1.0g/8h	98.2（97.8～98.5）	99.7（99.6～99.8）	96（95.6～96.3）
头孢他啶	1.0g/8h	67.9（66.9～68.8）	63.9（63.0～64.9）	74.1（73.2～74.9）
	2.0g/8h	92.5（92.0～93.0）	92.4（91.8～92.8）	88.5（87.9～89.2）
头孢吡肟	1.0g/12h	90.3（89.7～90.9）	91.0（90.5～91.6）	79.8（79.0～80.6）
	2.0g/12h	95.0（94.6～95.4）	94.5（94.1～95.0）	88.2（87.5～88.5）
	2.0g/8h	99.9（99.9～100）	99.9（99.8～99.9）	99.8（99.7～99.9）
哌拉西林/他唑巴坦	3.375g/6h	91.3（90.7～91.8）	92.4（91.9～92.8）	83.1（82.3～83.8）
	4.5g/6h	92.3（91.7～92.8）	93.1（92.5～93.5）	84.5（83.8～85.2）
环丙沙星	400mg/8h	54.7（53.7～55.7）	42.8（41.9～43.8）	54.0（53.0～55.0）
	400mg/12h	12.0（11.3～12.6）	9.3（8.8～9.9）	11.8（11.2～12.4）

注：‡T＞MIC%，碳青霉烯类＞40%，头孢菌素和青霉素类＞50%；AUIC：环丙沙星＞125。★Ⅰ组：根据 2000 年 SETRY 药敏监测资料计算；△Ⅱ组：VAP－气管插管＜7d，先前未应用抗菌药物；*Ⅲ组：VAP－气管插管＞7d，且先前应用过抗生素。

（4）抗菌药物的调整或更换：在经验性治疗 48～72h 后，应对病原学检测结果的临床意义及初始经验性治疗的临床反应进行 1 次新的评估，采取以下程序：①病原学检测结果特异性较高，初始经验性治疗有效，则减少联合用药，改为有针对性的、相对窄谱的抗生素继续治疗，即所谓“降阶梯”治疗；②病原学检测结果特异性不高或阴性，而初始治疗临床有效，可继续用原方案治疗 24～48h 再作评估和定夺，亦可以首先停用联合方案中的氨基糖苷类药物；③病原学检测特异性不高或阴性，或所分离到的病原体虽然特异性不高，但属于原方案未覆盖者，且临床治疗反应不佳，则需要对诊断重新评价，或采用侵袭性诊断技术以获取特异性病原学诊断。在由于种种原因无法获得病原学确诊的患者，更换或调整抗菌治疗是一个十分困难的问题。应当从对可能病原菌的估计、抗菌药物不同作用机制和不同耐药机制等几方面选择先前没有使用过和不同机制的药物。Wunderink 等的推荐方案（表 30－9）可供参考。如果原治疗为联合治疗调整方案必须保持联合方案的完整性，即不要随意识更换其中一种，数天再更换另一种，如此名义为联合治疗，而实际上变成单药治疗。

表 30－9　经验性抗菌治疗药物的更换

原来用药	更换	
	首选	可选
青霉素类	碳青霉烯类	头孢吡肟
头孢菌素	碳青霉烯类	哌拉西林/他唑巴坦、头孢吡肟
庆大霉素、妥布霉素	环丙沙星	阿米卡星
亚胺培南	环丙沙星、氨基糖苷类*	美罗培南
氟喹诺酮+	氨基糖苷类*	

注：*根据当地药敏资料；+尽可能避免与亚胺培南联合。

（5）抗其他微生物药物应用的考虑：重症肺炎治疗困难的常见原因之一是特殊病原微生物感染，特别是在社区获得性肺炎。近年来作者在包括会诊在内的临床工作中遇见的特殊病原体主要有结核、真菌、肺孢子菌、非传染性冠状病毒、超鞭毛虫等，都是几经周折才获得诊断。因此抗其他病原微生物药物应用的关键在于诊断，如果停留在经验性用药水平上势必导致“千军万马齐上阵”，混战一场，增加药物不良反应的发生，严重者殃及生命，并且增加患者经济负担。所以在通常抗菌治疗无效的肺炎应尽最大努力，获取病原学或病理学确诊，而不是盲目试验性用药。但是另一方面部分患者临床病情不能承受诊断检查，也有的限于条件难以实施特殊病原体实验室检测，这些患者的治疗始终仅能经验性的。以下从临床和个人经验角度出发略加阐述。

1）抗真菌药物应用：一些临床医师认为在抗菌治疗疗效不佳的肺炎患者真菌二重感染是重要原因，特别是当咳痰标本培养到真菌（主要是念珠菌）时，习惯加用抗真菌药物，这是不恰当的。HAP 包括 VAP 患者痰或者下呼吸道标本培养分离出念珠菌，一般说并无临床意义，在接受抗菌治疗者它仅代表菌群紊乱，不代表真菌二重感染，尤其是在免疫健全患者。有学者主张，在重症肺炎同时合并下列情况时可加用或改用抗真菌治疗：①具有明确的真菌感染危险因素，如免疫损害（特别是粒细胞缺乏、细胞免疫抑制，包括器官移植）长时间应用广谱抗菌药物、皮质类固醇治疗、肿瘤、糖尿病、长期住 ICU 等；②广谱抗菌药物治疗且已调整过治疗≥1 次仍然无效；③影像学征象提示（多发片状浸润或结节，伴坏死或晕影）。如果原有真菌定植或已从呼吸道分泌物标本中检出真菌则经验性应用抗真菌治疗指征更强一些。应用碳青霉烯类或其他广谱抗菌药物如不存在真菌感染其他危险因素，不必预防性应用抗真菌药物。

2）抗病毒药物应用：在免疫抑制并发肺部间质性炎症的常见原因首推巨细胞病毒感染，可以经验性应用更昔洛韦。中青年 CAP 表现为间质性病变或弥漫性病变时需高度警惕 HIV/AIDS 可能性，应做 HIV 检测，更昔洛韦使用亦属指征。在流感流行时可视患者临床情况早期应用抗流感病毒药物（如金刚烷胺、金刚乙胺、奥司他韦）。利巴韦林虽属广谱抗病毒药物，但临床疗效特别是用于治疗病毒性肺炎缺少证据和经验。

3）抗结核药物的应用：除严重免疫抑制并发肺结核外，绝大多数患者能够接受各种诊断检查技术，包括纤维支气管镜检查和肺活检，确诊后再予治疗，故一般不予经验性用药。严重患者包括免疫抑制患者不能耐受有创性检查时，经验性抗结核治疗应参考影像学特征、既往结核病史等酌定。

4）抗肺孢子菌治疗：肺孢子菌过去称卡氏肺孢子虫，分类学上曾归入原虫，目前多数主张划为真菌，但其治疗又有特殊性，故本文单独叙述。卡氏肺孢子菌肺炎是 AIDS 和其他许多细胞免疫损害患者的常见感染，采用导痰、经纤支镜灌洗或肺活检应用 Giemasa 或哥氏银染镜检，诊断一般不难。严重免疫抑制合并肺炎患者抗菌治疗无效，参考影像学上弥漫性间质和实质浸润（早期可以是局限性的），器官移植受者同时参考发病时间（术后 2～6 个月），可应用 SMZ－TMP 经验性治疗，推荐剂量 SM275mg/（kg·d）＋TMP15mg/（kg·d）分 2～3 次静脉滴注或口服。虽然有报道免疫机制健全者亦可以罹患卡氏肺孢子菌肺炎，但毕竟极少见，不列为经验性治疗的指征。

2. 糖皮质激素　目前普遍认同在重症肺孢子菌肺炎（呼吸空气时 $PaO_2 < 70mmHg$）在抗微生物药物治疗同时加用激素可以明显降低病死率。在 SARS 应用激素亦证明有效，关键

是剂量和疗程掌握要适当。至于其他重症或难治性肺炎激素应用的价值尚不难肯定，但凡有下列情形之一者可以试用：①血流动力学不稳定者；②合并 COPD 特别是有支气管痉挛者；③系统性炎症反应被激发者；④大面积渗出性病变伴顽固性低氧血症者；⑤弥漫性间质性病变疑为病毒感染者。应用方法倾向于小或中等剂量，早期短程。但纤维化倾向明显及某些可能存在慢性肾上腺皮质功能不全者疗程可以适当延长。

3. 机械通气支持　在有显著呼吸劳累或呼吸衰竭的肺炎患者提供机械通气支持是十分重要的。作者等在 15 例免疫抑制并发重症肺炎患者应用人工气道和机械通气支持，8 例（60%）在 48h 内病情得以稳定，5 例最终痊愈。7 例早期（<48h）死亡，与病期过晚、机械通气不及时有关。7 例（46%）经人工气道采样确立了病原学诊断。因此在重症或难治性肺炎如果无创机械通气效果不佳或难以配合以及呼吸道分泌物较多的患者应及早建立人工气道，以便使机械通气更为有效，且为病原学诊断采样提供便利途径。重症肺炎应用机械通气应采用保护性通气策略（低潮气量）和肺泡开放策略（呼吸末正压），在局限于单侧的肺炎可采用分侧通气或患侧在上的侧位通气（增加患侧通气以纠正低通气/血流比率），应努力防止气压伤的发生。

4. 对治疗无反应患者的处理　对于抗微生物治疗无反应患者临床处理的基本思路应是全面分析、详细评估、分清情况、区别处理。

（1）CAP 和 HAP 治疗无反应的原因排序不同（表 30－10），考虑问题的先后和侧重点应有所区别。

表 30－10　CAP 和 HAP 难治原因分析（按重要程度排序）

排序	CAP	HAP
1	覆盖不足	覆盖不足
2	少见病原体	耐药
3	类肺炎疾病误诊	并发症
4	耐药	少见病原体
5	并发症	类肺炎疾病

（2）分析原因，采取相应措施（表 30－11）。

表 30－11　针对不同难治原因应采取的措施

原因	措施
覆盖不足	参考病原学检测，临床评估，调整或增加覆盖
少见病原体	病原学检测，包括必要的有创性技术，目标性或经验性换药
类肺炎疾病误诊	临床、影像学评估，病理组织学检查
细菌耐药	病原学检测和药敏结果评估，参考当地耐药资料和抗菌药物药动学/药效学资料调整治疗
并发症	临床和影像学技术搜寻，并作相应处理

八、预防措施

肺炎由轻到重有一个发展过程和可能相关的促进因素。尽管这个发展过程可以很短，到医院就诊就已经是重症肺炎，促进因素有时不易确定，但是早期发现和早期治疗的基本原则仍应高度重视。老年肺炎早期症状很隐匿或很不典型，重在提高警觉，防止变为重症肺炎。

预防老年 CAP 目前肯定有效的方法是接种肺炎链球多价疫苗和流感疫苗。预防 HAP 特别是 VAP 的策略和技术包括：①减少细菌定植和吸入；②防止污染和传播；③提高宿主免疫防御功能；④强化医院感染控制措施的执行。

（周　莉）

第三节　大咯血

喉以下的呼吸道或肺组织出血，经口腔咳出者为咯血，常由呼吸系统、循环系统、血液系统或其他系统疾病引起，是呼吸系统疾病的常见症状。咯血量多少依病因和人群及病变性质的不同而异，少则痰中带血，多则大量咯血。大咯血因其出血量大，病情发展迅猛，患者血容量短时间内突然明显减少，从而致使内环境紊乱，病情危重者发生休克或气道堵塞，病死率可高达 50% ~100%。老年人因年龄增长，各组织器官发生退行性变化，呼吸系统结构也日趋老化，免疫功能下降，易发生呼吸系统疾病；且疾病的临床征象及预后转归也与青壮年不同；且由于咽喉部发射及保护功能减退等原因，发生咯血时更易产生窒息等意外，应引起高度重视，及时处理。

老年人由于上呼吸道黏膜和腺体萎缩，黏液、唾液分泌减少，黏膜－黏液系统的防御功能下降，病原体易在上呼吸道定植，并且繁殖，成为老年人感染性疾病发生的病原学条件。随着年龄的增长，胸廓向桶状转化，致使通气不足；小气道周围弹力纤维减少，管壁弹性牵引力减弱，致使小气道变窄、塌陷，气道阻力增加。这些结构和功能的改变均影响异物和分泌物的排出，发生咯血时不易及时咯出，从而导致窒息。

一、病因

1. 肺部感染性疾病

（1）细菌性肺炎。

（2）肺脓肿：混合细菌性肺脓肿，阿米巴原虫性肺脓肿。

（3）肺结核：浸润性肺结核，慢性纤维空洞型肺结核，后者和伴有空洞形成的浸润型肺结核往往引起较大量的咯血。

（4）肺吸虫病。

（5）肺真菌病：特别是由曲霉菌引起的肺部感染。

2. 气管感染或损害

（1）支气管炎：只是少量或极少量咯血。

（2）支气管扩张：往往可以引起中等量或大量咯血。

（3）气管或支气管淀粉样变。

（4）变态反应性支气管和肺真菌病。

（5）支气管结石。

3. 心脏或肺内血管病变　如二尖瓣狭窄，肺淤血，肺栓塞。

4. 有出血倾向疾患的咯血　如过敏性紫癜，血小板减少症，血友病等。

5. 其他　如支气管肺癌、绒毛膜上皮细胞癌，韦氏肉芽肿；肺出血－肾炎综合征、子宫内膜异位症，遗传性毛细血管扩张症等。

6. 大咯血窒息的诱因

（1）反复、大量喷射性的咯血。

（2）肺部病变广泛，心肺功能不全。

（3）支气管狭窄扭曲及气管引流不畅。

（4）患者体衰无力咳嗽，血液积聚。

（5）镇静、镇咳药应用不当或深睡时抑制咳嗽反射者。

（6）大咯血过程中患者精神过度紧张，血块刺激引起支气管喉头痉挛。

二、发病机制

肺脏由肺动脉及支气管动脉双重供血。肺动脉属肺循环，仅为主动脉压的1/6左右。肺血管床范围广，血容量缓冲潜力大，故出血量较少。全身血液约97%流经肺动脉进行气体交换，故血流量大，肺动脉出血机会较多。支气管动脉则来自体循环，血压高，血容量缓冲潜力小，故出血量较多。支气管动脉壁弹性好，收缩力强，有时出血可骤然停止。

1. 血管壁通透性增加　细菌毒素使血管壁通透性增加，红细胞由毛细血管壁间隙逸入肺泡而造成少量痰血。

2. 血管壁侵蚀、血管破裂　各种原因的急慢性炎症可使肺组织坏死、溶解。支气管黏膜溃疡、侵及血管壁溃破而出血。炎症或肿瘤也可使血管壁弹性纤维受损局部形成小动脉瘤，在剧烈或动作时血管瘤破裂而大出血，可引起窒息，突然死亡。

3. 肺血管内压力增高　二尖瓣狭窄、肺动脉高压及高血压心脏病，使肺血管内压增高，可造成血液外渗或小血管破裂引起咯血。

4. 凝血功能障碍　常见于血液病及DIC。由于凝血因子缺陷或凝血过程障碍，以及血管收缩不良等因素在全身出血倾向的基础上也可出现咯血。

5. 机械性损伤　外伤、刺伤、肋骨骨折或医疗操作（胸腔或肺穿刺、活检、支气管镜检查等）所引起的损伤可使血管破裂而出血。负重后咯血，如搬运重物使胸部负压过重，正性压力直接作用于胸部，卸货时立即解除胸部正性压力，使其迅速地变成负压，由于受惯性作用，肺脏直接撞击胸壁，使肺组织受损而出血。钙化的结核病灶或支气管结石可通过机械作用损伤小血管而引起咯血。

6. 其他

（1）肺出血－肾炎综合征：为自身免疫性疾病，肾小球及肺泡基膜经免疫荧光检查，可见IgG抗体沉积。电镜下可见肾、肺毛细管基膜破裂，有线形电子致密层，从而造成肺实质广泛出血和反复大咯血。

（2）有5%～15%咯血患者经多方检查，均不能明确咯血的原因，称为特发性咯血，或与非特异性支气管炎症有关。

三、临床表现

偶发的少量或中量咯血，一般临床表现较轻，容易引起患者及家人恐慌，但应引起医师高度重视。临床急诊往往是大咯血。

1. 大咯血窒息的早期表现

（1）大咯血过程中突然咯血骤然减少或终止，随即出现胸闷，极度烦躁，表情恐惧，精神呆滞。

（2）喉头作响，随即出现呼吸浅快或呼吸骤停。

（3）肺一侧或双侧呼吸音消失，面色青紫，目瞪口呆，大汗淋漓，双手乱抓，神志不清，大、小便失禁。

2. 急性致死性大咯血　是指大量鲜血从口鼻急剧喷出，出血量在 2 000ml 以上者。短时间内咯血在 300 ~ 400ml 以内者，血压和脉搏可无改变；咯血量增至 700 ~ 800ml 时，血压和脉搏可以轻度改变。如 1 次咯血量达 1 500 ~ 2 000ml，即可发生休克，病死率极高。

四、诊断

根据病史，结合临床表现，仅明确是咯血还是吐血并不难，困难的是明确咯血的性质，如是良性病变引起的咯血，还是恶性病变引起的咯血。临床急诊一般根据咯血量判断咯血的严重程度，如 <100ml/次为少量咯血；指每次咯血 100 ~ 300ml/次为中等量咯血；在 24h 内咯血量超过 600ml 或每次咯血量在 300ml 以上，或持续咯血需输液以维持血容量，以及因咯血而引起气道阻塞导致窒息者为大咯血。可根据以下情况初步判断出血部位：

1. 病史、体检与胸片　在大咯血早期，判断出血部位一般并不困难。凡有胸痛等症状和阳性体征、胸片表现者，出血部位与症状发生部位一致的占 51.7%，与听诊异常部位一致的占 71.9%，与胸片中出血实变部位一致的占 85.4%。通过患者的既往史，大致能判断原发病因，对出血部位的判断有一定的提示意义。不过少数病例出血部位并不在已知的原发病灶一侧或病灶较严重的一侧。因此，在诊疗过程中需不断确认出血部位，在大咯血进展期，由于体位引流、其他肺叶内血液吸入等的影响，诊断难度加大。

2. 胸部 CT　只要病情允许，不管部位是否已明确，都应争取做 CT 检查，以便更多地了解原发病灶与出血部位的关系、肺叶内积血情况。

3. 血管造影术、支气管动脉栓塞术　近年来，血管造影术成为判断出血部位最有效的检查方法，而且可同时应用支气管动脉栓塞术，使许多患者的大咯血症状得到快速有效的控制，尤其适用于咯血来源不明和全身状况差、不能耐受手术者。超过半数的患者在支气管动脉栓塞术后再次咯血，且原发病因（如曲菌球、支气管扩张症等）依然存在。因此，后续的外科根治性治疗是必要的。

4. 支气管镜检查　常能在直视下看到有血液涌出的主支气管口、肺叶口、肺段口，甚至出血点。不过在大咯血后期，尤其在出血量大时，可能多个肺叶口都有血性泡沫随呼吸涌出。危重病例应在气管插管后检查，以便及时处理意外情况。

5. 双腔气管插管　可使两侧主支气管分隔，阻止血液继续进入健肺；也可通过吸出的血量，或经插管纤支镜检查判定何侧出血。双腔气管插管的技术关键在于插管定位准确，因此，在双腔气管插管技术不确切时，最好选用分叉的 Carlen 插管，或用细纤支镜帮助定位。

6. 手术探查　对由于延迟就诊、已出现双肺广泛血液播散、呼吸衰竭等严重并发症的患者，急诊手术是最后的诊疗措施。

五、防治措施

任何病因所致的咯血均应足够重视，除及时明确诊断外，应予以积极治疗，特别是大咯血的处理应抓好 3 个关键问题：①防止气道阻塞；②维持生命功能；③防止继续出血。有条件的情况下应把患者送进抢救病房进行监护，以便及时采取相应的措施（图 30－1）。

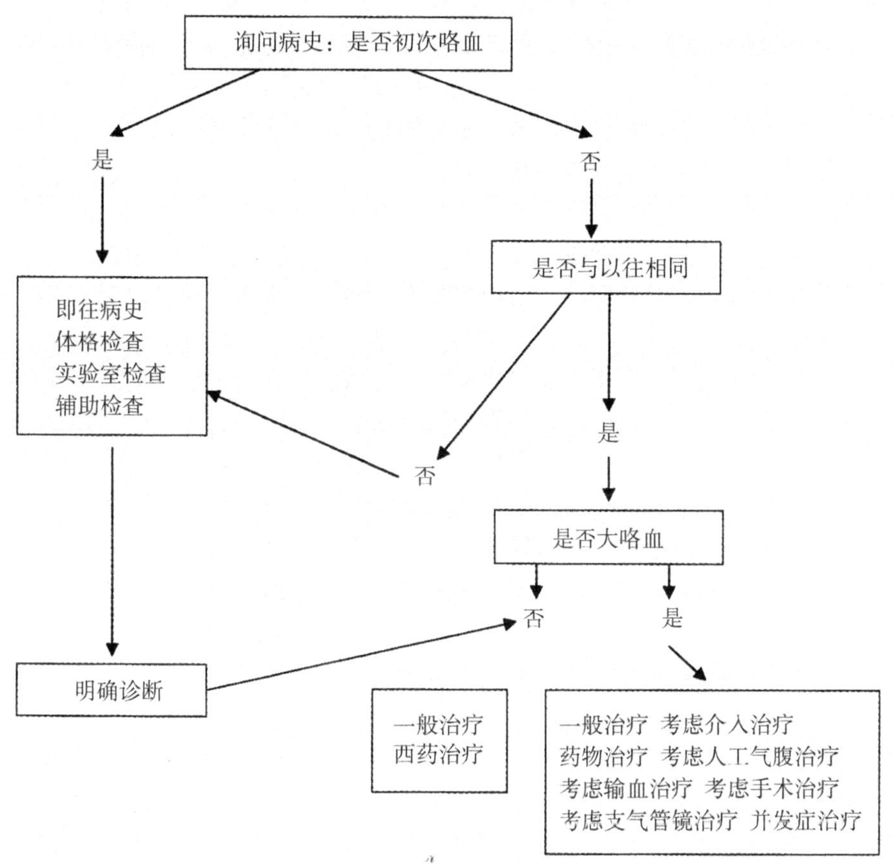

图 30－1 咯血诊治流程

1. 一般处理措施

（1）镇静、休息和对症治疗：少量咯血，痰中带血无需特殊处理，适当减少活动量，对症治疗。中量咯血应卧床休息，大量咯血应绝对卧床休息。咯血部位明确者，令患者患侧卧位（病侧向下），以免血液吸入健侧肺。若不能明确出血部位，则暂可采用头稍低于胸部体位，以便于积血外流，明确出血部位后再取相应体位。若呼吸困难则应采用 30°～40°的半卧位，以利咳嗽、呼吸、排血，从而保证气道通畅。患者常紧张、恐怖，应尽量安慰患者，必要时给予少量镇静药，如安定 10mg 肌内注射。因剧烈咳嗽可加重咯血，故给予镇咳剂可待因 0.03g，口服或肌内注射。必要时 4～6h 可重复 1 次。老年咯血患者，不宜用强镇咳药，以免抑制呼吸功能和排痰反射。禁用吗啡，以免过度抑制咳嗽反射，使血液和分泌物滞留在气道内引起窒息。

（2）加强护理，密切观察：老年大咯血患者，定时测量血压、脉搏、呼吸。失血量常不易准确估计，可参考血压、脉搏的变化。通常用休克指数来估计血容量。休克指数 = 脉率/收缩压。当休克指数为 0.5 时提示血容量正常；当休克指数为 1 时提示丢失 20%～30% 血容量；指数 >1 时提示丢失 30%～50% 血容量。掌握休克指数，对医护人员了解患者失血量很有帮助。

（3）鼓励患者轻微咳嗽，将血液咳出，以免滞留于呼吸道。保持大便通畅，避免用力大便而加重咯血。对老年大咯血伴休克患者应注意保暖。对高热者，胸部或头部放置冰袋有利于止血。有大咯血趋势的老年患者，肺功能减退，咳嗽反应差，应加强观察、监护。

2. 大咯血的紧急处理　咯血窒息是大咯血致死的主要原因。国内某医院报道直接咯血死亡 13 例中，其中 12 例死于窒息，仅 1 例由于失血过多而致休克死亡。

（1）救治原则：①去阻塞，保持呼吸道通畅（倒血、插管、抽吸）；②高流量吸氧，人工辅助呼吸。

（2）体位引流：一人立即抱起患者下身倒置，使躯干与床成 45°～90°，另一人轻托患者头部向背部屈曲，并拍击背，倒出气管内的积血，使大气道内血液排出。

（3）及时清除血块：首先用开口器撬开牙齿（注意假牙），挖出口咽部积存的血块，再用导管自鼻咽部插至咽喉部，借吸引器将血吸出，并通过导管对咽喉部刺激，使患者用力咳出堵塞的血块，比较实用。经口腔插入导管做吸引大多无效，导管易被患者咬紧。有条件或必要时可气管插管，气管切开，对准血凝块连续负压抽吸取出血块。

（4）在大咯血窒息的抢救过程中，要针对病情需要，采取相应的紧急措施，分秒必争，紧急抢救；患者平卧，高流量供氧，当发生失血性休克时，关键是补充血容量，休克指数≥1 时，应该补充。通常失血 1 000ml 以内不需要输血，如血红蛋白＜70g/L，血细胞比容＜30%则提示出血量＞1 000ml，则应输血和补液。适量应用多巴胺、间羟胺等升压药，使收缩压维持在 90～100mmHg，不宜太高，以免加重咯血。

（5）大咯血不用镇静药。

3. 止血药物

（1）垂体后叶素：为脑垂体后叶的水溶性成分，内含加压素（抗利尿激素）及缩宫素，起止血作用的主要是加压素。加压素可使肺小动脉收缩，肺内血流量减少，肺静脉压降低，有利于破裂血管局部血栓形成而达到止血的目的。1991 年 Wiggers 研究证实，垂体后叶素是血管收缩药中最有效的一种药物。1913 年 Rist 首次应用于临床，国内 1953 年陈广田首次报道 7 例，4 例 1 次注射立即止血，3 例 1 次注射后 10min 止血，其有效率达 90%以上。医务人员公认其为治疗肺出血最有效的药物。尽管如此，有人报道 8 例经右心导管注入垂体后叶素 5～10U，观察到垂体后叶素有使心率减慢，血压稍升高及肺动脉压力升高的作用。因为垂体后叶素有抑制心肌的作用，同时又使冠状动脉痉挛，减少冠状动脉血流量，因而心率变慢，心排血量减少，故对老年合并冠心病患者应用需十分谨慎。肺动脉压升高的原因是垂体后叶素使肺小动脉收缩所致。肺小动脉收缩，可以减少肺内血流量，故在临床上对于肺结核或支气管扩张以及其他原因所引起的肺出血，二尖瓣狭窄患者的咯血在无心力衰竭的情况下都可应用。老年大咯血时临床应用的方法如下：①20%葡萄糖溶液 20～40ml 加垂体后叶素 5～10U，于 10～20min 内静脉缓慢注射，2～6h 后可重复注射。②10%葡萄糖溶液 250～500ml 加垂体后叶素 10～20U，静脉滴注，每天总量以不超过 40U 为宜，大咯血控制后仍可继续用药 1～2d，2 次/d，每次 5～10U 肌注，以巩固止血效果。③20%葡萄糖溶液 40ml 加垂体后叶素 5～10U 与 20%葡萄糖溶液 40ml 加 2%普鲁卡因 2～4ml 交替静脉缓注，4 次/d，3～5d 为一个疗程。④相关文献报道静脉注射垂体后叶素止血效果不佳时，可采用支气管内注射（包括氯丙嗪），使支气管动脉血栓形成达到止血目的。此法对不能手术的肺出血病例有一定疗效。

（2）血管扩张药：可扩张血管降低肺动脉压及肺楔压以减少回心血量，起到“内放血”的作用。对垂体后叶素禁忌者尤为适用，应在补足血容量的基础上运用血管扩张药，临床上常用的药物有：①酚妥拉明：为α受体阻滞药。可用10～20mg加入5%葡萄糖溶液250～500ml中静滴，可连用5～7d。老年大咯血患者也可先静注5～10mg。②硝酸甘油：可用5～10mg加入5%～10%葡萄糖溶液250～500ml中静滴。尤适用于与垂体后叶素合用。③M受体阻滞药：有报道用阿托品治疗咯血977例，有效率74.1%，用法为阿托品1mg或山莨菪碱10mg肌注、皮下注射1次/6～8h。对肺结核及支气管扩张咯血疗效好，各种原因咯血均可使用，一般用药数分钟后起效，简便、安全、便宜。④普鲁卡因：由于普鲁卡因可扩张血管、降低肺动脉压力，所以像冠心病、肠结核禁用垂体后叶素的咯血患者，可首选普鲁卡因止血。临床常用0.5%普鲁卡因10ml（50mg）加入25%葡萄糖溶液40ml静注，1～2次/d，或0.3～0.5g加入5%葡萄糖溶液500ml静滴，2次/d，见效后减量。少数人对本品过敏，首次用此药时应做皮试。剂量过大，注射过快可引起颜面潮红、谵妄、兴奋和惊厥。

（3）糖皮质激素：具有非特异性抗炎作用，增加血管张力，减少血管渗出，抑制肥大细胞脱颗粒反应，减少肝素水平，促进血小板增生，缩短凝血时间而止血，有报道对顽固性咯血患者进行糖皮质激素治疗，78%病例效果甚佳，对浸润性肺结核组疗效最佳。应用时应加强抗结核、抗感染治疗。常用剂量10mg，3次/d，稳定后改为5～10mg，2次/d，用3～5d，或氢化可的松100～300mg/d，不宜长期大量用。应用前要注意禁忌证，如精神病、溃疡病等。

（4）一般止血药：通过改善出凝血机制、毛细血管及血小板功能而起作用，实际上临床上常见的咯血并非或不完全是上述原因所致，故其治疗效果并不确切，此类药物仅作为辅助止血药物。可酌情选择1～3种。①维生素$K_1$10mg肌注或缓慢静注1～2次/d，或维生素$K_4$4～8mg，2～3次/d，口服。②酚磺乙胺：0.25～0.75g肌注或静注2～3次/d，或1～2g加入5%～10%葡萄糖溶液500ml静滴，1次/d，或0.5～1.0g口服2次/d。③6－氨基己酸：4～6g加入5%葡萄糖溶液250ml中静滴15～30min内滴完，继以lg/h静滴维持12～24h或更长时间。④氨甲苯酸：0.1～0.2g加入25%葡萄糖溶液20～40ml中静注2～3/d，或0.3～0.6g加入5%～10%葡萄糖溶液500ml中静滴1～2次/d。⑤巴曲酶：1kU第1天静脉注射，第2、3天巴曲酶1kU肌注各1次。⑥云南白药：0.3～0.5g口服，3次/d。

（5）其他：如3%高渗盐水20ml静脉注射1～2次/d，认为可改变晶体渗透压，反射性引起垂体释放抗利尿激素而止血。雷尼替丁200mg，3次/d，用于肺结核复发性咯血效果较满意。此药阻断H_2受体，拮抗组胺的扩血管作用。致血管收缩止血。

（6）用药注意事项：①不宜用10%氯化钠静脉注射；不首选垂体后叶素；凝血药疗程不超过1周。②窒息处理关键是预防，左心衰竭应及时纠正，以便取适宜的咯血体位。③禁用强镇咳和（或）强镇静药。④肺性脑病时可用中枢神经兴奋药，使患者神志清楚，保持咳嗽反射。⑤冠心病患者咯血时应暂停用阿司匹林。咯血时禁用或慎用支气管扩张药如氨茶碱及β_2受体兴奋药，以免加重咯血。

4. 非药物治疗

（1）经纤维支气管镜局部止血治疗：尽管大咯血时行支气管镜操作有加重咯血的危险，但临床资料表明，该法仍不失为有效的止血措施。其优点为能清除气道积血，防止窒息、肺不张和吸入性肺炎等并发症；发现出血部位，有助于诊断；直视下于出血部位行局部药物或其他方法止血，效果明显。因此对持续咯血、诊断及出血部位不明确者、常规治疗无效或有窒息先兆者，若无严重心肺功能障碍、极度衰竭等明显禁忌证，可考虑在咯血暂时缓解的间歇期行此项检查，既可明确出血部位，也可进行止血治疗。经支气管镜局部止血可采用去甲肾上腺素、巴曲酶、凝血酶、4℃生理盐水局部滴注或灌洗，或采用激光、微波和气囊导管填塞止血等，其中气囊导管填塞技术还常被用于动脉栓塞及外科手术患者的术前支持，操作过程中应注意防止因气囊充气过度及留置时间过长而引起的支气管黏膜缺血性损伤和阻塞性肺炎，但这些非常规治疗方法操作时风险较大。

（2）支气管动脉栓塞治疗：因肺部具有支气管动脉和肺动脉的双重血供，当支气管动脉栓塞后，两套循环系统间常存在潜在交通管道，并具有时相调节或互相补偿的功能，这就为支气管动脉栓塞治疗大咯血提供了客观依据。一般不会引起支气管与肺组织的坏死。如常规治疗无法控制大咯血或因心肺功能不全不宜开胸手术者，可采用支气管动脉栓塞治疗。近20年来，该技术已被广泛应用于大咯血的治疗，是一种较好的替代手术治疗的方法。栓塞治疗通常在选择性支气管动脉造影确定了出血部位的同时进行。但当患者X线胸片阴性、双侧均有病变或一侧病变不能解释出血来源时，选择性支气管动脉造影将无法进行。这时先行支气管镜检查，常能帮助明确大咯血的原因及出血部位，从而为选择性支气管动脉造影和支气管动脉栓塞治疗创造条件。一旦出血部位明确以后，即可采用吸收性明胶海绵、氧化纤维素、聚氨基甲酸乙酯或无水乙醇等栓塞材料，将可疑病变的动脉尽可能全部栓塞。应当注意的是，脊髓动脉是从出血的支气管动脉发出时，栓塞是禁忌证，因为这有造成脊髓损伤和截瘫的危险。如果在支气管动脉栓塞后，仍有咯血，需考虑到肺动脉出血的可能，最多见的是侵蚀性假性动脉瘤、肺脓肿、肺动脉畸形和肺动脉破裂，此时还需行肺动脉造影，一旦明确病变存在，还需做相应的肺动脉栓塞治疗。

（3）人工气腹治疗：大咯血患者经以上治疗未能止血，且病灶在两肺中、下叶者可考虑采用此法，首次注气量1 000～1 500ml，必要时隔1～2d重复注气1次。

（4）放射治疗：对不适合手术及支气管动脉栓塞治疗的晚期肺癌及部分肺部曲霉菌感染引起大咯血的患者，局限性放射治疗可能有效。推测放射治疗引起照射局部的血管外组织水肿，血管肿胀和坏死，造成血管栓塞和闭锁，起到止血效果。

5. 手术治疗

（1）手术适应证：对于反复大咯血经积极保守治疗无效、24h咯血量超过1 500ml或1次咯血量达500ml、有引起窒息先兆而出血部位明确且无手术禁忌者，应考虑急诊手术止血。近年来，支气管动脉栓塞术、支气管镜下氩气电凝术、血管内支架置入等技术的应用，也使许多大咯血患者获得满意疗效。因此，大咯血急诊手术适应证也相应发生变化。我们认为，急诊肺切除治疗大咯血的手术适应证是：①每小时出血量超过200ml或24h出血量>600ml的患者；②出血部位基本明确，肺切除术可迅速有效控制出血；③心肺功能和全身状况能耐受手术；④以往曾施行支气管动脉栓塞术者；⑤出现失血性休克或呼吸衰竭先兆。及时有效的手术可减少并发症发生率和病死率。

（2）手术禁忌证：手术禁忌证为两肺广泛弥漫性病变、出血部位不明确、全身情况差或心肺功能差不能耐受手术、凝血功能障碍者。手术之前应对患者进行X线胸片、支气管镜等检查，明确出血部位。同时应对患者的全身健康状况、心、肺功能有一个全面的评价。对无法接受心、肺功能测试的患者，应根据病史、体检等进行综合判断。尤其是肺切除后肺功能的估计。手术时机以选择在咯血间隙期为好，可减少手术并发症，提高手术成功率。低血压、休克或因血液播散引起的呼吸功能不全等，并非手术的绝对禁忌证。

（3）手术方式选择：过去认为，余肺积血可造成术后严重的肺部感染，对切除已有血液播散的肺叶持积极态度。1982 年后，由于多种有效抗生素开始应用到临床，对积血肺叶的切除也趋于保守，积血肺叶不再做预防性切除，肺叶切除比例上升，全肺切除比例下降至 40%（P = 0.15）。全肺切除并发症发生率为 23.3%，明显高于肺叶切除术的 15.2%，故手术方式尽量避免全肺切除。已有血液播散时，术中除出血肺叶外，其他肺叶切口也可能看到血液流出。两个以上肺叶同时有致命大咯血的情况极其罕见，因此，除非有确凿的证据，不应扩大切除范围。术后在呼吸机支持、广谱抗生素应用下，积血能基本排净或被吸收。当然，术后呼吸道日排血量可能扩大，排血时间延长。术后从呼吸道每日吸出血性液体量最多达 341ml，痰血时间长达 14d。出血肺叶外存在的病灶，除非是肺脓肿、活动性结核干酪灶等可能在术后近期造成严重后果的病灶，或是病情允许做扩大切除者，一般只做出血肺叶切除。总之，对大咯血患者应在病情允许的范围内做细致的检查，明确出血部位，尽可能找出原发病因。外科治疗的主要目的是尽快控制致命的大出血，因此，符合新的外科治疗标准的患者及早手术，并谨慎选择切除范围，以叶切作为首选术式。

6. 并发症防治

（1）窒息：这是导致大咯血患者死亡的最主要原因。一旦发现患者有明显胸闷、烦躁、原先的咯血突然减少或停止、喉部作响、呼吸浅快、大汗淋漓甚至神志不清等窒息的临床表现，应立即组织抢救。可迅速抱起患者，使其头朝下，躯干与床面呈 45°～90°，清除口、咽部血块，拍击胸背部，使堵塞的血块咯出；用导管经鼻腔插至咽喉部，借吸引器吸出血液（块），并刺激咽喉部，使患者用力咯出堵塞于气管内的血液（块），如有必要可气管插管，通过吸引和冲洗，迅速恢复呼吸道通畅，如需较长期作局部治疗者，应行气管切开；高浓度吸氧（吸入氧浓度 40%～60% 或更高）或高频喷射通气给氧；迅速建立静脉通道，应用呼吸中枢兴奋药、止血药及补充血容量、抗感染等；窒息解除后的相应治疗，包括绝对卧床休息、注意体位引流、继续严密观察各项生命体征、纠正代谢性酸中毒、控制休克、补充循环血容量、治疗肺不张及呼吸道感染等。

（2）失血性休克：因大量失血而出现脉搏细速、四肢湿冷、血压下降、脉压减小、尿量减少甚至意识丧失等失血性休克的临床表现时，应按照失血性休克的救治原则抢救。

（3）吸入性肺炎：咯血后常因血液被吸收而出现发热、咳嗽剧烈、血白细胞总数和（或）中性分类增高伴或不伴核左移、X 线胸片病灶增大的情况，提示有合并吸入性肺炎可能，应给予积极充分的抗感染治疗。

（4）肺不张：由于血块堵塞支气管而造成肺不张。其治疗首先是注意加强血液（血块）的引流，并鼓励和帮助患者咳嗽，尽可能咳出堵塞物，可用雾化方式湿化气道，有利于堵塞物的排出。较好的治疗方法是行支气管镜局部冲洗吸引，清除气道内的堵塞物。

（周　莉）

第三十一章　呼吸系统疾病的中西医结合治疗

第一节　肺炎

肺炎是指各种致病因素引起肺实质炎症的一种呼吸系统疾病。病因以感染最常见，故本文主要讨论感染性肺炎。其临床主要症状为寒战、高热、咳嗽、咳痰、胸痛等。

本病发病率高，社区获得性肺炎发病率约为1.2/100人口/年；医院获得性肺炎约为1/100住院患者/年。据估计我国每年约有250人患肺炎，死亡约12.5万人，病死率10/10万，居各种死因第五位。美国1995年统计结果表明，肺炎列死亡顺位第六位，而老年人升至第四位，在感染性疾病中列第一位。特别是婴幼儿、老年人和免疫抑制患者较高。肺炎在临床上的分类方法：按感染场所不同，可分为社区获得性肺炎和医院内获得性肺炎；按病理解剖学分类可分为大叶性、小叶性和间质性肺炎；按病因学分类可分为细菌、病毒、支原体、真菌、立克次体、衣原体和原虫等感染性肺炎。为有利于治疗，目前诊断多先按感染场所，再按病因学分类。肺炎病原体以细菌常见，成人约见80%，在儿童虽然病毒性肺炎增加，但细菌性肺炎仍在70%左右。

肺炎属于中医学“风温”“肺热病”“咳嗽”“肺炎喘嗽”病证范畴。

一、病因病机

（一）中医

肺炎的中医病因主要是正虚抗邪能力下降和感受风热病邪。多因素禀正气不足，肺气失于固密，或寒温失调，起居不慎而致肺卫卫外功能减弱时，均可导致外邪乘虚侵入而发病。肺炎属于中医“风温”“肺热病”范畴。《温热经纬·陈平伯外感温病篇》说：“风温为病，春月与冬季居多，或恶风，或不恶风，必身热，咳嗽，烦渴”。《素问·刺热篇》：“肺热病者，先淅然，厥起毫毛，恶风寒，舌上黄，身热。热争则喘咳，痛走胸膺背，不得太息，头痛不堪，汗出而寒”。肺热病与风温病症状相似，因此常合称风温肺热病。

1. 病因

（1）寒温失调、劳倦或醉后当风，或素体虚弱，或病后体虚，正气不足，肺卫不固者，最易感受风热病邪。

（2）风热病邪从口鼻而入，乘虚侵犯肺经。

2. 病机　按其病变过程，有以下几种病机变化。

（1）邪犯肺卫，卫气被遏，肺失宣降：可见畏寒、寒战、高热、头痛、身痛、咳嗽、咯黏液性痰等。

（2）痰热壅肺，肺气不利：见身热不恶寒，咳嗽，气促，鼻煽，痰黄，或痰中带血或铁锈痰、胸痛等。

（3）邪气过盛，正不胜邪，邪气入里，内传营血：则面唇青紫或衄血发斑；甚至邪热内陷、逆传心包、蒙闭心窍，出现神昏谵语或昏聩不语。

（4）邪热郁闭不宣，热深厥深，四肢厥冷：邪热太盛，正气不支，或汗出太过，阴液骤耗，正不胜邪则汗出肢冷，脉微欲绝。

（5）气虚阴伤，余邪未清：可见低热，手足心热或口舌干燥，神疲体倦，气短懒言之证候。

本病病位主要在肺，病因为风热病邪，病机以痰热交阻、肺失宣肃为主要变化。在一般情况下，经过卫、气分阶段，病邪即可逐渐解除。若邪气过盛，则内传营血，或正不胜邪，出现阴竭阳脱。若治疗得当，邪退正复，可见热病恢复期气虚阴伤之象。

（二）西医

肺炎的病因繁多，如前所述有细菌、病毒、支原体、真菌、衣原体、立克次体、寄生虫等引起。在各种病因中细菌为最常见。在院内感染的肺炎中，肺炎球菌约占30%，葡萄球菌占10%，而革兰染色阴性杆菌约50%，且病死率高。余为金黄色葡萄球菌、真菌和病毒。免疫功能低下、抗癌治疗、免疫抑制剂和抗生素应用不恰当等常导致机会感染。而院外感染仍以肺炎球菌为主（约40%），金黄色葡萄球菌、嗜肺军团菌、流感嗜血杆菌、肺炎克雷白杆菌。病毒性肺炎和支原体肺炎亦常见。机体免疫力低下者容易伴发卡氏肺孢子虫、军团菌、鸟型结核分枝杆菌、结核菌、弓形虫、巨细胞病毒等感染。

肺炎发病机制：①病原体空气吸入进入下呼吸道；②致病菌血流播散抵达肺部；③邻近部位炎症蔓延至肺组织；④上呼吸道如口腔定植菌误吸进入下呼吸道。

肺炎的病理：正常的呼吸道防御机制使隆突以下呼吸道无菌，当人体防御功能低下时，病原体到达下呼吸道滋生繁殖，引起肺泡毛细血管充血、水肿，肺泡内有纤维蛋白渗出和细胞浸润，气体交换出现不同程度的障碍。以下根据解剖分类详述肺炎的病理。

大叶性肺炎：病原菌先在肺泡引起炎症，以后蔓延至其他肺泡以至部分肺段或整个肺段、肺叶发生炎性改变。典型表现为肺实变，病理改变有充血期、红色肝变期、灰色肝变期和消散期。肺组织充血水肿，肺泡内浆液渗出和红、白细胞浸润吞噬细菌，继而纤维蛋白渗出物溶解、吸收，肺泡重新充气。但实际上四个病理阶段并无绝对分界，在使用抗生素情况下，这种典型的病理分期已不多见。致病菌多为肺炎球菌、葡萄球菌及一些革兰染色阴性杆菌。金黄色葡萄球菌和克雷白杆菌所致肺炎常呈坏死改变，且容易引起空洞。

小叶性（支气管性）肺炎：病原体经支气管侵入，引起细支气管、终末细支气管和肺泡的炎症。常继发于支气管炎、支气管扩张、上呼吸道病毒感染及长期卧床的危重患者。可由肺炎球菌、葡萄球菌、腺病毒、流感病毒以及肺炎支原体引起。支气管管腔内有分泌物，病变常累及下叶。

间质性肺炎：以肺间质炎症为主。多并发于小儿麻疹和成人慢性支气管炎，致病微生物以支原体、衣原体、卡氏肺囊虫、病毒为主。可由细菌或病毒引起。支气管壁和支气管周围组织受累，有肺泡壁增生和间质水肿。

二、临床表现

（一）症状

1. 病史　肺炎球菌性肺炎常有受寒、劳累、雨淋等诱因或伴慢性阻塞性肺疾病、心力衰竭等基础疾病。金黄色葡萄球菌性肺炎多见于老人和小儿，常继发于流感、麻疹等呼吸道病毒感染或继发于皮肤疮疖等感染。革兰阴性杆菌性肺炎常见于年老、嗜酒、久病体弱、慢性肺部疾病、长期使用抗生素或免疫抑制剂者。支原体性肺炎好发于儿童及青少年，常有家庭、学校或兵营的小流行。病毒性肺炎多发于婴幼儿，也可见于老年体弱者，常有病毒感染病史。军团菌肺炎一般为流行性，也可散发，易发生于中老年，尤其是激素治疗的患者。

2. 典型症状　主要表现为高热，寒战，体温可达39℃～40℃，胸痛，咳嗽，气急，咳痰。肺炎球菌性肺炎痰呈铁锈色；金黄色葡萄球菌性肺炎痰呈脓性或脓血性；肺炎杆菌性肺炎痰呈脓性或棕红胶冻状；绿脓杆菌性肺炎痰呈绿色脓痰；厌氧菌性肺炎痰常伴臭味；支原体肺炎可有少量黏液或血痰；病毒性肺炎咯少量黏痰；军团菌肺炎则咯少量黏液痰或血丝痰。重症肺炎可有神经系统症状如神志模糊、烦躁不安、嗜睡、谵妄、昏迷等。

（二）体征

肺炎球菌性肺炎、金黄色葡萄球菌性肺炎、肺炎杆菌性肺炎等细菌性肺炎典型者，其患侧胸部叩诊呈浊音，语颤及语音增强，听诊可闻及管状呼吸音和湿啰音或胸膜摩擦音。支原体肺炎和病毒性肺炎的肺部体征多不明显，少数患者偶有干湿啰音。危重患者有不同程度的意识障碍、面色苍白、发绀、伴有休克者可见血压下降及四肢湿冷、少尿或无尿、脉速而细弱等表现。

（三）常见并发症

肺炎常见并发症主要有肺水肿、肺脓肿、脓胸、脓气胸、呼吸衰竭、中毒性心肌炎、脑膜炎。

三、实验室和其他辅助检查

（一）血常规检查

肺炎球菌性肺炎、金黄色葡萄球菌性肺炎、肺炎杆菌性肺炎等细菌性肺炎白细胞总数增加，中性粒细胞比例显著增高，伴核左移或有中毒颗粒。支原体肺炎和病毒性肺炎白细胞数多正常或略增多。

（二）痰检查

肺炎球菌革兰染色为阳性双球菌，金黄色葡萄球菌亦为革兰染色阳性球菌，肺炎杆菌及绿脓杆菌为革兰染色阴性杆菌。痰培养可确定致病菌，支原体肺炎痰培养分离出肺炎支原体则可确诊，病毒性肺炎痰细胞检查胞质内可出现包涵体，病毒分离有助于明确诊断。

（三）血清学检查

血清肺炎支原体、肺炎衣原体、嗜肺军团菌抗体滴度呈4倍或4倍以上变化（增高或降低），同时肺炎支原体抗体滴度（补体结合试验）≥1∶64，肺炎衣原体抗体滴度（微量免疫荧光试验）≥1∶32，嗜肺军团菌抗体滴度（间接荧光抗体法）≥1∶128；嗜肺军团菌Ⅰ型尿抗原检测（酶联免疫测定法）阳性；血清流感病毒、呼吸道合胞病毒等抗体滴度呈4倍或4倍以上变化（增高或降低）。符合以上情况时均可确诊。

（四）X线检查

肺炎球菌性肺炎早期X线胸片可见均匀的淡影，大叶实变为片状均匀致密阴影，多呈叶、段分布。金黄色葡萄球菌性肺炎早期可呈大片絮状、密度不均的阴影，呈支气管播散，在短期内病灶迅速扩大，呈蜂窝状改变伴空洞，常伴脓胸或气胸。肺炎杆菌性肺炎呈大叶性肺炎样实变，以上叶多见，水平叶间隙下坠，有不规则透亮坏死区。绿脓杆菌性肺炎病变多呈两侧中、下肺野散在性结节状阴影。流感嗜血杆菌性肺炎表现为支气管肺炎，也可呈大叶性分布。军团菌性肺炎早期病变为单侧小片状边缘模糊的浸润性病变，随病情发展而扩大呈一叶或多叶实变，可有少量胸腔积液，少数有空洞形成。厌氧菌性肺炎多见两下肺底纹理增多粗乱，夹杂有边缘模糊的斑片状阴影，脓肿形成时可见有液平面。支原体肺炎多数呈片絮状肺段性浸润，密度淡而均匀、边缘模糊的阴影，往往由肺门向外延伸，以肺下野为多见。病毒性肺炎X线胸片呈斑点状、片状或密度均匀的阴影，也可见有弥漫性结节性浸润，多位于两下2/3肺野。立克次体肺炎可见两下肺出现片絮状边缘模糊阴影，也可呈节段性或大叶性实变。

四、诊断要点

（一）肺炎的诊断依据

（1）新近出现的咳嗽、咳痰或原有呼吸道疾病症状加重，并出现脓性痰，伴或不伴胸痛。

（2）发热。

（3）肺实变体征和（或）闻及湿性啰音。

（4）WBC $>10\times10^9/L$ 或 $<4\times10^9/L$，伴或不伴细胞核左移。

（5）胸部X线检查显示片状、斑片状浸润性阴影或间质性改变，伴或不伴胸腔积液。

以上1～4项中任何1项加第5项，并除外肺结核、肺部肿瘤、非感染性肺间质性疾病、肺水肿、肺不张、肺栓塞、肺嗜酸性粒细胞浸润症及肺血管炎等后，可建立临床诊断。

（6）痰培养及免疫血清试验等检查可明确病原体。

（二）重症肺炎诊断标准

出现下列征象中1项或以上者可诊断为重症肺炎，需密切观察，积极救治，有条件时，建议收住ICU治疗：

（1）意识障碍。

（2）呼吸频率≥30次/min。

（3）$PaO_2<60mmHg$，$PaO_2/FiO_2<300$，需行机械通气治疗。

（4）动脉收缩压<90mmHg。

（5）并发脓毒性休克。

（6）X线胸片显示双侧或多肺叶受累，或入院48h内病变扩大≥50%。

（7）少尿：尿量<20ml/h，或<80ml/4h，或肾衰竭需要透析治疗。

五、鉴别诊断

（一）肺结核

浸润性肺结核与肺段性肺炎容易混淆，尤其是病原菌尚不清楚时诊断较为困难，但肺结核多发病缓慢，一般有轻度毒血症状：午后潮热、盗汗、消瘦，咳嗽较轻，痰呈白色黏液或带少量脓性，可有血痰或咯血，X 线表现病灶新旧不一，好发在肺的上叶后段及下叶背段。干酪性肺炎多先有长期发热、乏力、消瘦等症状，一般情况差，X 线呈大片密度增高阴影，其中有多个不规则的无壁空洞，并可见支气管扩张灶。结核菌素试验为强阳性，痰内找结核菌可明确诊断。抗结核治疗有效。

（二）支气管肺癌

常以阻塞性肺炎的形式出现，其早期 X 线征象类似于灶性肺炎，但患者年龄较大，常有吸烟史，中毒症状不明显，有刺激性咳嗽、咯血等症状，明显消瘦。其引起的阻塞性肺炎常呈叶、段分布，往往伴有肺门淋巴结肿大或肺不张，痰脱落细胞、X 线体层、CT、支气管纤维镜检查有助于诊断。

（三）渗出性胸膜炎

本病发热症状不如肺炎明显，无血痰，血常规检查白细胞多正常或稍增加，大量胸腔积液时可发生纵隔移位，叩诊浊音，听诊呼吸音减弱或消失，胸部 X 线检查可见外高内低弧形积液阴影，胸腔穿刺可抽出积液。

（四）肺栓塞

临床症状与肺炎颇类似，表现为突然发病，剧烈胸痛，与肺部体征不相称的呼吸困难、咯血、干咳及胸痛，可有休克、昏厥、发作性或进行性充血性心力衰竭等症状，常发生于外科手术、外伤、分娩、心脏病（心房纤颤者）及动、静脉炎者，无寒战、高热，咯血常为整口鲜血。血常规检查白细胞数呈中度增加，经胸片、心电图、血气分析、血液生化不能确诊，则需肺灌注和通气核素显像、肺动脉造影。

（五）传染性非典型肺炎

在流行病学方面：与发病者有密切接触史，或属受传染的群体发病者之一，或有明确传染他人的证据，或发病前 2 周内曾到过或居住于报告有传染性非典型肺炎疫情的地区。临床表现起病急，以发热为首发症状，体温一般 >38℃，偶有畏寒；可伴有头痛、关节酸痛、肌肉酸痛、乏力、腹泻；常无上呼吸道卡他症状；可有咳嗽，多为干咳、少痰，偶有血丝痰；可有胸闷，严重者出现呼吸加速、气促，或明显呼吸窘迫。肺部体征不明显，部分患者可闻及少许湿啰音，或有肺实变体征。外周血白细胞计数一般不升高，或降低；常有淋巴细胞计数减少。胸部 X 线检查可见肺部有不同程度的片状、斑片状浸润性阴影或呈网状改变，部分患者进展迅速，呈大片状阴影；常为多叶或双侧改变，阴影吸收消散较慢；肺部阴影与症状、体征可不一致。使用抗生素无明显疗效。

（六）肺脓肿

急性起病，发热、咳嗽、胸痛，有大量脓臭痰，X 线影像学显示脓腔和液平。

（七）非感染性肺部浸润

须排除肺纤维化、肺水肿、肺不张、肺血管炎等非感染性肺部浸润。

六、治疗

肺炎由于病原菌不同，临床症状轻重不一，治疗有所选择。对体质较好、病情较轻者，特别是病毒性肺炎，一般可单纯用中医药进行治疗，但对年老体弱、免疫力较低、感染较重和重症肺炎者，除密切注意病情变化外，由于病情较危重，应积极予以中西医结合治疗，肺炎后期可使用中医药调理，促进病灶吸收，防止机化，增强机体免疫力，使患者早日康复。

（一）辨证治疗

肺炎多系风热之邪袭肺所致，病变部位在肺，传变规律及辨证治疗大多遵循温病的卫气营血。卫气营血辨证是本病提高治愈率，防止变证的关键。风热与痰热是本病中心环节，故疏风清热化痰是基本治疗大法。若见阳明腑实证，当肺胃同治；若逆传心包，当凉营清心，豁痰开窍；若正不胜邪，热毒内陷，阴竭阳脱，亟当回阳救阴，益气固脱。后期阶段，邪热已退而肺胃津伤未复的，则宜甘寒清养肺胃之阴。

1. 邪袭肺卫

证候特点：发病急骤，发热，恶寒，无汗或少汗，咳嗽，痰白或黄，口渴，舌边尖红，苔薄白或微黄，脉浮数。

治法：辛凉解表，宣肺化痰。

推荐方剂：桑菊饮合银翘散加减。

基本处方：金银花15g，连翘15g，桑叶10g，菊花10g，薄荷6g（后下），桔梗10g，牛蒡子10g，芦根15g，杏仁12g，生甘草6g。每日1剂，水煎2次，分2次服；病重者每日2剂，每隔6h服1次。煎药时间不宜过长，以汤药“香气”大出为度。

加减法：肺热内盛加鱼腥草、大青叶、黄芩以清泄肺热；口渴明显加天花粉、南沙参以清热生津；痰黄黏稠加浙贝母、天竺黄以清热化痰；咽痛明显加板蓝根、山豆根以清热利咽。

2. 痰热壅肺

证候特点：发热，咳嗽，痰多痰鸣，痰黏或黄或带血，胸痛，气粗而喘，口渴烦躁，小便黄赤，大便干燥，舌红苔黄腻，脉弦滑数。

治法：清热化痰，宣肺平喘。

推荐方剂：麻杏石甘汤合苇茎汤加减。

基本处方：麻黄9g，生石膏30g，苇茎18g，杏仁12g，桃仁12g，薏苡仁20g，冬瓜仁15g，甘草6g，虎杖20g，全瓜蒌15g，黄芩15g。水煎服，每日2剂，每隔6h服1次。

加减法：痰热壅盛加鱼腥草、桑白皮、金银花、浙贝母以加强清热化痰解毒之力；咯血加侧柏叶、白茅根以凉血止血；胸痛加郁金、丝瓜络以活络止痛；腑实便秘加生大黄（后下）、玄明粉冲服以通腑泄热；表证未解，仍有恶寒、发热则用生麻黄，若表证已解，可用炙麻黄。

3. 热入心包

证候特点：灼热夜甚，烦躁，神昏谵语，气促，痰鸣肢厥，舌红绛，脉弦滑数。

治法：清心泄热，豁痰开窍。

推荐方剂：清营汤合菖蒲郁金汤加减。

基本处方：水牛角30g（先煎），生地黄30g，牡丹皮12g，玄参20g，黄连10g，金银花30g，连翘20g，浙贝母12g，石菖蒲10g，郁金15g，鲜竹沥50ml（冲服），人工牛黄粉1g（冲服）。水煎服，每日2剂，分4次服。

加减法：高热烦躁为主可加安宫牛黄丸1丸化开冲服以清心解毒开窍安神；神昏谵语为主可服至宝丹1丸以化痰开窍；高热痉厥为主可加服紫雪丹1丸以镇痉开窍，清热解毒；兼腑实便秘加大黄（后下）、玄明粉冲服以通腑泄热醒神。

4. 正虚欲脱

证候特点：体温骤降，额出冷汗，面色苍白，口唇青紫，呼吸短促，脉微细。

治法：回阳救逆，益气养阴。

推荐方剂：参附汤合生脉散。

基本处方：高丽参9g（另炖），熟附子15g，麦门冬12g，五味子9g，山茱萸15g。水煎服，日2剂，分4次服。

加减法：大汗淋漓者加煅龙骨、煅牡蛎以敛汗固脱。临床上即可用参附注射液20ml加入5%葡萄糖注射液20ml或0.9%生理盐水20ml，静脉推注。

5. 正虚邪恋

证候特点：低热不退，咳嗽减而未止，痰少黏稠不爽，神疲乏力，气短懒言，或口渴烦躁，舌红而裂，少苔，或舌淡而少津，脉细数或无力。

治法：益气养阴，润肺化痰。

推荐方剂：麦门冬汤合泻白散加减。

基本处方：太子参30g，沙参15g，麦门冬15g，生地黄20g，石斛15g，杏仁12g，川贝母10g，桑白皮15g，地骨皮15g。每日1剂，水煎服。

加减法：低热不退加白薇、银柴胡以清虚热；纳呆加生谷芽、生麦芽、炙鸡内金以消导开胃；痰黏难咯加瓜蒌皮以清化痰热；腹胀加佛手、香橼皮以行气消胀。

（二）其他治疗

临床上治疗肺炎除按辨证论治口服汤药外，视具体情况可同时配合其他治疗，如口服中成药，或联用静脉滴注等，多种剂型或多种治疗方法同时使用。

1. 中成药

（1）银翘解毒片：功能：疏风解表，清热解毒。适用于肺炎初期，邪在肺卫者。每次4片，每日2~3次，使用3~5天。

（2）羚羊清肺丸：功能：清肺利咽，清瘟止嗽。适用于痰热郁肺之肺炎者。每次1丸，每日3次，使用5~7天。

（3）金荞麦片：功能：清热解毒，排脓祛瘀，祛痰止咳平喘。适用于痰热壅肺之肺炎者。每次5片，每日3次，使用7天。

（4）蛇胆川贝液：功能：祛风止咳，除痰散结；适用于风热咳嗽痰多之肺炎者。每次10ml，每日2次，7天为一疗程。

（5）蛇胆陈皮液：功能：顺气，止咳，化痰。适用于痰浊阻肺咳喘、痰多之肺炎。每次10ml，每日3次，7天为一疗程。

（6）清开灵注射液：功能：清热解毒，化痰通络，醒神开窍。适用于肺炎之痰热盛或热入心包者，症见：发热、咳嗽、咯痰不爽、口渴、舌红、苔黄等。可予清开灵注射液，一日20~40ml，以5%葡萄糖注射液250ml或氯化钠注射液250ml稀释后静脉滴注，1日1次。5~7天为一疗程。

（7）痰热清注射液：功能：清热，解毒，化痰。适用于急性肺炎痰热阻肺证。每次20~30ml加入5%葡萄糖注射液250ml或0.9%氯化钠注射液250ml静脉滴注，1日1次。5~7天为一疗程。

（8）热毒宁注射液：功能：清热、疏风、解毒的功效。用于肺炎属于风热者。一次20ml，以5%葡萄糖注射液或0.9%氯化钠注射液250ml稀释后使用，滴速为每分钟30～60滴，1日1次。

（9）醒脑静注射液，功能：清热泻火，凉血解毒，开窍醒脑。适用于肺炎热盛或热入营血神昏者。可予醒脑静注射液20ml加入5%葡萄糖注射液250ml中静脉滴注，1日1次。7天为一疗程。

（10）血必净注射液：功能：化瘀解毒。用于温热类疾病，症见：发热、喘促、心悸、烦躁等瘀毒互结证；适用于因感染诱发的全身炎症反应综合征；也可配合治疗多器官功能失常综合征的脏器功能受损期。全身炎症反应综合征：50ml加0.9%氯化钠注射液100ml静脉滴注，在30～40min内滴毕，一天2次。病情重者，一天3次。多器官功能失常综合征：100ml加0.9%氯化钠注射液100ml静脉滴注，在30～40min内滴毕，一天2次。病情重者，一天3～4次。

（11）丹参注射液：功能：活血化瘀，适用肺炎见有瘀血者，特别肺炎后期，炎症吸收不良者。10～20ml加入5%葡萄糖注射液250ml中静滴，1日1次。7天为一疗程。

（12）参麦注射液：功能：益气固脱，养阴生津，生脉。适用于肺炎气阴欲脱者或后期气阴两虚者。以50ml加入5%葡萄糖注射液250ml静滴，1日1次，7～10天为一疗程。

（13）黄芪注射液：功能：益气养元，扶正祛邪，养心通脉，健脾利湿。适用于肺炎后期以气虚为主者。以10～20ml加入5%葡萄糖注射液250ml中静滴，1日1次。7～10天为一疗程。

（14）参附注射液：功能：回阳救逆，益气固脱。适用于肺炎出现阳气暴脱的厥脱证和气阳虚者。一次20～100ml，用5%～10%葡萄糖注射液250～500ml稀释后使用，或静脉推注：一次10～20ml（用5%～10%葡萄糖注射液20ml稀释后使用）。

2. 针灸

（1）风温犯肺

1）取穴：合谷、曲池、外关、大椎。热甚加外关、合谷；咽痛加少商。

2）操作：用泻法。留针20min，5次为一疗程。

（2）痰热壅肺

1）取穴：合谷、曲池、尺泽、少商、肺俞。若热郁胸膈而烦躁者，加膈俞；痰热结胸者，加丰隆；大便不通者，加天枢、上巨虚。

2）操作：用泻法。留针20min，5次为一疗程。

（3）热毒内陷

1）取穴：郄门、神门、曲泽、膈俞、血海，若邪甚蒙闭心包，神昏者加水沟，也可刺水沟、十宣、曲池、委中放血。

2）操作：用泻法。留针20min，5次为一疗程。

（4）正气暴脱

1）取穴：水沟、内关，用补法，百会、气海、关元用大艾炷灸。

2）操作：水沟、内关，用补法，百会、气海、关元用大艾炷灸。留针30min，5次为一疗程。

（5）正虚邪恋

1）取穴：肺俞、膏肓俞、太渊、太溪、三阴交。低热不退加内关；痰多纳呆加足三里、中脘。

2）操作：用平补平泻法。留针20min，5次为一疗程。

3. 穴位注射

适应证：大叶性肺炎。

方法：取双侧肺俞、大椎穴，用4.5～5号皮试针头吸入注射用水，常规消毒后，快速刺入穴位肌层，上下提插，待局部有酸麻胀感，回抽无血时分层推注，初次注射肺俞穴1ml，1h后再注1次2～3ml，大椎穴1ml，以后每日2次至痊愈为止。

疗程：7次为一疗程。

4. 拔罐法

适应证：用于肺炎恢复期病灶吸收不良者。

方法：取风门、肺俞、膏肓俞、肺部有湿啰音处，按拔火罐常规操作，每日治疗1次。

疗程：5次为一疗程。

5. 药熨法

适证一：迁延性肺炎。

方法：二子萸附方：苏子、白芥子、芫荑、香附各30g，细辛10g，食盐30g，食醋少许。上药用铁锅在炉上翻炒至芳香灼手，装入柔软布袋内，立即在脊柱及两旁或啰音密集处来回推熨。开始可隔衣而熨，待温度下降，再直接熨于皮肤上，每日2次。

疗程：7天为一疗程。

适应证二：肺炎之痰浊阻肺者。

方法：三子养亲方（苏子、莱菔子各60g，白芥子30g）。各药混合炒热，布包熨背部。每日2次。

疗程：7天为一疗程。

6. 灌肠疗法

适应证：肺炎之痰热壅肺者。

方法：麻杏石甘汤灌肠液：麻黄10g，石膏50g，杏仁10g，甘草5g。水煎取汁约200ml灌肠，药温30℃左右，每日灌肠1～2次。

疗程：5天为一疗程。

（三）西医治疗

对于感染引起的肺炎，可针对病原菌选择相应的抗生素治疗。临床上对年老、婴幼儿、体质虚弱及感染较重者，需配合西医治疗，除积极抗感染外，同时注意对症处理和支持疗法。对出现休克、呼吸衰竭和心衰者，应及时抢救。

1. 抗生素治疗

经验性治疗：首先根据地区病原体流行病学、年龄、基础疾病、有无误吸、社区或医院获得、严重程度、以前抗生素疗效，选择覆盖可能病原体的抗生素。

病原体治疗：3～5天后根据呼吸道标本培养报告和药敏试验结果调整选择经验治疗方案。

根据抗生素药代动力学和药效动力学（PK/PD）特点进行临床应用。

社区获得性肺炎：多选择大环内酯类＋第二代头孢菌素或β内酰胺类/β内酰胺酶抑制剂；呼吸喹诺酮类。

医院获得性肺炎：多选择氟喹诺酮类或氨基糖苷类＋抗绿脓杆菌β内酰胺类或β内酰胺类/β内酰胺酶抑制剂、碳青霉烯类＋万古霉素。

抗生素治疗72h后评估疗效，如无效则考虑以下可能：①抗生素未覆盖致病菌或致病菌对所用抗生素耐药；②病变系由特殊病原体如结核杆菌、真菌、病毒引起；③患者出现并发症如免疫抑制、营养不良，痰栓堵塞支气管，炎症引流不畅；④肺部浸润系非感染因素导致。

肺炎抗生素治疗，具体运用如下：

（1）肺炎球菌肺炎治疗：青霉素G静滴，热退3天可改口服，疗程7～10天左右。如患者对青霉素耐药，则选用氟喹诺酮类、头孢曲松或万古霉素。对青霉素过敏者，可选用红霉素每日1.2g；阿奇霉素每日0.5g；克林霉素每日1.2～2.4g；左氧氟沙星每日0.3～0.5g，静脉滴注。

（2）金黄色葡萄球菌性肺炎治疗：目前葡萄球菌对青霉素G耐药率达95%，故一般首选新青霉素Ⅱ每日4～6g，分次静脉滴注；或用头孢噻吩每日2～4g，头孢呋辛每日3g，分次静注或静滴；对青霉素及头孢类过敏者可选用克林霉素每日1.2～2.4g，分次静滴，或氟喹诺酮类。对甲氧西林耐药的金黄色葡萄球菌（MRSA）则应选用万古霉素每日1～2g，分次静滴，或替考拉宁或利奈唑胺等。

（3）革兰阴性杆菌肺炎治疗

1）对于肠杆菌科细菌（大肠杆菌、肺炎克雷白杆菌、阴沟杆菌、产气杆菌）可选用第三、四代头孢菌素、氟喹诺酮类联合氨基糖苷类抗生素。

2）对于产生超广谱β内酰胺酶的菌株（大肠杆菌、肺炎克雷白杆菌）选用碳青霉烯类抗生素。

3）不动杆菌属感染选用β内酰胺类抗生素联合β内酰胺酶抑制剂（头孢哌酮－舒巴坦、哌拉西林－他唑巴坦）。

4）假单胞菌属感染选用头孢他啶、头孢哌酮或环丙沙星联合氨基糖苷类抗生素。

5）产头孢菌素酶AmpC革兰阴性杆菌选用头孢吡肟治疗。

6）嗜麦芽窄食单胞菌感染选用β内酰胺类抗生素/β内酰胺酶抑制剂联合制剂（头孢哌酮－舒巴坦）＋米诺环素。

（4）流感嗜血杆菌性肺炎治疗：可用氨苄西林1日6～8g，分次静滴。目前由于对氨苄西林耐药日趋普遍，已不主张作为第一线用药，主张用二代或三代头孢菌素治疗较为适当。

（5）军团菌肺炎治疗：首选红霉素1日1～2g，口服，重症患者可静脉滴注加用利福平0.45g口服，也可选用阿奇霉素、四环素、多西环素、环丙沙星、左旋氧氟沙星。

（6）厌氧杆菌性肺炎治疗：首选青霉素G，一般剂量每日480万U～640万U，重症者可加大至1 000万U，静脉滴注；也可选用克林霉素1日1.2～1.8g，分次静滴，或与甲硝唑、替硝唑联用。

（7）支原体肺炎治疗：可选用阿奇霉素、红霉素或喹诺酮类（如莫西沙星）。红霉素1日1～1.5g，或四环素1日1.0～2.0g，分次口服，也可静滴。

（8）立克次体肺炎治疗：可选用四环素、多西环素、红霉素。首选四环素，每日4次，每次0.5g。

（9）病毒性肺炎治疗

1）利巴韦林（病毒唑）有广谱抗病毒作用。

2）阿昔洛韦抗疱疹病毒。

3）更昔洛韦治疗巨细胞病毒感染。

4）奥司他韦为神经氨酸酶抑制剂，治疗流感病毒感染。

5）金刚烷胺用于流感病毒感染治疗。

（10）肺念珠菌病：选择氟康唑、两性霉素B抗念珠菌治疗。

（11）肺曲菌病治疗：选用伏立康唑和两性霉素B、卡泊芬净，变态反应型加用糖皮质激素。

（12）卡氏肺囊虫肺炎：治疗选用复方磺胺甲基异噁唑等。

2. 对症治疗　高热者可用冰袋敷前额，酒精拭浴，慎用解热镇痛药。有气急发绀等缺氧症状者，以鼻导管吸氧。干咳剧烈者，可用喷托维林（咳必清）25mg，每日3次，或可待因15～30mg，每日2～3次。咳嗽痰多，则不宜用镇咳剂而要用祛痰剂，可选用氯化铵、安普素、强力稀化粘素、羧甲司坦片等口服。

3. 休克型肺炎的治疗　肺炎并发休克时，必须紧急处理，尽快进行抗休克治疗，使之恢复正常。

（1）抗感染：抗生素的应用应遵循早期、足量、广谱和有效的原则，选用的抗生素抗菌谱应足以覆盖常见致病菌，应选用强效广谱的抗菌药物或联合用药，包括对革兰阳性和阴性菌、厌氧菌有效的药物。获得细菌学证据后可根据细菌药敏试验结果和初始治疗的反应再调整抗菌药物。抗菌药物治疗的同时，应用祛痰剂等，使排痰顺畅。

（2）补液扩容：补充有效血容量是抗休克的重要抢救措施，可选用葡萄糖生理盐水、低分子葡聚糖、平衡盐液及血胶体物质。一般先给予低分子葡聚糖（或平衡盐液）500～1 000ml，以迅速恢复组织灌流，在特殊情况下可输给血浆或白蛋白。输液速度宜先快后慢，用量宜先多后少，补液量视病情和心、肾功能状况而定，最好作中心静脉压测定以指导输液。

（3）纠正酸中毒：休克型肺炎患者常伴代谢性酸中毒，需及时纠正。补碱量按二氧化碳结合力或动脉血pH值计算，一般补碱量可用下式计算：

所需碱性缓冲溶液的毫摩尔数（mmol）=［正常CO_2结合力（或要求纠正的CO_2结合力）－测量CO_2结合力］mmol/L×0.3×体重（kg）。正常人CO_2结合力为25mmol/L。一般情况下，先给予计算量的1/3～1/2，以后再根据病情及重测血气结果来补充。

（4）肾上腺皮质激素：肾上腺皮质激素可稳定机体受累部分的细胞膜，保护细胞内的线粒体和溶酶体，防止溶酶体破裂。可用氢化可的松1日200～300mg，静滴；或地塞米松1日20～40mg，分次静注或静滴。使用大剂量肾上腺皮质激素，常能引起体内感染的扩散以及电解质的紊乱，故休克一经改善，则应尽快撤除。

（5）应用血管活性药物：在积极补充血容量、纠正酸中毒的基础上，血压仍不回升，休克症状未改善者宜用血管活性药物。对表现为皮肤潮红、四肢温暖、冷汗少、尿量略减等，以舒血管反射占优势的高排低阻型休克，则应适当选用收缩血管药物，如间羟胺20mg～100mg加入5%葡萄糖注射液250ml静脉滴注，酌情调整滴速。但因其有较明显的α

受体兴奋作用，使内脏血管收缩而不利于休克的纠正，故最好与多巴胺联用，因后者能使肾、冠状动脉和脑血管扩张，有利于上述脏器的灌注，两者比例可为（1 ：1） ~ （2 ：1）。此外，多巴胺尚能增加心肌收缩力及心排血量，改善心功能状态。但大剂量多巴胺兴奋α受体，故剂量不宜过大。也可用去甲肾上腺素，初始注射速度 0.05 ~0.1μg（kg · min），然后逐渐增加剂量直至血压回升，通常最大剂量是 1μg（kg · min）。若患者表现为皮肤湿冷、心率过速、面色苍白、眼底小动脉痉挛、少尿或无尿，呈血管收缩、痉挛占优势的低排高阻型休克，多提示α受体过度兴奋，应使用扩张血管药物为主，可首选α受体阻滞剂酚妥拉明 5 ~10mg 加入 5% 葡萄糖注射液 250ml 中以每分钟 0.2 ~0.3mg 静滴。也可使用莨菪碱类药物，如654 -2每次 10 ~20mg，对伴有呼吸衰竭者疗效更好。但要注意，血管活性药物用药时间一般不宜超过 10h，休克控制后，应逐渐减缓滴速，乃至撤除。同时，补液应控制速度，不宜过速，以免引起肺水肿。

（6）防止心肺功能不全：发现早期心衰或急性肺水肿征象时，可用毒毛旋花子苷 K 0.125 ~0.25mg 或毛花苷 C 0.2 ~0.4mg 加入 5% 葡萄糖注射液 20 ~40ml，缓慢静注，同时给予呋塞米 20 ~40mg 静注。呼吸困难、发绀者应予以吸氧，必要时给予呼吸机通气治疗。

（7）防止并发症：休克型肺炎易发生的并发症有急性肾衰竭、急性呼吸窘迫综合征、弥散性血管内凝血、急性左心衰、心律失常、电解质紊乱等，应积极予以处理。

七、难点与对策

肺炎是一个常见病，多发病，即使是今天新的抗生素不断问世，但细菌的耐药性也在逐年增加，其病死率仍高，特别是老年肺炎，因此如何早期诊断治疗老年肺炎、促进肺部炎症吸收及对耐药菌所致肺炎的治疗，是本病治疗上的三大难点。

1. 难点一　老年人肺炎的早期诊治。

对策：西医学研究显示老年人肺部感染病情重、并发症多、致病菌复杂、疗效差、病死率高。常有起病隐匿，临床表现不典型的特点。老年人肺炎发生后，使基础疾病恶化，两者的临床表现交织；缺乏典型的临床体征；血象、细菌学检查和胸部影像等辅助检查结果不典型。往往患者仅表现为食欲减退、倦怠乏力、头昏、精神症状或基础疾病的不断恶化，而无典型的肺实质体征，容易漏诊或误诊。老年肺炎常伴基础病，同时多伴营养不良，免疫功能低下，各器官功能的减退造成机体抵抗力差，诊断延误，治疗不及时，易出现多脏器功能衰竭等严重并发症。因此掌握老年肺炎的发病特点，详细询问病史，认真体检，特别需重视老年人非特异症状，及时摄胸片，是早期提高诊断率的关键。

中医方面，老年人肺炎大多也属于中医“风温肺热病”范畴。外感风热或风寒病邪，先犯肺卫，故病变初起应有发热、恶寒、咳嗽、气急等肺卫见症。但由于老年人正气亏虚，无力与外邪抗争，肺气郁闭不甚，故上述症状表现往往较轻微，而表现为乏力、心慌、纳差、嗜睡等正虚之症，临床如见上述情况，中医则需考虑诊断“风温肺热病”。在病机上，由于大多老年人罹患慢性疾病（如肺胀、消渴、虚劳、胸痹等），正气内虚，抗邪无力，常使体内积生痰湿、瘀血等病理产物，在此基础上感受外邪而易使病情发作加重，出现“内伤基础上的外感”，表现为痰热毒瘀，气阴两虚相互兼夹证候特点。

根据老年肺炎的特点，治疗上强调中西医结合，协同治疗，一旦确诊即应住院，西医方面，以抗生素为主导的综合治疗，注意水电解质酸碱平衡，高热者以物理降温为主，避免大量给予解热剂，注意输液量、输液速度，对镇静剂及镇咳剂使用要慎重。抗生素开始应选择高效、低毒、广谱，静脉给予，以后再根据治疗效果和细菌学检查结果换用抗生素。老年人由于多伴有基础病、营养不良、免疫功能减退等，明显削弱了抗生素的治疗效果，因此要注意营养支持，并可适当给予白蛋白、球蛋白及新鲜血浆。

中医方面，治疗原则当以扶正祛邪为主，宜以益气养阴，清热解毒，化痰活血为法，标本兼治，合理选方用药。临床选方用药须注意：①祛邪不宜太过苦寒，注意顾护脾胃。肺为娇脏不耐寒热，且老年人脾胃虚弱。药性寒凉易伤及脾胃，又易化燥伤阴。对热毒盛者在选择具有清热解毒的中药（如金银花、连翘、蒲公英、鱼腥草、半枝莲、虎杖、黄芩、败酱草、板蓝根、穿心莲、金荞麦）时，可适当加入木香、藿香、苏叶、陈皮等芳香健脾中药，以顾护脾胃。②扶正以益气养阴为主，但不宜太过滋腻。老年人常见气阴两伤，益气养阴贯穿治疗始终。而老年人脾胃虚弱，滋腻太过碍脾，影响脾胃运化，补虚药不能发挥其作用。且病初以驱邪为主，滋补太过易致“闭门留寇”，临床根据具体情况辨证选用太子参、党参、黄芪、茯苓、白术、扁豆、甘草、沙参、玉竹、天冬、麦冬等益气养阴扶正之品。③注意通腑活血。肺与大肠相表里，二者互相影响，治疗时要肺肠同治，注重通腑，但不要太过。肺主治节，百脉朝肺。肺部感染可导致肺气不宣，痰液阻滞，血脉运行不畅，瘀血形成。现代药理研究活血化瘀中药能改善肺部微循环，促进炎症吸收，有利于肺组织的修复。临床上可选用同时兼有除痰降气功效的活血化瘀类中药，如莪术、桃仁、川芎、当归等。也可针对热毒壅盛者选用活血解毒类中药，如毛冬青、赤芍、丹皮、丹参等，以促进炎症的吸收和控制。

2. 难点二　肺部炎症吸收缓慢或吸收不良的治疗。

对策：临床上对一部分肺炎患者炎症吸收缓慢或吸收不良，特别是肺组织局限性机化者，治疗比较困难。此多由于患者营养状态不佳或基础疾病复杂，导致机体免疫力低下，或者所感染的病原体毒力强致炎症吸收缓慢，迁延不愈。可见于急性肺部感染后期，也可见于无急性肺部感染的情况下，在反复呼吸道感染、慢性支气管炎或慢性鼻窦炎基础上形成。多可归属于中医的“内伤咳嗽”范畴，病机多属脾气亏虚，不能运化水湿，聚而成痰，气虚不能行血，血停成瘀，致使痰瘀互结，气机不畅。治疗多强调益气活血，软坚散结。可采取中药内服加病灶局部外治的方法治疗。内服药根据具体患者，辨证施治，临床上以正虚邪恋、痰瘀胶结两证型多见。正虚邪恋者以咳嗽减未止，或有低热，痰少黏，神疲乏力，气短懒言，或口渴烦躁、舌红而裂，少苔或舌淡少津，脉细数或无力为主症。治宜益气养阴，润肺化痰，常用药物太子参、党参、沙参、麦冬、生地、石斛、北杏仁、川贝母、桑白皮、地骨皮、甘草等。痰瘀胶结以咳嗽、痰浊而黏、胸闷痛、入夜痛甚，面色晦黯、形体肥胖、纳呆体倦、舌紫黯，苔浊腻、脉沉滑为主症。治宜理气化痰，活血祛瘀。常用药物牡丹皮、山栀子、柴胡、枳实、赤芍、全瓜蒌、薤白、浙贝、海蛤壳、三棱、莪术、桃仁、龟甲等，气虚明显者加黄芪、党参。现代临床和实验研究，活血化瘀药物能改善肺部微循环，促进炎症吸收，有利于肺组织的修复而痊愈。两型在临床上可静脉滴注复方丹参注射液或川芎嗪注射液，或在辨证论治的基础上可酌选理气活血、软坚散结药，如丹参、当归、川芎、桃仁、莪术、赤芍、昆布等以改善肺循环，促进炎症吸收。配合外治法：可选用化痰散瘀，通经和络功效的中药组方外敷病灶处。苏子、白芥子、莱菔子、香附子、粗盐加热后置于病灶热熨。

或在病灶处，或肺俞、风门、膏肓俞，按拔火罐常规操作进行拔罐治疗，日 1 次，5 天为一疗程，连用 1 ~2 个疗程。

3. 难点三　如何结合中医治疗耐药菌引起的细菌性肺炎。

对策：随着抗生素的广泛或不合理使用，细菌的耐药性逐年增加。由耐药菌引起的细菌性肺炎常可导致致命的败血症、休克和多脏器衰竭，以致死亡。虽然各国学者积极研究可以治疗耐药菌的抗生素及如何消除耐药菌的耐药性，但由于细菌耐药机制的不断变化，药物的毒副作用和日益上涨的医疗费用等许多不利因素存在，细菌对抗生素的耐药问题远未解决。耐药菌肺炎已成为延长住院时间、增加医疗费用和导致患者死亡的重要原因。对于耐药菌所致的肺炎，西医目前治疗主要采取的措施有：尽量寻找敏感抗生素；适当增加药物剂量；联用可能有效抗生素；增强人体免疫功能等等，但仍难如愿。细菌性肺炎，大多属中医“风温”范畴，清热宣肺、止咳化痰为治疗常法。但耐药菌致的细菌性肺炎显著特点是病程延长，痰量增多，患者免疫力较低，从病机来说，邪毒盛甚，正气虚甚是其特点。痰是本病最为重要的病因，痰浊停滞体内，久治不化成老痰、顽痰；同时，由于病程的延长，耗伤正气，而使肺气不足，气为血帅，气虚痰阻，气机不畅，瘀血内生，这样痰、瘀、虚构成了本病的三大病机。因此治疗上除了遵循卫气营血传变规律辨治外，当重视痰瘀毒之邪在病中的作用，应注重解毒、化痰、活血化瘀法的应用及药物选择；又因其正虚明显，这类患者大多年高久病，正气多有不足，虚的一面不容忽视，苦寒峻猛之品用之有碍，或仅可暂用，不宜久用。因此，在临床治疗中，扶正祛邪为基本原则，注重解毒祛痰和活血化瘀成为治疗的关键。临床上根据具体情况可选用以下几类中药综合使用：①清热解毒类：直接抑杀病原微生物。多种清热解毒药配伍在抗菌方面具有协同作用，并可减少病原微生物对抗生素的耐药性。②化痰止咳类：改善呼吸系统功能：研究表明，此类中药可增加气管支气管纤毛运动，促使呼吸道分泌物排泄增加，祛痰排菌，明显具有抗炎性渗出作用。③活血化瘀类：改善微循环，此类中药除本身具有抑制病原微生物生长，解毒消炎作用，而且能够降低血液黏稠度，加快微循环流速；增加组织器官供血，能提高组织从微循环中摄取氧的能力；能降低毛细血管的通透性，促使感染过程终止，有利于组织的修复。④补益扶正类：调节机体免疫功能。此类中药能促进非特异性免疫反应，增强血中白细胞的吞噬作用，促进机体康复。

八、经验与体会

（一）清热解毒方药的应用

“毒”是温病重要致病因素之一。肺炎属于中医温病范畴，因此肺炎的发生、发展、转归，与“毒”无不相关。根据“毒寓于邪，毒随邪入，热由毒生，变由毒起”温热病发病学观点，治疗肺炎的首要措施是祛邪解毒。清热解毒方药多数具有广谱抗病原微生物活性的作用，而且不同的解毒清热方药合用，可出现抗菌的协同增效以及延缓耐药性产生等多种药理效果。临床实践和实验结果显示，清热解毒方药具有较好抗菌消炎作用，并有增强机体免疫功能、对抗细菌毒素的作用。根据现代药理研究，以下中药具有抗病原微生物的作用，可供临床选择使用。如金银花、连翘、蒲公英、鱼腥草、白头翁、半枝莲、虎杖、黄芩、黄连、栀子、大黄、败酱草、板蓝根、穿心莲、金荞麦、大青叶等。目前比较肯定具有抑菌抗毒双重作用的解毒清热药有：穿心莲、蒲公英、玄参、板蓝根、鱼腥草、黄连、败酱草等，在临床治疗有明显毒血症表现的重症肺炎时，可首选这些药。

（二）肺炎分期用药

肺炎病变多由表入里，由实到虚的发展，根据其发展过程分阶段用药可提高疗效。

初期多表证，但由于大多数情况邪在卫表时间短暂，或无明显的卫分症状。临床上常出现尚未来得及服药，病情已向深一层发展，或卫气同病，或很快入里化热，出现但热不寒里热证，故即使邪在卫表，也不能仅当表证治疗，否则表邪去而里热依然炽盛。宜发表药与清热药同时应用，多选用金银花、连翘、牛蒡子、野菊花、桔梗、蚤休、桑叶、菊花、芦根、生石膏、知母、黄芩、鱼腥草等。加用清热解毒药，可阻断邪热进展防其传里生变。

中期为里证、实热证。应注意清热祛痰和通腑泄热。清热药宜早用，剂量宜大，生石膏的剂量常用至 30～45g，少数患者可用至 90g，过用苦寒药，对热盛津伤不利，注意辛寒、苦寒、甘寒和甘凉药很好地结合起来。若一旦表邪去而里热仍然炽盛，通腑药当宜早用。肺热下移大肠，如能保持大便通畅，使邪热自下而去，腑气通则脏气安，这对缓解整个病情是很有好处的。当然在老年人患者，应用通腑药及清热药应慎重，必须结合其体质情况，恰当使用。治疗过程中注意夹有湿邪，这在使用清热药时尤其要注意。因为寒凉过甚，则为湿邪所遏，反而导致邪气闭于里，病情拖延不解，应当及时加用芳香化湿之品。

名中医姜春华创立的“截断”学说，认为急性热病的主要特点是有毒有热，临床中有多种治法，然清热解毒总是交织其中。他指出：清热解毒是重要的截断方法，使用要掌握两个法度，一为早用，在卫分阶段即可加入清热解毒之品，二要重用，剂量要大。并认为通腑攻下是治疗急症快速截断的重要手段。

后期多虚证，肺炎后期多为正气不足的虚证，此时治疗当分清气虚与阴虚，肺虚与脾虚，不可因其热病之后必有阴虚而纯用补阴药，也不可将乏力认为气虚而单用补气药，应细致区分，辨证用药。对于炎症吸收缓慢或吸收不良者，宜加入活血化瘀、消痰散结之品，以改善肺循环，有利于肺功能状态的恢复及炎症的吸收。

（三）辨证选择祛痰药

肺部感染时的痰，在疾病的不同阶段形成病机和表现不同，临床治疗时祛痰药的选择也要遵其病机，辨证选用。肺部感染初期，邪在肺卫，以肺卫失宣为主，不能正常的输布津液，津液停滞而化为痰饮，治疗则以宣肺化痰为主，选用桔梗、北杏仁、前胡、桑叶等，病之中期，以气分证为要，此时之痰多因邪热郁蒸于肺，煎津为痰，而痰热互结，易阻滞肺之气机，因此，这一阶段治痰，重在清热化痰，行气豁痰，宣降并用。宜选用具清热化痰药和行气化痰功用的药，如瓜蒌，浙贝母、海蛤壳、桑白皮、天竺黄、胆南星、竹沥等清热化痰药，葶苈子、前胡、杏仁、桔梗、紫菀、百部、枇杷叶、款冬花等宣降肺气化痰之品，但是行气化痰药多属性温，当配伍清肺热药使用。病之后期之痰，多由肺之气阴两伤所致，气虚则无力运化津液，津停为痰，阴虚生内热，热灼津液为痰，此期正虚邪恋，痰从虚来，治当从其本，益气养阴化痰，佐以驱邪之法，宣降肺气，使气阴复，余邪清，痰饮除。祛痰药当选甘润之品，如川贝母、紫菀、百部、款冬花等类，配伍益气养阴药，如太子参、麦冬、沙参等，佐以行气化痰之品，如陈皮、橘红类。若以肺脾气虚为主，痰为白稀，纳差等，则选以健脾化痰之品，如法半夏、陈皮、茯苓等。

（四）注意保护阴津

伤阴耗液是肺炎常见的病理特征。由于伤阴的结果，往往会导致各种变证的发生；同时阴液的耗伤程度可影响疾病的预后，故前人有“存得一分津液，便有一分生机”之说，因此保阴存津贯穿于肺炎治疗的全过程。清热是救阴的重要手段，肺炎早期，邪在于表，治以解表透热，加以芦根、天花粉养阴生津清热；中期，邪热炽盛，可加用白虎汤等方药以清热保津，如出现热结肠胃，则可采用通腑泄热，使邪热直接排出体外而达到“急下存阴”的目的；后期，余热未清，气阴已伤，可用沙参、麦门冬、五味子、玄参、石斛等以清热养阴、益气生津。

九、预后与转归

本病的发展过程大多符合卫气营血传变规律，病邪由浅入深，由表及里。其转归预后取决于正邪双方力量的对比，同时也受治疗因素，体质差异的影响。一般而言，体质强壮，感邪较轻而治疗及时者，预后为顺；年高体弱、正气不足或感邪较重，或贻误治疗者，则病程迁延，预后较差。若传变迅速，出现窍闭动风，阴竭阳脱者，多预后不良。如演变成肺痈，亦为逆证。本病初起，病邪始入。若为热邪袭表，寒热不退，外邪可由表入里，累及气分；痰热浊邪阻肺，不得清化，则更助热，加重病情。少数患者可因热毒鸱张，痰热壅盛，闭蒙心窍而成热入心包之证。肺热腑实是本病常见证候，热盛当清，腑实宜下，若气热不解，深入营血，可动血发斑，动风抽搐；若腑实不下，浊气上犯，邪热炽盛，逆传心包，则神识昏蒙，或劫阴耗液而成阴竭阳脱危候。

气阴两伤发生于本病后期的患者，在顾护正气的同时，注意清泄余热，一般预后良好，可用麦门冬汤、沙参麦门冬汤等，不可补之以辛温，以防死灰复燃。

若转入阴竭阳脱危重症，治疗关键在于把握住“快、准、重”的原则，当选用大剂敛阴固津、回阳救逆之品，及时、正确地配用西药治疗，有转危为安之望。

十、预防与调护

肺炎的发病与自身体质及外界因素有关，因此，要注意致病因素对身体的袭击，重视饮食调理，加强身体抗病能力，避免发病。

（一）预防

1. 注射肺炎球菌疫苗　如23价肺炎球菌多糖疫苗，0.5ml，三角肌注射。可预防23种最常见致病菌肺炎球菌的感染，预防有效期5年。

2. 对于体虚经常感冒者　可适度体育锻炼，增强体质，并口服玉屏风散冲剂以益肺固表。

3. 尽量减少侵入性检查与治疗措施对呼吸系统防御功能损害　如纤维支气管镜、气管插管、气管切开等。

4. 提倡不吸烟，反对酗酒　吸烟可以降低机体免疫力和呼吸道局部防疫功能，酗酒也可以降低抵抗力，且酗酒后发生呕吐可以引起吸入性肺炎。

5. 积极预防上呼吸道感染　病毒性上呼吸道感染常常是细菌性肺炎的前奏。平时避免受寒，有计划进行耐寒锻炼，可以减少感冒。接种灭活卡介苗、注射核酪、干扰素，有一定预防感冒作用。

6. 应用免疫增强剂　如免疫球蛋白、转移因子、胸腺素、α－干扰素等均能非特异性地增强机体免疫功能。

7. 积极妥善处理基础疾病　如胃食管反流、营养不良、低蛋白血症、白血病和恶性肿瘤及化疗、糖尿病、肾上腺皮质激素使用、肾衰竭、免疫功能低下、慢性阻塞性肺疾病、心肺功能不全、肝功能衰竭等。

（二）调护

1. 生活调护

（1）注意生活起居方面的卫生，居室保持清洁，空气新鲜，防止受寒，避免疲劳和醉酒。

（2）冬春季节，年老体弱者应避免去公共场所，以防感染各种时行疾病。

（3）进行体格锻炼，提倡户外活动，提高机体防御外邪能力。

2. 饮食调养　多饮水和果汁，多吃新鲜瓜果，忌烟，戒酒，禁食辛辣等有刺激的食品。可以作为饮食治疗的药材与食物有：鱼腥草、甜杏仁、桑叶、芦根、枇杷叶、熟地黄、山药、沙参、麦门冬、川贝母、玉竹、扁豆、天花粉、太子参、茯苓、薏苡米、雪梨、荸荠、海蜇、萝卜等。

（1）荸荠海蜇汤：荸荠200g，海蜇皮（漂洗）100g。加水炖，每日分2～3次服用，用治肺热咳嗽痰稠。

（2）桑叶杏仁冰糖汤：桑叶15g，杏仁、冰糖各9g。加水300ml，煎至100ml，趁热服用，用于风热型肺炎。

（3）鱼腥草萝卜汤：鱼腥草50g，萝卜500g。水煎服用，每日1剂，分2～3次，用治痰热咳喘。

（4）枇杷叶竹茹陈皮饮：鲜枇杷叶50g（洗净），竹茹25g，陈皮10g。水煎，加蜂蜜适量同服，每日1次，用于痰热或干咳少痰者。

（5）芦根粥：生芦根15g，大米30g。煎芦根水煮粥，每日2次，用于邪热伤津型肺炎。

（6）冰糖雪耳炖雪梨：雪梨1个，雪耳10g，冰糖15g。将冰糖放入去核梨中加上雪耳和适量清水，加盖炖1h，全部吃下，每日1次，连吃3～5日，用于肺炎后期气阴两虚，干咳无痰，口干咽涸等症。

（7）荸荠萝卜芦根汤：荸荠7个，萝卜60g，芦根30g。水煎服，用于肺炎干咳无痰者。

（8）石膏竹叶粥：石膏30～45g，鲜竹叶30片，鲜竹心30根，芦根30g，粳米100～150g，砂糖5g。先将鲜竹叶、竹心、芦根（切成小片）洗净，同煎取汁去渣，加入粳米同煮为稀粥，调入砂糖，日分2次食用。适用于肺炎肺热阴伤者。

（9）沙参粥：沙参20g，麦门冬10～15g，粳米100g，冰糖适量。先将沙参、麦门冬同入砂锅煎汁，去渣，再入粳米同煮为稀粥，最后入冰糖溶化即成，适用于肺炎后期肺阴不足者。

（10）熟地山药粥：熟地黄15g，山药30g，粳米100g，冰糖适量。先把地黄、山药、粳米，加适量水煮粥，煮沸后入冰糖同煮。适用于肺炎后期肺肾阴亏者。

3. 精神调理

（1）医生及护理人员要关心体贴患者，耐心解释病情，进行身心两方面的健康教育。

（2）护理人员在仪表上应保持服装整洁。

（3）医生要使患者情绪安定，克服对疾病的悲观失望情绪，鼓励患者积极同疾病做斗争，很好地配合治疗。

（4）务必让患者保持心情舒畅，避免七情内伤。

（管梦月）

第二节 肺脓肿

肺脓肿是由多种病因所引起的肺化脓性感染，伴有肺组织炎性坏死、脓腔形成。临床表现为高热、咳嗽和咳大量脓臭痰。其致病菌多为金黄色葡萄球菌、化脓性链球菌、革兰阴性杆菌和厌氧菌等。因感染途径不同，可分为吸入型、血源性和继发性三种。病程在3个月以内者为急性肺脓肿；若病情未能控制，病程迁延至3个月以上者则为慢性肺脓肿。

本病多发生于青壮年，男多于女。临床主要表现为高热、咳嗽、胸痛及咯大量脓臭痰。根据其证候特征，系属于中医“肺痈”范畴。

一、病因病理

外邪犯肺是肺脓肿形成的主要原因；而正气虚弱，或痰热素盛、嗜酒不节、恣食辛热厚味等，致使湿热内蕴，则是易使机体感邪发病的内在因素。

由于风热之邪袭肺，或风寒郁而化热，蕴结丁肺，肺受邪热熏灼，清肃失司，气机壅滞，阻滞肺络，致使热结血瘀不化而成痈；继而热毒亢盛，血败肉腐而成脓；脓溃之后，则咳吐大量脓臭痰。若热毒之邪逐渐消退，则病情渐趋改善而愈；但若误治或治疗措施不力，迁延日久，热毒留恋不去，则必伤及气阴，形成正虚邪实的病理状态。

二、诊断

（一）临床表现

1. 病史　往往有肺部感染或异物吸入病史。

2. 症状　常骤起畏寒、发热等急性感染症状。初多干咳或有少量黏液痰，约1周后出现大量脓性痰，留置后可分为三层，下层为脓块，中层为黏液，上层为泡沫，多有腥臭味；炎症累及壁层胸膜可引起胸痛，且与呼吸有关。病变范围大时可出现气促。有时还可见有不同程度的咯血。

3. 体征　肺部体征与肺脓肿的大小和部位有关。初起时肺部可无阳性体征，或患侧可闻及湿啰音；病变继续发展，可出现肺实变体征，可闻及支气管呼吸音；肺脓腔增大时，可出现空瓮音；病变累及胸膜可闻及胸膜摩擦音或呈现胸腔积液体征。血源性肺脓肿大多无阳性体征。慢性肺脓肿常有杵状指（趾）。

（二）实验室检查

急性肺脓肿血白细胞总数达（20～30）$\times 10^9/L$，中性粒细胞百分率在90%以上，核明显左移，常有中毒颗粒。慢性患者的血白细胞可稍升高或正常，红细胞和血红蛋白减少。血源性肺脓肿时，血培养可检出致病菌。

（三）特殊检查

1. X线检查　早期多呈大片浓密模糊浸润阴影，边缘不清，或为团片状浓密阴影，分布在一个或数个肺段。当肺组织坏死、肺脓肿形成后，脓液经支气管排出后，则脓腔病灶内可出现空洞及液平，脓腔内壁光整或略有不规则。恢复期脓腔逐渐缩小、消失，最后仅残留纤维条索阴影。慢性肺脓肿脓腔壁增厚，内壁不规则，有时呈多发性，周围有纤维组织增生及邻近胸膜增厚，肺叶收缩，纵隔可向患侧移位。血源性肺脓肿，病灶分布在一侧或两侧，呈散在局限炎症，或边缘整齐的球形病灶，中央有小脓腔和气液平。炎症吸收后，亦可能有局灶性纤维化或小气囊后遗阴影。肺部 CT 则能更准确定位及区别肺脓肿和有气液平的局限性脓胸，发现体积较小的脓肿和葡萄球菌肺炎引起的肺气囊，并有助于作体位引流和外科手术治疗。

2. 细菌学检查　痰涂片革兰染色，痰、胸腔积液和血培养，以及抗菌药物的药敏试验，有助于确定病原体和指导选择抗菌药物。

3. 气管镜检查　有助于明确病因和病原学诊断，并可用于治疗。如有气道内异物，可取出异物使气道引流通畅。还可取痰液标本进行需氧和厌氧菌培养。经支气管镜对脓腔进行冲洗、吸引脓液、注入抗菌药物等，可以提高疗效与缩短病程。

三、鉴别诊断

（一）细菌性肺炎

早期肺脓肿与细菌性肺炎在症状和 X 线改变往往相似，有时甚难鉴别。一般而言，细菌性肺炎高热持续时间短，起病后 2～3 天，多数患者咯铁锈色痰，痰量不多，且无臭味，经充分和有效的治疗后体温可于 5～7 天内下降，病灶吸收也较迅速。

（二）空洞性肺结核

本病常有肺结核史，全身中毒症状不如肺脓肿严重，痰量也不如肺脓肿多，一般无臭味，且不分层。X 线显示空洞周围炎症反应不明显，常有新旧病灶并存，同侧或对侧可有播散性病灶，痰检查可找到结核菌，抗结核药物治疗有效。

（三）支气管肺癌

本病多见于 40 岁以上，可出现刺激性咳嗽及痰血、多无高热，痰量较少，无臭味，病情经过缓慢；X 线表现为空洞周围极少炎症，可呈分叶状，有细毛刺，洞壁厚薄不均，凹凸不平，少见液平，肺门淋巴结可肿大；血检白细胞总数正常，痰中可找到癌细胞。

四、并发症

本病的并发症有支气管扩张、支气管胸膜瘘、脓气胸、大咯血及脑脓肿等。

五、临证要点

肺脓肿系邪热郁肺，肺气壅滞，痰热瘀阻所致。初期为表邪不解，热毒渐盛，治疗宜在辛凉解表的基础上，酌情配合清热解毒类药以冀截断邪热传里。若热毒炽盛，痰瘀互结不化，酿成脓肿，甚而脓肿溃破，咳吐大量脓臭痰时，则须采用苦寒清解之品，佐以化痰祛瘀利络，以直折壅结肺经热瘀之邪；如肺移热于大肠，出现腑气不通，大便秘结，但正气未虚者，可予通腑泄热治之。至于肺脓肿后期或转变为慢性者，往往存在正气虚弱而余热未清的病理状况，此时应注意扶正，宜益气养阴以复其元，清热化痰以清余邪，切不可纯用补剂，以免助邪资寇，使之死灰复燃。

六、辨证施治

（一）邪热郁肺

主症：畏寒发热，咳嗽胸痛，咳而痛甚，咳痰黏稠，由少渐多，呼吸不利，口鼻干燥。舌苔薄黄，脉浮滑而数。

治法：疏风散热，清肺化痰。

处方：银翘散加减。

银花30g，连翘30g，淡豆豉9g，薄荷6g（后下），甘草6g，桔梗12g，牛蒡子9g，芦根30g，荆芥穗6g，竹叶9g，败酱草30g，鱼腥草30g，黄芩12g。

肺脓肿病初多表现为表热实证，与上呼吸道感染以及肺炎早期的症状颇相类似，往往甚难鉴别。在临床上，此时采用银翘散或桑菊饮以清热散邪至为合拍。但要注意，本病乃属大热大毒之证，不能按一般常法治疗。因此，在应用银翘散时，宜适当加入败酱草、鱼腥草、黄芩等清热解毒药物以增强消炎防痈的作用。邪热亢盛，极易伤阴耗液，方中芦根具有清热生津之功，用量宜重，以新鲜多汁者为佳，干者则少效；淡竹叶能清心除烦，也属必不可少之品。此外，如咳嗽较剧者，可加桑白皮、杏仁、枇杷叶、浙贝；胸痛明显者酌加广郁金、瓜蒌皮、丝瓜络；食欲较差者，加鸡内金、谷麦芽、神曲等以醒脾开胃。根据一些医生的经验，若痰量由少而转多，发热持续不退者，有形成脓肿之可能，应重用鱼腥草，以鲜者为佳，剂量可加至45～60g；也可酌加丹皮、红藤，此乃治疗肠痈之要药，移用于治疗肺脓肿，颇有异曲同工之妙。

（二）热毒血瘀

主症：壮热不退，汗出烦躁，时有寒战，咳嗽气急，咳吐脓痰，气味腥臭，甚则吐大量脓痰如沫粥，或痰血相杂，胸胁作痛，转侧不利，口干舌燥。舌质红绛，舌苔黄腻，脉滑数。

治法：清热解毒，豁痰散结，化瘀排脓。

处方：千金苇茎汤合桔梗汤加减。

鲜芦根30～45g，冬瓜仁15～30g，鱼腥草30g，桔梗15g，甘草5g，生苡仁30g，桃仁10g，黄芩15g，黄连5g，银花30g，金荞麦30g，败酱草30g，桑白皮12g。

肺脓肿发展至成脓破溃阶段，其实质乃为邪热鸱张、血败瘀阻所致。因而必须重用清热解毒药物，若热势燎原，病情重笃者，可每日用2剂，日服6次，待病情基本控制，肺部炎性病变明显消散，空洞内液平消失，才可减轻药量，否则病情易于反复。同时，为促使脓痰能尽快排出，桔梗一药非但必不可少，而且剂量宜大，可用至15～30g，即使药后略有恶心等不良反应也无妨。此药开肺排脓化痰之力较强，为历代医家屡用屡验的治疗肺痈要药。但用时要注意的是，对于脓血相兼者，其用量以9～12g为宜；脓少血多者，6g已足矣；纯血无脓者则慎用或禁用，以免徒伤血络。此外，对因热结腑实，大便秘结者，可加大黄、枳实以通里泄热；咳剧及胸痛难忍者，酌加杏仁、浙贝、前胡、广郁金、延胡索、川楝子以理气镇痛、化痰止咳；呼吸急促、喘不得卧者则加甜葶苈、红枣以泻肺平喘；高热神昏谵语者，加服安宫牛黄丸以开窍醒神；血量较多时常加三七及白及研末冲服。

值得一提的是，本方中所用的金荞麦一药，即蓼科植物之野荞麦，具有清热解毒、润肺补肾、活血化瘀、软坚散结、健脾止泻、收敛消食、祛风化湿等多种功效。据中国医科院药物研究所等单位的研究结果，认为本品系一种新抗感染药，有抗炎解热、抑制血小板聚集以及增强巨噬细胞吞噬功能等作用。它虽然不能直接杀菌，但可通过调节机体功能，提高免疫力，降低毛细血管通透性，减少炎性渗出，改善局部血液循环，加速组织再生和修复过程，从而达到良好的治疗效果。南通市中医院以该药制成液体剂型，先后经临床验证达千余例，疗效满意；近年并提取出其有效成分——黄烷醇，制成片剂应用于临床，也同样有效。有学者的实践结果表明，以本药配合败酱草、鱼腥草、黄芩、黄连等药组方，对增强解毒排脓及促进炎性病灶的吸收，比单用金荞麦则更胜一筹。

（三）正虚邪恋

主症：身热渐退，咳嗽减轻，脓痰日少，神疲乏力，声怯气短，自汗盗汗，口渴咽干，胸闷心烦。舌质红，苔薄黄；脉细数无力。

治法：益气养阴，扶正祛邪。

处方：养阴清肺汤合黄芪生脉饮、桔梗杏仁煎加减。

黄芪 15～30g，麦冬 12g，太子参 15～30g，大生地 15～30g，玄参 12g，甘草 6g，浙贝 9g，丹皮 12g，杏仁 9g，桔梗 9g，百合 12g，银花 30g，金荞麦 30g，苡仁 30g。

肺脓肿在发展过程中最易耗气伤阴，尤其在大量脓痰排出之后，此时邪势虽衰，但正虚渐明，亟须采用益气养阴之剂，临床常常选用养阴清肺汤合黄芪生脉饮等。以扶其正气，清其余热。用药时宜注意的是，补肺气不可过用甘温，以防助热伤阴；养肺阴则不可过用滋腻，以防碍胃困脾。益气生津选用太子参或绞股蓝为宜，养阴则以玉竹、麦冬、百合、沙参为妥。但须指出，本病不宜补之过早，只有在热退、咳轻，痰少，且有明显虚象时，方可适当进补。同时，在扶正之时，不可忘却酌用祛邪药物，故方中合用桔梗杏仁煎以及适当选用金荞麦、银花等清热解毒、宣肺化痰、利气止咳之品。只有这样，才能达到既防余热留恋，又可振奋正气的作用。另外，对于病后自汗、盗汗过多者，可加用炒白术、防风、浮小麦、穞豆衣以固表敛汗；如低热不退者，可加青蒿、地骨皮、炙鳖甲、银柴胡等以清虚热；脾虚纳呆、便溏、腹胀者，酌加炒白术、茯苓、扁豆、鸡内金、神曲、谷麦芽等开胃运脾类药，以生金保肺。

七、西医治疗

（一）控制感染

急性肺脓肿大多数为厌氧菌感染，因此，早期的一线治疗首选青霉素 G，一般可用 240 万～1 000 万 U/d，对于轻症患者，静脉青霉素，甚至口服青霉素或头孢菌素常可获痊愈。但随着细菌耐药的出现，尤其是产生 β－内酰胺酶的革兰阴性厌氧杆菌的增多，青霉素 G 的治疗效果欠佳，甚至治疗失败。而用甲硝唑（0.4g，每日 3 次口服或静脉滴注）辅以青霉素 G，对严重厌氧菌肺炎是一种有效选择。甲硝唑对所有革兰阴性厌氧菌有很好的抗菌效果，包括脆弱杆菌和一些产 β－内酰胺酶的细菌。甲硝唑治疗厌氧性肺脓肿或坏死性肺炎时，则常需与青霉素 G（或红霉素）连用。青霉素 G 对某些厌氧性球菌的抑菌浓度需达 8μg/ml，故所需治疗量非常大（成人需 1 000 万～2 000 万 U/d），因此目前青霉素 G、氨苄西林、阿莫西林不再推荐单独用于中重度厌氧性肺脓肿或坏死性肺炎的治疗。同时即作痰菌培养以及药物敏感试验，然后根据细菌对药物的敏感情况应用相应的抗生素。头孢西丁、羧基青霉素（羧苄西林、替卡西林）和哌拉西林对脆弱菌属、一些产β-内酰胺酶的拟杆菌、大多数厌氧菌及肠杆菌科细菌有效。头孢西丁对金黄色葡萄球菌有效，而哌拉西林对铜绿假单胞菌有很好抗菌活性，亚胺培南、美洛培南对所有厌氧菌都有较好抗菌活性，β-内酰胺/β-内酰胺酶抑制剂，如替卡西林/克拉维酸、氨苄西林/舒巴坦对厌氧菌、金黄色葡萄球菌和很多革兰阴性杆菌有效，氯霉素对大多数厌氧菌包括产β-内酰胺酶的厌氧菌有效，新一代喹诺酮类药物对厌氧菌具有较好抗菌活性。治疗疗程基本为2~4个月，须待临床症状及X线胸片检查炎症病变完全消失后才能停药。

血源性肺脓肿多为葡萄球菌和链球菌感染，可选用耐β-内酰胺酶的青霉素或头孢菌素，如氨苄西林舒巴坦、哌拉西林/舒巴坦、头孢哌酮/舒巴坦钠等。若为耐甲氧西林的葡萄球菌，应选用万古霉素1~2g/d分次静滴，或替考拉宁首日0.4g静滴，以后0.2g/d，或利奈唑胺0.6g每12h1次静滴或口服。对于肺炎克雷白杆菌或其他一些兼性或需氧革兰阴性杆菌，氨基糖苷类抗生素治疗效果肯定。因庆大霉素耐药率的升高，目前较推荐使用阿米卡星，半合成青霉素、氨曲南、β-内酰胺/β-内酰胺酶抑制剂亦有较好抗菌疗效。复方磺胺甲噁唑和新一代喹诺酮对很多非厌氧革兰阴性杆菌有效，常用于联合治疗。在重症患者，特别是免疫抑制患者，β-内酰胺类抗生素和氨基糖苷类抗生素组合，也是一种不错的选择。亚胺培南、美洛培南基本能覆盖除耐甲氧西林金黄色葡萄球菌以外的大部分细菌，故亦可选择。

（二）痰液引流

1. 祛痰剂　化痰片500mg，每日3次口服；或氨溴索片30mg，每日3次口服；或吉诺通胶囊300mg，每日3次餐前口服；必要时应用氨溴索注射液静脉注射。

2. 支气管扩张剂　对于痰液较浓稠者，可用雾化吸入生理盐水以湿化气道帮助排痰，也可以采用雾化吸入氨溴索、异丙托溴铵、特布他林等化痰及支气管舒张剂，以达到抗炎化痰的目的，每日2~3次。

3. 体位引流　按脓肿在肺内的不同部位以及与此相关的支气管开口的方向，采用相应的体位引流。每日2~3次，每次10~15min。同时，可嘱患者做深呼吸及咳嗽，并帮助拍背，以促使痰液之流出。但对于体质十分虚弱及伴有严重心肺功能不全或大咯血的患者则应慎用。

4. 支气管镜　经支气管镜冲洗及吸引也是引流的有效方法。

5. 经皮肺穿刺引流　主要适用于肺脓肿药物治疗失败，患者本身条件不能耐受外科手术、肺脓肿直径>4cm，患者不能咳嗽或咳痰障碍不能充分的自我引流，均质的没有痰气平面的肺脓肿，CT引导下行经皮肺穿刺引流可增加成功率，减少其不良反应。

（三）其他

1. 增强机体抗病能力　加强营养，如果长期咯血，出现严重贫血时可少量间断输注同型红细胞。

2. 手术治疗　肺脓肿病程在3个月以上，经内科治疗病变无明显好转或反复发作者；合并大咯血有危及生命之可能者；伴有支气管胸膜瘘或脓胸经抽吸、引流和冲洗疗效不佳者；支气管高度阻塞使感染难以控制或不能与肺癌、肺结核相鉴别者，均需外科手术治疗。

对病情重不能耐受手术者，可经胸壁插入导管到脓腔进行引流。术前应评价患者一般情况和肺功能。

八、饮食调护

（1）进食前宜以淡盐水漱口，清洁口腔。

（2）宜食清淡蔬菜、豆类和新鲜水果，如菊花脑、茼蒿菜、鲜萝卜、黄豆、豆腐、橘子、枇杷、梨、核桃等；多吃薏苡仁粥，常饮芦根或茅根汤以助排脓；禁食一切辛辣刺激物品，如葱、胡椒、韭菜、大蒜及烟、酒；忌油腻荤腥食物，如黄鱼、虾子、螃蟹等。

（3）宜少吃多餐，可用下列食谱。

早餐：赤小豆粥、酱豆腐、煎鸡蛋。

加餐：牛奶、南瓜子。

午餐：米饭、猪肺萝卜汤、菊花脑炒鸡蛋。

加餐：薏苡仁粥、梨子。

晚餐：汤面（肉丝、青菜）。

（管梦月）

第三节　慢性阻塞性肺疾病

慢性阻塞性肺疾病（COPD）是一种具有气流受限特征的可以预防和治疗的疾病，气流受限不完全可逆、呈进行性发展，与肺部对香烟烟雾等有害气体或有害颗粒的异常炎症反应有关。COPD 主要累及肺脏，但也可引起全身（或称肺外）的不良效应。

COPD 是呼吸系统疾病的常见病和多发病，患病率和死亡率均居高不下。目前居全球死亡原因的第 4 位，世界银行/世界卫生组织公布，至 2020 年 COPD 将位居世界疾病经济负担的第 5 位。在我国，COPD 同样是严重危害人民身体健康的重要慢性呼吸系统疾病。近期对我国 7 个地区 2 0245 位成年人群进行调查，COPD 患病率占 40 岁以上人群的 8.2%，其患病率之高十分惊人。

根据 COPD 的主要临床表现特点，应当归属于咳嗽、喘证、肺胀范畴。COPD 的形成是一个反复迁延的过程，因此，COPD 的咳嗽当属内伤咳嗽范畴，当疾病急性加重时，应属内伤基础上的外感咳嗽。当病情逐渐发展，肺功能进一步损伤，患者出现气促、喘息时，诊断为喘证。疾病进一步发展，病理表现有肺气肿出现，或临床有肺心病表现时，当属中医肺胀范畴。

一、病因病理

慢性阻塞性肺疾病的形成与吸烟、环境污染、感染及机体遗传因素等有关。肺主气，司呼吸，又主皮毛，宣行卫阳之气，以清肃下降为顺，壅塞为逆。如各种原因使肺气宣降失常，即可出现咳嗽、咳痰、气急、胸闷、喘息等症。肺朝百脉，气为血帅，气行血行。若久咳肺气虚弱，则无力辅心运血，致心脉瘀阻、呼吸不畅、肺气壅塞，形成痰瘀阻肺、气道壅塞所致的肺气肿。肺气虚是慢性阻塞性肺疾病发生和发展的内在条件，吸烟、六淫外邪是导致慢性阻塞性肺疾病发生和发展的主要外因，痰瘀内阻贯穿慢性阻塞性肺疾病病程始终。痰瘀阻肺、气机不利是慢性阻塞性肺疾病的基本病机。本病虽然表现一派肺系症状，但本质与脾、肾关系颇为密切，尤其以肾阳不足为关键。先天禀赋不足或后天失养，而致脾肾亏虚，肺气根于肾，肾虚失于摄纳，动则气促；脾土为肺金之母，脾土虚弱，不能生肺金，则卫气不足，肺卫不密，易感外邪，脾虚损肺，肺虚失于宣肃，肺气上逆而久咳不愈，甚至咳而兼喘。"久病必瘀"，病久经脉瘀阻，痰浊瘀血互结，导致疾病缠绵难愈，反复发作。综上所述，慢性阻塞性肺疾病的根本在于本虚标实，本虚涉及五脏六腑，而集中体现在肺、脾、肾三脏虚损；标实多为痰瘀、六淫外邪等。

二、诊断

（一）临床表现

1. 病史　COPD 患病过程应有以下特征：

（1）吸烟史：多有长期较大量吸烟史。

（2）职业性或环境有害物质接触史：如较长期粉尘、烟雾、有害颗粒或有害气体接触史。

（3）家族史：COPD 有家族聚集倾向。

（4）发病年龄及好发季节：多于中年以后发病，症状好发于秋冬寒冷季节，常有反复呼吸道感染及急性加重史。随病情进展，急性加重愈渐频繁。

（5）慢性肺源性心脏病史：COPD 后期出现低氧血症和（或）高碳酸血症，可并发慢性肺源性心脏病和右心衰竭。

2. 症状

（1）慢性咳嗽：通常为首发症状。初起咳嗽呈间歇性，早晨较重，以后早晚或整日均有咳嗽，但夜间咳嗽并不显著。少数病例咳嗽不伴咳痰。也有部分病例虽有明显气流受限但无咳嗽症状。

（2）咳痰：咳嗽后通常咳少量黏液性痰，部分患者在清晨较多；合并感染时痰量增多，常有脓性痰。

（3）气短或呼吸困难：这是 COPD 的标志性症状，是使患者焦虑不安的主要原因，早期仅于劳力时出现，后逐渐加重，以致日常活动甚至休息时也感气短。

（4）喘息和胸闷：不是 COPD 的特异性症状。部分患者特别是重度患者有喘息；胸部紧闷感通常于劳力后发生，与呼吸费力、肋间肌等容性收缩有关。

（5）全身性症状：在疾病的临床过程中，特别在较重患者，可能会发生全身性症状，如体重下降、食欲减退、外周肌肉萎缩和功能障碍、精神抑郁和（或）焦虑等。合并感染时可咳血痰或咯血。

3. 体征　COPD 早期体征可不明显。随疾病进展，常有以下体征：

（1）视诊及触诊：胸廓形态异常，包括胸部过度膨胀、前后径增大、剑突下胸骨下角（腹上角）增宽及腹部膨凸等；常见呼吸变浅，频率增快，辅助呼吸肌如斜角肌及胸锁乳突肌参加呼吸运动，重症可见胸腹矛盾运动；患者不时采用缩唇呼吸以增加呼出气量；呼吸困难加重时常采取前倾坐位；低氧血症者可出现黏膜及皮肤发绀，伴右心衰竭者可见下肢水肿、肝脏增大。

（2）叩诊：由于肺过度充气使心浊音界缩小，肺肝界降低，肺叩诊可呈过清音。

（3）听诊：两肺呼吸音可减低，呼气相延长，平静呼吸时可闻干性啰音，两肺底或其他肺野可闻湿啰音；心音遥远，剑突部心音较清晰响亮。

（二）实验室检查

低氧血症，即 PaO_2 <55mmHg 时，血红蛋白及红细胞可增高，血细胞比容 >55% 可诊断为红细胞增多症。并发感染时痰涂片可见大量中性粒细胞，超敏 C 反应蛋白（CRP）增高，痰培养可检出各种病原菌，常见者为肺炎链球菌、流感嗜血杆菌、卡他摩拉菌、肺炎克雷白杆菌。

（三）特殊检查

1. 肺功能检查　肺功能检查是判断气流受限的客观指标，其重复性好，对 COPD 的诊断、严重程度评价、疾病进展、预后及治疗反应等均有重要意义。气流受限是以 FEV_1 和 FEV_1/FVC 降低来确定的。FEV_1/FVC 是 COPD 的一项敏感指标，可检出轻度气流受限。FEV_1 占预计值的百分比是中、重度气流受限的良好指标，它变异性小，易于操作，应作为 COPD 肺功能检查的基本项目。吸入支气管舒张剂后 $FEV_1/FVC\%$ <70% 者，可确定为不能完全可逆的气流受限。呼气峰流速（PEF）及最大呼气流量 - 容积曲线（MEFV）也可作为气流受限的参考指标，但 COPD 时 PEF 与 FEV_1 的相关性不够强，PEF 有可能低估气流阻塞的程度。气流受限可导致肺过度充气，使肺总量（TLC）、功能残气量（FRC）和残气容积（RV）增高，肺活量（VC）减低。TLC 增加不及 RV 增加的程度大，故 RV/TLC 增高。肺泡隔破坏及肺毛细血管床丧失可使弥散功能受损，一氧化碳弥散量（DLco）降低，DLco 与肺泡通气量（VA）之比（DLco/VA）比单纯 DLco 更敏感。深吸气量（IC）是潮气量与补吸气量之和，IC/TLC 是反映肺过度膨胀的指标，它在反映 COPD 呼吸困难程度甚至反映 COPD 生存率上具有意义。作为辅助检查，不论是用支气管舒张剂还是口服糖皮质激素进行支气管舒张试验，都不能预测疾病的进展。用药后 FEV_1 改善较少，也不能可靠预测患者对治疗的反应。患者在不同的时间进行支气管舒张试验，其结果也可能不同。但在某些患者（如儿童时期有不典型哮喘史、夜间咳嗽、喘息表现），则有一定意义。

2. 胸部 X 线检查　X 线检查对确定肺部并发症及与其他疾病（如肺间质纤维化、肺结核等）鉴别有重要意义。COPD 早期 X 线胸片可无明显变化，以后出现肺纹理增多、紊乱等非特征性改变；主要 X 线征为肺过度充气：肺容积增大，胸腔前后径增长，肋骨走向变平，肺野透亮度增高，横膈位置低平，心脏悬垂狭长，肺门血管纹理呈残根状，肺野外周血管纹理纤细稀少等，有时可见肺大疱形成。并发肺动脉高压和肺源性心脏病时，除右心增大的 X 线征外，还可有肺动脉圆锥膨隆，肺门血管影扩大及右下肺动脉增宽等。

3. 胸部 CT 检查　CT 检查一般不作为常规检查。但是，在鉴别诊断时 CT 检查有益，高分辨率 CT（HRCT）对辨别小叶中心型或全小叶型肺气肿及确定肺大疱的大小和数量，有很高的敏感性和特异性，对预计肺大疱切除或外科减容手术等的效果有一定价值。

4. 血气检查　当 FEV_1 <40% 预计值时或具有呼吸衰竭或右心衰竭的 COPD 患者均应做血气检查。血气异常首先表现为轻、中度低氧血症。随疾病进展，低氧血症逐渐加重，并出现高碳酸血症。呼吸衰竭的血气诊断标准为静息状态下海平面吸空气时动脉血氧分压（PaO_2）<60mmHg 伴或不伴动脉血二氧化碳分压（$PaCO_2$）增高 >50mmHg。

三、鉴别诊断

（一）支气管哮喘

早年发病（通常在儿童期），以发作性喘息为特征，发作时两肺可闻及哮鸣音；每日症状变化快；夜间和清晨症状明显；也可有过敏性鼻炎和（或）湿疹史；哮喘家族史；气流受限大多可逆，症状经治疗后可缓解或自行缓解。某些患者可能存在慢性支气管炎合并支气管哮喘，在这种情况下，表现为气流受限不完全可逆，从而使两种疾病难以区分。

（二）充血性心力衰竭

听诊肺基底部可闻细啰音；胸部 X 线片示心脏扩大、肺水肿；肺功能测定示限制性通气障碍（而非气流受限）。

（三）支气管扩张症

大量脓痰，常反复咯血；常伴有细菌感染；粗湿啰音、杵状指；X 线胸片示肺纹理粗乱或呈卷发状，高分辨 CT 可见支气管扩张、管壁增厚。

（四）肺结核

所有年龄均可发病；可有午后低热、乏力、盗汗等结核中毒症状；X 线胸片示肺浸润性病灶或结节状空洞样改变；细菌学检查可确诊。

（五）闭塞性细支气管炎

发病年龄较轻，且不吸烟；可能有类风湿关节炎病史或烟雾接触史、CT 片示在呼气相显示低密度影。

（六）弥漫性泛细支气管炎

大多数为男性非吸烟者；几乎所有患者均有慢性鼻窦炎；X 线胸片和高分辨率 CT 显示弥漫性小叶中央结节影和过度充气征；红霉素治疗有效。

四、并发症

（一）慢性呼吸衰竭

常在 COPD 急性加重时发生，其症状明显加重，发生低氧血症和（或）高碳酸血症，可具有缺氧和二氧化碳潴留的临床表现。

（二）自发性气胸

如有突然加重的呼吸困难，并伴有明显的发绀，患侧肺部叩诊为鼓音，听诊呼吸音减弱或消失，应考虑并发自发性气胸，通过 X 线检查可以确诊。

（三）慢性肺源性心脏病

由于 COPD 肺病变引起肺血管床减少及缺氧致肺动脉痉挛、血管重塑，导致肺动脉高压、右心室肥厚扩大，最终发生右心功能不全。

五、临证要点

慢性阻塞性肺疾病是慢性疾病，不同的阶段往往存在不同的证候类型，随着病情的不断进展，往往可以将其归入“咳嗽”“喘证”“肺胀”范畴。对于本病的治疗，应在辨证的前提下，抓住慢性阻塞性肺疾病各个不同阶段的主要矛盾。发作时以控制症状为主，根据病邪的性质，分别采取祛邪宣肺（辛温、辛凉），降气化痰（温化、清化），温阳利水（通阳、淡渗），活血祛瘀，甚或开窍、息风、止血等法；缓解时以培元固本为重，根据COPD的病理特点以及中医“气血相关”理论，慢性阻塞性肺疾病稳定期核心病机为肺肾两虚，气虚血瘀。故当以益气活血，补肾固本为主，兼顾润肺止咳，化痰平喘。正气欲脱时则应扶正固脱，救阴回阳。虚实夹杂者，应扶正与祛邪共施，根据标本缓急，扶正与祛邪当有所侧重。

六、辨证施治

（一）痰浊壅肺证

主症：咳嗽痰多，色白黏腻或成泡沫，短气喘息，稍劳即著，怕风易汗，脘痞纳少，倦怠乏力，舌质偏淡，苔薄腻或浊腻，脉小滑。

治法：化痰止咳，降气平喘。

处方：二陈汤合三子养亲汤加减。

半夏9g，陈皮6g，茯苓12g，苏子12g，白芥子6g，莱菔子6g，甘草3g，厚朴6g，杏仁9g，白术9g，桃仁6g，广地龙9g，红花6g。

慢性阻塞性肺疾病患者反复感受外邪，邪犯于肺，肺失肃降，而孳生痰浊。同时由于长期反复发作，脾、肾二脏亦受累，水湿运化失常，致聚湿生痰。慢性阻塞性肺疾病患者多素嗜烟，烟雾熏蒸清道，灼津成痰，痰浊内伏，壅阻肺气，病情迁延不愈，导致肺气胀满，不能敛降。肺气日虚，久病累及脾肾，脾失健运，痰浊内生。痰浊贯穿慢性阻塞性肺疾病的始终，既是病理产物，更是致病因子，若不清除，将造成恶性循环，因此宣肺化痰需贯穿于整个治疗过程。二陈汤是历代医家广泛应用于脾虚生痰、肺虚贮痰等证的久用不衰的名方。方中半夏、陈皮燥湿化痰；茯苓、甘草、白术健脾和中；由苏子、白芥子、莱菔子组成的三子养亲汤，是临床常用于化痰降气平喘的著名古方；加上厚朴燥湿行气，化痰降逆；杏仁降气平喘。由于痰浊日久夹瘀，故需酌加地龙、桃仁、红花等以活血祛瘀，宣通气道。

（二）痰热郁肺证

主症：咳逆喘息气粗，烦躁，胸满，痰黄或白，黏稠难咳。或身热微恶寒，有汗不多，溲黄，便干，口渴舌红，舌苔黄或黄腻，边尖红，脉数或滑。

治法：清肺化痰，降逆平喘。

处方：越婢加半夏汤或桑白皮汤加减。

麻黄5g，石膏12～30g，半夏9g，生姜3g，甘草3g，大枣6g，黄芩12g，葶苈子9g，贝母9g，桑白皮15g，野荞麦根30g，三叶青20g，鱼腥草30g。

本型常见于慢性阻塞性肺疾病急性加重期，该期总是热痰多于寒痰，即使外感邪气，无论寒邪亦或热邪均易入里化热，与痰胶着，至咳嗽咳痰加重，故不必过于拘泥分型辨治，尤应加大清肺化痰止咳力度，尽快控制肺部感染，保持呼吸道通畅，以防痰与外邪胶恋不解，而致疾病加重。故治疗以清肺化痰为主，方中麻黄、石膏辛凉配伍，宣肺散邪，清泄肺热；鱼腥草、黄芩、葶苈子、贝母、桑白皮、三叶青、野荞麦根等清热解毒类药并用，更好地起到化痰平喘之功；甘草、大枣扶正祛邪。

（三）痰蒙神窍证

主症：神志恍惚，谵妄，烦躁不安，撮空理线，表情淡漠，嗜睡，昏迷，或肢体瞤动，抽搐，咳逆喘促，咳痰不爽，苔白腻或淡黄腻，舌质黯红或淡紫，脉细滑数。

治法：涤痰开窍，息风平喘。

处方：涤痰汤、安宫牛黄丸或至宝丹加减。

半夏9g，茯苓15g，橘红6g，胆南星9g，竹茹9g，枳实6g，甘草3g，石菖蒲9g，党参15g，黄芩12g，桑白皮15g，葶苈子9g，天竺黄6g，浙贝9g，钩藤9g，全蝎3g，红花6g，桃仁6g。

本型多见于慢性阻塞性肺疾病发展至呼吸衰竭或肺性脑病时。处方涤痰汤中半夏、茯苓、甘草、竹茹、胆南星清热涤痰；橘红、枳实理气行痰除壅；菖蒲芳香开窍；人参扶正防脱，并能提高血氧水平，兴奋呼吸肌，降低二氧化碳潴留。加安宫牛黄丸或至宝丹清心开窍醒脑，此两者常用于各种昏迷患者，其效甚佳，是传统的经典名方，前人有“糊里糊涂牛黄丸，不声不响至宝丹”之说。若痰热内盛，身热，烦躁，谵语，神昏，舌红苔黄者，加黄芩、桑白皮、葶苈子、天竺黄以清热化痰。若痰热引动肝风而有抽搐者，加钩藤、全蝎、羚羊角粉凉肝息风。唇甲发绀，瘀血明显者，加红花、桃仁活血祛瘀。

（四）阳虚水泛证

主症：面浮，下肢肿，甚则一身悉肿，腹部胀满有水，心悸，咳喘，咯痰清稀，脘痞，纳差，尿少，怕冷，面唇青紫，苔白滑，舌胖质黯，脉沉细。

治法：温肾健脾，化饮利水。

处方：五苓散合防己黄芪汤加减。

茯苓15g，猪苓15g，泽泻12g，白术9g，桂枝6g，防己12g，黄芪20g，车前草15g，桑白皮15g，葶苈子9g，炙苏子12g，当归12g，川芎9g，野荞麦根30g，三叶青15g，虎杖20g，杏仁9g。

慢性阻塞性肺疾病发展至后期，多引起肺动脉高压，以致慢性肺源性心脏病的发生，该阶段的病机与“虚、瘀、水”有关。故治以益气活血和通阳利水并用。多年来于临床中，有些医生常以五苓散合防己黄芪汤加减投治，此方对利水消肿，改善心功能、纠正肺心病、心力衰竭患者颇具效验，且无西药利尿剂的不良反应。处方中茯苓甘淡，利小便以利水气，是制水除湿之要药；猪苓甘淡，功同茯苓，通利水道，其清泄水湿之力，较茯苓更捷，两药配伍，利水之功尤佳；泽泻甘寒，利水渗湿泄热，善泄水道，化决渎之气，透达三焦蓄热，为利尿之第一佳品，猪苓、茯苓、泽泻三药淡渗利水以利小便。佐以白术甘苦而温，健脾燥湿利水，乃培土制水，少量桂枝辛温通阳，既能解太阳之表，又能温化膀胱之气，调和营卫，通阳利水。防己黄芪汤擅益气祛风，健脾利水。防己大苦辛寒，祛风利水，与黄芪相配，利水力强而不伤正，臣以白术甘苦温，健脾燥湿，既助防己以利水，又助黄芪以益气。此外，可选用车前草、桑白皮、葶苈子等配伍黄芪泻肺平喘，利水消肿，能起到“上开下达”、通调水道的作用，炙苏子降气化痰，止咳平喘，当归、川芎一动一静，补血调血，以增加利尿效果，野荞麦根、三叶青、虎杖合杏仁共奏苦降泄热、化痰止咳之功。肢肿唇绀消退后，则重用益气、健脾、补肾之药以扶正固本，巩固疗效。

（五）肺肾气虚证

主症：呼吸浅短难续，声低怯，活动后喘息，甚则张口抬肩，倚息不能平卧，神疲乏力；咳嗽，痰白如沫，咯吐不利，胸闷，心慌，形寒汗出，腰腿疲软，头晕耳鸣，舌淡或黯紫，脉沉细无力，或有结代。

治法：补肺纳肾，降气平喘。

处方：补虚汤合参蛤汤加减。

人参20g，黄芩20g，茯苓15g，甘草6g，蛤蚧3g，五味子6g，干姜3g，半夏9g，厚朴9g，陈皮6g，当归12g，川芎9g，桃仁6g，麦冬12g。

本型多见于慢性阻塞性肺疾病晚期甚至并发呼吸衰竭时，年老体虚，肺肾俱不足，体虚不能卫外是六淫反复乘袭的基础，感邪后正不胜邪而病益重，反复罹病而正更虚，如是循环不已，促使肺胀形成。方中用人参、黄芪、茯苓、甘草补益肺脾之气；蛤蚧、五味子补肺纳肾；干姜、半夏温肺化饮；厚朴、陈皮行气消痰，降逆平喘。还可加桃仁、川芎、水蛭活血化瘀。若肺虚有寒，怕冷，舌质淡，加桂枝、细辛温阳散寒。兼阴伤，低热，舌红苔少，加麦冬、玉竹、知母养阴清热，如见面色苍白，冷汗淋漓，四肢厥冷，血压下降，脉微欲绝等喘脱危象者，急加参附汤送服蛤蚧粉或黑锡丹补气纳肾，回阳固脱。

（六）肺络瘀阻证

主症：咳嗽，咳痰，气急，或气促，张口抬肩，胸部膨满，憋闷如塞，面色灰黯，唇甲发绀，舌质黯或紫或有瘀斑、瘀点，舌下瘀筋，脉涩或结代。

治法：益气活血，润肺止咳。

处方：保肺定喘汤。

党参15g，生黄芪15g，丹参10g，当归10g，麦冬10g，熟地10g，仙灵脾10g，地龙15g，桔梗6g，生甘草6g。

慢性阻塞性肺疾病迁延不愈，久则肺气不足，无力推动心之血脉，心血运行不畅而瘀阻，即由肺病累及于心，而致肺心同病，导致慢性肺源性心脏病，后者的形成的关键在于气虚血瘀，因此疾病发展和预后均与气血相关。根据“气血相关”学说，在慢性阻塞性肺疾病稳定阶段，应于清热化痰、宣肺止咳的同时，予以酌加活血化瘀药物，可选用保肺定喘汤（王会仍经验方）。以党参、生黄芪补益肺气、健脾助运，当归、丹参活血化瘀，四者益气活血，共为君药；熟地、麦冬滋阴养肺为臣药，君臣相伍，共奏益气活血养阴之效，气足则血行，阴滋则血运，瘀化则脉道通畅，从而使慢性阻塞性肺疾病气虚血瘀这一关键的病理环节得到改善；地龙性寒、味咸，能清热化痰，舒肺止咳平喘，仙灵脾性温、味辛，温肾纳气，两者一阴一阳以燮理阴阳；桔梗开宣肺气、宣通气血、利咽喉、祛痰排脓，甘草润肺止咳，补益肺脾，而为佐使。诸药相伍，既能益气活血养阴，又能化痰利咽平喘，宣通气血，且能兼顾脾肾，清肺化痰止咳，综合起到调补肺肾，益气活血化痰作用，切中慢性阻塞性肺疾病的病理环节，具有良好的扶正固本以祛邪疗效。本验方经临床与实验研究已证明对慢性阻塞性肺疾病具有令人鼓舞的良好作用。

七、西医治疗

（一）稳定期治疗

1. 禁烟　教育和劝导患者戒烟；避免或防止粉尘、烟雾及有害气体吸入。

2. 支气管舒张药　包括短期按需应用以暂时缓解症状，及长期规则应用以减轻症状。

（1）β_2 受体激动剂：主要有沙丁胺醇、特布他林等，为短效定量雾化吸入剂，持续疗效4～5h，每次剂量100～200μg，24h内不超过8～12喷。主要用于缓解症状，按需使用。福莫特罗为长效定量吸入剂，作用持续12h以上。福莫特罗吸入后1～3min起效，常用剂量为4.5～9μg，每日2次。本类药应用可能出现头痛、心悸，偶见急躁、不安、失眠、肌肉痉挛。甲状腺功能异常，或严重心血管疾病及肝、肾功能不全、糖尿病者应慎用。目前认为治疗COPD，不推荐单用，宜与吸入性激素联合使用。

（2）抗胆碱药：主要短效制剂有异丙托溴铵气雾剂，定量吸入时开始作用时间比沙丁胺醇等短效 β_2 受体激动剂慢，但持续时间长，维持6～8h，剂量为40～80μg，每天3～4次。长效制剂噻托溴铵，其作用长达24h以上，吸入剂量为18μg，每天1次。运用抗胆碱药可能出现口干、便秘或尿潴留，对有前列腺增生、膀胱颈梗阻和易发闭角型青光眼的患者，宜慎用或禁用。

（3）茶碱类药物：缓释型或控释型茶碱每天1次或2次口服可达稳定的血浆浓度，对COPD有一定效果。

3. 糖皮质激素　长期规律的吸入糖皮质激素较适用于 $FEV_1<50\%$ 预计值（Ⅲ级和Ⅳ级）并且有临床症状以及反复加重的COPD患者。这一治疗可减少急性加重频率，改善生活质量。联合吸入糖皮质激素和 β_2 受体激动剂，比各自单用效果好，目前已有布地奈德/福莫特罗、氟地卡松/沙美特罗两种联合制剂可供选择，可与噻托溴铵联合使用，效果更好。

4. 祛痰药　常用药物有盐酸氨溴索（ambroxol）、乙酰半胱氨酸等。

5. 长期家庭氧疗（LTOT）　COPD稳定期进行长期家庭氧疗对具有慢性呼吸衰竭的患者可提高生存率。对血流动力学、血液学特征、运动能力、肺生理和精神状态都会产生有益的影响。长期家庭氧疗应在Ⅳ级即极重度COPD患者应用，具体指征是：① $PaO_2 \leq 55mmHg$ 或动脉血氧饱和度（SaO_2）$\leq 88\%$，有或没有高碳酸血症。② PaO_2 55～60mmHg，或 $SaO_2<89\%$，并有肺动脉高压、心力衰竭水肿或红细胞增多症（血细胞比容>55%）。长期家庭氧疗一般是经鼻导管吸入氧气，流量1.0～2.0L/min，吸氧持续时间>15h/d。长期氧疗的目的是使患者在海平面水平，静息状态下，达到 $PaO_2 \geq 60mmHg$ 和（或）使 SaO_2 升至90%。

6. 康复治疗　包括呼吸生理治疗，肌肉训练，营养支持、精神治疗与教育等多方面措施。

7. 手术治疗　包括肺大疱切除术、肺减容术、肺移植术等。

（二）急性加重期治疗

急性加重是指咳嗽、咳痰、呼吸困难比平时加重或痰量增多或成黄痰；或者是需要改变用药方案。

（1）确定COPD急性加重的原因及病情严重程度，最多见的急性加重原因是细菌或病毒感染。

（2）根据症状、血气、胸部X线片等评估病情的严重程度，并根据病情严重程度决定门诊或住院治疗。

（3）支气管舒张药药物同稳定期：短效 β_2 受体激动剂较适用于COPD急性加重期的治疗。若效果不显著，建议加用抗胆碱能药物（为异丙托溴铵，噻托溴铵等）。对于较为严重的COPD加重者，可考虑静脉滴注茶碱类药物。β_2 受体激动剂、抗胆碱能药物及茶碱类药物联合应用可获得更大的支气管舒张作用。

（4）控制性氧疗：氧疗是COPD加重期住院患者的基础治疗。无严重合并症的COPD加重期患者氧疗后易达到满意的氧合水平（PaO_2 >60mmHg或SaO_2 >90%）。但吸入氧浓度不宜过高，需注意可能发生潜在的CO_2潴留及呼吸性酸中毒，给氧途径包括鼻导管或Venturi面罩。

（5）抗生素：当患者呼吸困难加重，咳嗽伴有痰量增多及脓性痰时，应根据COPD严重程度及相应的细菌分层情况，结合当地区常见致病菌类型及耐药流行趋势和药物敏感情况尽早选择敏感抗生素。如对初始治疗方案反应欠佳，应及时根据细菌培养及药敏试验结果调整抗生素。如给予β内酰胺类/β内酰胺酶抑制剂；第二代头孢菌素、大环内酯类或喹诺酮类。如门诊可用头孢唑肟0.25g每日3次、头孢呋辛0.5g每日2次、左氧氟沙星0.4g每日1次、莫西沙星或加替沙星0.4g每日1次；较重者可应用第三代头孢菌素如头孢曲松钠2.0g加于生理盐水中静脉滴注，每天1次。住院患者当根据疾病严重程度和预计的病原菌更积极的给予抗生素，一般多静脉滴注给药。如找到确切的病原菌，根据药敏结果选用抗生素。抗菌治疗应尽可能将细菌负荷降低到最低水平，以延长COPD急性加重的间隔时间。长期应用广谱抗生素和糖皮质激素易继发深部真菌感染，应密切观察真菌感染的临床征象并采用防治真菌感染措施。

（6）糖皮质激素：COPD加重期住院患者宜在应用支气管舒张剂基础上，口服或静脉滴注糖皮质激素，推荐口服泼尼松30～40mg/d，连续7～10天后逐渐减量停药。也可以静脉给予甲泼尼龙40mg，每天1次，3～5天后改为口服。

（7）机械通气：机械通气，无论是无创或有创方式都只是一种生命支持方式，在此条件下，通过药物治疗消除COPD加重的原因使急性呼吸衰竭得到逆转。

1）无创性机械通气：COPD急性加重期患者应用NIPPV可降低$PaCO_2$，减轻呼吸困难，从而降低气管插管和有创呼吸机的使用，缩短住院天数，降低患者病死率。

2）有创性机械通气：在积极应用药物和NIPPV治疗后，患者呼吸衰竭仍进行性恶化，出现危及生命的酸碱失衡和（或）神志改变时宜用有创性机械通气治疗。病情好转后，根据情况可采用无创机械通气进行序贯治疗。

（8）其他治疗措施：注意维持液体和电解质平衡；注意补充营养；对卧床、红细胞增多症或脱水的患者，需考虑使用肝素或低分子肝素；注意痰液引流，积极排痰治疗（如刺激咳嗽，叩击胸部，体位引流等方法）；识别并治疗伴随疾病（冠心病、糖尿病、高血压等）及并发症（休克、弥漫性血管内凝血、上消化道出血、肾功能不全等）。

八、饮食调护

（1）避免用辛辣刺激性食物，不宜过酸过咸，有过敏史者，忌食海腥发物及致敏性食物。慢性阻塞性肺疾病急性加重期阶段，饮食宜清淡、并多饮水；或食牛奶、蛋汤、馄饨、蛋羹等流质、半流质饮食。

（2）注意饮食摄入充足，以提高患者自身免疫能力，减少疾病复发率。

（3）保持居室空气清新，忌烟戒酒，避免烟尘、异味及油烟等理化因素刺激。

（4）预防感冒，逐渐加强耐寒锻炼，秋冬季节要注意保暖御寒，及时加衣被，防止忽冷忽热，外出时应戴口罩；缓解期要注意劳逸适度，适当锻炼身体以增强体质。

（朱同刚）

第三十二章　呼吸系统疾病的护理

第一节　慢性阻塞性肺气肿

慢性阻塞性肺气肿是指终末细支气管远端（呼吸细支气管、肺泡管、肺泡囊和肺泡）的气道弹性减退、过度膨胀、充气和肺容积增大，或同时伴有气道壁破坏的病理状态。临床表现为进行性加重的呼吸困难，活动后加剧，晚期可出现呼吸衰竭。

一、护理措施

（一）一般护理

（1）保持室温在 18 ~20℃，湿度在 50% ~70%。

（2）协助患者取舒适体位，如半卧位或坐位，协助翻身、拍背，保证患者安全。

（3）持续、低流量、低浓度氧气吸入，流量 1 ~2L/min，吸氧浓度 25% ~29%，吸氧时间每天 10 ~15h。

（4）鼓励患者进食，以高热量、高蛋白、高维生素、易消化饮食为主，避免食用产气食物以免腹胀。并发肺心病、水肿明显者宜低盐饮食，钠盐 <3g/d，水 <1 500ml/d。

（二）症状护理

（1）观察患者咳嗽、咳痰、呼吸困难进行性加重的程度，全身症状、体征及并发症情况。监测动脉血气分析和水、电解质、酸碱平衡状况。

（2）指导患者进行腹式呼吸和缩唇呼气，以训练呼吸肌功能。同时加强氧疗护理，缓解呼吸困难。

（3）遵医嘱给予抗生素控制感染，给予支气管扩张剂，以缓解支气管痉挛。

（4）保持呼吸道通畅，指导患者深呼吸和有效咳嗽，心肾功能正常者多饮水以稀释痰液。必要时给予雾化吸入、体位引流或者机械吸痰。应用祛痰止咳药后注意观察痰液是否变稀容易咳出。

（5）观察有无自发性气胸、肺部急性感染、慢性肺源性心脏病等并发症出现。

二、健康教育

（1）注意防寒保暖，预防呼吸道感染。戒烟，避免吸烟及刺激性气体吸入。

（2）家庭氧疗患者应注意用氧环境安全，鼻导管每天更换，氧疗装置定期更换、清洁、消毒，预防感染。

（3）加强营养，低盐饮食，保持大便通畅。

（4）缓解期注意多做户外活动，增强机体抵抗力。

(5) 坚持呼吸功能锻炼，增强呼吸肌功能。

(石羿辉)

第二节 慢性肺源性心脏病

慢性肺源性心脏病是由于肺、胸廓或肺动脉血管慢性病变所致的肺循环阻力增加、肺动脉高压，导致右心室肥厚、扩大，甚至发生右心衰竭的心脏病。可分为代偿期（以慢阻肺为主）和失代偿期（呼吸衰竭、心力衰竭为主）。

一、护理措施

(一) 一般护理

(1) 急性发作期绝对卧床休息，取半卧位，酌情给予约束，保证患者安全。

(2) 根据病情给予持续低流量氧气吸入。

(3) 保持室内空气清新，温度在18～20℃，湿度在50%～70%。

(4) 提供高纤维素、清淡易消化饮食，限制钠盐摄入，碳水化合物摄入≤60%。

(5) 严格控制输液速度，准确记录24h出入量。做好皮肤、口腔护理及生活护理。

(6) 关心、体贴患者，给予心理支持，减少情绪波动，以免加重心力衰竭。

(二) 症状护理

(1) 观察患者生命体征、尿量及意识状态，有无下肢水肿、心悸、腹胀等右心衰表现。注意呼吸的频率、节律、深度的变化及特点，定时监测动脉血气分析和水、电解质、酸碱平衡状况。

(2) 指导患者进行腹式呼吸和缩唇呼气，以训练呼吸肌功能。同时加强氧疗护理，缓解呼吸困难。

(3) 遵医嘱应用强心、利尿、扩血管药物并监测其毒副作用。重症患者避免使用镇静剂、麻醉剂、催眠药，以免抑制呼吸功能和咳嗽反射。应用利尿剂时应注意防止出现低钾低氯性碱中毒而加重缺氧。

(4) 协助患者翻身、叩背、咳痰，保持气道通畅，必要时机械吸痰。

(5) 保持安静、舒适的睡眠环境，限制夜间的液体摄入量，建立良好的生活规律，尽可能调整白天睡眠时间及次数。

(6) 注意观察有无肺性脑病、心律失常、休克、消化道出血等潜在并发症的发生。

二、健康教育

(1) 鼓励患者戒烟，避免接触上呼吸道感染患者，及时增减衣服，预防呼吸道感染。

(2) 进富含蛋白质、氨基酸、维生素及微量元素的饮食。

(3) 病情缓解期适当进行体育锻炼，增强机体抵抗力。坚持呼吸肌功能锻炼。

(石羿辉)

第三节　支气管哮喘

支气管哮喘（简称哮喘）是由多种细胞（如嗜酸性粒细胞、肥大细胞、T 细胞、中性粒细胞、气道上皮细胞等）和细胞成分参与的气道慢性炎症性疾病。临床表现为反复发作性的喘息、呼气性呼吸困难、胸闷或咳嗽等，常于夜间和（或）清晨发作、加重，部分患者可自行缓解或经治疗后缓解。

一、护理措施

（一）一般护理

（1）环境安静，避免接触致敏原，减轻或消除精神刺激对患者情绪的影响，保证充分休息。给予营养丰富、清淡的饮食。多吃水果和蔬菜，忌食诱发哮喘的食物，如鱼、虾及蛋类。鼓励患者每天饮水 2 500 ~ 3 000ml 以稀释痰液。哮喘发作时勿进食。

（2）了解患者生活、家庭及工作环境，观察发作诱因及饮食习惯，以便查找致敏原。根据哮喘发作的规律制订作息时间。

（3）发作时帮助患者取舒适坐位或半坐卧位，更换衣物，保持皮肤干爽，预防感冒。

（4）急性发作期，医护人员态度要沉着冷静，给患者以安全感。缓解期患者会产生焦虑、悲观的情绪，医护人员及家属应多与患者交流，帮助患者维持乐观、愉悦的心情。

（5）遵医嘱给予鼻导管或面罩吸氧。严重发作、经一般药物治疗无效时应做好机械通气的准备。

（二）症状护理

1. 哮喘发作时给予氧疗　呼吸困难严重者给予高浓度面罩氧气吸入，观察吸氧效果。

2. 密切观察发作先兆　如胸部发紧、呼吸不畅、喉部发痒、干咳、精神紧张等，此时可给予少量解痉剂，以制止哮喘发作。发作时遵医嘱迅速用药，注意观察药物疗效及不良反应。注意慎用吗啡和大量镇静剂，以免抑制呼吸。

3. 哮喘急性发作时应根据其分度进行综合治疗　合理应用 β_2 受体激动剂和糖皮质激素尽快解除气道阻塞，纠正低氧血症，恢复肺功能，预防哮喘进一步加重或再次发作，防止并发症。同时应注意以下几点：

（1）及时纠正脱水，嘱患者多饮水，必要时静脉补液。注意控制输液速度，以免引起心功能不全。

（2）纠正呼吸性酸中毒，注意监测血气分析，及时纠正呼衰和代谢紊乱。

4. 注意观察　观察有无自发性气胸、呼吸衰竭、肺心病等并发症。

二、健康教育

（1）指导患者认识哮喘发作的先兆征象，如鼻、咽痒，干咳，打喷嚏，胸闷等。

（2）避免接触刺激性气体，如烟雾、灰尘、油烟。

（3）居室内禁放鲜花，禁养猫、狗等宠物。

（4）缓解期加强体育锻炼，提高机体免疫力，但应注意避免剧烈运动。

（5）积极预防上呼吸道感染，劳逸结合。

（6）指导患者正确使用气雾喷雾器。

（石羿辉）

第四节　支气管扩张

支气管扩张是指直径大于2mm中等大小的近端支气管由于管壁的肌肉和弹性组织破坏引起的异常扩张。临床特点为长期咳嗽、咳大量脓痰和（或）反复咯血。多于儿童或青年期起病。

一、护理措施

（一）一般护理

（1）给以高蛋白、高热量、高维生素、多纤维素的饮食。禁食刺激性食物，减少用力，避免剧烈咳嗽及便秘。鼓励患者每天饮水1 500ml以上，可以稀释痰液。大咯血时禁食。

（2）取舒适卧位，平卧时头偏向一侧或患侧。

（3）保持患者情绪稳定，消除恐惧与顾虑，防止情绪波动再次咯血。适当应用镇静剂，慎用镇咳剂或抑制呼吸中枢的药物。

（4）遵医嘱合理使用抗生素，并观察疗效和不良反应。

（5）备好抢救用品、气管切开包、吸引器，必要时行交叉配血试验。

（6）遵医嘱应用抗生素及止血药物，注意观察药物疗效及不良反应。

（二）症状护理

1. 顽固性咳嗽者　保持室内适宜温、湿度，减少患者与刺激物的接触，必要时给以止咳祛痰剂。

2. 咳大量脓痰者

（1）根据不同病变部位每日定时体位引流，并在饭前进行。认真观察并正确记录每日引流出的痰量、性质。

（2）体位引流前给予雾化吸入，引流后用淡盐水漱口，保持口腔清洁，增加食欲。

3. 咯血的护理

（1）绝对卧床休息。

（2）给予心理安慰，使患者保持镇静，解除恐惧。鼓励患者将血咯出，不要屏气，保持呼吸道通畅，防止窒息。

（3）注意观察有无咽痒、发干、胸闷、心悸、面色苍白、头晕等大咯血先兆。有异常及时通知医师，必要时采取抢救措施。

4. 大咯血的护理

（1）取患侧舒适卧位，并轻轻拍背，及时清理口腔内的血块。

（2）应用止血药，注意观察用药效果和不良反应的发生。

（3）密切观察血压、心率变化，监测有无失血性休克发生。

5. 大咯血窒息的处理

（1）密切观察患者有无胸闷、烦躁不安、气急、面色苍白、口唇发绀、大汗淋漓等窒息症状。

（2）出现窒息征象时应立即取头低脚高俯卧位，头偏向一侧。轻拍背部以利于血块排出，迅速挖出或吸出口、咽喉、鼻部血块。无效时立即行气管插管或气管切开，解除呼吸道阻塞。

（3）迅速高流量给氧，快速应用止血药物和呼吸兴奋剂，必要时输血。

（4）清醒患者做好心理护理。

二、健康教育

（1）避免呼吸道感染和刺激。戒烟、酒。

（2）补充营养，加强锻炼或接受人工被动免疫。

（3）注意保暖，冬季外出时戴好口罩。

（4）使患者了解坚持体位引流的意义和目的。

（5）保持心情愉悦，参加适当的文体活动。

（石羿辉）

第五节 肺炎

肺炎是肺实质（包括终末气道、肺泡腔和肺间质等）的炎症。可由多种病原体、理化因素、免疫损伤、过敏及药物所致。临床以肺炎球菌肺炎最常见，其临床起病急骤，以高热、寒战、咳嗽、咳铁锈色痰和胸痛为主要特征。

一、护理措施

（一）一般护理

（1）做好心理护理，消除患者烦躁、焦虑、恐惧的情绪。

（2）保持病室内空气新鲜，阳光充足，每日定时通风换气。有条件者可用湿化器，室内温度在 18～20℃，湿度 50%～70%。

（3）给予高蛋白、高热量、富含维生素、易消化的饮食，避免刺激性和产气的食物。

（4）正确留取痰标本，取样要新鲜，送检要及时，标本容器要清洁、干燥。

（5）严密观察病情，注意患者的体温、脉搏、呼吸、血压、意识等变化。观察咳痰的量、性质，呼吸困难的类型，胸闷气短的程度。

（二）症状护理

1. 咳嗽、咳痰的护理

（1）鼓励患者足量饮水，每天饮水 2～3L。

（2）指导患者有效咳嗽、咳痰。

（3）遵医嘱给予祛痰药和雾化吸入。

（4）无力咳痰者可行机械吸痰，并严格执行无菌操作。

2. 胸痛的护理

（1）协助患者取舒适卧位，如患侧卧位。遵医嘱给予镇咳剂。注意防止坠床、跌倒。

（2）避免诱发及加重疼痛因素。

（3）指导患者使用放松技术或分散患者注意力。

3. 高热的护理

（1）卧床休息以减少氧耗量，注意保暖，避免受凉。

（2）加强口腔护理，去除口腔异味，使口腔舒适，既可增加食欲又能预防感染。

（3）寒战时注意保暖，以逐渐降温为宜，防止虚脱。

（4）遵医嘱给予抗生素，注意药物疗效及不良反应。

（5）做好皮肤护理，出汗多时应及时擦干并更换衣物，保持皮肤干燥。

4. 感染性休克的护理

（1）取仰卧中凹位，保持脑部血液供应。

（2）密切观察意识状态、基础生命体征、尿量、皮肤黏膜色泽及温湿度、出血倾向。

（3）遵医嘱给予高流量氧气吸入。

（4）迅速建立两条静脉通道，以补充血容量，保证正常组织灌注。

（5）遵医嘱给予有效抗生素，并观察疗效及有无不良反应。

二、健康教育

（1）积极预防上呼吸道感染，如避免受凉、过度劳累。天气变化时及时增减衣服，感冒流行时少去公共场所。

（2）减少异物对呼吸道刺激，鼓励患者戒烟。

（3）适当锻炼身体，多进营养丰富的食物。保持生活规律、心情愉快，增强机体抵抗力。

（4）慢性病、长期卧床、年老体弱者，应注意经常改变体位、翻身、叩背，咳出痰液，有感染迹象时及时就诊。

（石羿辉）

第六节　肺结核

肺结核是由结核杆菌侵入人体引起的肺部慢性感染性疾病。我国将肺结核分为5型，即Ⅰ型（原发性肺结核）、Ⅱ型（血行播散型肺结核）、Ⅲ型（浸润型肺结核）、Ⅳ型（慢性纤维空洞型肺结核）、Ⅴ型（结核性胸膜炎）。临床上常有低热、盗汗、消瘦、乏力等全身症状及咳嗽、咯血等呼吸道症状。抗结核化学药物治疗的原则是早期、联合、适量、规律和全程。

一、护理措施

（一）一般护理

（1）活动期或咯血时卧床休息，恢复期患者可以参加户外活动和适当体育锻炼。

（2）进高蛋白、高热量、高维生素、富含钙质食物。

（3）了解患者服药情况，询问患者用药后的不良反应，发现异常，及时与医师联系。

（4）宣传结核病知识，采取呼吸道隔离措施，控制传染源，切断传播途径。

（5）易产生悲观情绪：出现大咯血时，患者会感到紧张、恐惧。耐心细致的做好解释工作，使患者建立信心，积极配合治疗。

（二）症状护理

（1）遵医嘱给予止咳祛痰药：喉痒时可用局部蒸汽湿化；痰多时采取体位引流，憋喘者可吸氧。

（2）监测体温变化，卧床休息，多饮水，必要时给予物理降温或遵医嘱给予小剂量解热镇痛药。及时擦身，更换衣服，避免衣被过厚。

（3）胸痛者采取患侧卧位，遵医嘱给止痛药。

（4）注意观察有无自发性气胸、呼吸衰竭、肺心病等并发症，有无听神经损害及肝肾功能改变。

二、健康教育

1. 宣传消毒隔离的方法，预防传染　严禁随地吐痰，不要面对他人咳嗽或打喷嚏。尽可能和家人分餐、分床、分碗、分筷、分毛巾等。

2. 指导患者合理安排生活，保证睡眠和休息时间　注意营养搭配和饮食调理，增加机体抗病能力，避免复发。

3. 向患者宣传坚持用药五大原则　介绍有关药物的剂量、用法，取得患者及家属的主动配合。定期复查，以便调整治疗方案。

（石羿辉）

第七节　肺间质纤维化

肺间质纤维化是指各种原因引起肺部分正常组织被纤维化的组织代替，失去正常的气体交换功能。临床表现为进行性气急，干咳少痰或少量白黏痰，晚期出现以低氧血症为主的呼吸衰竭，有不同程度发绀和杵状指（趾）。

一、护理措施

（一）一般护理

（1）环境安静，温湿度适宜，体位舒适，取半卧位或端坐位。

（2）注意休息，缓解劳力性气促。

（3）进高热量、高蛋白、高维生素及富含微量元素的饮食。

（4）监测患者呼吸变化，包括节律、深度、频率。观察体温变化，发热提示感染存在。

（5）观察痰液的性状、协助排痰，嘱患者每天饮水 1 500～2 000ml，以稀释痰液。

（二）症状护理

（1）呼吸困难时给予吸氧以提高血氧饱和度。

（2）呼吸衰竭的护理参见“呼吸衰竭”。

（3）肺心病护理参见“慢性肺源性心脏病”。

二、健康教育

（1）及时增减衣服，预防感冒，以免加重病情。

（2）本病主要应用肾上腺皮质激素治疗，故应告知患者遵医嘱按时、按量服药，不可随意增减，学会观察药物的不良反应。

（3）加强营养，多食用高维生素、高蛋白、粗纤维食物，少食动物脂肪及胆固醇含量高的食物，适当锻炼，增强机体抵抗力。

（4）坚持进行呼吸肌功能锻炼。

（5）定期门诊复查。

（石羿辉）

第八节　呼吸衰竭

呼吸衰竭（简称呼衰）指各种原因引起肺通气和（或）换气功能障碍，不能进行有效的气体交换，造成机体缺 O_2 伴（或不伴）CO_2 潴留，因而产生一系列病理生理改变的临床综合征。动脉血气分析可作为诊断依据，即在海平面正常大气压、静息状态、呼吸空气条件下，动脉血氧分压低于60mmHg，伴（或不伴）二氧化碳分压高于50mmHg，无心内解剖分流和原发于心排量降低因素。按动脉血气分析分为Ⅰ型呼衰（仅有缺 O_2，无 CO_2 潴留）和Ⅱ型呼衰（既有缺 O_2 又有 CO_2 潴留）。除引起呼衰的原发疾病症状、体征外，主要是缺 O_2 和 CO_2 潴留所致的呼吸困难和多脏器功能紊乱的表现。

一、护理措施

（一）一般护理

（1）提供安静、整洁、舒适的环境；急性呼衰者应卧床休息，慢性呼衰代偿期可适当下床活动。

（2）急性发作时，护理人员应保持镇静，减轻患者焦虑。缓解期指导患者进行呼吸运动和适当活动。协助患者适应生活，根据身体情况，做到自我照顾和正常的社会活动。

（3）给予高蛋白、高热量、多维生素、易消化的饮食，宜少量多餐。

（4）密切观察呼衰程度及血压、脉搏、尿量、意识变化。注意Ⅱ型呼衰患者意识的变化，观察有无呼吸抑制。注意呼吸节律、深度、频率变化，观察痰液性状及量，及时发现感染情况。准确记录出入量。

（5）遵医嘱给予合理氧疗，使动脉血氧分压在60mmHg以上或血氧饱和度在90%以上，一般状态较差者应尽量使动脉血氧分压在80mmHg以上。Ⅰ型呼衰患者应给予高浓度吸氧（>35%），但为了防止氧中毒，宜将吸入氧浓度控制在50%以内。Ⅱ型呼衰患者应给予低浓度（<35%）持续给氧，一般1～2L/min。

（6）严格限制探视，防止交叉感染；病情危重、长期卧床者应做好皮肤、口腔等基础护理。

（7）及时采集动脉血，作血气分析。正确留取痰液标本。

（二）症状护理

1. 咳嗽、咳痰的护理

（1）保持呼吸道通畅，经常翻身拍背鼓励患者咳痰，无力咳痰者给予吸痰。

（2）如建立人工气道要加强湿化，遵医嘱气道内滴药，并预防感染，滴药后及时吸痰。

2. 安全护理　烦躁不安、睡眠昼夜颠倒者，应注意患者的安全。

3. 肺性脑病的护理

（1）观察生命体征：意识、血压、脉搏、呼吸及皮肤黏膜、球结膜、尿量变化。

（2）保持皮肤、口腔的清洁。

（3）半卧位，定时翻身、拍背，帮助排痰。

（4）正确氧疗。

4. 观察用药后反应

（1）呼吸兴奋剂给药过多、过快可出现呼吸过快、面色潮红、出汗、呕吐、烦躁不安、肌肉颤动、抽搐和呼吸中枢强烈兴奋后转为抑制，应减量或停药。

（2）使用5%碳酸氢钠纠正酸中毒时注意患者有无二氧化碳潴留情况。

（3）应用脱水利尿剂时注意疗效，有无电解质紊乱。

二、健康教育

（1）指导患者缩唇呼吸，改善通气。

（2）预防呼吸道感染，根据季节及时增减衣服。

（3）戒烟，减少对呼吸道黏膜的刺激。

（4）进食高蛋白、富含维生素、易消化软食，少量多餐。

（5）坚持适当的室外活动。

（石羿辉）

参考文献

[1] 刘又宁．呼吸内科学高级教程．北京：人民军医出版社，2015：281－300.
[2] 罗彬．呼吸系统疾病诊疗技术．北京：科学出版社，2014：102－118.
[3] 蔡柏蔷，李龙芸．协和呼吸病学．北京：中国协和医科大学出版社，2011：2032－2044.
[4] 白学春，蔡柏蔷，宋元林．现代呼吸病学．上海：复旦大学出版社，2014：61－88.
[5] 钟南山．呼吸病学．北京：人民卫生出版社，2014：218－226.
[6] 钟南山，刘又宁．呼吸病学．第2版．北京：人民卫生出版社，2012：304－335.
[7] 江杨清．中西医结合临床内科学．北京：人民卫生出版社，2012：871－877.
[8] 杨旸．实用中医诊疗手册．北京：人民军医出版社，2015：194－197.
[9] 梁群．呼吸重症疾病的诊断与治疗．北京：人民卫生出版社，2014：204－222.
[10] 阎锡新，蔡志刚，宋宁，张宵鹏．呼吸内科急症与重症诊疗学．北京：科学技术文献出版社，2013：15－33.
[11] 曾勉，谢灿茂．呼吸治疗与临床应用．北京：科学出版社，2011：73－132.
[12] 甘辉立．肺动脉栓塞学．北京：人民军医出版社，2015：147－184.
[13] 杨晶，刘欣，陈英芳，韩晓雯．支气管哮喘．北京：科学技术文献出版社，2011：12－150.
[14] 蔡柏蔷，李龙芸．当代呼吸病学进展．北京：中国协和医科大学出版社，2008：145－155.
[15] 北京协和医院．呼吸内科诊疗常规（第2版）．北京：人民卫生出版社，2012：287－299.
[16] 黄雯，陈东宁．内科学基础教程：呼吸系统疾病．北京：中华医学电子音像出版社，2015：135－139.
[17] 高占成，胡大一．呼吸内科．北京：北京科学技术出版社，2010：150－167.
[18] 李羲，张劭夫．实用呼吸病学．北京：化学工业出版社，2010.
[19] 刘又宁．呼吸内科学高级教程．北京：人民军医出版社，2010：225－229.
[20] 钟南山，王辰．呼吸内科学．北京：人民军医出版社，2014：336－375.
[21] 郭其森．现代肺癌诊断治疗学．济南：山东科学技术出版社，2010.
[22] 王浩彦．实用临床呼吸病学．北京：科学技术文献出版社，2012：75－82.
[23] 林江涛．呼吸内科学科进展报告．北京：人民卫生出版社，2014：133－150.
[24] 倪子俞．呼吸基础与临床．北京：中国医药科技出版社，2011：112－135.
[25] 钟南山．呼吸病学新进展．北京：人民军医出版社，2015：56－88.
[26] 中华人民共和国卫生部．2010中国卫生统计年鉴．北京：中国协和医科大学出版

社，2010.

[27] 王辰．呼吸内科医师应对我国危重症医学的发展承担重要责任．中华结核和呼吸杂志，2000，23（7）：389－390.

[28] Qiao R，Rosen MJ，Chen R，et al. Establishing pulmonary and critical care medicine as a subspecialty in china：joint statement of the chinese thoracic society and the amencan college of chest physicians. Chest，2014，145：27～29.

[29] 杨华林，朱莉贞，成诗明．现代结核病诊断与治疗．长沙：湖南人民出版社，2010：10－15.

[30] 王宇．全国第五次结核病流行病学抽样调查资料汇编．北京：军事医学科学出版社，2011.

[31] World Health Organization. Global Tuberculosis Control：Surveillance，Planning，financing. Geneva：World Health Organization，2011.

[32] 王黎霞，成诗明，周林．结核菌/艾滋病病毒双重感染防治工作技术指导手册．北京：人民卫生出版社，2012.

[33] Zumla AI，Lawn SD. Tuberculosis. Lancet，2011，378：57－58.

[34] Wilson ML. Rapid diagnosis of Mycobacterium tuberculosis infection and drug susceptibility testing. Arch Pathol Lab Med，2013，137（6）：812－819.

[35] World Health Organization. Multidrug and extensively drug－resistant TB（M/XDR－TB）：2010 global report on surveillance and response. Ceneva：World Health Organization，2010.

[36] Wells WA，Boehme CC，Cobelens FG，et al. Alignment of new tuberculosis drug regimens and drug susceptibility testing：a framework for action. Lancet Infect Dis，2013，13（5）：449－458.

[37] Wallis RS，Kim P，Cole S，et al. Tuberculosis biomarkers discovery：developments，needs，and challenges. Lancet Infect Dis，2013，13（4）：362－372.

[38] 肖和平．耐药结核病化学治疗指南（2010 年）．北京：人民卫生出版社，2011.

[39] WHO. Global tuberculosis report 2012. Ceneva：World Health Organization，2012.

[40] Candhi NR，Shah NS，Andrews JR. et al. HIV coinfection in multidrug－ and extensively drug－resistant tuberculosis results in high early mortality. Am J Respir Crit Care Med，2010，181（1）：80－86.

[41] Maria Tarcela Gler，Vija Skripconoka，Epifanio Sanchez－Caravito，et al. Delamanid for Multidrug－Resistant Pul－ monary Tuberculosis. New Engl J Med，2012，366（23）：2151－2160.

[42] 唐神结．结核病临床诊治进展年度报告（2012）．北京：人民卫生出版社，2013.

[43] 肖和平．关注非结核分枝杆菌感染的危害性．中华结核和呼吸杂志，2012，35（8）：563.

[44] 中华医学会结核病学分会，《中华结核和呼吸杂志》编辑委员会．非结核分枝杆菌病诊断与治疗专家共识．中华结核和呼吸杂志，2012，35（8）：572－580.

[45] Daley CL，Griffith DE. Pulmonary non－tuberculous myco－bacterial infections. Int J

Tuberc Lung Dis, 2010, 14 (6): 665 –671.

[46] 唐神结，朱友生，张青．非结核分枝杆菌肺病治疗面临的难点与困惑．中华结核和呼吸杂志，2012，35 (8): 566 –568.

[47] Zumla AI, Raviglione M, Hafner R, et al. Tuberculosis. N Engl J Med, 2013, 368: 745 –755.

[48] McNerney R, Maeurer M, Abubakar I, et al. Tuberculosis Diagnostics and Biomarkers: Needs, Challenges, Recent Advances, and Oppoflunities. J Infec Dis, 2012, 205: S147 –158.

[49] Wallis RS , Pai M , Menzies D, et al. Biomarkers and diag –nostics for tuberculosis: progress, needs, and translation into practice. Lancet, 2010, 375: 1920 –1937.

[50] Hopkins VV, Rubin L. Treatment of Pulmonary Hypertension in Adult. www. uptodate. com/contents Oct, 2013.

[51] Morrell NW, Archer SL, Defelice A, et al. Anticipated classes of new medications and molecular targets for pulmonary aflerial hypertension. Pulm Circ, 2013, 3 (1): 226 –244.

[52] Kuwana M , Watanabe H, Matsuoka N , et al. Pulmonary arterial hypertension associated with connective tissue disease ; meta –analysis of clinical trials BMJ Open, 2013, 3 (8): 1 –11.

[53] Calia IV, Corris PA, Frost A, et al. Updated treatmeat algorithm of pulmonary arteoial hypertention. J Am Coll Cardiol, 2013, 62: D60 –72.

[54] Ghofrani HA , Galia N , Crimminger F, et al. Riociguat for the treatment of pulmonary arterial hypertension. N Engl J Med, 2013, 369 (4): 330 –340.

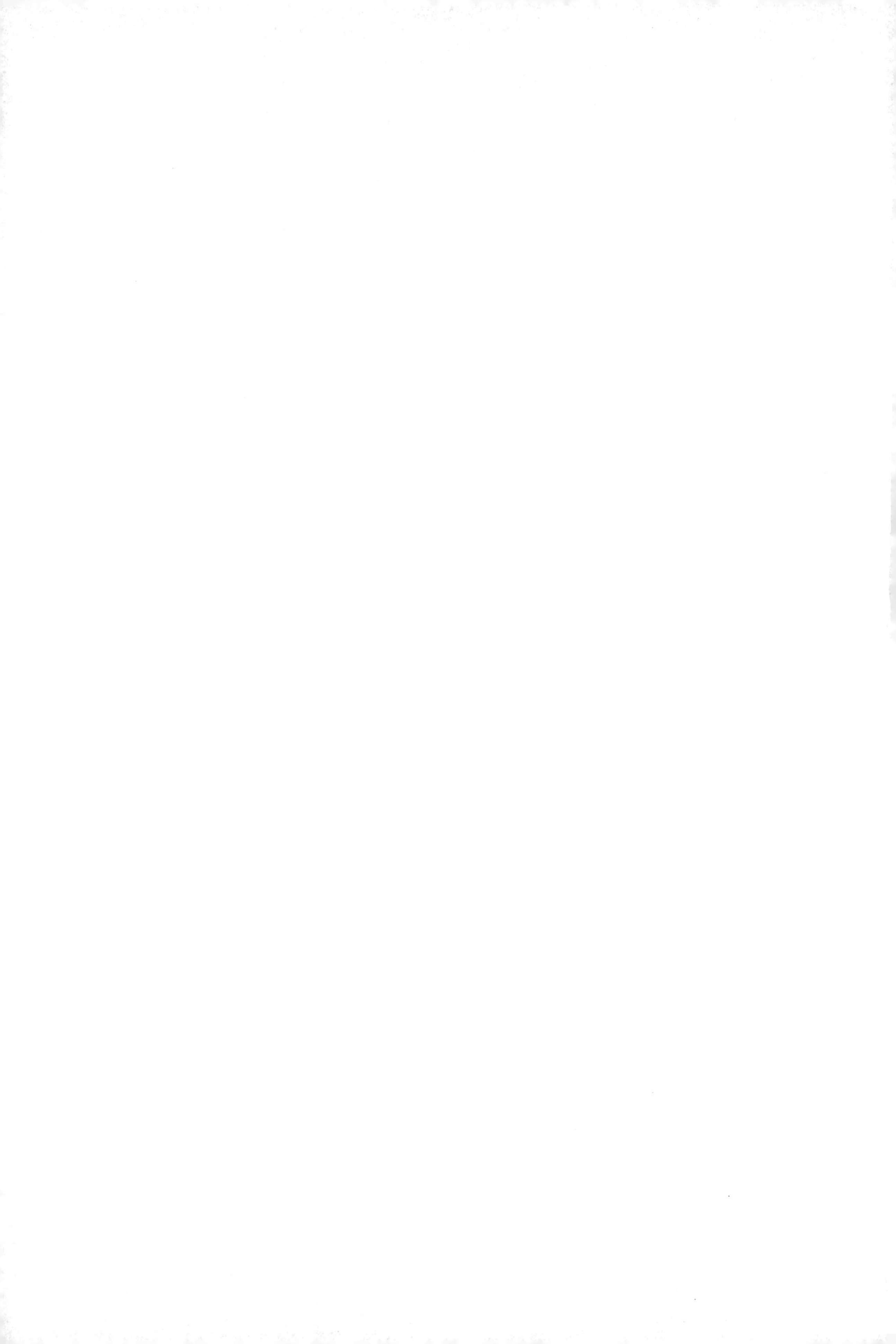